国家卫生健康委员会"十三五"规划教材

全 国 高 等 学 校 教 材

供基础、临床、预防、口腔医学类专业用

U0292517

精神病学

Psychiatry

第8版

主 编　郝 伟　陆 林

副主编　李 涛　刘金同　赵旭东　王高华

人民卫生出版社

PEOPLE'S MEDICAL PUBLISHING HOUSE

图书在版编目（CIP）数据

精神病学/郝伟,陆林主编. —8 版. —北京:人民卫生出版社,2018

全国高等学校五年制本科临床医学专业第九轮规划教材

ISBN 978-7-117-26665-9

Ⅰ.①精…　Ⅱ.①郝…②陆…　Ⅲ.①精神病学–高等学校–教材　Ⅳ.①R749

中国版本图书馆 CIP 数据核字（2018）第 130903 号

| 人卫智网 | www.ipmph.com | 医学教育、学术、考试、健康，购书智慧智能综合服务平台 |
| 人卫官网 | www.pmph.com | 人卫官方资讯发布平台 |

精 神 病 学

第 8 版

主　　编:郝　伟　陆　林
出版发行:人民卫生出版社(中继线 010-59780011)
地　　址:北京市朝阳区潘家园南里 19 号
邮　　编:100021
E–mail:pmph @ pmph. com
购书热线:010-59787592　010-59787584　010-65264830
印　　刷:人卫印务（北京）有限公司
经　　销:新华书店
开　　本:850×1168　1/16　印张:24
字　　数:710 千字
版　　次:1984 年 10 月第 1 版　　2018 年 7 月第 8 版
　　　　　2024 年 11 月第 8 版第 14 次印刷（总第 70 次印刷）
标准书号:ISBN 978-7-117-26665-9
定　　价:62.00 元

打击盗版举报电话:010-59787491　E-mail:WQ @ pmph. com
（凡属印装质量问题请与本社市场营销中心联系退换）

编　者

以姓氏笔画为序

于　欣　北京大学第六医院

王化宁　空军军医大学西京医院

王传跃　首都医科大学

王高华　武汉大学人民医院

刘金同　山东大学齐鲁医学院

刘铁桥　中南大学湘雅二医院

刘寰忠　安徽医科大学附属巢湖医院

许秀峰　昆明医科大学第一附属医院

苏中华　济宁医学院第二附属医院

李　涛　四川大学华西医院

李　毅　华中科技大学同济医学院

李晓白　中国医科大学附属第一医院

张瑞岭　新乡医学院第二附属医院

陆　林　北京大学第六医院

赵旭东　同济大学附属东方医院

郝　伟　中南大学湘雅二医院

胡　建　哈尔滨医科大学附属第一医院

胡少华　浙江大学医学院附属第一医院

姚志剑　南京医科大学附属脑科医院

贾福军　南方医科大学

高成阁　西安交通大学第一附属医院

郭兰婷　四川大学华西医院

谌红献　中南大学湘雅二医院

谢　斌　上海交通大学医学院

学术秘书

邓奇坚　（中南大学湘雅二医院）

融合教材阅读使用说明

> **融合教材介绍**：本套教材以融合教材形式出版，即融合纸书内容与数字服务的教材，每本教材均配有特色的数字内容，读者阅读纸书的同时可以通过扫描书中二维码阅读线上数字内容。
>
> 《精神病学》(第8版)融合教材配有以下数字资源：
>
> ⋒ 教学课件　⋒ 病例　⋒ 视频　⋒ 图片　⋒ 自测试卷　⋒ 英文名词读音

❶ 扫描封底红标二维码，获取图书"使用说明"。

❷ 揭开红标，扫描绿标激活码，注册/登录人卫账号获取数字资源。

❸ 扫描书内二维码或封底绿标激活码，查看数字资源。

❹ 下载应用或登录 zengzhi.ipmph.com 体验更多功能和服务。

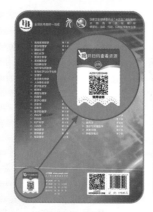

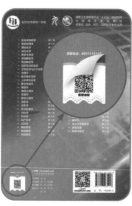

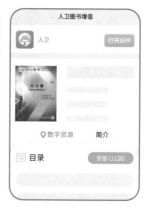

扫描下载应用

客户服务热线
400-111-8166

配套教材(共计56种)

全套教材书目

《精神病学》(第8版)配套教材
《精神病学学习指导与习题集》(第5版)　主编：刘铁桥

读者信息反馈方式

欢迎登录"人卫 e 教"平台官网"medu.pmph.com"，在首页注册登录后，即可通过输入书名、书号或主编姓名等关键字，查询我社已出版教材，并可对该教材进行读者反馈、图书纠错、撰写书评以及分享资源等。

党的十九大报告明确提出,实施健康中国战略。没有合格医疗人才,就没有全民健康。推进健康中国建设要把培养好医药卫生人才作为重要基础工程。我们必须以习近平新时代中国特色社会主义思想为指引,按照十九大报告要求,把教育事业放在优先发展的位置,加快实现教育现代化,办好人民满意的医学教育,培养大批优秀的医药卫生人才。

着眼于面向2030年医学教育改革与健康中国建设,2017年7月,教育部、国家卫生和计划生育委员会、国家中医药管理局联合召开了全国医学教育改革发展工作会议。之后,国务院办公厅颁布了《国务院办公厅关于深化医教协同进一步推进医学教育改革与发展的意见》(国办发〔2017〕63号)。这次改革聚焦健康中国战略,突出问题导向,系统谋划发展,医教协同推进,以"服务需求、提高质量"为核心,确定了"两更加、一基本"的改革目标,即:到2030年,具有中国特色的标准化、规范化医学人才培养体系更加健全,医学教育改革与发展的政策环境更加完善,医学人才队伍基本满足健康中国建设需要,绘就了今后一个时期医学教育改革发展的宏伟蓝图,作出了具有全局性、战略性、引领性的重大改革部署。

教材是学校教育教学的基本依据,是解决培养什么样的人、如何培养人以及为谁培养人这一根本问题的重要载体,直接关系到党的教育方针的有效落实和教育目标的全面实现。要培养高素质的优秀医药卫生人才,必须出版高质量、高水平的优秀精品教材。一直以来,教育部高度重视医学教材编制工作,要求以教材建设为抓手,大力推动医学课程和教学方法改革。

改革开放四十年来,具有中国特色的全国高等学校五年制本科临床医学专业规划教材经历了九轮传承、创新和发展。在教育部、国家卫生和计划生育委员会的共同推动下,以裘法祖、吴阶平、吴孟超、陈灏珠等院士为代表的我国几代著名院士、专家、医学家、教育家,以高度的责任感和敬业精神参与了本套教材的创建和每一轮教材的修订工作。教材从无到有、从少到多、从多到精,不断丰富、完善与创新,逐步形成了课程门类齐全、学科系统优化、内容衔接合理、结构体系科学的立体化优秀精品教材格局,创建了中国特色医学教育教材建设模式,推动了我国高等医学本科教育的改革和发展,走出了一条适合中国医学教育和卫生健康事业发展实际的中国特色医药学教材建设发展道路。

在深化医教协同、进一步推进医学教育改革与发展的时代要求与背景下,我们启动了第九轮全国高等学校五年制本科临床医学专业规划教材的修订工作。教材修订过程中,坚持以习近平新时代中国特色社会主义思想为指引,贯彻党的十九大精神,落实"优先发展教育事业""实施健康中国战略"及"落实立德树人根本任务,发展素质教育"的战略部署要求,更加突出医德教育与人文素质教育,将医德教育贯穿于医学教育全过程,同时强调"多临床、早临床、反复临床"的理念,强化临床实践教学,着力培养医德高尚、医术精湛的临床医生。

我们高兴地看到,这套教材在编写宗旨上,不忘医学教育人才培养的初心,坚持质量第一、立德树人;在编写内容上,牢牢把握医学教育改革发展新形势和新要求,坚持与时俱进、力求创新;在编写形式上,聚力"互联网+"医学教育的数字化创新发展,充分运用AR、VR、人工智能等新技术,在传统纸质教材的基础上融合实操性更强的数字内容,推动传统课堂教学迈向数字教学与移动学习的新时代。为进一步加强医学生临床实践能力培养,整套教材还配有相应的实践指导教材,内容丰富,图文并茂,具有较强的科学性和实践指导价值。

我们希望,这套教材的修订出版,能够进一步启发和指导高校不断深化医学教育改革,推进医教协同,为培养高质量医学人才、服务人民群众健康乃至推动健康中国建设作出积极贡献。

2018年2月

全国高等学校五年制本科临床医学专业
第九轮　规划教材修订说明

　　全国高等学校五年制本科临床医学专业国家卫生健康委员会规划教材自1978年第一轮出版至今已有40年的历史。几十年来，在教育部、国家卫生健康委员会的领导和支持下，以裘法祖、吴阶平、吴孟超、陈灏珠等院士为代表的我国几代德高望重、有丰富的临床和教学经验、有高度责任感和敬业精神的国内外著名院士、专家、医学家、教育家参与了本套教材的创建和每一轮教材的修订工作，使我国的五年制本科临床医学教材从无到有，从少到多，从多到精，不断丰富、完善与创新，形成了课程门类齐全、学科系统优化、内容衔接合理、结构体系科学的由规划教材、配套教材、网络增值服务、数字出版等组成的立体化教材格局。这套教材为我国千百万医学生的培养和成才提供了根本保障，为我国培养了一代又一代高水平、高素质的合格医学人才，为推动我国医疗卫生事业的改革和发展做出了历史性巨大贡献，并通过教材的创新建设和高质量发展，推动了我国高等医学本科教育的改革和发展，促进了我国医药学相关学科或领域的教材建设和教育发展，走出了一条适合中国医药学教育和卫生事业发展实际的具有中国特色医药学教材建设和发展的道路，创建了中国特色医药学教育教材建设模式。老一辈医学教育家和科学家们亲切地称这套教材是中国医学教育的"干细胞"教材。

　　本套第九轮教材修订启动之时，正是我国进一步深化医教协同之际，更是我国医疗卫生体制改革和医学教育改革全方位深入推进之时。在全国医学教育改革发展工作会议上，李克强总理亲自批示"人才是卫生与健康事业的第一资源，医教协同推进医学教育改革发展，对于加强医学人才队伍建设、更好保障人民群众健康具有重要意义"，并着重强调，要办好人民满意的医学教育，加大改革创新力度，奋力推动建设健康中国。

　　教材建设是事关未来的战略工程、基础工程，教材体现国家意志。人民卫生出版社紧紧抓住医学教育综合改革的历史发展机遇期，以全国高等学校五年制本科临床医学专业第九轮规划教材全面启动为契机，以规划教材创新建设，全面推进国家级规划教材建设工作，服务于医改和教改。第九轮教材的修订原则，是积极贯彻落实国务院办公厅关于深化医教协同、进一步推进医学教育改革与发展的意见，努力优化人才培养结构，坚持以需求为导向，构建发展以"5+3"模式为主体的临床医学人才培养体系；强化临床实践教学，切实落实好"早临床、多临床、反复临床"的要求，提高医学生的临床实践能力。

　　在全国医学教育综合改革精神鼓舞下和老一辈医学家奉献精神的感召下，全国一大批临床教学、科研、医疗第一线的中青年专家、学者、教授继承和发扬了老一辈的优秀传统，以严谨治学的科学态度和无私奉献的敬业精神，积极参与第九轮教材的修订和建设工作，紧密结合五年制临床医学专业培养目标、高等医学教育教学改革的需要和医药卫生行业人才的需求，借鉴国内外医学教育教学的经验和成果，不断创新编写思路和编写模式，不断完善表达形式和内容，不断提升编写水平和质量，已逐渐将每一部教材打造成了学科精品教材，使第九轮全套教材更加成熟、完善和科学，从而构建了适合以"5+3"为主体的医学教育综合改革需要、满足卓越临床医师培养需求的教材体系和优化、系统、科学、经典的五年制本科临床医学专业课程体系。

其修订和编写特点如下：

1．教材编写修订工作是在国家卫生健康委员会、教育部的领导和支持下，由全国高等医药教材建设研究学组规划，临床医学专业教材评审委员会审定，院士专家把关，全国各医学院校知名专家教授编写，人民卫生出版社高质量出版。

2．教材编写修订工作是根据教育部培养目标、国家卫生健康委员会行业要求、社会用人需求，在全国进行科学调研的基础上，借鉴国内外医学人才培养模式和教材建设经验，充分研究论证本专业人才素质要求、学科体系构成、课程体系设计和教材体系规划后，科学进行的。

3．在教材修订工作中，进一步贯彻党的十九大精神，将"落实立德树人根本任务，发展素质教育"的战略部署要求，贯穿教材编写全过程。 全套教材在专业内容中渗透医学人文的温度与情怀，通过案例与病例融合基础与临床相关知识，通过总结和汲取前八轮教材的编写经验与成果，充分体现教材的科学性、权威性、代表性和适用性。

4．教材编写修订工作着力进行课程体系的优化改革和教材体系的建设创新——科学整合课程、淡化学科意识、实现整体优化、注重系统科学、保证点面结合。 继续坚持"三基、五性、三特定"的教材编写原则，以确保教材质量。

5．为配合教学改革的需要，减轻学生负担，精炼文字压缩字数，注重提高内容质量。 根据学科需要，继续沿用大 16 开国际开本、双色或彩色印刷，充分拓展侧边留白的笔记和展示功能，提升学生阅读的体验性与学习的便利性。

6．为满足教学资源的多样化，实现教材系列化、立体化建设，进一步丰富了理论教材中的数字资源内容与类型，创新在教材移动端融入 AR、VR、人工智能等新技术，为课堂学习带来身临其境的感受；每种教材均配有 2 套模拟试卷，线上实时答题与判卷，帮助学生复习和巩固重点知识。同时，根据实际需求进一步优化了实验指导与习题集类配套教材的品种，方便老师教学和学生自主学习。

第九轮教材共有 53 种，均为**国家卫生健康委员会"十三五"规划教材**。 全套教材将于 2018 年 6 月出版发行，数字内容也将同步上线。 教育部副部长林蕙青同志亲自为本套教材撰写序言，并对通过修订教材启发和指导高校不断深化医学教育改革、进一步推进医教协同，为培养高质量医学人才、服务人民群众健康乃至推动健康中国建设寄予厚望。 希望全国广大院校在使用过程中能够多提供宝贵意见，反馈使用信息，以逐步修改和完善教材内容，提高教材质量，为第十轮教材的修订工作建言献策。

全国高等学校五年制本科临床医学专业第九轮规划教材
教材目录

序号	书名	版次	主编		副主编				
28.	眼科学	第9版	杨培增	范先群	孙兴怀	刘奕志	赵桂秋	原慧萍	
29.	耳鼻咽喉头颈外科学	第9版	孙 虹	张 罗	迟放鲁	刘 争	刘世喜	文卫平	
30.	口腔科学	第9版	张志愿		周学东	郭传瑸	程 斌		
31.	皮肤性病学	第9版	张学军	郑 捷	陆洪光	高兴华	何 黎	崔 勇	
32.	核医学	第9版	王荣福	安 锐	李亚明	李 林	田 梅	石洪成	
33.	流行病学	第9版	沈洪兵	齐秀英	叶冬青	许能锋	赵亚双		
34.	卫生学	第9版	朱启星		牛 侨	吴小南	张正东	姚应水	
35.	预防医学	第7版	傅 华		段广才	黄国伟	王培玉	洪 峰	
36.	中医学	第9版	陈金水		范 恒	徐 巍	金 红	李 锋	
37.	医学计算机应用	第6版	袁同山	阳小华	卜宪庚	张筠莉	时松和	娄 岩	
38.	体育	第6版	裴海泓		程 鹏	孙 晓			
39.	医学细胞生物学	第6版	陈誉华	陈志南	刘 佳	范礼斌	朱海英		
40.	医学遗传学	第7版	左 伋		顾鸣敏	张咸宁	韩 骅		
41.	临床药理学	第6版	李 俊		刘克辛	袁 洪	杜智敏	闫素英	
42.	医学统计学	第7版	李 康	贺 佳	杨土保	马 骏	王 彤		
43.	医学伦理学	第5版	王明旭	赵明杰	边 林	曹永福			
44.	临床流行病学与循证医学	第5版	刘续宝	孙业桓	时景璞	王小钦	徐佩茹		
45.	康复医学	第6版	黄晓琳	燕铁斌	王宁华	岳寿伟	吴 毅	敖丽娟	
46.	医学文献检索与论文写作	第5版	郭继军		马 路	张 帆	胡德华	韩玲革	
47.	卫生法	第5版	汪建荣		田 侃	王安富			
48.	医学导论	第5版	马建辉	闻德亮	曹德品	董 健	郭永松		
49.	全科医学概论	第5版	于晓松	路孝琴	胡传来	江孙芳	王永晨	王 敏	
50.	麻醉学	第4版	李文志	姚尚龙	郭曲练	邓小明	喻 田		
51.	急诊与灾难医学	第3版	沈 洪	刘中民	周荣斌	于凯江	何 庆		
52.	医患沟通	第2版	王锦帆	尹 梅	唐宏宇	陈卫昌	康德智	张瑞宏	
53.	肿瘤学概论	第2版	赫 捷		张清媛	李 薇	周云峰	王伟林	刘云鹏 赵新汉

第七届全国高等学校五年制本科临床医学专业教材评审委员会名单

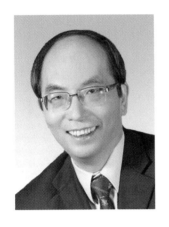

郝 伟

男，医学博士，教授，一级主任医师，博士生导师。 现任联合国国际麻醉品管制局（INCB）第一副主席，WHO社会心理因素、成瘾行为与健康合作中心主任，中南大学精神卫生研究所副所长及精神卫生系副主任。 目前主要社会任职为：WHO药物依赖与酒精问题专家顾问委员会(WHO Expert Advisory Panel on Drug Dependence and Alcohol Problems)委员、WHO西太区控制酒相关危害战略实施国家联系人（National Focal Point for China for the Implementation of Regional Strategy to Reduce Alcohol-Related Harm in the Western Pacific Region，WHO）、亚太酒精与成瘾研究学会教育委员会主席（Chair, Education Committee of Asian-Pacific Society for Alcohol and Addiction Research (AP-SAAR)）、中国药物依赖防治协会会长（一级协会）、中国神经科学会精神病学分会常委等。

从事精神障碍本科生、研究生教学工作30余年，主编、参编著作30余本，其中主编高等学校国家级规划教材《精神病学》（第4~8版）。 主持国际、国家项目课题20余项，包括国家自然科学基金重点项目及面上项目、973课题、国家"九五"攻关项目、"十一五"支撑项目、"十二五"支撑课题、CMB项目、WHO以及NIH课题等。 在药物、酒精滥用流行病学、戒毒中药临床、戒毒后康复、成瘾的生物机制研究方面，在国内外均有较为重要的影响。 参与国际精神疾病成瘾相关障碍分类与诊断纲要的制定工作。 目前共发表论文300余篇，其中SCI论文60余篇，2014年获国家科技进步二等奖（名次第二）。

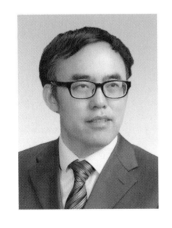

陆 林

男，医学博士，教授，博士生导师，中国科学院院士，北京大学第六医院院长/北京大学精神卫生研究所所长、国家精神心理疾病临床医学研究中心主任、中国疾病预防控制中心精神卫生中心主任、北京大学临床心理中心主任。 为国家自然科学基金委创新研究群体学术带头人、教育部长江学者特聘教授、国家杰出青年基金获得者、科技部973计划项目首席科学家，北京大学-清华大学生命科学联合中心PI，北京大学IDG麦戈文脑科学研究所PI。还担任中国睡眠研究会睡眠与心理卫生专业委员会主任委员、中国毒理学会药物依赖性专业委员会主任委员、中国药物滥用防治协会副会长、中国医师协会睡眠医学专业委员会精神心理学组组长、中华医学会精神医学分会副主任委员、中国医师协会精神科医师分会副会长、WHO药物依赖性专家委员会委员等。 同时担任国际SCI期刊 *Drug Alcohol Depend* 和 *Am J Addict* 副主编，*Sleep Med Rev*、*Int J Neuropsychopharmacol* 和 *Addiction* 编辑，*Int J Ment Health Addict*、*Am J Drug Alcohol Abuse* 编委，以及 *Nature*、*Science* 等40余种国际期刊审稿人。

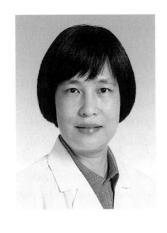

李　涛

　　女，教授，博士生导师。　现任四川大学华西医院心理卫生中心主任和精神医学研究室主任、四川大学心理健康教育中心主任，国家杰出青年基金获得者和长江学者特聘教授。　现兼任环太平洋精神病学家学会副主席、中华医学会精神病学分会副主任委员、中国医师学会精神科医师分会常务委员等。

　　从事精神病学教学工作30年，致力于精神疾病的病因学研究、早期诊断及全程治疗。　主持国家自然科学基金、科技部重大研究专项等数十项，发表SCI论文100余篇；主编、参编著作和教材10余部。　先后获吴阶平医学研究三等奖、中国杰出青年科学家奖、中国杰出女青年科学家奖、美国中华医学基金（CMB）杰出教授称号、享受国务院政府特殊津贴专家；教育部自然科学一等奖。

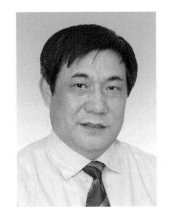

刘金同

　　男，博士，教授，主任医师，博士生导师。　山东大学齐鲁医学院精神卫生研究所所长；山东省精神卫生中心儿童青少年心理卫生研究室主任。　兼任中华医学会儿童青少年精神科委员会委员；中国心理卫生协会儿童专业委员会委员；中国医师协会儿童青少年精神科委员会委员；山东省名医联盟常务委员；山东省医学会常务理事、精神科委员会副主任委员；山东省心理卫生协会常务理事、青少年委员会主任委员；山东省医师协会精神科分会常务委员；《精神医学杂志》副主编。

　　从事精神病学临床、教学和科研工作30余年，曾先后留学美国Case Western Reserve University和英国Oxford University。　主持和参与国家科技攻关计划、国家自然科学基金及山东省科委等课题10余项，发表论文130余篇，主编、参编著作10余部。

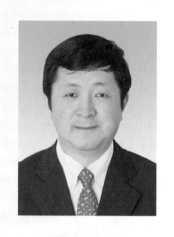

赵旭东

　　男，海德堡大学医学博士，同济大学医学院教授，精神医学、哲学心理学博士生导师。 同济大学附属精神卫生中心（筹）院长、附属东方医院临床心理科主任医师。 世界心理治疗学会副主席，世界精神病学协会都市精神卫生分会常务理事、跨文化分会理事。 国家卫计委疾病控制专家委员会委员；国家科技部生物中心慢病控制专家组成员；中国心理卫生协会副理事长暨心理治疗与心理咨询专委会主任委员，中华医学会心身医学分会副主任委员、中国医师协会精神科医师分会常委。

　　从事教学工作35年，擅长心理治疗、心身医学、文化精神医学。 单独及合作出版德文、英文、中文著作40余部，发表论文150多篇，获省部级科技进步奖4项；获全国"五一"劳动奖章、西格蒙德·弗洛伊德心理治疗奖。

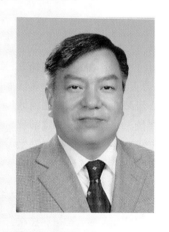

王高华

　　男，医学博士，教授，一级主任医师，博士生导师，享受国务院津贴专家。 武汉大学人民医院常务副院长；湖北省神经精神病研究所所长；中国医师协会精神科医师分会会长；中华医学会心身医学会副主任委员；中国研究型医院学会心理与精神病学专业委员会副主任委员；中华医学会精神医学分会常委；中华精神科杂志副主编；湖北省医学领军人才，武汉大学珞珈杰出学者。

　　从事精神病学教学工作30年，主持"十二五"支撑计划课题、国家自然科学基金、美国Stanley基金课题等项目多项，获湖北省科技进步二等奖2项、粟宗华精神卫生一等奖1项；发表论文100余篇，SCI论文40余篇；主编、参编著作和教材20余本。

前　言

根据全国高等学校临床医学专业教材评审委员会组织的五年制临床医学专业第九轮国家卫健委规划教材主编人会议精神，以及教育部、原国家卫生计生委《实施卓越医师教育培养计划》的意见，我们编写了第8版《精神病学》教科书。

本版教材在继承前七版经典内容的基础上，以生物-心理-社会医学模式为指导，适应"5+3"为主体的院校教育、毕业后教育的人才培养体系，强调从整体水平来看待精神障碍；强化基本理论、基本知识、基本技能的培养。本版最大的变化是根据最新 ICD-11 的分类，对本书的章节进行了较大的调整，如把"脑器质性及躯体疾病所致精神障碍"更改为"神经认知障碍"；把"神经症性障碍"分解为焦虑障碍、强迫障碍等；把"躯体形式障碍"的范围扩大，改为"躯体忧虑障碍"；把儿童期有关情绪、行为障碍的内容放在其他相应障碍里撰写等。在取材范围上，更新了躯体治疗等方面的内容，以反映最新进展；更新了会诊联络精神病学的内容，以适应综合医院精神卫生服务的需要；根据《心理治疗规范》更新了心理治疗的内容，以配合心理健康服务技术发展的需要；我们也更新了部分插入框，旨在启发学生思考，增加阅读兴趣，培养创新意识等。

本书共25章，严格按照教科书特定的形式与内容编写。参加编写的人员均是活跃在精神医学临床、教学、科研第一线的专家学者。在编写过程中，各位编委竭尽全力、一丝不苟，突出精品意识，强调基本知识要素的掌握。编者相信，本教材无论是对在读的医学本科生、研究生，还是在职的精神卫生工作者，以及需要参加本专业晋升晋级考试的人员都是一本必不可少的参考书。

为了使读者更好理解本书，增加相关知识与技能，自我检验知识的掌握程度，我们在纸质教材基础上增加了数字资源内容，由刘金同负责组织，同时还编写了配套教材《精神病学学习指导与习题集》，由刘铁桥主编。

在本教材的编写过程中，自始至终得到了各编写人员所在单位领导的关心、支持；王传跃教授仔细统一了整本书的药物名称、治疗时间与剂量等，在此一并表示诚挚的感谢！

本教材第7版自2013年问世以来，在全国高等医学院校中广为使用，影响很大。正因为如此，编者们更知责任重大，诚惶诚恐，唯恐疏漏，但难免有不妥甚至谬误之处，诚请各位读者在使用过程中提出宝贵意见，使之日臻完善。

编　者

2018 年 5 月

目 录

第六章　精神活性物质所致障碍　　●○ **68**

第七章　精神分裂症及其他原发性精神病性障碍　　●○ **85**

第八章　抑郁障碍　105

第十六章　睡眠-觉醒障碍

第十七章　人格障碍及相关行为障碍

第二十三章　心理治疗　　　　　　　　　　●　**288**

第一章 绪 论

在世界万物中,精神现象最为复杂。与其他医学学科相比,精神病学有其特殊性与复杂性。首先,精神病学是临床医学的一个分支,不仅与各医学学科关系密切,还涉及神经科学、心理学、社会学相关问题。其次,与其他医学学科不同,精神病学的主要疾病的病因与发病机制不清,没有所谓的生物学指标,其诊断主要是症状学诊断,这是对精神病学的重要挑战。作为绪论,本章首先介绍精神病学以及相关学科的概念;简述神经科学与精神病学的关系;分析了生物学因素与社会心理因素在精神疾病发生、发展、转归的作用,最后从政策、学科角度对精神病学今后的发展做了展望。

第一节 概 述

一、精神病学

精神病学(psychiatry)是临床医学的一个分支学科,是研究精神疾病病因、发病机制、临床表现、疾病发展规律以及治疗和预防的一门学科。

由于精神疾病本身的特点和复杂性,作为二级学科的精神病学又划分出多个亚专科,如社会精神病学(从社会学、文化差异的角度研究精神疾病、行为问题发生和发展规律的一门学科)、司法精神病学(研究精神病患者所涉及的法律问题,主要评价或鉴定精神病患者违法行为的责任能力与安置问题的一门学科)、精神病理学(以心理学为基础,对异常思维、情感体验、行为等进行描述、命名、归类等,并研究精神现象之间的内在联系及其与深层心理活动等关系的一门学科)、生物精神病学(从生物学角度探讨精神疾病的病因、发病机制、治疗和预后的一门学科)、成瘾精神病学(研究成瘾相关障碍发病机制、治疗、预防、康复以及与精神障碍共病的一门学科)等。另外,根据服务对象年龄不同,划分为儿童精神病学、老年精神病学、成人精神病学等。

由于社会、经济的发展,以及对精神卫生需求的增加,当前精神病学的服务对象与研究对象已有明显的变化,重点从传统的重性精神障碍(psychosis),如精神分裂症,逐渐延伸向轻性精神障碍,如焦虑、抑郁障碍、强迫障碍等转变;同时,服务模式也从封闭式管理转向开放式或半开放式管理,而且由于新的精神药物的出现、对康复及复发预防的重视,精神障碍患者的预后已大为改观。因此当代精神病学的概念已远远超过传统的精神病学概念所覆盖的范围,许多学者认为将"精神病学"改称为"精神医学"似乎更为贴切,这种表达既能较好地涵盖主要内容,也减少了对精神障碍患者的误解与歧视。

二、精神障碍

精神障碍(mental disorders)是一类具有诊断意义的精神方面的问题,特征为认知、情绪、行为等方面的改变,可伴有痛苦体验和(或)功能损害。例如阿尔茨海默病有典型的认知(特别是记忆)方面的损害,抑郁症有明显病态的抑郁体验;而儿童注意缺陷障碍的主要特征是注意力不集中、多动。这些认知、情绪、行为改变使得患者感到痛苦,功能受损或增加患者死亡、残疾等的危险性。传统上,精神障碍根据有无所谓的器质性因素分为"器质性"精神障碍(如脑炎、慢性脏器衰竭所致的精神障碍)和"功能性"精神障碍,后者又分为重性精神障碍(又称为精神病性障碍,如精神分裂症)和轻型精神障碍(如焦虑症、应激所致的精神障碍等)。还有一类起于早年,可能持续终生的精神障碍(如儿童发育障碍、精神发育迟滞、人格障碍等)。虽然上述传统分类在临床诊断中仍在使用,但从科学角度上看,仍有许多争议,现逐渐被新的分类所代替。

国外研究表明,25%～30%的急诊患者是由于精神方面的问题而就诊。在美国,每10个人中就有1个人在其一生某个时段中住进精神病院,1/4～1/3的人群将因精神健康问题寻求专业人员的帮助。我国目前精神病性障碍患者约有1600万,抑郁症患者约有3000万,其识别率、治疗率均较低,这是我国精神卫生事业面临的巨大挑战之一。

Box 1-1　精神障碍与疾病负担、歧视偏见

精神病患者因为患病不能正常工作、学习、行使自己的社会功能,也可能由于社会歧视而丧失工作、学习机会。精神病患者对家庭的影响不仅仅是治疗、照顾的负担,还包括诸如家庭成员的精神付出、重新适应、忍受社会歧视等。

传统上,评估某种疾病对健康的影响主要是从发病率、患病率、死亡率等来理解。但是这些指标主要适合于某些急性病(这些疾病的转归要么痊愈,要么死亡),对于慢性疾病就不太适合。一般来说,精神疾病仅仅是导致残疾,而非死亡。精神障碍患者发生残疾和死亡的比率格外高。例如,严重抑郁症和精神分裂症患者由于常常得不到治疗,其身体健康问题(例如癌症、心血管病、糖尿病和艾滋病病毒感染)、自杀、过早死亡的可能性要比普通人群高40%～60%。1993年,哈佛大学公共卫生学院与世界银行、世界卫生组织合作,对于全球疾病负担(global burden of disease,GBD)进行了评估,引入了伤残调整生命年(disability-adjusted life year,DALY)来量化疾病负担。DALYs指因死亡或残疾而丧失的健康生命年数,通过权重来表示不同疾病所致残疾的严重性。例如重症抑郁所致的疾病负担与失明或截瘫所致的疾病负担相当,而重性精神病(如精神分裂症)发病期所导致的疾病负担等于全瘫所致的疾病负担。根据调查,精神与物质使用性障碍相关的残疾造成健康生命年的损失(years lived with disability,YLDs)占所有疾病的第2～3位,但有人认为被低估了。

精神疾患常常使个人和家庭陷入贫穷。与一般人群相比,精神障碍患者陷于无家可归或被不当监禁的情况要常见得多,加剧了其边缘化和脆弱性。由于污名和歧视,精神障碍患者的人权常常遭受侵犯,许多人享受不到经济、社会和文化权利,工作权和教育权及生殖权等。他们还可能面临不卫生和不人道的生活条件、身体和性侵害、忽视,并可能在卫生机构遭到有害和有辱人格的待遇。他们往往被剥夺公民和政治权利,例如结婚和建立家庭的权利、人身自由、投票权和有效、全面参与公共生活的权利,以及在对自身具有影响的其他问题上行使其法律能力的权利,包括治疗和保健。

卫生健康系统尚未对精神疾患负担作出充分反应,在低收入和中等收入国家,76%～85%的严重精神障碍患者不能获得任何治疗;高收入国家的相应比率也很高,为35%～50%。重要的是,提供的医疗质量低下。例如,全球每年用于精神卫生的支出不足每人2美元,在低收入国家则不足每人0.25美元。研究也是如此,以抑郁障碍为例,全球有3.5亿人罹患抑郁症,罹患癌症者为0.32亿人。但美国国立卫生研究院(NIH)对癌症的研究预算(53亿美元)比对抑郁症研究的预算(4.15亿美元)高出10多倍。

参考文献

1. https://vizhub.healthdata.org/gbd-compare/
2. Vigo D. et al. Estimating the true global burden of mental illness. Lancet Psychiatry,2016,3(2):171-178.

应当指出,精神(心理)健康(mental health)与精神障碍并非对立的两极,而是一个连续谱(continuum)。对精神健康的定义不一,可以理解为成功履行精神功能的一种状态,这种状态能产生建设性

活动、维持良好的人际关系、调整自己以适应环境。可以说,精神健康是个人安康、事业成功、家庭幸福、良好的人际交往、健康的社会关系所不可缺少的一部分。所以,WHO 在第 66 届世界卫生大会提出"没有精神健康就没有健康"这一口号,这将极大影响政府与公众对精神健康与精神疾病的重视。

第二节　脑与精神活动

现代神经科学证明,人类所有的精神活动(广义的行为)均由大脑调控。我们对孩提时代经历的清晰回忆来自于我们的大脑,我们的喜怒哀乐、一言一行,皆是大脑功能的体现。正常的大脑功能产生正常的精神活动,异常的大脑功能与结构可能导致异常的精神活动与行为表现。因而大脑(躯体的一部分)与精神不可分割,如果没有大脑的完整性,就不可能有完整的精神活动;如果没有环境的刺激、个人的经历、反映的对象,这种完整性也就毫无意义。

一、脑结构与精神活动

在目前科学的研究对象中,大脑的结构最复杂。大脑包含约 1000 亿个神经细胞和更多的神经胶质细胞,神经细胞种类繁多,例如位于视网膜上的间质细胞(无长突神经细胞)就达 23 种之多。

更为复杂的是神经细胞间的联系和细胞内的信号转导。据研究,平均每个神经元与其他神经元能形成 1000 多个突触(synapse)联系,而蒲肯野(Purkinje)细胞能与其他细胞形成 100 000 至 200 000 个突触联系,这样算起来,我们人类脑内就大约有几万亿至 10 万亿个突触联系。这些联系,使大脑形成了各式各样、大大小小的环路,构成行为和精神活动的结构基础。脑解剖学的复杂性还表现为单个的神经元可能是多个环路的一部分。脑就是通过不同环路以各种复杂的方式处理信息。例如,从视网膜接受的信息通过初级处理后,在几个环路上分别同时处理不同的内容,如一个环路分析是何种物体,另一个环路分析物体所在的位置,还有环路分析其颜色、形状等。最后,脑对不同环路所处理的信息进行整合,并结合与之有关的触觉、听觉体验、既往的经历、记忆等,形成一个完整的知觉体验。

可以想象,如果脑结构完整性受到破坏,势必影响正常的精神功能。例如,额叶损伤往往导致的认知能力受损,患者常常很难在时间和空间上完成复杂的行为,以适应当前和未来的需要。如一侧额叶切除后的妇女不能组织和计划她每日的活动,不能准备家庭的一日三餐,尽管她仍保持良好的烹调个别菜肴的能力。我们知道,丘脑是接受信息并传至大脑其他部位的区域,慢性酒依赖所致维生素 B 族缺乏,使内侧丘脑和乳头体损伤,导致患者近记忆受损,并出现定向障碍。近年来的脑影像与脑结构的研究发现,精神分裂症患者在发病前脑结构、脑功能就有异常,随着发病时间延长与次数增加,脑室扩大与皮层的灰质丢失更加明显,这或许可解释为何精神分裂症患者是一种发育性疾病以及所具有的慢性衰退性病程特征。

二、脑神经化学与精神活动

脑的神经化学也非常复杂。神经元的电信号在突触处转化为化学信号,然后又转化为电信号。在这些转化中,神经递质起着关键的作用。如表 1-1 所示,脑内的神经递质有 100 多种,可以大致分为两大类:一类为小分子,如单胺类;另一类为大分子,如内源性阿片肽、P 物质等。

神经递质只有与相应受体结合,方能产生生物学效应。研究表明,几乎所有的递质均能与多种受体相结合,从而产生不同的生物学效应。例如,多巴胺有 5 种受体,而 5-羟色胺至少有 14 种受体。我们大致可以将林林总总的受体分为两大类,即配体门控通道(ligand-gated channel)和 G 蛋白偶联受体(G protein-linked receptor)。配体门控通道指当神经递质与受体结合后,离子通道开放,细胞膜通透性增加,正离子或负离子进入细胞。正离子进入后可激活其他离子通道,使更多的正离子进入细胞内,当达到阈值时,产生动作电位。使正离子进入细胞的受体称为兴奋性神经递质受体,如谷氨酸受体;相反,如果神经递质与受体结合后,负离子进入细胞,则跨膜电位增加,使产生动作电位更为困难,这种使负离子进入细胞的受体称为抑制性神经递质受体,如 GABA 受体。大多数神经递质,如绝大部分单胺类递质(多巴胺、5-羟色胺、去甲肾上腺素)、神经肽的受体均属于 G 蛋白偶联受体。作用于 G 蛋白偶联受体会产生更为复杂的生物学效应。例如,肾上腺素激活 β 受体后,通过兴奋性 G 蛋白(Gs)激活腺苷酸环化酶,使细胞内的 cAMP(第二信使)含量升高,激活 cAMP 依赖的蛋白激酶,此激酶催化蛋白磷酸激酶发生磷酸化,并使其被激活,催化糖原分解。

表 1-1　与精神障碍关系密切的几类神经递质

神 经 递 质	神 经 递 质
兴奋性氨基酸	乙酰胆碱
谷氨酸	神经肽
抑制性氨基酸	内源性阿片肽
γ-氨基丁酸(GABA)	脑啡肽
甘氨酸	β-内啡肽
单胺类及相关神经递质	强啡肽
去甲肾上腺素	P 物质
多巴胺	下丘脑释放因子
5-羟色胺	促肾上腺皮质激素释放激素
其他神经递质	
组织胺	

一般认为,神经递质介导的突触反应快速而短暂,时程以毫秒计;如果经第二信使系统介导,则时程以秒或分计。最近又揭示了突触作用更长的时程效应,即有第二、第三信使的参与,并在转录水平的调节,其时程以天计。

多巴胺(DA)及其受体是精神医学研究最广泛的神经递质和受体之一。D_1 类受体与 Gs 相关联,能增加腺苷酸环化酶的活性;而 D_2 类受体,主要是 D_2,则与抑制性 G 蛋白(Gi)相关联,抑制腺苷酸环化酶。研究表明,精神分裂症患者阳性症状(幻觉、妄想等)可能与皮层下边缘系统 DA 功能亢进有关,而阴性症状(情感淡漠、意志减退等)则可能为皮层内尤其是前额叶皮质 DA 功能相对低下所致。

研究发现,5-HT 功能活动降低与抑郁症患者的抑郁心境、食欲减退、失眠、昼夜节律紊乱、内分泌功能紊乱、性功能障碍、焦虑不安、不能应付应激、活动减少等密切相关;而 5-HT 功能增高可能与躁狂症的发病有关。目前认为,抗抑郁药主要是通过阻滞 5-HT、去甲肾上腺素的回收,产生抗抑郁作用。

三、脑可塑性与精神活动

如前所述,从脑的解剖结构和神经化学活动上来看,脑是一高度复杂的有机体。脑的复杂性更在于其结构与化学活动处于变化之中(可塑性,plasticity)。可塑性是神经系统的重要特征,不论在发育阶段还是成年时期(甚至老年时期),也不论是外周神经还是中枢神经系统,从神经元到神经环路都可能存在可塑性变化。神经系统的可塑性是行为适应性的生物学基础。神经系统的可塑性变化具体表现在很多方面:在宏观上可以表现为脑功能,如学习记忆功能、行为表现及精神活动等的改变;在微观水平有神经元突触、神经环路的微细结构与功能的变化,包括神经化学物质(递质、受体等)、神经电生理活动以及突触形态亚微结构等方面的变化。

现以记忆为例,来说明脑的可塑性。人们对各种经历的记忆最初保存在海马,运动记忆主要在纹状体,而情绪记忆则在其他区域(如杏仁核)编码。所以,人们无时不在有意或无意地学习新的东西,学习过程改变了我们脑的结构。神经递质仅能表现当前的信息,如果环境刺激合适、有足够强度,就会有新的突触联系,当然也可以强化或弱化原有的突触联系。如果应激过于强烈、滥用药物或疾病均可能使神经元死亡。目前的研究表明,即使是成人的大脑,仍有新的神经元产生,以适应处理和贮存信息的需要。脑可塑性与记忆的关系至少有两个水平,一个是分子和细胞变化,形成新的突触联系;另一个是突触间信息循环、交流,产生行为改变。

神经科学发展迅速,我们对脑结构与功能有了一定的了解。基因建成了如此复杂的人类大脑,但基因绝不是决定大脑复杂性的唯一因素。在整个生命过程中,基因与环境(学习训练、经验积累、外界环境刺激等)的相互作用,使大脑处于不断构筑与变化之中。只有这样才能想象,总数才3万~4万的人类基因,却能形成几万亿至10万亿个突触联系。因而,不管是躯体治疗还是心理治疗,都能作用于大脑,并使之改变,产生治疗作用。

第三节 精神障碍的病因相关因素

与感染性疾病不同,对于大多数所谓功能性精神障碍,目前我们还没有找到确切病因与发病机制,也没有找到敏感、特异的体征和实验室异常指标(生物学指标)。但我们知道,精神障碍与其他躯体疾病一样,均是生物、心理、社会(文化)因素相互作用的结果。例如,糖尿病和精神分裂症的发生都可认为是生物、心理、社会因素相互作用所致。对于某些疾病来说,生物学易感性是必要因素,但并不能足以说明疾病的发生与发展的全部过程。对于另一些疾病来说,心理、社会因素可能是必要因素,但同样不足以解释全部的病因。如前所述,脑与精神不可分割,脑是产生精神活动的器官,正常与异常的心理现象均来源于脑。由于神经系统的可塑性,心理的、社会文化的东西通过记忆、学习等在我们的大脑里表现出来,在此过程中,我们大脑的结构、化学和神经活动均发生了变化。但是,需要指出的是,神经科学并不是把精神现象简单还原成神经传导,也不能仅仅用神经递质、突触、受体和神经环路变化来解释各种精神活动。我们知道,任何一种较高级的运动形式中,必然包括较低级的运动形式,而且服从低级运动形式的基本规律,不过,高级的运动形式同时又有自己独特的、为低级运动形式所不具备的运动发展规律。我们可以用数学解释物理、化学现象,可以用神经生化、神经生理来解释精神现象,但物理、化学现象不能仅仅还原为数学公式,同样,精神现象也不能仅仅还原为神经生化、神经生理现象。

一、精神障碍的生物学因素

影响精神健康或精神疾病的主要致病因素大致可以分为遗传、神经发育、感染、躯体疾病、创伤、营养不良、毒物等。这些致病因素可能相互作用,并在不同个体起不同的作用,这里仅列举遗传、神经发育、环境、感染与精神障碍的关系。

(一) 遗传与环境因素

人们早就认识到基因是影响人类和动物正常与异常行为的主要因素之一。我们对所谓"功能性精神障碍"(如精神分裂症、情感障碍、儿童孤独症、神经性厌食症、儿童多动症、惊恐障碍等)进行了家族聚集性研究,包括从了解这些障碍的遗传方式、遗传度到基因扫描等,共同的结论是:这些疾病具有遗传性,是基因将疾病的易感性一代代传给一代。

我们知道,像亨廷顿(Huntington)病等属于单基因遗传性疾病,突变的基因使疾病代代相传;但目前绝大多数被称为复杂疾病的精神障碍都不能用单基因遗传来解释,目前大概有100多个遗传位点与精神分裂症有关,但我们仍未能找到所谓的"致病基因"。一般认为,这些疾病是由多个基因,甚至微效基因的相互作用,使危险性增加,加上环境因素的参与,产生了疾病。例如,从这一意义上说,基因的相互作用增加疾病的危险性,但每一单个基因所起作用有限,这给我们找到确切的致病基因带来很大困难。不过,发现与疾病发生关系最为密切的环境因素似乎较容易,因此,改变导致疾病的环境因素,将会是当前预防精神障碍的重点。

如上所述,在多基因遗传病中,遗传和环境因素的共同作用,决定了某一个体是否患病,其中,遗传因素所产生的影响程度称为遗传度(heritability)。一旦证明某种疾病有家族聚集现象,下一步的工作就是找出遗传度,然后是遗传方式,最后是找到基因所在位置以及功能。了解遗传度最有效的办法是双生子研究,如果疾病与遗传有关,那么同卵双生子的同病率应高于异卵双生子,通过比较同卵双生子和异卵双生子的同病率,即可计算出遗传度。需要强调的是,即使有较高的遗传度,环境因素(社会心理、营养、健康保健等)在疾病的发生、发展、严重程度、表现特点、病程及预后等方面仍起着非常重要的作用。例如精神分裂症同卵双生子同病率不到50%,就是说,具有相同基因的双生子一方患精神分裂症时,另一方患精神分裂症的可能性尚不足50%。分子遗传学研究发现,相同的遗传变异可能在不同的人导致不同的精神疾病,可能是精神分裂症或双相障碍或注意缺陷综合征。从这个角度看,精神疾病是脑发育相关的遗传问题,取决于遗传与环境的相互作用。

表观遗传学(epigenetics)是与遗传学(genetic)相对应的概念。遗传学是指基于基因序列改变所致基因表达水平变化,如基因突变、基因杂合丢失和微卫星不稳定等;而表观遗传学则是指基于非基因序列改变所致基因表达水平变化,如 DNA 甲基化和染色质构象变化等。由于环境的作用,影响了基因的表达,从而可能导致某些疾病情况,这种表观遗传的改变有遗传至下一代的倾向。目前,基因与环境的相互作用产生疾病或行为问题已经成为人们的共识。例如研究发现,低单胺氧化酶 A 活性的个体在童年期受到严重虐待较易出现反社会行为。5-羟色胺转运体 s/s 基因型个体,在遭受生活事件后,较易发生抑郁症。我国学者的研究也发现,在 1959—1961 年我国三年困难时期出生的人成年后患精神分裂症的比例是非饥荒年份出生者的 2 倍多。也就是说,胎儿期无法吸收足够的营养,成年后患上精神分裂症的风险将显著增加。

表观遗传过程受到了临床学家极大的重视,因为外界环境(如童年的教养方式、饮食、药物滥用、应激等)促发了导致疾病的易感性。由于表观遗传改变可能具有可逆性,这就构成了积极干预的基础。

(二)神经发育异常

神经发育异常假说(neurodevelopmental theory)逐渐成为精神疾病发病机制的主要前沿研究领域。神经发育学说认为,神经发育障碍患者的大脑从一开始就未能有正常的发育。遗传因素以及早期环境因素干扰了神经系统的正常发育,导致神经元增殖、分化异常,突触过度修剪或异常联系等。共同表现为脑结构和功能可塑性改变,包括额叶、颞叶内侧及海马等脑区的灰质和白质减少和体积缩小等。早期的表现可能仅为轻度异常,如轻度认知功能损害,青春期后可能表现为较严重的异常。

神经发育的影响因素有遗传、表观遗传和环境。很多证据表明,精神分裂症、儿童注意缺陷障碍、孤独症可能为一个疾病谱,都与神经发育异常有关,它们有共同的发育异常基础。在个体发育早期由于遗传和环境因素的相互作用,影响了特定脑区(或环路)的发育,导致神经发育异常,而不同脑区发育异常则分化为各种不同的精神疾病,表现出不同的临床特征。以精神分裂症为例,有很多证据表明,精神分裂症患者有母孕期(如感染、营养缺乏等)问题,特异性面部表征、病前人格及认知特征、遗传脑影像以及神经病理性改变等。

(三)感染

早在 20 世纪早期,我们就已知道感染因素能影响中枢神经系统,产生精神障碍。例如通过性传播的梅毒螺旋体首先引起生殖系统症状,在多年的潜伏后,进入脑内,导致神经梅毒(neurosyphilis)。神经梅毒主要表现为神经系统的退行性变,表现为痴呆、精神病性症状及麻痹。人类免疫缺陷病毒(HIV)也能进入脑内,产生进行性的认知行为损害,早期表现为记忆损害,注意力不集中及情绪淡漠等,随着时间的推移,出现更为广泛的损害,如缄默症、大小便失禁、截瘫等。15%~44%的HIV感染者出现痴呆样表现。HIV实际上并不能感染大脑神经元,但却可以感染脑组织内的巨噬细胞和小神经胶质细胞,这些细胞的炎症反应释放出神经毒素及自由基,最终损伤大脑神经元,这也是所谓的艾滋病脑炎,严重者会造成痴呆。

引起精神障碍的感染还包括诸如弓形虫感染、单纯疱疹性脑炎、麻疹性脑脊髓炎、慢性脑膜炎、亚急性硬化性全脑炎等。近来还发现,有些儿童在链球菌性咽炎后突然出现强迫症的表现。目前认为,这些细菌、病毒或寄生虫感染,不论发生在子宫内还是儿童或成年以后,都有可能透过血脑屏障,进入大脑,可能直接影响大脑,也可能产生免疫反应,甚至误导自身免疫系统攻击大脑细胞,干扰大脑正常发育,产生一系列精神神经症状。

二、精神障碍的心理、社会因素

应激性生活事件、情绪状态、人格特征、性别、父母的养育方式、社会阶层、社会经济状况、种族、文化宗教背景、人际关系等均构成影响疾病的心理、社会因素。

心理、社会因素既可以作为原因因素在精神障碍的发病中起重要作用,如急性应激性精神障碍、创伤后应激障碍、适应障碍等;也可以作为相关因素影响精神障碍的发生、发展,如焦虑障碍、抑郁障碍,甚至是精神分裂症等;还可以在躯体疾病的发生、发展中起重要作用,如心身疾病。

本节仅简述应激性生活事件、人格特征与精神障碍的关系。

（一）应激与精神障碍

应激(stress)一词由Selye提出,在生物学上有刺激与反应的相反理解,由于极易混淆,后来他另创新词应激源(stressor)以有别于stress,此时stressor意为刺激,而stress意为反应。

任何个体都不可避免地会遇到各种各样的生活事件(life events),这些生活事件常常是导致个体产生应激反应的应激源。其中恋爱婚姻与家庭内部问题、学校与工作场所中的人际关系常是应激源的主要来源。社会生活中的一些共同问题,如战争、洪水、地震、交通事故、种族歧视等以及个人的某种特殊遭遇,如身体的先天或后天缺陷,某些遗传病、精神病、难治性疾病,被虐待、遗弃、强暴等则是应激源的另一重要来源。

在临床上,与应激有关的精神障碍主要有急性应激反应和创伤后应激障碍(post traumatic stress disorders,PTSD,延迟性应激反应障碍)。前者在强烈精神刺激后数分钟至数小时起病,持续时间相对较短(少于1个月),表现为精神运动性兴奋或抑制;后者主要表现为焦虑、恐惧、事后反复回忆和梦中重新体验到精神创伤的情景等。慢性应激反应可能与人格特征关系更大,临床上可见适应障碍等。另外,社会、心理刺激常常作为许多精神障碍的诱因出现,应予充分注意。

除外来的生活事件外,内部需要得不到满足、动机行为在实施过程中受挫,也会产生应激反应;长时间的应激则会导致焦虑、抑郁状态、心身疾病等。

（二）人格特征与精神障碍

人格可以定义为个体在日常生活中所表现出的总的情绪和行为特征,此特征相对稳定并可预测。性格是在气质(一个人出生时固有的、独特的、稳定的心理特性)的基础上,由个体活动与社会环境相互作用而形成的。一个具有开朗、乐观性格的人,对人也坦率、亲热,思想、感情容易交流,乐于助人,也容易得到别人的帮助,愿意理解别人也容易被人理解,在人际关系中误会与矛盾较少,即使有也容易获得解决。这种人外向,追求刺激与挑战,较易冲动,不善思考。与此相反,一个比较拘谨、性格抑郁的人,与他人保持一定距离;他们内向、回避刺激,但长于思考,冲动可能较小。

有些人的性格自幼就明显偏离正常、适应不良,达到了害人害己的程度,我们称之为人格障碍。有些人格障碍与精神障碍关系十分密切,如具有表演型性格的人容易罹患分离障碍,具有强迫性格的人容易罹患强迫症,分裂样人格障碍者则患精神分裂症的可能性较大。

三、关于精神障碍病因学的思考

在讨论精神障碍的原因时,我们必须区分关联(correlation)、危险因素(risk factor)、疾病的结果(consequence)和病因(cause)。人们常常认为,精神刺激是导致抑郁的原因,但实际上,精神刺激与抑郁之间可能是因果关系,可能是某种形式的关联,也可能是因果关系。如果应激性生活事件与抑郁症有关,只能说明它们之间有某种联系,需要回答的问题是,到底是应激导致了抑郁还是抑郁导致了应激? 即使是应激事件发生在抑郁之前,我们仍不能确定应激与抑郁一定是因果关系,因为应激很可能是抑郁的危险因素(先于疾病存在的生物、心理、社会因素,能增加疾病发生的可能性)。精神障碍的危险因素多种多样,相互交织,有些危险因素起的作用可能更大些,有些则可能是附加的或派生的。

疾病结果发生在疾病之后,例如某人体检时被确诊为恶性肿瘤,当患者大脑接受这种信息后,导致明显的心身反应,如心跳加快、血压升高、焦虑、抑郁(躯体疾病的结果),焦虑、抑郁使患者行为变化,如社会性退缩,甚至自伤、自杀观念或行为(心理反应的结果),这些问题不仅严重影响、干扰了对肿瘤的躯体治疗,也导致患者的免疫功能减退,加速了病情的发展(躯体、心理问题互为因果)。因此,从整体医学角度看,对于某些疾病来说,各种因素与疾病的关系纠缠不清,互为因果,都应该引起重视,对于精神疾病来说,更是如此。

由于精神现象的复杂性,认识的局限性和方法学问题,我们很难确定导致常见精神障碍的确切病因。建立疾病的动物模型是了解疾病原因的重要手段之一,我们已有许多较好地反映精神疾病的动物模型,如焦虑、恐怖动物模型、药物滥用的动物自我给药模型。但由于人类精神活动的特殊性,多数精神疾病,如人类特有的疾病,精神分裂症的动物模型不可能很好模拟人类的疾病特点。由于存在伦理等问题,我们不能在人身上重复动物实验的结果,也很难进行病因学的随机对照研究,而回顾性的相关研究结果仅能作为进一步研究的参考。总之,我们对许多精神障碍的病因研究仍无重大突破,但新技术、新方法的利用(如脑功能影像学),将有可能加速这方面的进展。

纵观上述对精神疾病病因学探讨,生物学因素(内在因素)和心理社会因素(外在因素)在精神障碍发生、发展过程中均起着重要作用。实际上,生物学因素与环境因素不能截然分开,它们相互作用、相互影响,共同影响人类行为。双生子研究发现,人们的行为特征以及精神疾病具有遗传性,但即使是有高度遗传的疾病,同卵双生子也并非一定共病。那么是什么环境因素保护了他们未罹患疾病?遗传与环境如何相互作用? 这是目前研究的热点与难点。

各种动物研究皆发现,环境可以改变中枢神经系统的结构与功能,不仅是在早期发育时是这样,在成熟期同样如此。在神经系统的发育时期,由于基因与环境的相互作用,每一个神经元与其他神经元形成了无数个错综复杂的突触联系。从这个角度上看,环境是一非常广义的概念,可以指细胞之间的环境,也可指我们生活中所说的环境,如感官刺激、心理社会刺激等。突触形成之后,其活动受环境刺激的影响,有些刺激能易化或弱化突触形成。如果剥夺刚出生小猫的视觉刺激,相应的视觉皮层形成不了突触联系,小猫出现视觉退化。在各种动物模型中均可发现:学习、长期记忆的发生与神经元的结构与功能改变有关,表现为突触间联系增加和基因表达加强。基因表达加强可能是为了产生新的蛋白质以适应突触改变的需要。动物实验显示,反复应激刺激能诱发海马树突萎缩。临床脑影像研究也显示,应激相关疾病可能有不可逆的海马萎缩。

从生物、心理、社会文化的角度看,我们对精神健康及精神障碍领域的理解还远不够完善,这包括最基础的领域,如基因表达,分子、细胞间的相互作用,这些均是构成较高水平的认知、记忆、语言的基础,我们所面临的挑战是如何避免盲人摸象,如何将这些来自不同领域的知识有机地整合,形成一个较为完整的系统,以正确理解正常和异常的精神现象。

Box 1-2　当今生物精神病学研究的挑战与应对

生物精神病学的前沿最具挑战性问题为：①疾病发生的病理生理机制不清，虽然精神分裂症的多巴胺学说提出已经50年，并经过至少三次修改，但直到现在我们仍然未能在人脑确定多巴胺系统的异常；②没有敏感性、特异性很好的客观生物学标志物，精神科疾病的诊断还是以症状学为基础的诊断，我们知道一种原因可能导致不同症状，而相同症状可能由不同原因所导致；③不清楚遗传和环境在精神障碍发生、发展中的作用与相互作用。

这些关键问题没能很好解决的主要原因除了"有限的人类认识自身能力与无限的人类精神世界复杂性，使我们仅仅只能了解精神障碍本质的皮毛外"这一哲学命题外，可能与我们传统的以还原论为基础的研究思维方式有关。

简单说，还原论主张整体等于部分之和，把整体分解为部分，然后再分别对部分加以研究，从部分的性质推导出整体的性质。应该说，现代科学能取得如此大的成就，还原论功不可没。回顾历史，20世纪50年代DNA双螺旋结构的阐明及对基因功能的研究使科学家们相信，一切生命运动都可以归结为一般的物理-化学运动。"爱情"甚至可以用化学的神经递质相关变化来解释。将生命理解为：DNA→RNA→蛋白质→生物性状，这种线性的思维方式是还原论的基本特点，这在研究简单系统时是有效的，而在应用于研究诸如思维、情感以及相关疾病这类复杂系统时，其作用就非常有限。

依照当今的研究模式，还原论的研究思维方式为：精神分裂症→幻觉妄想→思维障碍→神经系统障碍→神经递质、受体障碍→遗传、表观遗传问题。这就有了精神分裂症的表观遗传研究以及候选基因研究，等等。出现了形形色色的假说，如多巴胺假说、GABA与谷氨酸假说、NMDA假说、氧化应激学说、感染学说，等等。这样的思路同样在其他精神疾病的研究中起到了指导作用。希望通过盲人摸象的方式，解读精神障碍的病因与发病机制，但到目前为止，收效不大。

随着科学的发展，越来越多的学者认为，还原论对一个复杂系统的组成成分之间的相互作用未予重视，将整体分解为部分总会遗留下尚未分解的残存物，部分之间在不同层次上的相互作用很有可能被漏掉，即整体具有不可还原性。所以有人指出：将生命的物质体现或是生命的组成部分的加合等同于生命整体本身，是一种错误的信念。

问题症结似乎找到了，但如何解决问题仍然路途遥远。现在普遍认为，只有从整体上对生命复杂系统的审视，才能使人们完全理解这个系统。目前科学家们提出的功能基因组学、蛋白质组学、代谢组学，以及各种"组学"的概念，通过大数据与云计算，企图进一步研究基因与基因、基因与蛋白质、蛋白质与蛋白质之间的相互作用的规律，开始了向整体系统论发展的态势。这方面的研究刚刚起步，复杂程度令人难以想象。不管如何，从整体上看待生物体，借助多学科的力量才有可能解决复杂的问题。

参考文献

郝伟,于欣,徐一峰.基于还原论的精神障碍机制研究可能永远是盲人摸象.中国心理卫生杂志,2015（05）:324-326

第四节　展　　望

在20世纪90年代，WHO积极倡导和推进全球性的"脑10年（Decade of Brain）"研究计划，取得了积极的进展。在2010年第一期的 *Nature* 杂志的编者指出，下个10年是"精神障碍的10年（Decade for Psychiatric Disorders）"。在神经科学研究方面，欧美已在这一领域率先"发兵"，将脑研究提升到国家战略层面。2013年,欧盟启动10亿欧元的"人脑计划";同年,美国也新增了45亿美元的"脑计划"。在重要的基础和应用前沿领域,中国必须占有一席之地,我国的"中国脑计划"即将启动,这将积极推动中国脑科学以及相关疾病研究驶入"快车道"。

2001年WHO将世界卫生日主题定为"精神卫生",提出"消除偏见,勇于关爱"这一令人振奋的口号。在2013年WHO举行的世界卫生大会上,通过了《2013—2020年精神卫生综合行动计划》。行动计划的愿景为:"精神卫生受到珍视、促进和保护,精神疾患得到预防,受这些疾患影响的人能够全范围地履行人权并及时获得高质量、文化上适当的卫生保健和社会照护以促进康复。所有这一切都是为了达到最高可能的健康水平,并在不受污名和歧视的情况下充分参与社会和工作活动"。

在我国,2002年颁发了《中国精神卫生工作规划(2002—2010年)》,在2012年《中华人民共和国精神卫生法》出台以后,精神卫生工作作为保障和改善民生以及加强和创新社会管理的重要举措,被列入国民经济和社会发展总体规划。2015年颁发了《全国精神卫生工作规划(2015—2020年)》,在完善机制、健全体系、完善救治救助制度和促进公众心理健康四个方面提出总体目标。提出健全省、市、县三级精神卫生专业机构,在符合条件的县级综合性医院设立精神科,70%以上的县(市、区)设有精神障碍康复机构,50%以上的居家患者接受康复服务,使全国精神科执业(助理)医师数量增加到4万名(目前约为2.2万人)。

随着科学技术的发展、方法学的创新,特别是神经科学的发展,生物精神病学将有重大进展。建立精神障碍临床研究大数据及生物样本库将成为研究精神障碍的平台,在此平台上采用临床与基础交叉融合研究,从临床、心理、神经电生理、脑影像及分子等不同维度寻找精神障碍易感性筛查、诊断与复发预警的生物学指标,研发复发干预新技术,构建干预-康复-疗效模型,将这些研究转化为临床实践。

临床上,心理卫生知识将得到普及,内外科医师对心理障碍的识别率将大幅提高,市级综合性医院将建立精神科联络-会诊机构,并且有专门的心理工作者和精神科医师参加临床各科的防治工作。目前私营精神专科医院发展迅速,为满足患者的治疗需求提供了多种途径,也为精神科医师的执业提供了更多的选择。

随着大众对精神卫生需求的增加,对精神卫生工作者特别是精神科医师的服务质量提出了更高的要求。同时,精神科医师数量也不能满足现实的需要。精神卫生的服务对象、服务重点将会进一步转移,各种适应不良行为、焦虑、抑郁障碍、药物酒精依赖、行为成瘾障碍、心身疾病、儿童老年心理卫生问题将会受到重视,精神科将会进一步分工和专门化。与此同时,精神科硬件与软件环境建设更加优化,精神病院的现代化前景是实行院内园林化、室内家庭化、管理开放化、治疗多元化。

随着各级政府的重视、精神卫生的立法,患者的权益、隐私将会得到进一步保护,以患者为中心,强调患者、家属共同参与的治疗模式,以及强调功能恢复以及全病程治疗的精神科治疗理念将会进一步得到强化。精神疾病的康复与社区服务也将得到充分的发展,以功能训练、全面康复、重返社会和提高生活质量为宗旨,逐步建立适合我国国情的社区康复模式,造就一批从事精神康复的专业工作者以及社区服务工作者,以促进精神病患者的心理社会康复。相信精神疾病患者将会受到更人道的对待,社会歧视也会逐渐减少。那么,从事精神科工作的医务人员的工作环境、社会地位、收入水平也将会明显改善。

综观世界精神卫生工作的发展,大都经历了两个阶段:一是对社会保护的阶段,即控制严重精神疾病患者对社会的危害,对重性精神疾病患者进行治疗和管理;二是保护患者,关注全民精神健康的阶段。由于历史发展的特殊性,我国进入现代化的进程被极大地加速了,我国的精神卫生发展的两个阶段在今天被交叠到一起。一方面重性精神疾病患者治疗和管理的任务仍然十分繁重,另一方面各类与社会变革相伴随的心理行为问题增长势头明显,如应激相关疾病,酒药依赖,妇女、儿童、老年精神卫生问题等。我们不仅要完成预防控制精神病患者由于肇事肇祸对社会的危害,更要注意保护他们的权益。我们认为,精神卫生问题作为公共卫生和社会问题已经成为国际社会的共识,对精神健康的关注是对人的根本关注,国民精神健康和享有精神卫生服务的水平是衡量一个国家社会稳定和文明程度的重要标志之一,也直接影响到社会的和谐与发展,这就对我们提出了挑战。

（郝 伟）

思 考 题

1. 如何从生物、心理、社会的角度理解精神疾病？
2. 脑与精神活动是何种关系？如何理解脑的复杂性？
3. 我国精神医学的发展有哪些机遇与挑战？

第二章　精神障碍的症状学

精神症状是异常精神活动的表现,它涉及人们精神活动的各个方面并通过人的外显行为,如仪表动作、言谈举止、神态表情以及书写内容等表现出来。研究精神症状及其产生机制的学科称为精神障碍的症状学,又称为精神病理学(psychopathology)。由于许多精神障碍病因不明,缺乏有效的生物学诊断指标,精神障碍的诊断主要通过病史采集和精神检查,发现有关精神症状,然后进行综合分析和判断而得出。因此,精神障碍的症状学是学习精神病学的基础,熟练掌握精神障碍症状学是精神科医生必备的基本功。

第一节　概　　述

在精神科临床工作中,首先需要做的事情是要区分一个人的精神活动是正常还是病态,即是否存在精神症状。判定某一种精神活动的正常与否,一般应从以下三个方面进行分析:①纵向比较,即与其过去一贯表现进行比较,精神活动是否具有明显改变;②横向比较,即与大多数正常人的精神活动相比较,是否具有明显差别,某种精神状态的持续时间是否超出了一般限度;③是否与现实环境相符,即应注意结合当事人的心理背景和当时的环境对其精神活动进行具体分析和判断。

虽然每一种精神症状均具有各自不同的表现,但往往具有以下共同特点:①症状的出现不受患者意志的控制;②症状一旦出现,难以通过注意力转移等方法令其消失;③症状的内容与周围客观环境不相称;④症状往往会给患者带来不同程度的痛苦和社会功能损害。

精神障碍患者的症状一般不会随时随地表现出来,有时需要医生仔细观察和反复检查才能发现。精神检查的方法主要为交谈和观察,能否发现患者的精神症状,特别是某些隐蔽的症状,常取决于医患关系及检查技巧。根据短暂交谈和片面观察所做出的结论,很容易导致漏诊和误诊。因此,在进行精神检查时,要注意做到:①仔细检查,确定精神症状是否存在;②确定精神症状出现的频度、持续时间和严重程度;③分析各症状之间的关系,确定哪些症状是原发症状,哪些症状是继发症状;④注意类似症状之间的鉴别;⑤探讨可能影响症状发生的生物学和社会心理因素。

人的精神活动是一个相互联系又相互制约的复杂过程,并受到多种因素的影响。异常精神活动的过程更加复杂,同样会受到个体和环境等多种因素的影响。这些影响因素包括性别、年龄、受教育程度、躯体状况、人格特征、社会地位、文化背景、生活环境等。因此,在检查和分析精神症状时,须考虑到有关影响因素,以便对具体情况作具体分析。

第二节　常见精神症状

人的精神活动是一个协调统一的整体。为了便于描述,普通心理学将人的正常精神活动分为认知、情感和意志行为等心理过程。同样,为了便于对精神症状的描述,我们通常也按照精神活动的各个心理过程分别进行介绍。

一、感知觉障碍

感知觉包括感觉和知觉两个心理过程。感觉(sensation)是大脑对客观刺激作用于感觉器官所产生对事物个别属性的反映,如形状、颜色、大小、重量和气味等。知觉(perception)是在感觉基础上,大脑对事物的各种不同属性进行整合,并结合以往经验,形成的整体印象。如根据桃子的形状、气味、颜色等,结合既往对桃子的认知,在大脑中产生的桃子的印象就是一种知觉。正常情况下,人们的感觉和知觉是与外界客观事物相一致的。

(一) 感觉障碍

感觉障碍(disorders of sensation)包括以下方面:

1. 感觉减退(hypoesthesia)　是对刺激的感受性降低,感觉阈值增高,表现为对外界强烈的刺激产生轻微的感觉体验或完全不能感知(后者称为感觉缺失,anesthesia)。多见于神经系统疾病,精神科多见于抑郁发作、木僵状态、意识障碍和分离障碍等。

2. 感觉过敏(hyperesthesia)　是对刺激的感受性增高,感觉阈值降低,表现为对外界一般强度的刺激产生强烈的感觉体验,如感到阳光特别刺眼、轻柔的音乐特别刺耳、轻微的触摸皮肤感到疼痛难忍等。多见于神经系统疾病,精神科多见于分离障碍、躯体忧虑障碍等。

3. 内感性不适(体感异常,senestopathia)　是躯体内部产生的不舒适和难以忍受的异样感觉,如咽喉部堵塞感、胃肠扭转感、腹部气流上涌感等,可继发疑病观念。多见于躯体忧虑障碍、精神分裂症和抑郁发作等。

(二) 知觉障碍

知觉障碍(disorders of perception)包括以下方面:

1. 错觉(illusion)　是对客观事物歪曲的知觉。错觉可见于正常人,如在光线暗淡的环境中看错物体,在恐惧、紧张和期待等心理状态下产生错听等,但正常人的错觉经过验证后可以认识到自己的错误并加以纠正。病理性错觉常在意识障碍时出现,多表现为错视和错听,并常带有恐怖色彩,如患者把输液管看成一条正在吸血的蛇等。多见于谵妄状态。

2. 幻觉(hallucination)　是没有现实刺激作用于感觉器官时出现的知觉体验,是一种虚幻的知觉。幻觉是精神科临床上常见且重要的精神病性症状之一。幻觉可以根据其所涉及的感觉器官、来源和产生条件进行不同的分类。

(1) 根据所涉及的感觉器官,幻觉可分为:幻听、幻视、幻味、幻嗅、幻触和内脏幻觉等。

1) 幻听(auditory hallucination):是一种虚幻的听觉,即患者听到了并不存在的声音。幻听是精神科临床最常见的幻觉,患者听到声音可以是单调的,也可以是复杂的;可以是言语性的,如评论、赞扬、辱骂、斥责或命令等,也可以是非言语性的,如机器轰鸣声、流水声、鸟叫声等。其中,言语性幻听最常见,幻听的声音可以直接与患者对话,也可以是以患者作为第三者听到他人的对话。幻听的内容通常与患者有关且多对患者不利,如对患者的言行评头论足、议论患者的人品、命令患者做一些危险的事情等。因此,患者常为之苦恼和不安,并可产生自言自语、对空谩骂、拒饮拒食、自杀自伤或伤人毁物等行为。

幻听可见于多种精神障碍,其中评论性幻听、议论性幻听和命令性幻听是精神分裂症的典型症状。

【典型病例】

患者　男　30岁　精神分裂症

精神检查时,患者称:"我经常听到许多人在议论我,其中有些人说我是杀人犯、贩毒集团的头子,还有人说我是正义的使者。我在单位上班时,他们在隔壁说,回到家里他们就在我家的院子里说。我走到哪里他们就跟到哪里,但到处找也找不到他们,他们就像隐形人一样。我让家里人帮我去找,但家里人说没有听到。"

2) 幻视(visual hallucination):即患者看到了并不存在的事物,幻视的内容可以是单调的光、色或者片段的形象,也可以是复杂的人物、景象、场面等。意识清晰状态下出现的幻视多见于精神分裂症,意识障碍时的幻视多见于谵妄状态。谵妄状态时的幻视常常形象生动鲜明,且多具有恐怖性质,如看到墙上有壁虎在爬、房间内有龙在飞舞等。

3）幻味(gustatory hallucination):患者尝到食物或水中并不存在的某种特殊的怪味道,因而常常拒饮拒食。幻味经常与被害妄想同时存在,如认为食物中的"怪味道"是被人投了毒,多见于精神分裂症。

4）幻嗅(olfactory hallucination):患者闻到环境中并不存在的某种难闻的气味,如腐败的尸体气味、化学物品的烧焦味、浓烈刺鼻的药物气味以及体内发出的怪味等。幻嗅和幻味往往同时出现,并经常与被害妄想结合在一起,多见于精神分裂症。单一出现的幻嗅,多见于颞叶癫痫或颞叶器质性损害。

5）幻触(tactile hallucination):在没有任何刺激时,患者感到皮肤上有某种异常的感觉,如电麻感、虫爬感、针刺感等。如果患者感到自己的性器官被刺激,则称为性幻觉(sexual hallucination),可见于精神分裂症等。

6）内脏幻觉(visceral hallucination):是患者身体内部某一部位或某一脏器虚幻的知觉体验。如感到骨头里的虫爬感、血管的拉扯感、肠道的扭转感、肺叶的被挤压感等。内脏幻觉常与疑病妄想等伴随出现,多见于精神分裂症和抑郁发作。

(2)根据体验的来源,幻觉可分为:真性幻觉和假性幻觉。

1）真性幻觉(genuine hallucination):是来自于外部客观空间,通过感觉器官而获得的幻觉。其特点为幻觉内容就像感知外界真实事物一样生动形象,故患者常常述说是亲耳听到或亲眼看到的。患者对幻觉内容深信不疑,并可做出相应的情感与行为反应。

2）假性幻觉(pseudo-hallucination):是存在于自己的主观空间内,不通过感觉器官而获得的幻觉。其特点为幻觉内容往往比较模糊、不清晰和不完整,故患者常常描述为没有通过耳朵或眼睛,大脑内就隐约出现了某种声音或影像。虽然此类幻觉与一般知觉不同,但患者往往仍然比较肯定地相信幻觉内容。

(3)根据产生的条件,幻觉可分为:功能性幻觉、反射性幻觉、心因性幻觉和入睡前幻觉。

1）功能性幻觉(functional hallucination):是一种伴随现实刺激而出现的幻觉,即当某种感觉器官处于功能活动状态同时出现涉及该器官的幻觉,正常知觉与幻觉并存。临床上常见功能性幻听,多见于精神分裂症。

【典型病例】

患者　男　21岁　精神分裂症

近半年来,患者出门时经常将耳朵用耳塞堵起来。问其何故,患者回答:"走在街上时,只要听到汽车喇叭响就能同时听到还有一个女的骂我是流氓,这个声音是从汽车喇叭里传出来的。只要喇叭响,她就开始骂我。"

2）反射性幻觉(reflex hallucination):也是一种伴随现实刺激而出现的幻觉,但涉及两个不同的感觉器官,即当某一感官处于功能活动状态时,出现涉及另一感官的幻觉。如听到广播声音的同时就看到播音员的人像站在面前等。多见于精神分裂症。

3）入睡前幻觉(hypnagogic hallucination):是出现在入睡前的幻觉,多为幻视。表现为患者闭上眼睛就能看见许多幻觉形象,如各种动物、风景或人体的某部分等,与睡梦时的体验相近似。

4）心因性幻觉(psychogenic hallucination):是在强烈心理因素影响下出现的幻觉,幻觉内容与心理因素有密切联系,如看到亡故亲人的影子在房间里走动等。多见于应激相关障碍、分离障碍等。

3. 感知综合障碍(psychosensory disturbance)　指患者对客观事物的整体属性能够正确感知,但对某些个别属性如大小、形状、颜色、距离、空间位置等产生错误的感知。常见感知综合障碍包括:

（1）视物变形症（metamorphopsia）：指患者看到周围的人或物体的形状、大小、体积等方面发生了变化。看到物体的形象比实际增大称为视物显大症（macropsia），如看到家中的宠物猫就像老虎一样大；看到物体的形象比实际缩小称为视物显小症（micropsia），如看到母亲就像小布娃娃一样大。多见于癫痫。

（2）自身感知综合障碍：指患者感到自己身体的某一部分在大小、形状等方面发生了变化。如感到自己的手臂变得特别长，伸手可以抓到空中的飞鸟；有的患者则感到自己的面部发生了扭曲，眼睛大小不一致，鼻子像蒜头一样，故反复照镜子。可见于精神分裂症、癫痫等。

（3）时间感知综合障碍：指患者对时间的快慢出现不正确的感知体验。如感到时间凝固了，岁月不再流逝，外界事物停滞不前；或者感到时间在飞逝，似乎身处于"时空隧道"之中，外界事物的变化异乎寻常地快。可见于抑郁发作、躁狂发作、精神分裂症等。

（4）空间感知综合障碍：指患者对周围事物的距离、空间位置等感知错误，如候车时汽车已驶进站台，而患者仍感觉汽车离自己很远。

（5）非真实感（derealization）：指患者感到周围事物和环境变得不真实，犹如隔了一层窗纱。如感到周围的房屋、树木等像是纸板糊成的，毫无生气；周围人就像没有生命的木偶一样等。可见于抑郁发作、精神分裂症等。

二、思维障碍

思维是人脑对客观事物间接概括的反映，它可以揭露事物内在的、本质的特征，是人类认识活动的最高形式。思维包括分析、综合、比较、抽象、概括、判断和推理等基本过程。

正常人的思维具有如下特征：①目的性：指思维围绕一定的目的进行，并解决某一问题；②连贯性：指思维过程中的概念前后衔接，相互联系；③逻辑性：指思维过程符合思维逻辑规律，有一定的道理；④实践性：指思维能够通过客观实践的检验。

思维障碍（thinking disorder）是精神科常见症状，临床表现多种多样，可大体分为思维形式障碍和思维内容障碍。

（一）思维形式障碍

思维形式障碍（formal thought disorders，FTD）主要为思维过程的联想和逻辑障碍。常见的症状如下：

1. 思维奔逸（flight of ideas）　思维联想速度加快、数量增多和转换加速。患者表现为特别健谈，说话滔滔不绝，口若悬河，感到脑子特别灵活，就像机器加了"润滑油"一样难以停顿下来。患者说话的语速快，语量多，主题极易随环境而发生改变（随境转移），也可有音韵联想（音联），或字意联想（意联）。写信或写作文时往往文思敏捷，一挥而就。多见于躁狂发作。

【典型病例】

患者　男　23岁　双相障碍躁狂发作

患者入院后，见人就打招呼，并自我介绍说："我叫马林，'马'是美国总统'奥巴马'的'马'，'林'是民族英雄'林则徐'的'林'。他们的优良特性在我身上也得到了充分体现，勇敢、聪明……"当医生问其家庭住址时，患者答："中国济南，南部山区。"随后便唱道："我家住在黄土高坡，大风从坡上刮过，不管是西北风还是东南风，都是我的歌我的歌……"看到一位女医生过来，患者立即上前面带笑容地赞美道："我一看就知道你是一个有福的人，睫毛长长，高高鼻梁，细细身材，皮肤白白……"

2. 思维迟缓（inhibition of thought）　指思维联想速度减慢、数量减少和转换困难。表现为语量少，语速慢、语音低和反应迟缓。患者感到脑子就像生锈了的机器一样，变笨了，反应变慢了，思考问题困难。多见于抑郁发作。

3. 思维贫乏（poverty of thought）　指联想概念与词汇贫乏，患者感到脑子空空荡荡，没有什么思想。表现为寡言少语,谈话时言语内容空洞单调或词穷句短,回答问题简单,严重者对什么问题都回答"不知道"。多见于精神分裂症、痴呆及智力发育障碍等。

4. **思维散漫（looseness of thought）、思维破裂（splitting of thought）、语词杂拌（word salad）**　指思维的连贯性障碍,即联想概念之间缺乏必要的联系。思维散漫表现为在交谈时,患者表现为联想松弛,内容散漫,缺乏主题,话题转换缺乏必要的联系。说话东拉西扯,东一句,西一句,以致别人弄不懂患者要阐述的是什么主题思想。对问话的回答不切题,交流困难。多见于精神分裂症及智力发育障碍。思维破裂表现为患者的言语或书写内容有结构完整的句子,但各句含意互不相关,变成了语句堆积,整段内容令人不能理解。严重时,言语支离破碎,句子结构不完整,成了一些不相干字、词的堆积,称为语词杂拌,如当医生问患者姓名时,患者回答"张华,地上的云彩,汽车煮水饺,计算机,鸟在水中飞飞飞,奥氮平……"多见于精神分裂症。

5. **思维不连贯（incoherence of thought）**　表现与语词杂拌类似,但产生背景不同,它是在意识障碍背景下出现的言语支离破碎和杂乱无章状态。多见于谵妄状态。

6. **思维中断（blocking of thought）**　指思维联想过程突然发生中断。表现为患者在无意识障碍,又无外界干扰时,言语突然停顿,片刻之后又重新开始,但所谈主题已经转换。多见于精神分裂症。

7. **思维被夺（thought deprivation）、思维插入（thought insertion）**　属于思维联想障碍,前者感到自己思想被某种外力突然抽走,而后者则表现为患者感到有某种不属于自己的思想被强行塞入自己的脑中。两者均不受个人意志所支配,多见于精神分裂症。

8. **强制性思维（forced thinking）**　是思维联想的自主性障碍。表现为患者感到脑内涌现大量无现实意义、不属于自己的联想,是被外力强加的。这些联想常常突然出现,突然消失,内容多变。多见于精神分裂症。

9. **病理性赘述（circumstantiality）**　指思维联想活动迂回曲折,联想枝节过多。表现为患者对某种事物做不必要的过分详尽的描述,言语啰唆,但最终能够回答出有关问题。如果要求患者简明扼要,患者无法做到。见于癫痫、老年痴呆等。

【典型病例】

患者　男　62 岁　癫痫

当医生问"你怎么来医院的?"患者答:"我家门口有 K50 路公交车。我出门时碰到了老李,和他打招呼,但他没有看见我。我到车站的时候,老张正好在那里。我问他干什么去,他说要去买菜。正说着 K50 路车来了,我跑着上了车。走了 6 站到了趵突泉站,我下了车,那里的人真多呀,有好多外地人在那里游玩。我等了 3 分钟,换了 K59 路车。上车后找了一个座位坐下来,过了泉城广场、解放路、历山路、文化东路,在燕子山路南头那个站下了车,看见了精神卫生中心的牌子,老伴扶着我就走来了。"

10. **思维化声（thought hearing）**　是同时包含思维障碍和感知觉障碍两种成分的一种症状。患者在思考时,同时感到自己的思想在脑子里变成了言语声,自己和他人均能听到。多见于精神分裂症。

11. **语词新作（neologism）**　是概念的融合、浓缩和无关概念的拼凑。患者自创一些奇特的文字、符号、图形或语言并赋予特殊的意义,他人无法理解。如"♀&♀"表示同性恋;"∞"表示亲密友好;"犭市"代表狼心狗肺。多见于精神分裂症。

12. **象征性思维（symbolic thinking）**　属于概念转换,患者以无关的具体概念代替某一抽象概念,不经患者本人解释,他人无法理解。如患者经常反穿衣服,表示自己"表里合一、心地坦白",多见于精神分裂症。

正常人可以有象征性思维,如玫瑰象征爱情、鸽子象征和平等,但正常人的象征性思维是以传统和习惯为基础的,与文化背景相符,人们之间彼此能够理解。

【典型病例】

患者 男 25岁 精神分裂症

患者视力正常,但近来手中总是拿着一副眼镜,见人就向对方晃晃手中的眼镜。患者解释:"我是想警告我周围的人,不要把我当傻子,单位里发生的那些事情,我心里明明白白,就像戴着眼镜一样,一切都看得清清楚楚。"

13. 逻辑倒错性思维(paralogic thinking) 以推理缺乏逻辑性为特点,表现为患者推理过程或缺乏前提依据,或因果倒置,令人感到不可理解,离奇古怪。多见于精神分裂症。

【典型病例】

患者 男 24岁 精神分裂症

患病后,患者有时吞食自己的粪便。精神检查时,患者解释称:"我们的粪便是很好的有机肥料,它可以使庄稼丰收,丰收后我们把粮食收回来,做成食物,我们吃下去又会变成粪便,这是一个循环。但是,这个循环太繁杂了,需要一年多的时间。为了节省时间,我就把这个循环简化了,食物变成粪便,粪便变成食物,这不很好吗?"

14. 强迫思维(obsessive thinking) 指在患者脑中反复出现的某一概念或相同内容的思维,明知不合理和没有必要,但又无法摆脱,常伴有痛苦体验。强迫思维可表现为①反复出现某些想法,如担心被别人传染某种疾病;②总是怀疑自己的言行是否正确、得当(强迫怀疑);③反复回忆做过的事情或说过的话(强迫回忆);④反复出现一些对立的思想(强迫性对立思维),如听到"和平"就不自主地联想到"战争";⑤反复考虑毫无意义的问题(强迫性穷思竭虑),如"为什么2+3=5"等。强迫思维常伴有强迫动作。多见于强迫障碍,也可见于精神分裂症。

强迫思维与强制性思维不同:前者是自己的思想,往往同一内容的思维反复持续出现,多见于强迫障碍;后者则是外力强加的不属于自己的思想,内容变化多端,且突然出现、突然消失,多见于精神分裂症。

【典型病例】

患者 女 24岁 强迫障碍

每天晚上睡觉前总感到门窗、天然气没有关好。虽然家人都说已经关好,自己也知道已经关好,且已经连续检查多次,但无法摆脱自己的疑虑,仍然放心不下,为此感到非常痛苦。(强迫怀疑)

(二)思维内容障碍

思维内容障碍主要表现为妄想(delusion),它是在病态推理和判断基础上形成的一种病理性的歪曲的信念。其特征包括:①妄想内容与事实不符,缺乏客观现实基础,但患者仍坚信不移;②妄想内容涉及患者本人,且与个人具有利害关系;③妄想内容具有个体独特性,是个体的心理现象,并非集体信念;④妄想内容与患者的文化背景和经历有关,且通常有浓厚的时代色彩。

妄想应注意与幻想区别。幻想是一种超现实的遐想,将不同的元素或是内容组合在一起的思考形式。部分人遇到挫折或难以解决的问题时,往往想入非非,把自己放到想象的世界中,以应付挫折,获得心理上的满足。但幻想通常具有一定目的性,易于纠正。

妄想是精神科临床上常见且重要的精神病性症状之一,可以根据其起源、结构和内容进行分类。

(1)根据妄想的起源,可分为:原发性妄想和继发性妄想。

1)原发性妄想(primary delusion):是没有发生基础的妄想。表现为内容不可理解,不能用既往经历、当前处境及其他心理活动等加以解释。原发性妄想是精神分裂症的典型症状,对精神分裂症具有重要诊断价值。

2)继发性妄想(secondary delusion):是发生在其他病理心理基础上的妄想,或与某种经历、情境等有关的妄想。如在抑郁基础上产生的自罪妄想;因亲人死于某种疾病后过分关注自己身体健康,而逐渐产生疑病妄想等。可见于多种精神障碍。

（2）按照妄想的结构,可分为:系统性妄想和非系统性妄想。

1）系统性妄想(systematized delusion):是指内容前后相互联系、结构严密的妄想。此类妄想形成过程较漫长,逻辑性较强,与现实具有一定联系或围绕某一核心思想,如不仔细辨别,往往难以发现。

2）非系统性妄想(non-systematized delusion):是一些片段、零散、内容不固定、结构不严密的妄想。此类妄想往往产生较快,缺乏逻辑性,内容明显脱离现实,且易发生变化,甚至自相矛盾。

（3）临床上通常按妄想的主要内容归类,常见有:

1）关系妄想(delusion of reference):患者认为周围环境中所发生的与自己无关的事情均与自己有关。如认为周围人的谈话是在议论自己,别人的咳嗽是针对自己的,甚至认为电视上播出的和报纸上登载的内容也与自己有关。多见于精神分裂症和其他妄想性障碍。

【典型病例】

患者　男　28岁　精神分裂症

精神检查时,患者描述称:"我一出门就有人指指点点地在说我,刚开始是同事和邻居等一些认识的人,后来马路上不认识的人也开始议论我,说我人品不好,说我工作不认真。他们虽然没有说我的名字,有时也听不清在说什么,但我肯定他们就是在说我。有时他们还故意在我面前吐痰、咳嗽,用特别的眼光看我等。近来,电视上也在含沙射影地说我。前天,电视上演一个人利用职务之便贪污被判了刑,这实际上就是在警告我要好好工作。"

2）被害妄想(delusion of persecution):患者坚信自己被某些人或某组织进行迫害,如投毒、跟踪、监视、诽谤等。患者受妄想的影响可出现拒食、逃跑、报警、自伤、伤人等行为。主要见于精神分裂症和其他妄想性障碍。

【典型病例】

患者　男　26岁　精神分裂症

近半年来,患者不敢在家里吃饭喝水,总是买袋装的食品吃。晚上睡觉时总要反复检查自己的房间,认为有人安装了监控器在监视自己。精神检查时,患者解释称:"我父母和我单位上的人合伙要毒害我,在饭里放了迷幻药,想把我弄成傻瓜或者植物人,所以我只能自己买袋装食品吃。另外,他们还在我的房间里安装了监视器,想监控我的一言一行,所以我得处处小心。"

3）夸大妄想(grandiose delusion):患者认为自己拥有非凡的才能、智慧、财富、权力、地位等,如称自己是著名的科学家、发明家、歌唱家、明星、大富翁、单位或国家领导人等。可见于躁狂发作、精神分裂症和痴呆等。

【典型病例】

患者　男　24岁　双相障碍躁狂发作

近半月来,兴奋话多,吹嘘自己聪明过人。精神检查时,眉飞色舞地说:"别看我只有初中文化,但我比大学生还有本事。我要开一家发明公司,专门发明先进的东西,我发明的电脑要比现在的电脑快千万倍,汽车可以水、陆、空三用,而且不用烧油,直接用核燃料。"

4）罪恶妄想(delusion of guilt):又称自罪妄想。患者毫无根据地坚信自己犯了严重的错误或罪恶,甚至认为自己罪大恶极、死有余辜,应受严厉惩罚。患者可在此妄想的影响下出现拒食、自杀等行为。多见于抑郁发作,也可见于精神分裂症。

【典型病例】

患者　女　36岁　双相障碍抑郁发作

近3个月来,患者情绪低落,经常自责。精神检查时,患者说:"我对不起孩子,孩子2岁时发热,我没有带他去医院,是他爸爸带去的。虽然孩子没有事,就是有一点受凉,但说明我不是一个称职的妈妈。还有一次,3岁时他不听话,我打了他屁股一下,打得挺厉害。我真不该这样,打人犯法,我应该去自首。"

5）疑病妄想（hypochondriacal delusion）：患者毫无根据地坚信自己患了某种严重的躯体疾病或不治之症，因而到处求医，各种详细的检查和反复的医学验证也不能纠正。如认为自己得了艾滋病、癌症、心脏病等，而且将不久于人世。严重时，患者认为"内脏都腐烂了""大脑成了一个空壳""血液干枯了"，称为虚无妄想（delusion of negation）。多见于抑郁发作、精神分裂症及躯体忧虑障碍等。

6）钟情妄想（delusion of love）：患者坚信自己被某异性或许多异性钟情，对方的一言一行都是对自己爱的表达。有时患者会对这种"爱的表达"做出相应的反应而去追求对方，即使遭到对方的严词拒绝，患者仍毫不置疑，而认为对方是在考验自己对爱情的忠诚。多见于精神分裂症。

【典型病例】

患者　女　18 岁　精神分裂症

患者认为班里有多个男生在追求自己，经常发脾气。精神检查时，患者称："有那么多男生都在追我，我不知道该和谁谈恋爱，所以很烦。"当医生问如何知道男生喜欢她时，患者答："有一天放学后，有一个男生朝我笑了一下，还有一个男生是跟在我后面出的教室，虽然他们没有说什么，但肯定是喜欢我。那天，我旁边的一个男生读《简爱》这本书，也说明他喜欢我。"医生问其有何"打算"时，患者答："有一天，我对其中一个男生说我也喜欢他，谁知他骂我脑子进水了，我想他是在考验我，我会一直等着他的。"

7）嫉妒妄想（delusion of jealousy）：患者无中生有地坚信自己的配偶对自己不忠诚，另有外遇。为此，患者常常翻看配偶的手机短信和通话记录，跟踪和监视配偶的日常活动，检查配偶的衣物等日常生活用品，以寻觅其"婚外情"的证据。多见于精神分裂症、老年痴呆等。

【典型病例】

患者　女　35 岁　精神分裂症

近 1 年来，患者坚信丈夫有外遇，认为丈夫与单位里的多名女同事有不正当关系。每当丈夫下班晚几分钟回家，患者就反复追问为什么回家晚了，是不是与别的女人约会了。看到丈夫与女性说话就怀疑他们有不正当关系。有一次，患者偷偷跑到丈夫的办公室，正好有一个女同事在讨论工作，患者不由分说就破口大骂他们在搞婚外情。有时丈夫回到家里，患者就跑上前去闻闻身上有没有香水的气味，检查包里有没有女性的用品等。

8）非血统妄想（delusion of non-biological parents）：患者毫无依据地坚信自己的父母不是亲生的，虽经反复解释和证实，仍坚信不移。患者有时认为自己是被抱养或被寄养的，但又说不清从何时、为什么与现在的父母生活在一起。多见于精神分裂症。

【典型病例】

患者　女　20 岁　精神分裂症

近半年来，患者坚信现在的父母不是自己的生身父母，反复要求做亲子鉴定。当医生问其为何有此想法和亲生父母在什么地方时，患者称："我也说不清是怎么回事，可能我和他们长得不像吧。""虽然我不知道亲生父母在什么地方，但他们肯定不是亲的，我要做亲子鉴定证明这一切。"

9）物理影响妄想（delusion of physical influence）：又称被控制感，患者感到自己的思想、情感和意志行为受到某种外界力量的控制而身不由己。如患者经常描述被红外线、电磁波、超声波或某种特殊的先进仪器控制。多见于精神分裂症。

【典型病例】

患者　男　30 岁　精神分裂症

近一年来，患者感到大脑被人控制了，思维和情感都不是自己的，自己就像一个机器人一样。患者描述称："我的大脑被外星人用电磁波控制了，他们让我想什么我就得想什么，让我笑我就得笑，让我哭我就得哭。我一点自由也没有。"

10）内心被揭露感（experience of being revealed）：又称被洞悉感。患者感到内心所想的事情,虽然没有说出,也没有用文字书写出来,但被别人都知道了。至于他们通过什么方式知道的,患者则不能描述。多见于精神分裂症。

【典型病例】

患者　女　18 岁　精神分裂症

患者为高中三年级学生,虽然高考临近,但自己不敢学习。对此患者解释说:"我不能学习,因为我心里想的一切都被别人知道了。我如果学习,我做题的思路就被周围同学知道了,他们就会超过我。我现在就像一个透明人一样,所有人都知道我在想什么。"

（三）超价观念（overvalued idea）

超价观念是一种具有强烈情感色彩的错误观念,其发生一般均有一定事实依据,不十分荒谬离奇,也没有明显的逻辑推理错误。此种观念片面而偏激,可明显地影响患者的行为及其他心理活动,多见于人格障碍。

超价观念与妄想的区别在于其形成有一定的性格基础与现实基础,伴有强烈的情绪体验,内容比较符合客观实际。

三、注意障碍

注意（attention）是指个体精神活动集中指向一定对象的心理过程。注意可分为主动注意和被动注意两类。主动注意又称为有意注意,是自觉的、有目的的注意;被动注意又称为无意注意,是外界刺激所激发、没有目的的注意。如上课时学生听讲属于主动注意,而有的同学突然把注意力转向教室外的脚步声则为被动注意。前者与意志活动、环境要求及个人的兴趣爱好有关,需要个体做出努力;后者是对外界刺激的定向性反射反应,不需要自觉努力。

正常人的注意具有如下特征:①集中性:是指人的心理活动只集中于一定事物上,具有一定范围和广度;②稳定性:指心理活动能够长时间集中于某一客体或活动的特性;③转移性:是指根据新的任务,主动把注意由一个对象转移到另一个对象的现象。

常见注意障碍包括以下几种:

1. 注意增强（hyperprosexia）　为主动注意的兴奋性增高,表现为过分关注某些事物。如有被害妄想的患者,对周围环境保持高度的警惕,过分地注意别人的一举一动;有疑病妄想的患者则对身体的各种细微变化十分敏感,过分地注意自己的健康状态。多见于精神分裂症、躯体忧虑障碍等。

2. 注意减退（hypoprosexia）　为主动及被动注意的兴奋性减弱和注意稳定性降低,表现为注意力难以唤起和维持。多见于抑郁发作、精神分裂症等。

3. 注意涣散（aprosexia）　为被动注意兴奋性增强和注意稳定性降低,表现为注意力不集中,容易受到外界的干扰而分心。多见于注意缺陷多动障碍、焦虑障碍、精神分裂症等。

4. 注意狭窄（narrowing of attention）　为注意广度和范围的显著缩小,表现为当注意集中于某一事物时,不能再注意与之有关的其他事物。多见于意识障碍、智能障碍等。

5. 注意转移（transference of attention）　为注意转换性增强和稳定性降低,表现为主动注意不能持久,很容易受外界环境的影响而使注意对象不断转换。多见于躁狂发作等。

四、记忆障碍

记忆（memory）是既往事物经验在大脑中的重现。记忆是在感知觉和思维基础上建立起来的精神活动,包括识记、保持、再认和回忆三个基本过程。①识记:是事物或经验在脑子里留下痕迹的过程,是一种反复感知的过程;②保持:是识记痕迹保存于大脑免于消失的过程;③再认和回忆:再认是现实刺激与既往痕迹的联系过程,回忆是既往痕迹的重新活跃或复现。识记是记忆痕迹保存的前提,再认和回忆是记忆痕迹的显现过程。

记忆障碍通常涉及记忆过程的各个部分,常见记忆障碍包括以下几种:

1. **记忆增强(hypermnesia)** 是病理性的记忆力增强,表现为患者对病前已经遗忘且不重要的事都能重新回忆起来,甚至包括事件的细节。多见于躁狂发作和精神分裂症等。

2. **记忆减退(hypomnesia)** 是记忆各个基本过程功能的普遍减退。轻者表现为近记忆力的减弱,如记不住刚见过人的名字、别人刚告诉的电话号码等。严重时远记忆力也减退,如难以回忆个人的经历等。多见于痴呆,也可见于正常老年人。

3. **遗忘(amnesia)** 是记忆痕迹在大脑中的丧失,表现为对既往感知过的事物不能回忆。根据是否能够恢复,遗忘可分为暂时性遗忘和永久性遗忘,前者指在适宜条件下还可能恢复记忆的遗忘;后者指不经重新学习就不可能恢复记忆的遗忘。根据对事件遗忘的程度,遗忘可分为部分性遗忘和完全性遗忘,前者指仅仅对部分经历或事件不能回忆;后者指对一段时间内的全部事件或经历完全不能回忆。在临床上,通常按照遗忘与疾病的时间关系分为:

(1)顺行性遗忘(anterograde amnesia):指对紧接着疾病发生以后一段时间内的经历不能回忆。该类遗忘多由于意识障碍而导致不能识记引起,如脑挫伤患者不能回忆受伤后一段时间内所发生的事。

(2)逆行性遗忘(retrograde amnesia):指对疾病发生之前一段时间内的经历不能回忆。多见于脑外伤、脑卒中发作后,遗忘时段的长短与外伤的严重程度及意识障碍的持续时间长短有关。

(3)界限性遗忘(circumscribed amnesia):指对某一特定时间段的经历不能回忆,遗忘的发生通常与该时间段内的不愉快事件有关。多见于分离障碍,又称为分离性遗忘。

(4)进行性遗忘(progressive amnesia):指随着疾病的发展,遗忘逐渐加重。主要见于老年痴呆,患者除有遗忘外,同时还伴有日益加重的痴呆和淡漠。

4. **虚构(confabulation)** 指在遗忘的基础上,患者以想象的、未曾亲身经历的事件来填补记忆的缺损。由于虚构患者有严重的记忆障碍,因而虚构的内容自己也不能再记住,所以其叙述的内容常常变化,且容易受暗示的影响。多见于各种原因引起的痴呆及慢性酒精中毒所致精神障碍。

5. **错构(paramnesia)** 指在遗忘的基础上,患者对过去所经历过的事件,在发生的地点、情节,特别是在时间上出现错误的回忆,并坚信不移。多见于各种原因引起的痴呆和酒精中毒所致精神障碍。

五、智能障碍

智能(intelligence)是人们获得和运用知识解决实际问题的能力,包括在经验中学习或理解的能力,获得和保持知识的能力,迅速而又成功地对新情境做出反应的能力,运用推理有效地解决问题的能力等。它涉及感知、记忆、注意和思维等一系列认知过程。

临床上常常通过检查患者的一般常识、理解力、判断力、分析概括力、计算力、记忆力等对智能水平进行初步判断。当然,也可以通过智力测验方法获得患者的智商(intelligence quotient,IQ),对其智能水平进行定量评价。

临床上,智能障碍可分为智力发育障碍和痴呆两大类。

1. **智力发育障碍(disorders of intellectual development)** 是指先天或发育成熟以前(18岁以前),由于各种原因影响智能发育所造成的智能低下和社会适应困难状态。随着年龄增长,患者的智力水平可能有所提高,但仍明显低于正常同龄人。影响智能发育的原因包括遗传、感染、中毒、缺氧、脑外伤、内分泌异常等。

2. **痴呆(dementia)** 指智力发育成熟以后,由于各种原因损害原有智能所造成的智能低下状态。痴呆的发生往往具有脑器质性病变基础,如脑外伤、颅脑感染、脑缺氧、脑血管病变等。临床主要表现为记忆力、计算力、理解力、判断力下降,工作和学习能力下降,后天获得的知识与技能丧失等,严重时甚至生活不能自理。老年性痴呆患者还往往伴有人格改变、情感淡漠、行为幼稚及本能意向亢进等。

根据大脑病理变化的性质、所涉及的范围以及智能损害的广度,可分为全面性痴呆、部分性痴呆和假性痴呆。

(1)全面性痴呆:表现为大脑弥散性损害,智能活动的各个方面均受累及,从而影响患者全部的精神活动。常出现人格改变、定向力障碍及自知力缺乏。多见于老年痴呆和梅毒性痴呆等。

(2)部分性痴呆:大脑的病变只侵犯脑的局部,患者可只产生记忆力减退,理解力削弱或分析综合困难等,但其人格仍保持良好,定向力完整,有一定的自知力,可见于血管性痴呆和脑外伤后痴呆的早期。

(3)假性痴呆:在强烈的精神创伤后,部分患者可产生一种类似痴呆的表现,而大脑组织结构无任何器质性损害。经治疗后,痴呆样表现很容易消失。可见于分离障碍及应激障碍等。有以下特殊类型:

1)刚塞综合征(Ganser syndrome):又称为心因性假性痴呆,表现为对简单问题给予近似而错误的回答,往往给人以故意或开玩笑的感觉。如当问患者牛有几条腿时,患者回答"3 条腿",对 2+2 = ?的问题,则回答"等于5",表明患者能理解问题的意义,回答内容切题,但不正确。行为方面也可出现类似错误,如将钥匙倒过来开锁等。但对某些复杂问题,患者却往往能正确应付,如上网、下棋、打牌等,一般生活也能自理。

2)童样痴呆(puerilism):以行为幼稚、模仿幼儿的言行为特征。表现为成人患者的言行类似儿童一样,如一位 32 岁女性患者以幼童讲话的声调称自己才 5 岁,见了刚工作的护士叫阿姨,见了 20 多岁的医生叫叔叔。走路时蹦蹦跳跳,并喊着要吃棒棒糖。

六、定向力障碍

定向力(orientation)指一个人对时间、地点、人物以及自身状态的认识能力。前者称为对周围环境的定向力,后者称为自我定向力。对周围环境的定向力包括:①时间定向:即对当时时间的认识,如年、季、月、日、白天或晚上、上午或下午等;②地点定向:即对所处地点的认识,如城市的名称、身处医院还是家里等;③人物定向:即对周围环境中人物的认识,如周围人的姓名、身份、与患者的关系等;自我定向包括对自己姓名、性别、年龄及职业等状况的认识。

定向力障碍(disorientation)是指对环境或自身状况认识能力的丧失或认识错误。定向障碍多见于意识障碍时,它是意识障碍的一个重要标志。但有定向力障碍者并不一定存在意识障碍,老年痴呆患者可出现定向力障碍,但意识清晰。

精神分裂症患者也可在意识清晰状态下出现定向力障碍,通常表现为双重定向。即对周围环境的时间、地点、人物出现双重体验,其中一种体验是正确的,而另外一种体验则与妄想有关,是妄想性的判断或解释。如一住院患者感到病房既是医院又是看守所,工作人员既是医生又是迫害他的人等。

七、情感障碍

情感(affection)和情绪(emotion)是指个体对客观事物的态度和因之而产生的相应的内心体验。两者既有区别又有联系,情感主要是指与人的社会性需要相联系的体验,具有稳定性、持久性,不一定有明显的外部表现,如爱与恨等;情绪则主要是指与人的自然性需要相联系的体验,具有情景性、暂时性和明显的外部表现,如喜与怒等。一般来说,情感是在多次情绪体验的基础上形成的,并通过情绪表现出来;反过来,情绪的表现和变化又受已形成的情感的制约。在精神病学中,情感和情绪往往作为同义词使用。

心境(mood)是指一种较微弱而持续的情绪状态,是一段时间内精神活动的基本背景。

情感障碍(affective disorder)主要包括:

1. **情感高涨(elation)**　是正性情感活动的明显增强。表现为不同程度的、与周围环境不相称的病态喜悦,患者自我感觉良好,整日喜笑颜开,谈话时语音高昂,眉飞色舞,表情丰富。由于其高涨的情感与精神活动的其他方面比较协调,且与周围环境保持一定联系,故具有较强感染性,易引起周围人的共鸣。多见于躁狂发作。

2. **欣快(euphoria)**　是在智能障碍基础上出现的与周围环境不协调的愉快体验。表现为患者自得其乐,似乎十分幸福。但由于智能障碍的影响,表情比较单调刻板,往往会给人以呆傻、愚蠢的感觉。多见于痴呆。

3. **情感低落(depression)**　是负性情感活动的明显增强。表现为忧愁、苦闷、唉声叹气、暗自落泪等,有时感到前途灰暗,没有希望,严重时可因悲观绝望而出现自杀企图及行为。多见于抑郁发作。

4. **情感淡漠(apathy)**　是指对外界刺激缺乏相应的情感反应,缺乏内心体验。表现为面部表情呆板,对周围发生的事物漠不关心,即使对与自身有密切利害关系的事情也如此。多见于晚期精神分裂症。

5. **焦虑(anxiety)**　是指在缺乏相应的客观刺激情况下出现的内心不安状态。表现为患者顾虑重重、紧张恐惧,坐立不安,严重时可表现为搓手顿足,惶惶不可终日,似有大祸临头的感觉,常伴有心悸、出汗、手抖、尿频等自主神经功能紊乱症状。多见于焦虑障碍。

6. **恐惧(phobia)**　是指面临某种事物或处境时出现的紧张不安反应。恐惧可见于正常人,如对危险动物或处境的恐惧等。病态的恐惧是指与现实威胁不相符的恐惧反应,表现为过分害怕,提心吊胆,且常伴有明显的自主神经功能紊乱症状,如心悸、气急、出汗、四肢发抖,甚至大小便失禁等。恐惧往往伴有回避行为。多见于恐惧障碍。

7. **易激惹(irritability)**　是情感活动的激惹性增高,表现为极易因一般小事而引起强烈的不愉快情感反应,如暴怒发作。多见于人格障碍、躁狂发作等。

8. **情感不稳(emotional instability)**　是情感活动的稳定性障碍,表现为患者的情感反应极易发生变化,从一个极端波动至另一极端,显得喜怒无常,变化莫测。多见于脑器质性损害所致的精神障碍。

9. **情感倒错(parathymia)**　指情感表现与其内心体验或处境明显不相协调,甚至截然相反。如某精神分裂症患者在描述自己被人跟踪、投毒等妄想性体验时,却表现出愉快的表情;听到亲人去世时,却放声高歌。多见于精神分裂症。

10. **情感矛盾(affective ambivalence)**　指患者在同一时间对同一人或事物产生两种截然不同的情感反应,但患者并不感到这两种情感的矛盾和对立,没有痛苦和不安。如患者因怀疑母亲迫害自己而憎恨她,但同时又对她亲近关心。多见于精神分裂症。

八、意志障碍

意志(volition)是人自觉地确定目标,并根据目标调节支配自身的行动,克服困难,实现预定目标的心理过程。意志是人类特有的心理现象,是在人类认识世界和改造世界的需要中产生的,也在人类不断深入认识世界和更有效改造世界的过程中得到发展。意志与认知活动、情感活动及行为紧密联系又相互影响。个体在意志过程中经常表现出来的意志品质是各不相同的。一般把意志品质归纳为自觉性、果断性、自制性和坚持性四个方面。

意志障碍(disorder of volition)主要表现为:

1. **意志增强(hyperbulia)**　指意志活动增多。表现为在病态情感或妄想的支配下,患者持续地坚持某些行为,具有极大的顽固性。例如有被害妄想的患者反复报警或向有关部门求助;有嫉妒妄想的患者长期对配偶进行跟踪、监视、检查;有夸大妄想的患者夜以继日地从事所谓的发明创造等。多见于精神分裂症、躁狂发作等。

2. 意志减退(hypobulia)   指意志活动的减少。表现为动机不足,缺乏积极主动性及进取心,对周围一切事物缺乏兴趣,不愿活动,工作学习感到非常吃力,严重时整日呆坐或卧床不起,日常生活也懒于料理。多见于抑郁发作和精神分裂症。

3. 意志缺乏(abulia)   指意志活动缺乏。表现为对任何活动都缺乏动机、要求,生活处于被动状态,处处需要别人督促和管理。严重时行为孤僻、退缩,对饮水、进食等本能的要求也没有,且常伴有情感淡漠和思维贫乏。多见于精神分裂症、智力发育障碍和痴呆。

4. 矛盾意向(ambivalence)   表现为对同一事物,同时出现两种完全相反的意向,但患者并不感到这两种意向的矛盾和对立,没有痛苦和不安。如患者碰到朋友时,想去握手,却把手缩回来。多见于精神分裂症。

九、动作行为障碍

动作(movement)是指简单的随意和不随意运动,如挥手、点头等。行为(behavior)是一系列动作的有机组合,是为达到一定目的而进行的复杂的随意运动。两者既有区别,又有联系,故往往被同时联合使用,称为动作行为。人们的动作行为受到动机和目的的制约,并与认知、情感和意志活动保持协调一致。

精神障碍患者由于病理性感知、思维、情感等影响,可以出现不同形式的动作行为障碍(disorder of movement and behavior),主要表现为:

1. 精神运动性兴奋(psychomotor excitement)   指患者的动作行为及言语活动明显增多。包括协调性和不协调性两类。

(1)协调性精神运动性兴奋(coherent psychomotor excitement):表现为患者增多的动作行为及言语与思维、情感、意志等精神活动协调一致,并与环境保持较密切联系。患者的整个精神活动比较协调,行为具有目的,可以被周围人理解。多见于躁狂发作。

(2)不协调性精神运动兴奋(incoherent psychomotor excitement):表现为患者增多的动作行为及言语与思维、情感、意志等精神活动不相协调,脱离周围现实环境。患者的整个精神活动不相协调,动作行为杂乱无章,缺乏动机及目的,使人难以理解。如紧张性兴奋、青春性兴奋、谵妄时的精神错乱状态等。多见于精神分裂症、谵妄状态。

2. 精神运动性抑制(psychomotor inhibition)   指动作行为和言语活动显著减少。主要包括木僵、蜡样屈曲、缄默症和违拗症等。

(1)木僵(stupor):指动作行为和言语活动被完全抑制。表现为患者不语、不动、不饮、不食,肌张力增高,面部表情固定,对刺激缺乏反应,经常保持一种固定姿势,甚至大小便潴留。症状较轻者,可表现为少语、少动、表情呆滞,无人时能自动进食,可自行大小便,称为亚木僵状态。可见于精神分裂症、严重抑郁发作、应激障碍、脑器质性损害所致精神障碍和严重药物反应等。

(2)蜡样屈曲(waxy flexibility):在木僵的基础上,患者出现肢体任人摆布,即使是极不舒服的姿势,也能较长时间维持不动,形似蜡塑一般,故称为蜡样屈曲。如果患者平躺时将其枕头取走,患者仍能够长时间保持头部抬高的姿势不变,称为"空气枕头"。可见于精神分裂症。

(3)缄默症(mutism):是言语活动的明显抑制。表现为患者缄默不语,不回答任何问题,有时仅以手示意或者用书写交流,如某患者入院后一直不说话,精神检查时患者仅用书写的方式回答医生的提问。多见于分离障碍及精神分裂症。

(4)违拗症(negativism):指患者对于他人的要求加以抗拒。可分为主动违拗(active negativism)

和被动违拗（passive negativism），前者表现为不但拒绝执行他人要求，而且还做出与要求截然相反的行为，如让患者睁眼时，患者把眼睛闭得更紧；后者则表现为对他人的各种要求一概拒绝执行。可见于精神分裂症。

3. **模仿动作（echopraxia）**　指患者无目的地模仿别人的动作，如医生动一下头发，患者也跟着动一下自己的头发。常与模仿言语（echolalia）同时存在。多见于精神分裂症。

4. **刻板动作（stereotyped act）**　指患者机械刻板地反复重复某一单调的动作，如长时间反复地将苹果拿起和放下。常与刻板言语（stereotyped speech）同时出现。多见于精神分裂症、孤独症谱系障碍等。

5. **作态（mannerism）**　指患者做出古怪的、愚蠢的、幼稚做作的动作、姿势、步态与表情，如做怪相、扮鬼脸等。多见于精神分裂症。

6. **强迫动作（compulsion）**　指患者明知没有必要，却难以克制地去重复做某种动作行为，如果不重复，患者往往焦虑不安，如强迫性洗涤、强迫性检查等。强迫动作多与强迫思维有关。常见于强迫障碍。

十、意识障碍

在临床医学上，意识（consciousness）是指个体对周围环境、自身状态感知的清晰程度及认识反应能力。大脑皮质及网状上行激活系统的兴奋性对维持意识起着重要作用。

意识障碍（disorder of consciousness）可表现为意识清晰度的降低、意识范围缩小及意识内容的变化。意识清晰度下降时，患者可出现感知觉迟钝、注意力不集中、理解困难、判断能力降低、记忆减退、情感反应迟钝、行为缺乏目的性、定向力障碍等。其中，定向力障碍是判断意识障碍的重要指标。

意识障碍主要见于脑器质性损害所致精神障碍、躯体疾病所致精神障碍及中毒所致精神障碍等。常见的意识障碍包括：

（一）以意识清晰度降低为主的意识障碍

1. **嗜睡（drowsiness）**　意识清晰度降低较轻微。表现为患者在安静环境中经常昏昏入睡，但给予刺激后可以立即转醒，并能进行简单应答，停止刺激后患者又进入睡眠状态。

2. **混浊（confusion）**　意识清晰度轻度受损。表现为患者反应迟钝、思维缓慢，注意、记忆、理解困难，能回答简单问题，但对复杂问题则表现茫然不知所措。存在时间、地点、人物等周围环境定向障碍。此时吞咽、角膜、对光反射存在，但可出现强握、吸吮等原始反射。

3. **昏睡（sopor）**　意识清晰度较混浊更低，表现为患者的周围环境定向力和自我定向力均丧失，没有言语功能。对一般刺激没有反应，只有强刺激才引起防御性反射，如压眶反应。此时角膜、睫毛等反射减弱，对光反射、吞咽反射迟钝，深反射亢进，病理反射阳性。可出现不自主运动及震颤。

4. **昏迷（coma）**　意识完全丧失，以痛觉反应和随意运动消失为特征。对任何刺激均不能引起反应，吞咽、防御，甚至对光反射均消失，并可出现病理反射。

（二）意识清晰度降低伴范围缩小或内容变化的意识障碍

1. **朦胧状态（twilight state）**　指在意识清晰度的降低的同时伴有意识范围缩小。表现为患者在狭窄的意识范围内，可有相对正常的感知觉，以及协调连贯的复杂行为，但除此范围以外的事物却不能进行正确感知。患者表情呆板或茫然，联想困难。仔细精神检查可发现定向障碍，片段的幻觉、错觉、妄想以及相应的行为。常突然发作与中止，持续数分钟至数小时不等，事后遗忘或部分遗忘。

2. **谵妄状态（delirium）**　指患者在意识清晰度降低的同时出现大量的幻觉、错觉，这些幻觉和错觉以形象鲜明的恐怖性幻视和错视为主，如猛兽、毒蛇等。在恐怖性幻视及错视的影响下，患者往往产生紧张和恐惧的情绪反应，出现喊叫、逃跑、双手在空间不停抓摸等不协调性精神运动性兴奋。患者思维不连贯，理解困难，可有片段的妄想。周围定向力障碍，部分患者甚至会丧失自我定向力。

谵妄状态往往夜间加重,具有昼轻夜重的规律。一般持续数小时至数日,意识恢复后可有部分遗忘或全部遗忘。

3. 梦样状态(oneiroid state) 指在意识清晰程度降低的同时出现梦样的体验。表现为外表好像清醒,但患者完全沉湎于幻觉幻想中,就像做梦一样,与外界失去联系。一般持续数日或数月,恢复后对梦样内容能够部分回忆。

十一、自知力障碍

自知力(insight)又称领悟力或内省力,是指患者对自己精神状态的认识和判断能力。

不同精神疾病自知力的损害程度是不同的,如焦虑障碍患者的自知力一般保持完整,即患者能够认识到自己的异常精神活动,并为此感到痛苦而积极寻求医疗帮助;精神分裂症等重性精神障碍患者的自知力一般是缺乏的,即患者不能认识到自己的病态表现,否认存在精神方面的问题,认为自己的幻觉、妄想等精神病理症状都是客观现实,故往往拒绝就医、治疗。

自知力缺乏是重性精神障碍的重要标志,临床上往往将有无自知力及自知力恢复的程度作为判定病情轻重和疾病好转程度的重要指标。自知力完全恢复是精神疾病康复的重要指标之一。

第三节 常见精神疾病综合征

虽然精神症状的表现复杂多样,但许多精神症状之间往往具有一定联系。在临床上,通常将具有一定内在联系,且往往同时出现的一组精神症状称为精神疾病综合征。常见的精神疾病综合征如下。

1. 幻觉妄想综合征(hallucinatory-paranoid syndrome) 以幻觉为主,并在幻觉的基础上产生相应的妄想,幻觉和妄想联系紧密,且相互影响。如一患者耳边出现同学议论的声音(幻听)后,逐渐怀疑对其进行跟踪迫害(妄想)。多见于精神分裂症,也可见于脑器质性损害和精神活性物质所致精神障碍等。

2. 躁狂综合征(manic syndrome) 以情感高涨、思维奔逸和活动增多为特征。主要见于躁狂发作,也可见于脑器质性损害所致精神障碍。另外,某些药物如糖皮质激素、抗抑郁药物等也可引起类似发作。

3. 抑郁综合征(depressive syndrome) 以情感低落、思维迟缓和活动减少为特征。主要见于抑郁发作,也可见于脑器质性损害所致精神障碍。另外,某些药物如利血平等也可引起类似发作。

4. 紧张综合征(catatonic syndrome) 最突出的症状是患者全身肌张力增高,包括紧张性木僵和紧张性兴奋两种状态。前者常有违拗症、刻板言语及刻板动作、模仿言语及模仿动作、蜡样屈曲等症状,后者表现为突然爆发的兴奋激动和暴烈行为。紧张性木僵状态可持续数日或数年,可无任何原因地转入兴奋状态。而兴奋状态持续较短暂,发作后往往再次进入木僵状态或缓解。紧张综合征可见于精神分裂症、抑郁发作、急性应激障碍、脑器质性损害所致精神障碍、药物中毒等。

5. 遗忘综合征(amnestic syndrome) 又称为柯萨可夫综合征(Korsakoff's syndrome),患者无意识障碍,智能相对完好,主要表现为近事记忆障碍、定向力障碍和虚构。多见于慢性酒精中毒所致精神障碍、颅脑损伤所致精神障碍、脑肿瘤及其他脑器质性精神障碍。

(刘金同)

思 考 题

1. 如何判定一个人的精神活动是否属于病态?
2. 精神症状的共同特点是什么?

3. 错觉、幻觉、感知综合障碍的异同点是什么？

4. 思维形式障碍的主要类型有哪些？

5. 妄想的概念及主要特征是什么？

6. 智力发育障碍与痴呆的异同点有哪些？

7. 精神运动性兴奋和精神运动性抑制的主要临床表现有哪些？

8. 何为自知力？其损害程度与精神疾病严重程度有何关系？

第三章　精神障碍的检查与诊断

希波克拉底曾说过,构成医学的三个要素是:医生、患者和疾病。疾病不会自动呈现给医生,它通过"折磨"自己的宿主——患者,令其表现出各种躯体和精神上的不适,由医生通过专门的方法将其一一发现,并通过归纳判断,得出患者所患疾病的可能诊断。"发现与识别症状与体征"即是临床检查,根据检查结果做出疾病学推断,就是诊断过程。这也是临床检查与诊断学的基本内容。精神科的检查和诊断与其他临床学科并无本质区别,它同样是一门实践技能,需要在有经验的临床医生督导下,经过不断练习才能掌握。但是,精神科的检查与诊断有两点是比较独特的:一是精神检查的发现很多都是主观报告的,如患者的情绪低落的体验;医生在依据检查形成症状学判断时也有一定主观色彩,如患者的内向性。主观发现和主观判断对于精神科检查和诊断是非常重要的甚至是不可缺少的,千万不能将依据实验室的客观检查结果如空腹血糖水平等同于"科学",而将患者的主观报告或精神科医生的主观判断等同于"臆断"。人类精神活动的性质、强度和范围,无论自我体验还是他人描述,都带有主观色彩,但不能因此否认其客观的存在。尤其是当大脑活动出现病理性改变时,其变化特点更具规律性,也更容易被训练有素的精神科医生捕捉。二是要做好精神障碍的检查与诊断,不仅需要具备丰富的临床知识,对患者宽容接纳的人文主义精神也非常重要。人文主义精神不仅是一个医生所需具备的最基本品性修养,它还是精神科临床实践中必不可少的帮助深入患者内心的得力工具。

第一节　精神科医患关系

医患关系是一种特殊的人际关系,是医生和患者在围绕寻求与提供医疗服务的过程中建立起来的,建立这种关系的唯一目的是为了促进患者的健康。在精神科,建立良好的医患关系尤为重要。由于缺乏可靠的客观诊断指标,精神科临床诊断的确定在很大程度上依赖完整、真实的病史和全面、有效的精神检查。彼此信任、支持性的医患关系有助于患者进入并保持在治疗过程中,但部分精神障碍患者对自己的精神状况缺乏充分自知力,对精神科治疗采取排斥甚至拒绝的态度,这时,与患者的家人建立密切合作的关系,会帮助形成广泛的治疗联盟,提高治疗的依从性。几乎所有的精神疾患都会损害患者的人际关系,造成人际交往的困难,良好的医患关系可以为患者提供一个学习范本,让患者在同医生的交往中学会人际交往的一般准则,学会与他人沟通,培养信任感。因此,在精神科,良好的医患关系也是一种治疗关系。当然,良好的医患关系,能促进医患之间的相互理解、信任,可以减少医疗纠纷的发生。

为了建立良好的医患关系,医生应该注意遵循以下原则:①相信医患之间可以建立彼此信任的关系,患者是可以交流、沟通的;②不以医生本人的价值取向评判患者的价值观和生活态度,尊重患者的人格、信仰和文化;③要因时、因人,采用不同的方法建立疾病的因果联系,或做出有意义的解释,充分了解患者的疾病行为和情绪反应;④在诊断和治疗过程中,以人本主义态度给患者切实的医疗帮助;⑤理解医患关系是一个动态的关系,医生应根据情况适时做出调整;⑥医患关系是围绕着疾病的诊疗而形成的,也只应局限于求医和提供医疗帮助的过程,不应发展任何超出此范围的人际关系。

精神障碍以精神功能损害和行为异常为表现,造成精神痛苦和(或)社会功能的下降。由于目前缺乏有效及可靠的实验室检查手段,精神科医生就成为患者精神痛苦的间接感受者和行为异常的直接观察者。可以说,精神科医生本身既是可靠的诊断工具,也是有效的治疗工具,而发挥其诊断和治疗功效,是通过建立良好的医患关系来实现的。在本章乃至本书的学习当中,都应该牢记医患关系是精神科临床实践中非常重要的一个环节。

第二节　精神障碍检查

一、精神检查

对精神障碍患者进行精神状况检查,英文原文是 interview,中文可翻译作晤谈、面谈检查。与其他临床学科不同,精神科医生与患者见面交谈,不仅要收集信息以便明确诊断,同时也意味着治疗的开始。大体上来说,面谈检查的目的包括:①获取必要信息以便确立诊断;②从完整的"人"的角度了解患者;③了解患者所处的环境;④形成良好的医患治疗关系;⑤向患者进行初步的精神卫生知识宣教,让患者了解自己的病情。

(一)精神检查的步骤

1. **开始**　患者是带着各种各样的心态走进精神科的。多半是恐惧,掺杂着对精神卫生机构种种可怕的想象;或是无奈,或是在亲友的哀求、威胁甚至强迫之下就诊于精神科;很多人都会有羞耻心理,由于社会的偏见而感到自己患了"不体面"的病,向精神科医生求助时,即使是迫不得已,也难免感到惶恐不安。面谈检查的开始,精神科医生的首要任务是让就诊者先放松下来。应注意以下内容:

(1) 不受干扰的环境:面谈检查的环境应该安静,理想的状况是只有检查者和被检查者两人。谈话的内容保证无外人听见,使患者感到自己的隐私受到尊重。交谈被频繁打断(无论是工作人员还是电话及其他通讯工具),会令受检查者不安。

(2) 自我介绍与称谓:对于初次就诊者,检查者必须简单介绍一下自己的背景状况如自己的工作经验、专长等,为医患关系定下一个平等的基调。同时根据患者的年龄身份,确定对患者的称谓。最好的办法是询问患者希望医生怎么称呼。

采取上述步骤后如能令患者放松,医生应该开始与患者寒暄,了解患者的一般状况和就医的主要问题。如果患者仍显得紧张,检查者就应仔细了解情况,找寻导致患者紧张的原因。如患者十分担心谈话内容会被泄露给他人,或患者是在十分不情愿的情况下来就诊(如与性发育和性取向相关的心理和行为障碍患者),这时就需要医生对患者作出保护患者隐私的承诺。如果患者在最初接触时显得迷惑混乱,医生应考虑到患者是否存在焦虑、意识障碍、智力低下或痴呆的问题。如果确认患者存在严重的认知功能损害或意识障碍,就应该考虑向知情者询问病史,同时使用其他方式完成对患者的精神检查。

2. **深入**　最初的一般性接触结束后,面谈检查逐渐转入实质性内容。检查者希望了解就诊者的精神状况,目前都存在哪些精神症状,精神症状的起因和演变等。在深入交谈阶段应注意的问题有:

(1) 以开放性交谈为主:对于意识清楚的合作者可以提一些开放性的问题,如"你哪里不舒服?""你的心情怎么样?""这种不舒服是怎么发生的?""你能不能比较详细谈谈你的病情?"与封闭式问题相比(患者对这样的问题只能以"是"或"否"来回答,如"你最近是不是经常失眠?"),开放式交谈可以启发患者自己谈出自己的内心体验。在此阶段,通过与患者交谈可以了解其主要的病态体验及其发生发展过程,并通过观察,掌握患者的表情、情绪变化,以及相应出现的异常姿势、动作、行为和意向要求。

(2) 主导谈话:在谈话进行过程中,检查者不但要尽量使患者感到轻松自然,还应该主导谈话,使患者集中在相关的话题上,不能过多纠缠于细枝末节,避免导致头绪不清。如果确有必要,医生可以打断患者的谈话,直接询问关键性问题,但这种方式应尽量少用。也可以使用某些技巧,如下文将要谈到的非言语性交流,引导患者略去枝蔓,开掘要点。医生若想得心应手地驾驭谈话,交谈技巧是必需的,同时更需要丰富的精神科知识和临床经验。

3. **结束**　深入交谈时间视问题的复杂性而定,一般持续 20~45 分钟。在交谈临近结束时,检者应该做一个简短的小结,并且要询问患者是否还有未提及的很重要的问题。对患者的疑问做出解释和保证,如果对患者的进一步治疗有安排,应向患者说明。最后同患者道别或安排下次就诊的时间。

(二)精神检查的技巧

好的沟通技巧是良好的医学实践的基石。它的重要性表现在以下几个方面:①有效的沟通是诊断中必不可少的组成部分;②可提高患者对治疗的依从性;③有助于提高医生的临床技能和自信心;④有助于提高患者的满意度;⑤可提高卫生资源的使用效益和改进卫生服务的质量。因此,广义上讲,沟通技巧应该是所有临床医生的必修课。

1. **观察**　观察至少有两个作用:建立最初的假设性诊断,体察和了解患者的心理状态。观察的主要内容包括两个部分:一是患者的表情、眼神、姿势、说话方式与交流方式、穿着、一般状态和意识等;二是陪伴者的态度、情绪状态、身份。这些对于诊断和风险评估都具有重要价值,对伴诊者的观察有助于早期发现潜在的医疗风险、判断家庭关系和社会影响因素等。

2. **倾听**　这是最重要也是最基本的一项技术,却最容易被繁忙的医生所忽视。医生必须尽可能花时间耐心、专心和关心地倾听患者的诉说,尤其是言语内容背后的情感需求。如果患者离题太远,医生可以通过提醒,帮助患者回到主题。医生应该允许患者有充裕的时间描述自己的身体症状和内心痛苦,唐突地打断可能在刹那间丧失患者的信任。可以说,倾听是发展医患间良好关系最重要的一步。

3. **提问**　面谈检查既不同于提审犯人,连珠炮似的步步紧逼,也不同于求职面试,提问顺序、提问内容千人一律。"先开放,后封闭"的提问方式,是经常采取的策略。

4. **非言语沟通**　眼神、手势、身体姿态等,构成了非言语交流的主体,医生可以通过使用这种手段鼓励或者制止患者的谈话。如医生可以采取身体前倾、眼神凝视、频频点头等姿态鼓励患者讲出医生所要了解的重要内容,也可以采取后倾、垂目、双手规律敲击等动作表示医生对患者现在所说的兴趣不大。对于部分患者,医患间的身体接触有助于缓解患者的焦虑紧张情绪,如有力地握住患者的手,或轻拍患者肩膀,可迅速缩短人际距离。

5. **肯定**　这里指肯定患者感受的真实性。我们并非赞同患者的病态信念或幻觉体验,但可以向患者表明医生理解他所叙述的感觉。接纳而不是简单否定的态度,有助于医患间的沟通。

6. **澄清**　即弄清楚事情的实际经过,以及整个过程中患者的情感体验。尽量不采用刨根问底的问话方式,以避免患者对医生的动机产生猜疑。最好让患者完整地叙述事件经过,并了解患者在事件各个阶段的感受。

7. **代述**　有些想法和感受患者不好意思说出来,或者是不愿明说,然而对患者又十分重要的时候,医生可以代述。例如对性功能障碍这样的话题,医生可以说,"我想别人处于您这样的状况,也会出现一些问题……"。

8. **重构**　把患者说的话用不同的措辞和句子加以复述或总结,但不改变患者说话的意图和目的。重构可以突出重点话题,也向患者表明医生能够充分理解患者的感受。

9. **鼓励表达**　除了前文提到的非言语性交流方式,医生可以用一些未完成句,鼓励患者接着说下去。可以适当举例或用医生本人的亲身经历引发患者的共鸣。

(三)精神检查的内容

1. **外表与行为**

(1)外表:包括体格、体质状况、发型、装束、衣饰等。严重的自我忽视如外表污秽、邋遢,提示精神分裂症、酒精或药物依赖及痴呆的可能;躁狂患者往往有过分招摇的外表;明显的消瘦除了考虑伴发严重的躯体疾病外,年轻女性患者身上也应考虑神经性厌食的可能。

从面部的表情变化可以推测一个人目前所处的情绪状态,如紧锁的眉头、无助的眼神提示抑郁的心情。

(2)行为:包括活动的量和性质。躁狂患者总是活动过多,不安分;抑郁患者少动而迟缓;焦虑的患者表现出运动性的不安,或伴有震颤。有些患者表现出不自主的运动如抽动、舞蹈样动作等。

了解患者与周围环境的接触情况,是否关心周围的事物;是主动接触还是被动接触;合作程度如何。躁狂患者倾向于打破社会常规,给人际交往带来种种麻烦;而精神分裂症患者在社交行为上是退缩的;有的痴呆患者会出现显著的社交障碍。应仔细描述患者的社交状况,并举例加以说明。另外,还需关注患者能否照顾自己的生活,如自行进食、更衣、清洁等。

2. **情绪状态**　情感活动可通过客观观察与主观询问两个方面来评估。客观表现可以根据患者的面部表情、姿态、动作、语音、语调、自主神经反应(如呼吸、脉搏、出汗等)来判定。主观的体验可以通过交谈,设法了解患者的内心世界。可根据情感反应的强度、持续时间和性质,确定占优势的情感是什么,包括情感高涨、情感低落、焦虑、恐惧、情感淡漠等;情感的诱发是否正常,如易激惹;情感是否易于起伏变动,有无情感脆弱;有无与环境不适切的情感如情感倒错。如果发现患者存在抑郁情绪,一定要询问患者是否有自杀观念,以便进行紧急风险干预。

3. **言谈与思维**

(1)言谈的速度和量:可以反映有无思维奔逸、思维迟缓、思维贫乏、思维中断等。

(2)言谈的形式与逻辑:可以反映思维逻辑结构如何,有无思维松弛、思维破裂、象征性思维、逻辑倒错或词语新作、病理性赘述等。

(3)言谈内容:可以反映是否存在妄想、超价观念、强迫观念等异常思维内容。了解妄想的种类、内容、性质、出现时间、是原发还是继发、发展趋势、涉及范围、是否系统化、内容荒谬还是接近现实,与其他精神症状的关系等。

4. **感知觉**　有无错觉或幻觉,错/幻觉的种类、内容、出现时间和频率、与其他精神症状的关系。

5. **认知功能**

(1)定向力:包括自我定向,如姓名、年龄、职业,以及对时间(特别是时段的估计)、地点、人物及周围环境的定向能力。

(2)注意力:评定是否存在注意减退或注意涣散,有无注意力集中方面的困难。

(3)记忆:评估即刻记忆、近记忆和远记忆的完好程度,是否存在遗忘、错构、虚构等症状。

(4)智能:根据患者的文化教育水平适当提问。包括一般常识、专业知识、计算力、理解力、分析综合能力及抽象概括能力。必要时可进行专门的智能测查。

6. **自知力**　经过病史的采集和全面的精神状况检查,医生还应大致了解患者对自己精神状况的认识。可以就个别症状询问患者,了解患者对此的认识程度,随后医生应该要求患者对自己整体精神状况做出判断,可由此推断患者的自知力,并进而推断患者在今后诊疗过程中的合作程度。

(四)　特殊情况的精神检查

1. **意识障碍患者**　如果一个患者呈现神情恍惚、言语无条理、行为无目的、睡眠-觉醒节律紊乱,高度提示该患者可能存在意识障碍。应从定向力、即刻记忆、注意力等几个方面评估。评价意识障碍的严重程度,分析造成意识障碍的原因,以便紧急采取挽救患者生命的措施。

2. **不合作患者**　患者可能由于过度兴奋、过度抑制(如缄默或木僵)或敌意而不能配合医生的精神检查。医生只有通过对以下几方面细心的观察,才能得出正确的诊断推论。

(1)一般外貌:可观察患者的意识状态、仪表、接触情况、合作程度、饮食、睡眠及生活自理状况。

(2)言语:有无自发言语,是否完全处于缄默;有无模仿言语、持续言语;缄默患者能否用文字表达自己的思想。

(3)面部表情:有无呆板、欣快、愉快、忧愁、焦虑等;有无凝视、倾听、闭目、恐惧表情;对医务人员、亲友的态度和反应。

(4)动作行为:有无特殊姿势,动作增多还是减少;有无刻板动作、模仿动作;动作有无目的性;有无违拗、被动服从;有无冲动、伤人、自伤等行为。对有攻击行为的患者,应避免与患者发生正面冲突,必要时可以对患者适当约束,这样会帮助患者平静下来。

二、病史采集

病史主要来源于患者和知情者。但患者自述的病史往往不够全面,或者是因为患者缺乏对疾病的认识因而隐瞒事实,或者因为患者紧张拘束,遗漏了重要事件,或者患者根本就不合作、缄默不语。因此,向知情者(包括与患者共同生活的亲属,如配偶、父母、子女;与之共同学习和工作的同学、同事;与之关系密切的朋友、邻里,也包括既往曾为患者诊疗过的医务人员)了解情况常常是必要的。知情者可以补充我们无法从患者处得到的信息,尤其是我们可以通过知情者了解患者的既往人格,并且通常年长的亲属对家族史的了解比患者多。

具体到家庭成员,在一般情况下,医生应首先同患者谈话,其次才是家属,而且同家属交谈前应先征得患者的同意,使患者感到自己是受尊重的。同家属谈话时,患者是否在场,可由患者自己决定。

同家属沟通可以帮助医生更好地理解患者与家属之间的关系。同时,医生应该争取与患者家属建立战略联盟,使家属成为治疗的正性因素。

(一)病史采集的内容

1. **一般资料** 包括姓名、性别、年龄、婚姻、民族、籍贯、职业、文化程度、住址、电话号码、电子邮件地址(或其他患者愿意提供的社交账号)、入院日期、病史提供者及对病史资料可靠性的估计。

2. **主诉** 主要精神症状及病程(就诊理由)。

3. **现病史** 为病史的重要部分,按发病时间先后描述疾病的起始及其发展的临床表现。主要包括以下内容:

(1)发病条件及发病的相关因素:询问患者发病的环境背景及与患者有关的生物、心理、社会因素,以了解患者在什么情况下发病。有无感染、中毒、躯体疾病等因素的作用。如有社会心理因素,应了解其内容与精神症状的关系,预估是发病原因还是诱因。

(2)起病缓急及早期症状表现:通常临床上将精神状态大致正常至出现明显精神障碍的起病时间在2周之内者称之为急性起病,2周到3个月为亚急性起病,3个月以上为慢性起病。如谵妄多为急性起病,而痴呆多为慢性起病。

(3)疾病发展及演变过程:可按时间先后逐年、逐月甚至逐日地分段作纵向描述。内容包括:发病前的正常精神活动状况;疾病的首发症状,症状的具体表现及持续的时程,症状间的相互关系,症状的演变及其与生活事件、心理冲突、所用药物之间的关系;与既往社会功能比较所发生的功能变化;病程特点为进行性、发作性还是迁延性等。如病程较长,可重点对近一年社会功能、生活自理的情况进行详细了解。

(4)病时的一般情况:如工作、学习、睡眠、饮食的情况,生活自理如何。与周围环境接触的情况,对疾病的认识态度等,都对疾病诊断有重大意义。了解病中有无消极厌世观念、自伤、自杀、伤人、冲动行为等,以便护理防范。

(5)既往与之有关的诊断、治疗用药及疗效详情。

4. **既往史** 询问有无发热、抽搐、昏迷、药物过敏史。有无感染、中毒及躯体疾病史,特别是有无中枢神经系统疾病如脑炎、脑外伤。应注意这些疾病与精神障碍之间在时间上有无关系,是否存在因果关系。有无酗酒、吸毒、性病、自杀史及其他精神病史。

5. **个人史** 一般指从母亲妊娠到发病前的整个生活经历。但应根据患者发病年龄或病种进行重点询问。如儿童及青少年应详问母亲怀孕时健康状况及分娩史,患者生长发育史,有无神经系统病史,学习及家庭教育情况以及与双亲的关系等;受教育的状况,学业成绩;成人应详问工作情况及工作表现,工作学习能力有无改变,生活中有无特殊遭遇,是否受过重大精神刺激;还应了解婚姻情况,配偶的个性,夫妻生活情况。患者的性格特点、兴趣爱好、交友范围、宗教信仰可具体描述,以便与病后的情况比较,判断是否有精神异常。患者的居住环境(居住条件、共同居住者)、患者本人及家庭的经济状况也要了解,以便我们对患者的社会背景和生活方式有具体的印象。还应了解患者既往有无犯罪记录。总之,个人史应反映患者的生活经历、健康状况及人格特点和目前社会地位等。

对于青少年患者,应重点询问其儿童期的情况,如饮食、睡眠习惯的形成;有无挑食、厌食、梦呓、梦游、磨牙、尿床等现象;与他人的一般接触和行为特点;情绪是否稳定,有无害羞、恐惧等表现;与双亲的关系,有无与双亲分离的经历;在校学习成绩与品行。青春期发育过程亦应了解。对于成年人和老年患者,则应了解其职业状况、工作史、恋爱婚姻生育史、家庭氛围特点等。有关性生活内容如性发育史、对性的态度和感受,对于精神障碍的发生发展有影响,不应忽视。对于女性患者应详细询问月经史、月经周期心理生理变化以及生育史。

6. 家族史　包括双亲的年龄、职业、人格特点,如双亲中有亡故者应了解其死因和死亡年龄。家庭结构、经济状况、社会地位、家庭成员之间的关系特别是双亲相互关系、亲子关系以及家庭中发生过的特殊事件等,对患者的人格形成及疾病发生发展均有重要影响。精神病家族史,包括家族中有无精神障碍者、人格障碍者、癫痫患者、精神发育迟滞者、自杀者以及有无近亲婚配者。精神病家族史阳性,提示患者疾病的原因可能具有遗传特质。

(二) 病史采集的程序

对于病史收集的程序历来存在不同的看法。我国精神科医生习惯首先向患者家属或其他知情人采集病史,这可能与我国非自愿住院患者占绝大多数有关,患者因不愿意住院而对医生采取抵触态度,促使医生首先向家属或知情人了解病史。国外精神科医生则经常选择首先和患者晤谈,在询问家属或知情人之前还需征得患者的同意,这样做充分体现了对患者的尊重。不同的方式各有优劣,因此病史收集的程序,可以因患者具体情况而定。

(三) 病史资料的采信

当某个信息用来作为诊断和治疗的依据而予以采用时,可以根据其可采信的程度来决定是否最终采用。

1. 信息来源全面、明确、无矛盾。患者的陈述、家属和知情人提供的情况、既往病史记录等,内容基本一致。

2. 信息来源虽欠全面,但明确且无矛盾。即患者有陈述、医生也检查或观察到,但家属和知情人没有反映的信息。

3. 信息来源不全面、不明确,但高度怀疑其存在。即患者否认,但医生和家属均怀疑存在。

4. 不同来源的信息相互矛盾。这种情况如果发生在涉及法律诉讼的病例中,医生应小心处理,尽量不要把矛盾的信息直接应用于诊断依据,而应与信息提供者进行真诚、深入的沟通。当原本矛盾的信息全部或者部分地得到信息提供者的一致认可,才能采信。

(四) 病史采集的方法

病史收集主要采取与患者晤谈,与家属和知情人晤谈,收集患者的书写材料,复习既往病历记录等方式。资料收集的过程,应当体现出精神科资料分析的基本思路,也就是说,应当一边收集一边分析,不断通过分析结果来指导下一步的资料收集的内容和方式。

三、躯体检查

(一) 目的和意义

许多躯体疾病会伴发精神症状甚至以精神行为症状作为首发表现,而相当比例的精神障碍患者也同时伴有躯体疾病。因此,无论是在门诊还是在急诊,都应对患者进行全面的躯体及神经系统检查。

(二) 内容

1. 躯体检查　重点是血压、脉搏、呼吸、体温等生命体征,还包括自主神经功能紊乱症状、躯体外伤瘢痕(特别要注意自伤自杀的痕迹)、甲状腺、水肿征象等。

2. 神经系统检查　这是对每个精神科患者进行评估时非常重要的一部分。首先,精神症状可能是由于潜在的神经系统病变直接导致的,如脑卒中、帕金森病伴发的情感症状,如果在检查中发现相关感觉和运动症状,则有助于发现精神症状的根源。还有精神症状可能是某些神经系统疾病的首发症状或主要临床相,完整的检查可以避免误诊和漏诊;其次,在甄别神经系统损害和分裂转换性障碍时,神经系统检查是至关重要的;最后,精神药物可以影响患者的感觉和运动系统,精神科医生需要有能力评估这些副作用的严重程度。对于老年人和怀疑神经系统病变的患者,要仔细全面地检查,必要时请神经科会诊。

四、标准化量表

标准化量表的开发主要是用于评估某组精神症状的严重程度,而非诊断精神障碍。

（一）智力测验

韦氏成人智力量表(Wechsler Adult Intelligence Scale,WAIS)适用于 16 岁以上人群。包括 11 个分测验,分成言语量表和操作量表两部分。言语部分包括知识、领悟、算术、相似性、数字广度、词汇共 6 个分测验。操作部分包括数字符号、图画填充、木块图、图片排列、图形拼凑共 5 个分测验。分数越高,智商越高。

（二）人格测验

明尼苏达多相个性调查表(Minnesota Multiphasic Personality Inventory,MMPI)共有 566 道题,包含 13 个分量表,包括疑病(Hs)、抑郁(D)、癔症(Hy)、病态人格(Pd)、男性-女性倾向(Mf)、妄想(Pa)、精神衰弱(Pt)、精神分裂症(Sc)、轻躁狂(Ma)、社会内向(Si)等,既可以了解受评者的个性特征,也可以对精神科诊断起到一定的提示作用。

（三）精神症状评定量表

1. 阳性与阴性症状量表（Positive and Negative Syndrome Scale，PANSS） 用于精神科医师评定精神分裂症的阳性、阴性和一般精神病理学症状。共 30 项,采用 1～7 分的 7 级评分。评分越高,精神症状越重。

2. 汉密尔顿抑郁量表（Hamilton Depression Scale，HAMD） 临床上评估成人抑郁症状应用最为广泛的他评工具。有 17 项、21 项、24 项三种版本。大部分项目采用 0～4 分的 5 级评分,少数项目采用 0～2 分的 3 级评分。评分越高,抑郁越重。

3. 汉密尔顿焦虑量表（Hamilton Anxiety Scale，HAMA） 临床上评估成人焦虑症状应用最为广泛的他评工具。共 14 项,采用 0～4 分的 5 级评分。评分越高,焦虑越重。

4. 药物副反应量表（Treatment Emergent Symptom Scale，TESS） 用于精神科医师评估服用精神药物的患者所出现的副反应。既包括常见症状和体征,又包括实验室检查结果。对每项症状作三方面评定:严重程度、症状与药物的关系、采取的措施。

5. 简明精神状况量表(Mini-Mental State Examination，MMSE) 最常用的认知筛查工具,包括定向力、记忆力、注意力和计算力、语言功能等。评分越低,认知功能越差。

6. 病人健康问卷抑郁自评量表（Patient Health Questionair-9，PHQ-9） 用于筛查抑郁障碍的自评工具。采用 0～3 分的 4 级评分。临界分 5、10、15、20,分别代表轻度、中度、中重度、重度抑郁。

五、实验室检查

（一）常规筛查

包括血尿便常规、生化常规、肝肾功能、血糖、电解质等。必要时可加做血脂、催乳素、脑脊液、妊娠反应、代谢产物测定(如苯丙酮尿症)、基础代谢率、骨密度、遗传学检查(基因多态性检测以指导用药)。

（二）毒理学检查

当患者出现精神状态的改变时,需要考虑物质滥用和戒断反应。酒精和其他成瘾性物质摄入之后,一定时间内可在血液(如酒精)和尿液(如甲基苯丙胺、可卡因、阿片类、大麻等)中检测出来,帮助医生进行临床判断。

（三）血药浓度监测

药物浓度检测,若使用得当,对于优化治疗和确保治疗依从性都有很大帮助。在进行血药浓度检测之前,需要确定几点内容:测定方法是否在临床上已经得到验证;药物是否已达稳态;取血时间是否正确。正确进行血药浓度检测,有助于确定依从性,确定是否中毒,确定药物相互作用,进一步确定临床疗效,减少窄治疗窗药物如锂盐的中毒风险。

六、特殊检查

（一）脑电图

脑电图通过置于头皮的电极来测量大脑低电压的电活动。主要用于评估癫痫和其他神经系统疾病,也可用于评估器质性疾病所致精神症状,如谵妄、痴呆等。尽管很多精神障碍,如精神分裂症、抑郁障碍等,都存在脑电图异常的情况,但目前脑电图仍非有决定性意义的诊断手段。

（二）头颅 CT 及 MRI

电子计算机断层扫描(CT)使用多管的 X 线提供大脑横断面影像,CT 片中对 X 线吸收系数高的组织显示为白色(如颅骨),吸收系数低的组织显示为黑色(如气体)。尽管 CT 有助于识别器质性精神障碍的结构异常,亦能发现精神障碍患者中一些非特异性的结构改变,例如精神分裂症的脑室扩大,但尚不能用来诊断主要的精神障碍。

磁共振成像(MRI)利用质子和外部磁场的交互作用来成像,能提供大脑横断面、矢状位、冠状位的结构细节,对于痴呆患者的脑萎缩、白质病变等敏感性更高。功能磁共振成像利用大脑加工过程中继发性的血流改变来成像,扩展了人们对于精神疾病和精神药物的理解,有助于指导药物研发和临床研究。

第三节　精神障碍诊断的原则和思路

一、诊断原则

（一）症状学诊断

由于大多数精神障碍病因不明,精神障碍的病因学诊断还有待学科发展和研究突破,因此国际疾病分类和诊断系统中的精神和行为障碍(ICD-10)基本采用症状学分类原则。症状学诊断有三个优点:避免了病因学上的争论;可以使临床医生在暂时无法确立疾病分类学诊断时,依据症状学诊断采取及时的治疗措施;保留了观察和更改诊断的途径。

（二）等级诊断

精神科诊断“功能性”精神障碍之前首先要排除器质性障碍和物质依赖。一些“病因不明”的精神障碍如精神分裂症、抑郁发作等,其诊断标准中都规定了排除标准,要求排除“更高级别的诊断”之后才能作出该类疾病的诊断。比如确立了“抑郁状态”的症状学诊断后,必须首先排除之前的三类精神障碍“器质性精神障碍,精神活性物质所致精神障碍、精神分裂症相关障碍”,才能诊断为“抑郁障碍”。

等级诊断实际上是试图用一元论的观点来简化复杂的临床问题,这个原则建立在一个并不牢固的假设之上——即认为某种障碍比其他障碍更基础或者更重要。等级诊断原则有其显而易见的好处,即“更高级别”的疾病类别需要优先处置,在处置策略上也更具特异性,如边缘性脑炎所致的幻觉妄想,临床处置上肯定要以边缘性脑炎为首要治疗目标。但临床上经常遇到的所谓“共病”,比如焦虑、抑郁经常同时出现,有时很难区分哪个更基础、更重要,而按照等级诊断原则,则十分明确地要求优先诊断抑郁,因此等级诊断原则也会受到部分临床医生的质疑。

（三）共病诊断

共病(co-morbidity)是由 Feinstein 教授在 20 世纪 70 年代提出的概念,指同一患者患有两种及以上疾病。精神科的共病诊断,常常是源于各种精神障碍病因不明而产生。

共病主要有三种情况:①A 与 B 同时存在但相互独立、具有不同的病因,例如精神障碍与白内障共病,两者之间可能没有共同的病理基础,没有必然的内在联系,此时以"多元病论"来解释;②A 与 B 同时存在且可能具有一些相同的病理基础,例如癫痫与抑郁障碍共病、抑郁障碍与物质滥用共病、神经性厌食症与边缘型人格障碍共病,两者的发生、发展可能相互影响;③A 与 B 先后存在但可能具有一些相同的病理基础,例如抑郁障碍与焦虑障碍共病,患者既往明确诊断为焦虑障碍,本次发病表现为抑郁障碍,此时不能根据等级原则来否定焦虑障碍的诊断,因为抑郁障碍不能完全解释前期临床表现,故以诊断共病为宜。

20 世纪 90 年代早期,美国进行的精神疾病流行病学调查发现:15～54 岁的人群中,48% 在人生中的某一个阶段患有一种精神障碍,27% 至少患有两种精神障碍,14% 患有三种及以上的精神障碍。

共病诊断除了有利于全面描述患者临床表现之外,还有几点好处:①有利于确定治疗范围。例如,我们在抑郁障碍共病酒精滥用的患者中,如果没有觉察酒精滥用的情况,那么在治疗方案中也不会考虑戒断,而这一治疗对于患者的整体康复至关重要。另外,两种障碍所使用的治疗药物之间可能存在相互作用,治疗精神障碍的药物可能会对患者的躯体疾病造成影响,这些在长期治疗过程中都是需要进行考虑的。②有利于判断预后。如果患者存在抑郁障碍与焦虑障碍共病,那么患者可能会具有病程更长、自杀风险更高、对抗抑郁药物反应欠佳、生活质量更差等特点。共病诊断的确立,可以帮助精神科医师更为准确的判断患者的治疗结局,从而制订相应治疗计划。③有助于对易感障碍作出预测。例如,对于双相情感障碍患者而言,即使目前没有物质滥用的证据,也要警惕日后发生物质滥用的可能性,谨慎使用苯二氮䓬类药物。

作出共病诊断时需要注意:①主要诊断能否解释患者所有的症状,如果不能,再考虑添加一种诊断;②作出共病诊断有何益处,能否提醒精神科医师"患者还存在另外一种可治性障碍";③另一种诊断是否符合共病障碍的诊断标准。

共病诊断的意义在于有助于全面考虑患者的临床表现及其治疗,但同时共病诊断也对"一元病论"、等级诊断提出了挑战。因此,我们在进行精神科诊断时,应全面理解各组精神症状及精神障碍的关系,在病因学诊断上进行更多的探索,谨慎采用共病诊断原则,全面考虑治疗策略。

二、诊断思路

(一) SSD 诊断

精神障碍的诊断必须首先确认症状(symptoms,S),然后从症状构筑综合征(syndrome,S),由综合征引出各种可能的假设诊断(hypothesis diagnoses D1),通过鉴别诊断(differentiated diagnoses,D2),最终做出疾病分类学诊断(nosology diagnosis,D3)。在实际工作中要避免先入为主地认定某个诊断,然后寻找症状和其他信息来证明这个诊断的做法。图 3-1 引自于欣主编《精神科住院医师培训手册》,总结了 SSD 诊断思路。

(二) 多轴诊断

DSM-Ⅳ的五轴诊断观点,有助于医生进行全面的资料收集,也能指导资料分析过程使之系统、综合、逻辑清晰。五轴所涵盖的范围比单一诊断更能全面描述患者的整体状况,并为治疗方案的制订以及结局预测提供全面的信息。轴Ⅰ至轴Ⅲ都可以作为临床的主要诊断,轴Ⅳ和轴Ⅴ作为补充资料。

轴Ⅰ:临床综合征,或可能的临床焦点问题。一般情况下是主要诊断。

轴Ⅱ:人格障碍、精神发育迟滞。侧重于病前人格和智力发育方面的问题。

轴Ⅲ:一般躯体状况。躯体疾病的诊断对于精神障碍的处理具有重要意义,而且经常成为临床风险评估的重要内容。

轴Ⅳ:心理、社会、环境影响因素。根据一般正常人在类似情况下的体验来进行评估。

轴Ⅴ:目前和过去 1 年内的社会功能大体评估。对康复计划和预后估计具有指导意义。

DSM-5 里虽然不再采用五轴体系,但是仍然保留了其理念,在疾病诊断做出后,需要对疾病的严重程度、功能损害情况及与疾病相关的因素进行量化评估。

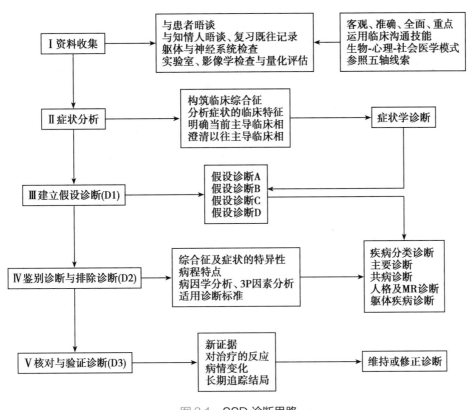

图 3-1　SSD 诊断思路

Box 3-1　SSD 精神科诊断原则之间的关系

　　精神科囿于学科发展水平的限制,多数精神疾病无法基于病因做出诊断。从通行的精神疾病诊断分类体系问世之日起,大多数版本的诊断标准都是从临床现象学出发的。因此,在完整获取了患者的信息,包括现病史、精神疾病史、个人史和社会背景资料、家族史、躯体疾病史,以及完成了躯体检查、神经系统检查、实验室检查和精神现况检查后,所形成的症状学诊断,构成了精神科诊断的基石。

　　从精神症状群归纳为精神科综合征,是通向精神科诊断的必由之路。但是精神科综合征所指向的不应该是唯一的疾病诊断,应该是可能导致该综合征的所有精神科疾病。这就是临床诊断中必备的鉴别诊断过程,在这一过程中,等级诊断的基本思路是按疾病症状严重性排列方式分主次:从顶到底为:器质性障碍、精神分裂症、情感障碍、神经症、人格障碍。通过症状分析,一个患者可能出现两个甚至更多症状群,越是低层次的症状独特性就越少,即越具有普遍性,神经衰弱综合征由于在多种疾病中普遍存在,在诊断与鉴别诊断中价值很小。相反,越是高层次的症状,越具有独特性,越少普遍性,因而在诊断与鉴别诊断方面意义就大些。一个患者若出现了不同层次的症状,诊断时"就高不就低"。

　　而共病诊断原则遵循的是"实用主义",可以提醒我们不要忽略那些有可纠正的病因或治疗上更需积极的疾病。如果存在一个以上的精神科综合征,或某一个综合征指向了不止一个精神疾病,且这两类精神疾病相对独立,医生需要考虑共病诊断的可能,并依照需要治疗的紧急程度对多重诊断进行排序。由此看来,精神科诊断原则中的"症状学诊断""等级诊断""共病诊断",看似各不相干,实则互有联系,而一个好的精神科临床医生的诊断思路,就是在实践中不断训练,逐渐完善的。

三、标准化诊断性精神检查工具

世界卫生组织曾在不同社会文化背景下对精神障碍诊断的可靠性、一致性进行研究,发现临床医生之间在疾病诊断上存在差异。分析差异产生的原因为:所收集的资料来源不同;医生所使用的术语和对术语含意的理解不同;交谈检查的方法不同以及所采用的疾病分类法和诊断标准不同。为提高疾病诊断水平和可靠性,国内外精神病专家在制定诊断标准的同时,还编制了标准化精神检查工具和计算机诊断系统用于临床诊断和研究。此种工具是由有临床经验的精神病专家根据诊断要点和(或)诊断标准所设计,它包括一系列条目,每一条目代表一个症状或临床变量、规定的检查程序、提问方式和评分标准、并附有本工具的词条解释。这是一种定式或半定式的面谈检查工具,医生或研究者严格按照规定进行询问和检查,遵循词条定义对所获结果进行评分编码,确定症状是否存在并判断其严重度。不同医生使用此种标准化检查工具检查患者,可以获得同样的诊断结果,大大提高了诊断的一致性。目前常用的标准化诊断性精神检查工具包括 DSM-IV 临床定式访谈(Structured Clinical Interview for DSM-IV,axis I,Patient Version,SCID- I /P SCID)、简明国际神经精神访谈(the MINI-International Neuropsychiatric Interview,MINI)及复合性国际诊断交谈表(Composite International Diagnostic Interview,CIDI)。

第四节　精神科病历书写

一份好的精神科病历,能让读者对患者的精神症状和生活经历有栩栩如生之感。本文以一位 57 岁男性患者的病历作为示例和参考,希望读者能够体会到"如何描述精神障碍的病情演变过程(现病史)""如何描述一个人的经历和处境(个人史)""如何描述一个人的精神状态(精神检查)"。

主诉:情绪低落、失眠 5 个月,加重半个月。

现病史:

2015 年 10 月 20 日晚,患者妻子带患者及婆婆出去玩,但要求患者儿子(与前妻所生)在家,儿子同意但要求父亲陪自己,并把父亲拉进屋中,妻子突然冲向患者儿子并抽打其十几个耳光;患者在旁边看着不敢阻拦,感十分害怕,心慌、哆嗦,后患者儿子拨打 110 报警,警员来家后将家人教育一番。此后连续 4 天,患者不能入睡,感心情差、没有精神、食欲差;其间妻子对患者说要将患者的房子给自己的孩子(妻子与其前夫所生)也不能给患者的儿子,患者听后出现心慌、手抖等,并给姐姐打电话欲哭无泪地说"自己的房子怎么办"。

10 月 25 日,患者感恐惧、浑身哆嗦,害怕房子被抢走,要求妻子带其去看病,并于××医院门诊就诊,建议住院治疗,其妻子在病历本上写"拒绝住院治疗",此后妻子出去租房住。10 月 28 日凌晨 5 点,患者拨打报警电话,让警察来保护自己的房产;患者诉"他们都不是好人,不行我死了以后房子给国家",家人认为患者情绪不对劲,上午将患者送至××医院住院治疗,诊断为"急性而短暂的精神病性障碍",给予利培酮 4mg/d 及奥沙西泮 15mg/d 治疗,同时合并电休克治疗(次数不详);住院过程中哮喘发作,于 11 月 11 日转至某综合医院就诊,给予输液、抗过敏治疗,具体不详,7 天后好转出院。坚持服用利培酮及奥沙西泮(剂量同前)治疗,自感心情好,可以帮母亲做饭,但仍不爱出去活动,不主动和他人交流。1 周后自觉情绪低落、整日在家中,不愿意出去,喜爱打乒乓球也不去了。

12 月初,因房产问题,患者母亲与患者商量后,向其妻子提出法律诉讼,律师找患者谈关于房产的问题时,患者自感心烦、来回走动,后入睡困难、早醒,平均每日睡 2～3 小时。12 月 24 日首次于本院门诊就诊,诊断为"抑郁状态",给予米氮平 30mg/d、劳拉西泮 1.5mg/d、佐匹克隆 7.5mg/d 治疗,逐渐停利培酮治疗,服药 1 周后情绪低落有所改善,睡眠有所改善,可以睡 4～5 小时,但仍不愿意出去活动。后连续至我院门诊就诊治疗,情绪低落有部分改善。1 个月后,律师来到家中与患者商量诉讼事宜,患者再次出现情绪低落、失眠,仍为入睡困难、早醒,睡眠持续 3 小时;整日在家待着,整日胡思乱想,一直想房子的事情,也总说"活着没劲,不如死了算了""官司打不赢,活着有什么意思",有时候一夜都睡不着。2016 年 2 月 26 日来门诊将佐匹克隆调整为唑吡坦 10mg/d 辅助睡眠,后睡眠稍有改善。

半个月前患者无明显诱因出现情绪低落、失眠加重,程度与起病阶段相似,为求进一步诊治,今日以"抑郁状态"首次收入我科。患者起病来饮食量少(约为平时一半饭量)、睡眠差,二便正常,体重无明显变化。无发热、咳嗽、咳痰、头疼、腹痛等明显躯体不适表现。否认既往情感高涨、话多、精力充沛等躁狂综合征的表现,否认幻觉、妄想等精神病性症状,否认强迫观念及行为,未见明显自杀及冲动行为。

既往史:

自幼患哮喘,曾服用激素、氨茶碱 15 年余,目前无药物治疗,控制可。曾患"过敏性鼻炎""湿疹"数十年,已愈多年。2011 年诊断"老年性叶黄素缺乏",服用叶黄素至今,偶有视物模糊,重影。2013 年诊断"颈椎病",针灸治疗,偶有头晕、肩酸。否认外伤、输血史。否认肝炎、结核等传染病史。对青霉素过敏。

个人史:

生于××,行二,上有一姐,姐弟关系亲密。母亲健在,父亲 9 年前病故。幼年经历:家境中等,但在 3 岁时(1960 年)曾挨饿一段时间。7 岁上小学,成绩多在及格线上。与同学关系一般,无亲密好友,经常受欺负。被形容"缺心眼",曾两次因借钱或财物给关系一般的同学而被骗。工作经历:20 岁高中毕业(1978 年)后开始工作,在××单位做钳工,工作能力一般;2002 年后,在××单位做监控工作,表现一般。2014 年"买断"在家,此后靠多年的积蓄及母亲的退休金生活。婚姻经历:患者经历三次婚姻。1990 年(32 岁)经人介绍与第一任妻子结婚,婚后感情好,1992 年因女方患乙肝肝硬化晚期与患者协议离婚。此后谈过 10 来个对象无果,很多人都说患者太老实。1999 年,经人介绍与第二任妻子相识,2002 年结婚,育有一子(今年 12 岁,体健)。2004 年生完孩子后女方向男方一家要钱无果,2005 年离异,孩子判给患者抚养。2012 年,患者与其表姐(自己亲姑姑的女儿)结婚,婚后将现住房产的户主改为患者及妻子。2015 年 4 月,女方将患者的 15 万存款转存到自己的账上,并拿走两套房产本和户口本;11 月要求分患者的房产给自己一半,患者未同意。12 月其妻子向法院提起离婚诉讼。病前性格:开朗、较外向、脾气大、朋友少;喜欢打乒乓球、体育运动。否认烟酒等不良嗜好。否认其他精神活性物质滥用史。

家族史:阴性。

精神检查:

(一)一般检查:中老年男性,年貌稍显老,额头上皱纹较多,目光略显呆滞,表情欠丰富,衣着较整齐,由家属陪同步入病房,查体合作;意识清楚,定向力完整;进病房后生活自理可,饮食一般,睡眠差。自诉入睡困难、睡眠持续时间短。大小便正常。

(二)认知活动

1. 感知觉:未查及错觉、幻觉和感知综合障碍,否认躯体不适的症状。

2. 思维和思维障碍:思维显迟缓,语量少,交流过程稍显费劲,医生提问部分问题后,患者需在一定的时间(3~6 秒)后才能做出回答,如医生问患者因为什么不好来住院,过了约 5 秒后,患者回答:就是老睡不着觉。患者既往可疑出现妄想:问患者以前是否觉得周围人害自己,患者不作答,继续问是否觉得周围人眼神怪异或针对自己,患者点头,但又说不确定,具体记不清了。否认目前认为被害、被控制、关系妄想等。未查及思维连贯性、思维活动形式方面的障碍。

3. 注意力:交谈中注意力欠集中,旁边有声音时(他人说话、桌椅挪动的声音),患者会转向声音的方向。患者有注意缓慢,开始回答医生的问题尚可,后面的问题回答显缓慢,需医生不断重复提问。自诉有时候感觉不能集中注意力完成一件事情。

4. 记忆力及智商:患者远近记忆、抽象能力、视空间功能均差,可能与努力程度不高有关,总诉

"不会做、自己脑子笨",多次劝说下尚可坚持进行。100-7 得数为 83、76,后面患者诉"实在做不来"便停止计算。患者对成语(锦上添花)的提问,回答:有印象,但想不起来什么意思了。要求患者进行画钟测验,患者画的轮廓是圆形,数字的顺序及位置正确,指针显示错误;要求患者回答目前墙上钟表的时间,可回答正确为下午 3 点 35 分。

5. 自知力:否认自己有情绪方面的问题,否认自己的问题属于精神方面的问题。只是觉得自己所有的问题是因为睡觉不好导致的。希望医生帮助自己调整睡眠问题,但不愿意住院治疗,认为回家也可以调理。

(三)情感活动:可查及情绪低落,表情略显愁苦,问其心情不好有多久了,回答"几个月了"。自觉睡觉好了心情就能好起来,但是睡觉好了,对以前的爱好也提不起兴趣,什么事情也不想做;既往总觉得活着没意思,也总说不如死了算了,目前否认轻生观念。患者目前有明显的焦虑情绪,担心自己治不好,担心自己在病房更睡不好了,觉得病房环境不如家里。可见坐立不安的表现,双腿小动作多,承认时有心慌的感觉。情感反应与内心感受及周围环境协调。否认既往出现持续的情感高涨。

(四)意志行为:整体在家里待着,很少出门,在家只能做做饭给母亲吃。在病房中,只坐在或躺在病床上,不愿出来活动,感觉没精神,不与病房内其他人交流。自理能力尚可,目前未见冲动、自杀等行为。

体格检查、诊断及鉴别诊断、治疗计划略。

（于　欣）

思 考 题

1. 在面谈检查中,检查者应具有哪些个人条件和态度? 如何促进医患间的沟通?
2. 病史采集、精神检查应包括哪些内容?

第四章　精神障碍分类与诊断标准

第一节　精神障碍分类

一、概述

（一）精神障碍分类的目的

疾病分类学的目的是把种类繁多的不同疾病按各自的特点和从属关系，划分为类、种、型，并归成系统。这可加深对疾病之间关系的认识，并可作为进一步探讨各个疾病的基础，为诊断、鉴别诊断、治疗及临床研究提供参照依据。

（二）精神障碍分类的意义

20世纪中叶以前，精神障碍没有国际公认的分类，各国所采用的诊断体系不一，名词繁多而易混淆，研究无法相互比较，学术成果难以交流。在精神障碍中，诊断标准的制定与分类学原则的制定，对整个学科的发展，具有划时代的重大意义。使各国之间与一国各地之间，各种学术观点流派之间有了相互交流的共同语言。用描述性的或纪实的方法将临床表现与病程基本相同的病例集为一类，将临床表现与病程显著不同的病例划分为不同的类别，有利于制订不同的治疗方案，有助于预测不同的疗效和预后，探索不同的病因。采用统一的诊断标准与分类方案，有助于教学方案与教学计划的趋同，科研资料收集的一致性与科研结果及发现的可比性。

（三）精神障碍分类的原则

分类就是按某种规则将事物纳入一种类目系统的方法。疾病分类的基轴有多种，对疾病按病因、病理改变进行诊断和分类，是医学各科所遵循的基本原则。但在精神医学实践工作中，只有10%左右的精神障碍病例的病因、病理改变相对明确，而90%左右的病例则病因不明。因此，精神障碍的诊断和分类无法全部贯彻病因病理学分类的原则。从目前情况看，影响最大的精神疾病两大分类系统，世界卫生组织（WHO）的国际疾病分类第11版（ICD-11）与美国的精神障碍诊断与统计手册第5版（DSM-5），主要按照症状学分类原则，兼顾可能病因学、病理生理特征进行分类。

1. 病因、病理生理学分类原则　病因、病理生理学分类与诊断是根据疾病的病因和（或）病理生理改变建立诊断。同一病因可有不同的症状，如酒精所致精神障碍。此种分类有利于病因治疗。在精神障碍中，散发性病毒性脑炎所致精神障碍、多发性梗死性痴呆、慢性酒精中毒性幻觉症、苯丙酮尿症、XYY综合征可以认为是按病因学、病理生理（包括遗传染色体与生化代谢障碍）命名与分类的。应激相关障碍也是按病因或病理生理学原则分类的。

2. 症状学分类原则　症状学分类是根据共同症状或综合征建立诊断，症状或综合征发生改变时，临床诊断会作相应改变。同一症状或综合征可有不同病因，病因不同但症状相似时，可得出相同诊断，此种分类有利于对症治疗。

大部分精神障碍虽然可能存在遗传相关病因和神经生理、神经生化等病理生理改变，但至今确切的病因、病理生理机制仍然不明，只能按临床表现的主要症状或症状群的不同进行分类，例如精神分裂症、双相障碍、抑郁障碍、注意缺陷综合征、特殊技能发育障碍，等等（表4-1）。同一种以症状命名的疾病，可以是生物性的（以生化改变为基础），也可以是心因性或反应性的，或者是药源性的，还有器质性的（如脑动脉硬化）或物质依赖所致。这种诊断只能反映疾病当时的状态，若主要症状改变,也可能导致诊断的改变;临床表现符合两种或多种疾病的诊断标准时,可以同时给予多个精神障碍的诊断。

表 4-1　病因、病理生理学分类与症状学分类的比较

	病因、病理生理学分类	症状学分类
依据	根据病因、病理生理学建立诊断	根据症状或综合征建立诊断
特点	病因不变,症状可变,诊断不变;同一病因可有不同的症状,类似的症状可能有不同的病因	症状或综合征改变诊断也变;病因不同但症状相似的不同疾病会得出相同的诊断
亚型	同一病因可有不同综合征,如酒精急性中毒与酒精戒断表现完全不同	同一症状或综合征可有不同病因,如脑肿瘤、阿尔茨海默病所致的痴呆综合征,幻觉妄想综合征
优点	有利于病因治疗	有利于对症治疗

二、常用的精神障碍分类系统

（一）WHO 疾病及有关保健问题的国际分类（ICD 系统）

1. ICD-11 的修订、维护及使用　ICD 是 WHO 编写的《疾病及有关保健问题的国际分类》(*International Statistical Classification of Diseases and Related Health Problems*)英文书名的缩写,简称国际分类。但这并非其最初的名称,在1890 年巴黎召开的第一次国际死因分类修订会议中,首次提出了国际死因分类法(international list of causes of death,ILCD),这才是第一版的 ICD。之后每隔十年左右,ICD 都会得到一次补充和完善。1948 年 WHO 在巴黎举行第 6 届国际疾病和死亡原因分类会议,由 WHO 颁布了《国际疾病分类第 6 版(ICD-6)》,首次包括精神障碍分类。此分类作为卫生信息标准体系的重要构成部分,被越来越多地用于临床研究、医疗结局监测、卫生事业管理以及卫生资源配置等各个方面。

ICD-10 是世界上应用最广泛的版本,其主要功能是对疾病和死因的统计问题进行解决。近年来,精细化管理和医疗付费对 ICD-10 的要求越来越高,基于其固有的体系架构,对它的修订和应用受到限制,因此难以使日益增长的医疗和管理需求得到满足。高速发展的卫生信息化也要求 ICD 与电子信息系统达成良好的交互。随着医学科学的迅速发展,ICD-10 中的部分内容已经不再适用。为了使疾病分类更好地反映医学科学和医学实践的发展,2007 年 WHO 启动了 ICD-11 的修订工作,2012 年 5 月完成基本模型的建立(Alpha Phase),而后进入起草阶段(Beta Drafting),2014 年开始评审修订(Review Phase)。与以往修订及维护方式不同,WHO 首次搭建了基于网络平台面向全球的意见征集和修订评审机制对 ICD-11 进行维护。为使编码查找更为便捷,WHO 将提供多种语言版本的 ICD-11 在线工具(即 ICD-11 beta browser),同时允许 ICD-11 通过网络服务存取到本地软件中。因此,用户可以通过三种方式,即 ICD 纸质版、在线工具和本地软件使用 ICD-11,提供了更便捷、更高效的使用体验。

2. ICD-11 的应用范畴　既往应用最广泛的 ICD-10,其作为疾病和死亡的统计分类,主要的适用范围是综合性医院,而对于初级医疗机构和专科医院则不适用。ICD-11 中提出了两个概念,即"基础组件"(foundation component)和"线性组合"(linearization)。基础组件是所有 ICD 分类单元的总和,包含了 ICD 的全部内容。由于 ICD 分类单元具有不同的用途属性(分类属性),可以根据使用目的不同从基础组件中衍生出不同的子集,这称为线性组合。为了满足不同资源配置的初级医疗机构的疾病分类需求,ICD-11 提供了多种线性组合,包括供低资源初级医疗机构(primary care low resources settings, PCL)和中等资源初级医疗机构(primary care intermediate resources settings, PCM)使用的线性组合,简称为 ICD-11-PCL 和 ICD-11- PCM。此外,通过对分类单元的分类属性进行定义可产生适用不同专科的线性组合。因此,与 ICD-10 相比,ICD-11 的结构体系和应用范畴要

大得多。

3. ICD-11 主要分类

BlockL1-6A0　　神经发育障碍

BlockL1-6A2　　精神分裂症或其他原发性精神病性障碍

BlockL1-6A4　　紧张症

BlockL1-6A6　　心境障碍

BlockL1-6B0　　焦虑或恐惧相关障碍

BlockL1-6B2　　强迫或相关障碍

BlockL1-6B2　　应激相关障碍

BlockL1-6B6　　分离障碍

BlockL1-6B8　　喂食或进食障碍

BlockL1-6C0　　排泄障碍

BlockL1-6C2　　躯体忧虑或躯体体验障碍

BlockL1-6C4　　物质使用或成瘾行为所致障碍

BlockL1-6C7　　冲动控制障碍

BlockL1-6C9　　破坏性行为或品行障碍

BlockL1-6D1　　人格障碍及相关特质

BlockL1-6D3　　性欲倒错障碍

BlockL1-6D5　　做作性障碍

BlockL1-6D7　　神经认知障碍

BlockL1-6E2　　与妊娠、分娩和产褥有关的精神或行为障碍

BlockL1-6E6　　与其他疾病分类相关的继发性精神或行为综合征

（二）美国精神障碍诊断与统计手册（DSM 系统）

美国精神病学会于 1952 年出版了《精神障碍诊断与统计手册（*Diagnostic and Statistical Manual of Mental Disorders*，DSM）》。第 1 版被称为 DSM-Ⅰ，是在 ICD-6 的基础上，进行编写的。1968 年出版了 DSM-Ⅱ，与 ICD-8 基本一致，编码也一致，仅根据美国的情况有少量变更。1980 年出版的 DSM-Ⅲ，对前两版有较大的修订，并对每个诊断都定出了一个明确的诊断标准，可以说是在精神障碍诊断史上的重大改革，特别是提出了以临床轴为主的多轴诊断概念，促进了临床医生将患者作为一个整体进行包括躯体状况、个性特征、社会文化背景等全面的考虑。1994 年出版了 DSM-Ⅳ，补充了编码与多轴诊断。目前最新版本为 2013 年出版的 DSM-5。DSM 系统的分类，虽然主要通行于美国，但因其有详细的诊断标准，所以具有巨大的国际影响。

1. DSM-5 诊断的维度方法　　DSM-Ⅳ对疾病进行分类诊断时主要是按照症状学进行分类的，与其不同，DSM-5 是按照疾病的谱系障碍进行分类，对相关障碍进行了新的分组。对 DSM-5 章节结构进行改变主要基于 11 个指标（共享的神经机制，家族特质，遗传风险因素，特定的环境风险因素，生物标记物，气质的前瞻性，情绪或认知过程的异常，症状的相似性，疾病的病程，高的共病和共享的治疗反应）。这些指标作为重要的指南，来帮助工作组和工作委员会决定如何将障碍分组，以最大化其有效性和临床实用性。在 DSM-5 中，精神障碍的重新分类旨在深化我们对疾病根源的理解，并揭示不同障碍间的病理生理共性，为未来的研究和诊断提供坚实基础。DSM-5 的持续修订将使其成为一个"活文件"，它能够适应未来在神经生物学、遗传学和流行病学方面的发现。

2. 多轴系统　　既往 DSM-Ⅳ中的多轴诊断系统一直被广泛应用。多轴诊断是指采用不同层面或维度来进行疾病诊断的一种诊断方式。DSM-Ⅳ中列出的 5 个轴如下：轴Ⅰ：临床障碍　可能成为临床注意焦点的其他情况；轴Ⅱ：人格障碍　精神发育迟滞；轴Ⅲ：一般医学情况（指精神科以外的各科疾病）；轴Ⅳ：心理社会问题和环境问题；轴Ⅴ：全面功能评估。轴Ⅰ用于记录求医主要的精神障碍，除人格障碍和精神发育迟滞，也包括可能成为临床注意焦点的其他情况；轴Ⅱ除记录人格障碍和精神发育迟滞以外，还包括突出的适应不良的人格特征和防御机制，单独列出以免被忽略；轴Ⅲ为一般医

学情况,与认识和处理患者的精神障碍及其药物治疗可能有关;轴Ⅳ记录心理社会问题和环境问题,可归纳为9点,即:①基本支持集体(家庭)问题;②与社会环境有关的问题;③教育问题;④职业问题;⑤住房问题;⑥经济问题;⑦求医问题;⑧与司法单位有关的问题;⑨其他问题;其可能影响到精神障碍(轴Ⅰ和轴Ⅱ)的诊断、处理和预后;轴Ⅴ用于医师对患者的整个功能水平的判断,按整体的功能评估(GAF)量表进行,以百分制评分,最好的功能状况评为100分。轴Ⅳ和轴Ⅴ为特殊的临床科研所设置,便于制订治疗计划和预测转归。

DSM-5 舍弃了 DSM-Ⅳ 的多轴系统,改为非轴性的诊断记录(原轴Ⅰ、Ⅱ和Ⅲ),并对重要的心理社会和背景因素的注解(先前的轴Ⅳ)和残疾评估(先前的轴Ⅴ)进行记录。DSM-5 建议停止使用 GAF 和存在问题的心理测量。为了提供残疾的整体评估,以及进一步的研究,在 DSM-5 的第三部分(新出现的量表及模式)包含了 WHO 残疾评估量表(WHODAS),可在所有的医学和卫生保健领域使用。

3. 诊断要素

(1)诊断标准和描述:作为诊断指南的诊断标准,应根据临床判断来使用。每一个章节包含的正文介绍部分,有助于支持诊断。在评估完诊断标准之后,临床工作者应适当考虑障碍的亚型和(或)标注的应用。只有当疾病满足全部诊断标准时,严重程度和病程的标注才能用来描述个体目前的临床表现。而当个体不满足全部诊断标准的时候,临床工作者应考虑症状表现是否符合"其他特定"或"未特定"的诊断标准。在适当的情况下,需要给每一个诊断提供描述性的特征(如自知力的情况,良好还是一般)、病程(如部分缓解、全部缓解、复发)和病情严重程度标准(如轻度、中度、重度、极重度)。临床工作者需要根据临床访谈、文字描述、诊断标准和临床判断来做出最后对疾病的诊断。传统上,可以对符合一个以上 DSM-5 障碍诊断标准的临床表现,给出多个诊断。

(2)亚型(subtype)和标注(specify):在诊断标准中,会出现"标注是否是"和"标注"的字样,亚型和标注是为了提高特异性。亚型是互相排斥的,各种亚型联合起来构成了完整的某个诊断的现象学。标注并不是互相排斥的,各标注联合起来也不能完全描述某个诊断的现象学,所以可以给予1个以上的标注。标注的作用是有助于对具备共同特征的精神障碍的同质性亚群进行准确划分(如,重度抑郁障碍,伴混合特征),并能提供与个体的障碍管理相关的信息,如在睡眠-觉醒障碍中"伴其他躯体共病"的标注。对于指示病程的标注(如部分缓解、完全缓解)可列在诊断之后。严重程度的标注可以指导临床工作者对某个障碍的强度、频率、症状数量、病程或其他严重程度的指标进行评估。

(3)主要诊断:当个体被给予1种以上诊断时,对于住院患者,主要诊断是指经过研究认为是引起个体入院的主要状况。而门诊患者的主要诊断是指个体此次就诊接受门诊医疗服务的主要状况。大多数病例中,主要诊断或就诊原因也是关注或治疗的焦点。主要诊断应首先列出,其余障碍应按照治疗和关注的焦点的依次顺序列出。当主要诊断或就诊原因是其他躯体疾病所致的精神障碍时,ICD编码规则要求,病因上的躯体疾病应首先列出。在这种情况下,作为主要诊断的躯体疾病所致的精神障碍,应列在第二位。

4. DSM-5 包含的疾病　DSM-5 主要疾病分类如下:

(1)神经发育障碍

(2)精神分裂症谱系及其他精神病性障碍

(3)双相及相关障碍

(4)抑郁障碍

(5)焦虑障碍

(6)强迫及相关障碍

(7)创伤及应激相关障碍

(8)分离障碍

（9）躯体症状及相关障碍

（10）喂食及进食障碍

（11）排泄障碍

（12）睡眠-觉醒障碍

（13）性功能失调

（14）性别烦躁

（15）破坏性、冲动控制及品行障碍

（16）物质相关及成瘾障碍

（17）神经认知障碍

（18）人格障碍

（19）性欲倒错障碍

（20）其他精神障碍

（21）药物所致的运动障碍及其他不良反应

（22）可能成为临床关注焦点的其他状况

Box 4-1 中国精神障碍分类与诊断标准第三版（CCMD-3）简要的历史

1958年，我国受苏联精神科国界的影响开始进行精神障碍的分类。在1978年，出版了《中国精神障碍分类与诊断标准（*Chinese Classification and Diagnostic Criteria of Mental Disorders*, CCMD)》第1版，将各类精神疾病归并为十大类，并进一步划分了各种亚型与亚类。之后CCMD-1在全国77个精神卫生机构22 285例门诊患者和8061例住院患者中进行测试，中华神经精神科学会中国精神疾病分类方案与诊断标准制定工作委员会根据测试结果、参照国际分类方案、结合我国国情，于1989年通过并公布了我国新的疾病诊断与分类方案，同年CCMD-2出版。随着20世纪90年代ICD-10和DSM-Ⅳ的问世，国内精神科学界进一步完善自己的诊断系统，于1995年又出版了修订版CCMD-2-R。由于CCMD-2-R应用过程中存在一些争议以及与国际分类接轨的需求，中华精神科学会成立了CCMD-3工作组，并于2001年推出了第3版。

CCMD-3在编制过程中，一方面参考和吸收了ICD-10的内容和分类原则，兼顾症状学分类和病因病理学分类，正在与国际诊断系统接轨，另一方面也保留了我国的特色，如保留神经症、复发性躁狂症、癔症和同性恋，增加旅途性精神病、与文化相关的精神障碍等。但对于保留和增加的某些诊断，近10年来缺乏相应的研究，如长期随访研究、大样本量的前瞻性研究等，因此在未来国内诊断系统的修订过程中，这些诊断在其中的地位值得进一步探讨和研究。基于此，目前已较少用该诊断系统，渐与国际接轨。疾病系统多采用ICD系统分类与诊断，而研究多采用DSM系统的分类与诊断标准。

第二节　精神障碍诊断标准

一、概述

在20世纪70年代以前，精神障碍诊断没有公认的诊断标准，以精神分裂症的诊断而言，有的医生按照E Bleuler提出的4A症状，即联想障碍、心境障碍、矛盾意向、内向性等为诊断依据，显然依此标准诊断精神分裂症是很重视阴性症状的，而这四个症状中究竟要出现几个才可以确诊则没有一致的认识。另有一些医生很少考虑阴性症状的诊断价值，强调Schneider一级症状或阳性症状诊断精神分裂症的重要意义。P Berner在维也纳两个精神病院中收集200例功能性精神病病例，发现如果使用

E Bleuler 的 4A 症状作为诊断标准,则有 1A 症状者 91 例,2A 症状者 53 例,至少有 3A 症状者 22 例。而使用 Schneider 一级症状作为诊断标准,则至少出现 1 个一级症状者 121 例。这是由于 Schneider 的标准以阳性症状为主,E Bleuler 的标准以阴性症状为主,造成了上述差异。

由于大部分精神障碍缺乏客观的诊断标准,不同的医师对同一疾病的理解和认识又有差异,导致临床医师对同一患者的诊断一致性差;而诊断不一致使研究结果无法比较和难以理解,这一直是困扰精神障碍研究的重要因素之一。因此制定统一的精神障碍诊断标准意义重大。

二、精神障碍诊断标准

诊断标准是将疾病的症状按照不同的组合,以条理化形式列出的一种标准化条目。诊断标准包括内涵标准和排除标准两个主要部分。内涵标准又包括症状学、病程标准、病情严重程度、社会功能损害等指标,其中症状学指标是最基本的,又分必备症状和伴随症状。下面以 ICD-11 精神分裂症的诊断标准为例,说明各种标准的意义。

6A20 精神分裂症

症状学及病程标准:在持续至少一个月的精神病性发作期的大多数时间内(或大多数日子里的某些时间),存在下述第(1)项中的综合征、症状和病症至少一条,和(或)下述第(2)项中的症状和病症至少两条。

(1)至少存在下述中的一条:

(a)思维鸣响、思维被插入或被夺及思维被广播;

(b)被控制、被影响或被动妄想,明显地与躯体或肢体运动、特殊思维、行为或感觉有关;妄想性知觉;

(c)言语幻觉,对患者的行为持续不断的评论或声音,对患者进行相互讨论或来自躯体某些部分的言语性幻觉;

(d)其他持久的与文化不相应和完全不可能的妄想,如具有某种宗教或政治身份,具有超人的力量和能力(如具有控制气候的能力,或能向来自另一个星球的人交流信息)。

(2)至少存在下述中的两条:

(a)任何形式的持久的幻觉,每天发生,至少一个月;并伴有短暂的或未充分形成的无明显情感内容的妄想;或伴有持久的超价观念;

(b)思维过程中断或插入无关语,导致言语不连贯或不切题,或语词新作;

(c)紧张症行为,如兴奋、特殊姿势或蜡样屈曲、违拗、缄默和木僵;

(d)"阴性"症状如显著的情感淡漠、言语贫乏,及情绪反应迟钝或不适切(必须明确这些情况不是由于抑郁或抗精神病药物引起)。

排除标准:需除外的疾病如下:

(1)分裂型障碍(6A22)特征是在行为、外表和言语中具有持久的模式,伴随着认知和感知扭曲,不寻常的信仰以及人际关系能力下降。症状可能包括收缩或不恰当的影响和快感缺失(阴性分裂型)。可能出现偏执的想法,参照的想法或其他精神病症状,包括任何形式的幻觉(阳性分裂型),但是强度或持续时间未满足精神分裂症、分裂情感性精神障碍或妄想症的诊断要求。

(2)急性短暂性精神障碍(6A23)的特征在于在没有其他精神障碍病史的个体中,在没有前驱症状的情况下出现精神病症状的急性发作,并且在两周内达到其最大严重性。发病通常与社会和职业功能迅速恶化有关。症状可能包括妄想、幻觉、思维过程紊乱、混乱或迷惑、情感和情绪失调。可能存在紧张性精神运动障碍。每天,甚至一天之内,症状通常会在性质和强度方面迅速变化。这段时间不超过 3 个月,最常见的是从几天到 1 个月。

需要强调的是,诊断标准仅仅是工具,可靠的病史,仔细的体格查体及神经系统检查,尤其是精神状态的检查,以及必要的实验室等辅助检查是正确使用诊断标准作出正确诊断的必要条件。

Box 4-2　诊断的转变——研究领域标准计划（RDoC）

　　研究领域标准（RDoC）是由美国国家心理健康研究所（National Institute of Mental Health，NIMH）开发的一项计划。与美国精神病协会提倡的 DSM 基于对临床症状群诊断的共识不同，RDoC 旨在为理解精神障碍提供有效的生物框架。

　　目前对于精神疾病的诊断是以临床观察作为基础，对症状群进行识别，确定症状出现的时间、是否缓解、复发或成为慢性病程。然而，在目前的诊断系统中，精神障碍的定义方式并不包括整合神经科学研究的当前信息，所以很难对复杂症状和行为进行拆解，并试图将其与潜在的神经生物学系统联系起来。许多精神障碍可以被认为是沿着多个维度（如认知、情绪、社会交往）而存在，多个精神障碍的共同发生可能表现出不同的症状模式，而这些症状是由共同的风险因素和潜在的疾病基础所引起的。

　　基于此，2009 年 RDoC 正式启动，其基本框架是建立了一个动态模板，采用开诚布公的沟通方式，不断加入最新的研究进展并实现数据分享。RDoC 试图通过在遗传学、神经科学和行为科学方面的现代研究方法来解决精神疾病的问题，从而为精神疾病创造一种新的分类方法。作为美国国家精神卫生研究所 2008 战略计划的一部分，RDoC 旨在通过确定基因、神经化学改变和大脑网络损伤来重新分类精神障碍。其目的一方面是通过行为及神经生物指标，为精神疾病的分类提供新方法；另一方面针对精神疾病、情绪障碍、注意力缺陷多动障碍的研究提出基于基因组学、认知维度、生理特征或影像学信息的分类方法；最后还希望通过综合性的、多维度的审视精神疾病的科学研究，检测个体的遗传背景、神经、生理指标和行为状态，帮助精准诊断。

　　RDoC 主要包含几个方面：负价系统（恐惧、焦虑、失落、挫败）；正价系统（奖励学习、奖励估价、习惯）；认知系统（注意，知觉，陈述性记忆，工作记忆，认知控制）；社会系统（依恋形成、社会交往、自我感知、他人感知）；觉醒/调节系统（昼夜节律，睡眠和觉醒）。每个方面均可使用不同的变量（或分析单元）来进行研究，指定了七个分类单元，分别为：基因、分子、细胞、神经回路、生理学、行为、自我评估。

　　与传统的诊断系统（例如，DSM）使用分类诊断不同，RDoc 是"维度系统"，涵盖范围从正常到异常。RDoC 不是从疾病的定义出发，寻求其神经生物学基础，而是从目前对行为-大脑关系的理解出发，并将其与临床现象联系起来。RDoC 框架的明确目标是允许调查人员访问更广泛的数据，为疾病提供更全面和精确的诊断。

（胡　建）

思 考 题

1. 为什么精神障碍的分类采用症状学分类，这种分类有什么优缺点？
2. 多轴诊断有什么特点？包括哪些轴？

第五章　神经认知障碍及相关疾病

第一节　概　述

神经认知障碍(neurocognitive disorders, NCDs)是一组获得性的,以谵妄、遗忘、痴呆等认知缺陷为主要临床表现的综合征,具有相对明确的病理与病理生理机制,涉及多种脑部和躯体疾病。

常见的神经认知障碍临床综合征如下:

一、谵妄

根据ICD-11,谵妄(delirium)被定义为"以注意力障碍(指向、集中、维持以及注意的转移)和意识障碍(对环境定向能力的减弱)为特征,在短时间内产生并在一天内症状呈现波动变化的一组综合征,通常伴随着其他认知损伤,如记忆障碍、定向力障碍或言语紊乱、视觉空间、知觉感知障碍以及睡眠觉醒周期的改变等"。

谵妄是一个综合征,常伴随着广泛的认知障碍和相应的精神及行为症状,因通常起病较急且具有可逆性,也被称之为急性脑综合征(acute brain syndrome)。

1. **病因**　导致谵妄的原因很多,可以分为素质性因素和诱因,素质性因素包括:高龄、痴呆(往往未能及时识别)、功能性残疾、严重的共病等,此外男性、视听力受损、抑郁症状、轻度认知损害(mild cognitive injury, MCI)、实验室指标异常、物质滥用(如酒精)也会增加谵妄的风险。诱因包括:药物(尤其是镇静催眠药物、抗胆碱能药物)使用、外科手术、麻醉、严重的疼痛、感染、急性疾病或者突然加重的慢性疾病等。患者存在的素质性因素越多,谵妄发生所需要的诱因越少(表5-1)。

表5-1　谵妄的常见病因

因素分类	具体疾病情况
药物使用	药物(抗胆碱能药物等)、毒物中毒,铅或汞重金属中毒等;使用新的药物、调整药物剂量、药物相互作用,非处方药物和酒精的使用
电解质紊乱	低血糖症、甲状腺功能亢进或低下、甲状旁腺功能低下、肾上腺功能障碍等引起的电解质紊乱
药物停用	戒酒、长期服用镇静剂后突然停用
感染	中枢神经系统感染(脑膜炎、脑膜脑炎),外周如尿路、呼吸道及软组织感染
颅内疾病	颅内感染、出血、卒中或者肿瘤
躯体疾病	心肌梗死,心律失常、心衰、低血压,严重的贫血、慢性阻塞性肺病恶化、低氧血症及高碳酸血症等
其他	营养缺乏,如维生素 B_1(硫胺素)、维生素 B_{12}、叶酸缺乏,尿潴留、便秘,视觉、听觉功能下降等

2. **发病机制**　迄今尚不十分清楚。目前较公认的有胆碱能假说,认为谵妄发生与血浆乙酰胆碱等神经递质合成减少密切相关。除了颅内病变外,其他原因引起的谵妄一般只造成脑组织的非特异性改变(如充血、水肿),因而病变是可逆的,预后较好。

3. **流行病学**　在社区一般人群中,谵妄患病率为1%~2%,随着年龄增加,患病率显著增加,85岁以上老年人患病率可高达14%。在医院急诊老年患者中,患病率为10%~30%,住院患者中谵妄患病率为 6%～56%,术后发生率为 15%～53%,重症监护中心发生率高达 70%～87%。

4. 临床表现　谵妄以注意障碍和意识障碍为临床特征性表现。注意障碍主要表现为定向、聚焦、维持以及变换注意力的能力下降,进而导致患者在对话过程中常停留在先前问题中而不能随着问题的改变恰当转移注意力,因此问及患者问题往往需要被重复,患者也很容易被无关的刺激影响而分神。意识障碍则表现为意识水平下降,对环境甚至有时候是自身定向能力的减弱。谵妄常进展较快,其严重程度一天中会有波动,在傍晚和夜晚加重。

谵妄常伴有以下领域的改变:

(1) 学习或者记忆障碍(尤其是近期记忆)。

(2) 定向障碍,特别是时间、地点定向障碍,严重者可出现人物定向障碍。

(3) 知觉障碍,如错觉或者幻觉,特别是视幻觉。

(4) 睡眠-觉醒障碍,包括日间困顿、夜间激越、入睡困难以及整夜清醒;部分患者会有昼夜颠倒。

(5) 情绪行为障碍,如焦虑、抑郁、恐惧、易激惹、愤怒、欣快和情感淡漠,但是上述情绪状态间会有快速的、不可预测的转换,在夜间或者缺乏外界刺激的情况下,这种紊乱的情绪状态往往会表现为呼喊、尖叫、咒骂、咕哝、呻吟或者制造出其他声音。

5. 评估、诊断及鉴别诊断　采集病史时,应询问患者精神状态从何时改变,是否伴有其他症状(如呼吸困难及排尿困难),还应全面回顾用药史(也包括饮酒情况及非处方药/保健品的使用等),了解近期有无药物停用。躯体检查应包括生命体征及心、肺、腹部全面查体,还应重点进行神经系统查体,并根据检查结果选择性地进行实验室及影像学检查。

谵妄可根据典型的临床症状做出诊断:即急性起病、意识障碍、定向障碍、伴波动性认知功能损害等,认知评估可提示认知功能的全面紊乱。

需要注意的是,明确诊断后还需要根据病史、体格检查及实验室检查来明确谵妄的病因,如躯体疾病、电解质紊乱、感染、酒精或其他物质依赖等。谵妄需要与痴呆、抑郁及急性精神科综合征进行鉴别。这些综合征常同时发生,患者可同时存在其中多组表现。

6. 治疗与预后及预防　谵妄的治疗,首先需要纠正谵妄病因,即针对原发脑器质性疾病或躯体疾病进行积极治疗。还需营造良好的治疗环境(如医院病房应"昼夜分明":白天光线充足,夜晚黑暗安静)。特别需要注意的是,监测与预防并发症。

若患者存在严重的感知觉紊乱或妄想,且语言安抚无效或行为可能对自身或他人造成危险,则需要药物治疗。一般情况下,推荐抗精神病治疗,但应充分权衡利弊,包括激越、幻觉及妄想能否快速消除,以及抗精神病药所导致镇静及其他并发症的风险。在抗精神病药物中,氟哌啶醇的镇静作用最弱,但锥体外系反应(EPS)的风险最高;喹硫平恰恰相反,EPS 风险最低,而镇静效应最强。无论选择何种药物,均应低剂量起始,缓慢滴定;如有必要,可考虑每 30 分钟或 60 分钟重复给药,直至获得满意的治疗效果(如患者幻觉消失)。此后可以按需给药。如有可能,应尽早停用抗精神病药物。与酒精或镇静催眠类药物戒断相关的谵妄推荐使用苯二氮䓬类药物。

虽然谵妄通常急性起病,症状变化大,病程多持续数小时或数天,但是老年患者中病程持续数月者也并非罕见。有证据显示,住院期间存在谵妄的患者中,有 45% 在出院时仍存在谵妄,出院一个月后仍存在谵妄者占 33%。谵妄迁延的高危因素包括谵妄症状严重、高龄、罹患痴呆、共病及使用躯体约束。

二、遗忘综合征

遗忘综合征(amnestic syndrome)又称柯萨可夫综合征(Korsakoff's syndrome),是脑部器质性病变导致的选择性或局灶性认知功能障碍,是以近事记忆障碍为主要特征或唯一临床表现的综合征。患者为弥补记忆障碍或遗忘的缺陷,常产生错构或虚构现象,患者意识清晰,其他认知功能保持完好。

遗忘综合征可为多种神经系统疾病的共同表现,这些疾病可根据起病形式、临床经过、伴随的神经体征及辅助检查等鉴别(表 5-2)。

表 5-2　遗忘综合征及遗忘状态的分类

分类	疾病
Ⅰ. 突然起病的遗忘综合征（常逐渐恢复但不完全）	A. 动脉粥样硬化性血栓/栓子堵塞大脑后动脉或其颞下分支引起的双侧或左（主）侧海马梗死；B. 双侧或左（主）侧丘脑前内侧核梗死；C. 大脑前动脉-前交通动脉闭塞引起前脑基底部梗死；D. 蛛网膜下腔出血；E. 间脑、颞叶中下部或额叶眶回的创伤；F. 心脏停搏、一氧化碳中毒及其他低氧状态（海马受损）；G. 持续癫痫状态后；H. 震颤性谵妄后
Ⅱ. 遗忘起病突然而持续时间短	A. 颞叶癫痫；B. 脑震荡后状态；C. 短暂性全面遗忘；D. 癔症
Ⅲ. 遗忘综合征亚急性发作，有不同程度恢复但多遗留持久的后遗症	A. Wernicke-Korsakoff 综合征；B. 单纯疱疹病毒性脑炎；C. 以脑底部渗出性肉芽肿为特征的结核性脑膜炎或其他类型脑膜炎
Ⅳ. 缓慢进展的遗忘状态	A. 肿瘤累及第三脑室底和壁及边缘皮质结构；B. Alzheimer 病（早期）及其他变性病伴颞叶不成比例受累；C. 副肿瘤性"边缘"脑炎

典型的 Korsakoff 综合征诊断并不困难，意识清晰但有明显记忆障碍、其余认知功能基本保持完好便可诊断 Korsakoff 综合征。

Korsakoff 综合征因为大脑已经发生局灶性器质性病理改变，即使发现与治疗及时，预后往往仍欠佳。目前 Korsakoff 综合征主要需要对因治疗，如酒依赖者戒酒并补充维生素 B_1，积极治疗原发疾病。大剂量的硫胺可以改善许多患者的定向障碍和虚构，但是记忆障碍改善不明显。有临床研究报道提示可乐定、血管加压素可能对 Korsakoff 综合征记忆障碍有效，但需进一步临床研究证实。鼓励患者制订、参与康复训练计划(如每天坚持读写任务尝、记忆数字)以帮助康复。

三、痴呆（重度认知功能障碍）

痴呆(dementia)被定义为一组较严重的、持续的认知障碍。临床上以缓慢出现的智能减退为主要特征，伴有不同程度的人格改变，但无意识障碍。

痴呆有明确的认知缺陷，而且至少累及 1 个认知领域或以上，这种认知缺陷症状已经妨碍到患者生活功能。

1. **病因**　引起痴呆的病因很多，且治疗效果欠佳。内分泌障碍、神经梅毒以及部分颅内占位性病变等所致的痴呆如能及时发现、及早治疗，在针对病因的治疗后可获得部分程度的改善（表 5-3）。

表 5-3　引起痴呆的病因

病因	疾病
中枢神经系统变性疾病	阿尔茨海默病、额-颞叶痴呆、匹克病、路易体痴呆、帕金森病、亨廷顿病、皮质-纹状体-脊髓联合变性等
脑血管病变	多发梗死性痴呆、颈动脉闭塞、皮层下动脉硬化性脑病、血栓性血管炎等
代谢性疾病	黏液水肿、甲状腺功能亢进或低下、甲状旁腺功能亢进或减退、肾上腺皮质功能亢进、肝豆状核变性、尿毒症、慢性肝功能不全、艾迪生病（Addison disease）、库欣综合征（Cushings syndrome）、高胰岛素血症
颅内感染	各种脑炎、脑膜脑炎、神经梅毒、艾滋病及库鲁病等
颅内占位性病变	肿瘤、硬膜下血肿等
低氧和缺氧血症	包括缺血性(心脏骤停、严重出血和贫血)、缺氧性(呼吸衰竭、哮喘、窒息、麻醉)、淤滞性(心力衰竭)和组织中毒性等各类低(缺)氧血症
营养缺乏性脑病	硫胺缺乏性脑病、糙皮病以及维生素 B_{12} 和叶酸缺乏等
中毒性脑病	酒精、重金属及一氧化碳中毒及有机物中毒等
颅脑外伤	头部的开放性或者闭合性外伤、拳击员痴呆等
其他	正常压力性脑积水、类肉瘤病等

2. **临床表现**　痴呆的发生多缓慢隐匿,近记忆受损是最早的核心临床表现之一,主要是铭记功能受损,患者无法记住约定好的事情或者任务,会记不住最近发生的事情。随着病情的进展,患者远记忆也受损,思维缓慢、贫乏,抽象思维丧失,对一般事物的理解力和判断力越来越差,注意力日渐受损,可出现计算困难以及时间、地点和人物定向障碍。

患者的另一个早期症状是学习新知识、掌握新技能的能力下降,在面对不熟悉的工作时会有疲乏、沮丧与易激惹的表现。此外,患者抽象思维、概括、综合分析和判断能力进行性减退。当记忆全面受累、理解判断力受损时可能会引起短暂、变化多样、不成系统的妄想,内容通常与被盗、遗失、疑病、被害或者配偶的不忠有关。此阶段患者还常有昼夜不分、不知归途、无目的漫游的表现。

患者另一组表现是情绪不稳,或勃然大怒,或易哭易笑,或焦虑不安不能自制。随着疾病进展则会演变为淡漠、迟钝,或抑郁消极,或无动于衷。患者人格亦会变化,多疑、固执、斤斤计较,甚至会有违反道德准则的行为。当智能全面衰退、痴呆严重时,患者自理能力丧失甚至失去言语对答能力,会有大小便失禁的现象。

3. **诊断与鉴别诊断**　首先要全面了解病史;其次了解患者起病形式和病程,外伤、脑血管疾病所致痴呆通常为急性起病,其他病因者则多为慢性起病。脑血管疾病所致痴呆症状起伏,并可自动缓解;心脏疾病、甲状腺功能低下及维生素缺乏症引起的痴呆随躯体症状的缓解而减轻,老年性及其他变性引起的脑萎缩,其痴呆症状多持续进展且不断恶化。

认知功能可使用简易精神状态检查(mini mental state examination, MMSE)、认知量表(CAS)等进行量化评估。需要强调的是,虽然痴呆并无特定的神经系统体征,但是原发病多有一定体征,如多数颅内疾病(除变性疾病外)所致的痴呆患者往往有神经系统定位体征;麻痹性痴呆患者可有瞳孔不整齐、两侧不等大的表现;铅中毒者齿龈可见铅线。因此,痴呆患者的体格检查非常重要。另外,实验室检查也有助于明确诊断和鉴别诊断,对怀疑痴呆的患者,辅助检查主要是化验室、神经影像、神经心理、电生理等检查。

痴呆需要与谵妄相鉴别,谵妄与痴呆均表现为记忆及其他认知功能损害,谵妄往往起病急骤,病程较短,认知障碍会有昼轻夜重的波动;注意和感知障碍较为明显,有意识障碍;而且更多会出现视幻觉、片段的妄想。

4. **治疗**　首先应及早治疗病因;其次,需评估患者认知功能和社会功能损害的程度,以及精神症状、行为问题和患者照料环境。

治疗的原则是提高患者的生活质量,减轻患者给家庭带来的负担。患者管理需从营造舒适环境、关注躯体疾病、对症药物治疗等几个方面综合考虑,包括提供充足的营养、适当运动、改善听力和视力及躯体疾病的治疗等。

目前尚缺乏治疗认知功能障碍的特效药物。虽然部分益智药短期内能改善患者接受新事物的能力,延缓痴呆的进一步加重,但其长期疗效仍有待观察。

抗精神病药物可用于控制精神病性症状、激越行为或攻击行为。由于老年人对抗精神病药物的不良反应更为敏感,会有增加心血管意外事件、肺部感染等不良事件发生率风险,用药前要权衡风险、收益、谨慎使用;用药应从低剂量开始,缓慢加量,症状改善后需逐渐减量或停止用药。

抗抑郁药可用于痴呆伴抑郁的患者,有助于改善痴呆综合征、改善认知功能并提高患者生活质量。但是用药要考虑到患者合并躯体疾病所使用的药物,不同药物之间的潜在的相互作用。

苯二氮䓬类主要用于痴呆患者焦虑、激惹和睡眠障碍的治疗,因可引起意识混浊、跌倒、呼吸抑制和药物依赖等,应慎用。

第二节　与神经认知障碍有关的常见脑部疾病

一、阿尔茨海默病

阿尔茨海默病(Alzheimer's disease,AD)是一种常见的神经系统变性疾病,其病理特征为老年斑、神经元纤维缠结、海马锥体细胞颗粒空泡变性及神经元缺失。临床特征为隐袭起病,进行性智能衰退,多伴有人格改变。一般症状持续进展,病程通常为 8～10 年。

（一）流行病学

阿尔茨海默病是老年期重度神经认知障碍（痴呆）的最常见类型,约占重度神经认知障碍总数的50% 以上,同时,由阿尔茨海默病所致的轻度神经认知障碍可能在轻度认知损害（mild cognitive impairment,MCI）中也占有相当大的比例。AD 常见于 65 岁以上的老年人,患病率随着年龄的增长而升高,65 岁以上患病率约 5%,而 85 岁以上的老年人中 20%～50% 患有阿尔茨海默病。本病通常为散发,女性多于男性。

（二）病因和发病机制

AD 的病因及发病机制尚未明确,但目前已发现如下的这些因素及脑内异常变化参与了 AD 的发生发展:

1. 遗传因素　约 5% 的患者有明确的家族史,患者一级亲属中 AD 的发病率是一般人群的 4.3倍。近年发现,三种早发型家族性常染色体显性遗传的 AD 致病基因,分别位于 21 号染色体、14 号染色体和 1 号染色体,包括 21 号染色体上的 APP 基因,14 号染色体上的早老素 1 基因（presinitin 1,PS1）及 1 号染色体上的早老素 2 基因（presinilin 2,PS2）。载脂蛋白 E（APOE）基因是晚发型 AD 的重要危险基因。APOE 基因位于 19 号染色体,在人群中有 3 种常见亚型、即 $\varepsilon2$、$\varepsilon3$ 和 $\varepsilon4$。$\varepsilon3$ 最普遍,$\varepsilon4$次之,而 $\varepsilon2$ 则最少。APOE$\varepsilon2$ 等位基因有保护作用,而 APOE$\varepsilon4$ 等位基因携带者患 AD 的风险增加,并可使发病年龄提前。还有很多与 Alzheimer 病有关的其他遗传危险因素,如位于第 9 号染色体的泛素 1 基因（ubiquitin1）,但均有待进一步确定。

2. β-淀粉样蛋白（β-amyloid,Aβ）代谢异常　目前认为 Aβ 的生成和清除失衡是神经元变性和痴呆发生的始动因素,可诱导 tau 蛋白过度磷酸化、炎症反应、神经元死亡等一系列病理过程。

3. 神经递质障碍　AD 患者大脑中存在广泛的神经递质异常,包括乙酰胆碱、单胺、氨基酸类及神经肽等。这些递质对学习和记忆等认知功能有重要的作用。其中比较明显的是乙酰胆碱,随着疾病进展,阿尔茨海默病患者脑内乙酰胆碱水平迅速下降,而乙酰胆碱的缺乏与认知功能障碍密切相关,这也是目前阿尔茨海默病治疗获得有限疗效的重要基础。

（三）病理改变

阿尔茨海默病患者的大体病理呈弥漫性脑萎缩,重量较正常大脑轻。脑回变窄,脑沟增宽,尤以颞、顶、前额叶萎缩更明显,第三脑室和侧脑室异常扩大,海马萎缩明显。镜下病理以老年斑、神经元纤维缠结和神经元减少为主要特征。

1. 老年斑（senile plaques,SP）　SP 的中心是 β 淀粉样蛋白,周围缠绕着无数的蛋白和细胞碎片。正常老年人脑组织也可出现 SP,但数量比 AD 患者明显为少。老年斑在大脑皮质广泛分布,通常是从海马和基底前脑开始,逐渐累及整个大脑皮质和皮层下灰质。老年斑形成的同时,伴随着广泛的进行性大脑突触的丢失,这与最早的临床表现即短时记忆障碍有关。

2. 神经元纤维缠结（neurofibrillary tangles,NFTs）　电镜下呈螺旋样细丝,主要组分是高度磷酸化的微管相关蛋白,即 tau 蛋白。tau 蛋白是一种神经元特异性蛋白,主要分布于神经元轴突,起稳定微管的作用。tau 蛋白的生物作用受其磷酸化调控,磷酸化 tau 蛋白不利于微管蛋白聚合成为微管,而高度磷酸化的 tau 蛋白则丧失了对微管的稳定作用,可导致细胞骨架结构分解破坏。在正常成人脑中也可观察到一定比例的高度磷酸化的 tau 蛋白,但这一比例远低于 AD 脑组织。

3. 广泛神经元缺失　神经毡广泛,神经元缺失,代之以星形胶质细胞增生和小胶质细胞增生。

4. 其他病理特征　包括海马锥体细胞的颗粒空泡变性,轴索、突触异常断裂和血管淀粉样变等。

（四）临床表现

AD 通常起病隐匿,主要表现持续性的、不可逆的智能衰退。

在疾病早期,患者症状轻微,典型临床表现是记忆障碍,以近记忆力受损为主,也可伴有相对较轻的远记忆力障碍。因患者社会功能尚可,记忆障碍常易被忽略。

在疾病中期,患者认知障碍加重,表现为掌握运用新知识及社交能力下降。严重时出现定向力障碍,一般先出现时间定向障碍再出现空间定向障碍。此期患者,已需家人进行日常监护,并有语言功能障碍(如言语不畅、理解及复述能力差);患者亦会出现不同程度的失用(如穿衣、吃饭、抄几何数字等感到困难)。患者渐对简单的计算也感吃力。可能受上述症状影响,常可见患者情绪不稳,易激惹、挫折感强。一些患者会出现较显著的幻觉和妄想,幻觉中以幻视较多见,妄想以被窃妄想和嫉妒妄想多见。

在疾病晚期,患者判断力、认知力几乎消失殆尽,幻觉和妄想亦更显著。行为愈发难以被理解。自我约束能力的丧失还会使患者显得好斗,或完全处于远离社会状态。患者自理能力和社会功能极差。在此阶段,患者常常还会出现帕金森病样表现,约20%的患者可出现癫痫发作,随着病程进展,肌阵挛抽搐的发生率也将越来越高。

在病程早、中期,神经系统查体一般无阳性体征,但部分患者可出现病理征。到病程晚期,则逐渐出现锥体系和锥体外系体征,如肌张力增高、运动徐缓、拖曳步态、姿势异常等,最终可呈强直性或屈曲性四肢瘫痪,并可出现原始反射如强握、吸吮反射等。

（五）诊断与鉴别诊断

AD病因未明,诊断首先应根据临床表现做出重度或轻度神经认知障碍的判断,然后对病史、病程的特点、体格检查及神经系统检查、心理测查与辅助检查的资料进行综合分析,排除其他原因引起的神经认知障碍,才能诊断为AD。

目前对诊断有价值的辅助检查包括:①影像学检查磁共振扫描中发现海马回和颞顶叶皮层萎缩,PET、SPECT、fMRI提示颞顶叶代谢降低,PET扫描显示淀粉样蛋白影像阳性;②脑脊液检查脑脊液中淀粉样$A\beta_{42}$蛋白水平下降,总tau蛋白和磷酸化tau蛋白水平升高;③遗传学检查可以对于早期发生的常染色体显性遗传案例进行基因突变的检测,如淀粉样前体蛋白(APP)、早老素1(PSEN1)或早老素2(PSEN2);④神经心理学测试包括注意力、执行功能、记忆力、语言、知觉运动、社会认知,常用量表由简易精神状态量表(MMSE)、韦氏成人智力量表(WAIS-RC)、长谷川痴呆量表(HDS)以及临床痴呆评定量表(CDR);⑤脑电图早期通常是正常的,以后可逐渐出现α节律丧失及电位降低,可见弥漫性慢波,且脑电图减慢的程度和神经认知障碍的严重程度具有相关性。

ICD-10的诊断要点为:①存在痴呆;②潜隐起病,缓慢衰退;③无临床证据或特殊检查结果能够提示精神障碍是由其他可引起痴呆的全身疾病或脑部疾病所致(例如甲状腺功能低下、高血钙、维生素B_{12}缺乏、烟酸缺乏、神经梅毒、正常压力脑积水或硬膜下血肿);④缺乏卒中样发作,在疾病早期无局限性神经系统损害的体征,如轻瘫、感觉缺失、视野缺损及共济失调(晚期可出现)。

需要与以下疾病进行鉴别:

（1）血管性神经认知障碍:急性起病,偶可亚急性甚至慢性起病,症状波动性进展或阶梯性恶化,有神经系定位体征,既往有高血压或动脉粥样硬化或糖尿病病史,可能有多次脑卒中史,影像学可发现多发的脑血管性病灶。

（2）额颞叶神经认知障碍:早期出现人格和行为改变,精神异常突出,遗忘出现较晚,影像学显示额叶和颞叶萎缩,与阿尔茨海默病的弥漫性脑萎缩不同。

（3）神经认知障碍伴路易体痴呆:表现为波动性认知功能障碍、反复发生的视幻觉和自发性锥体外系功能障碍。患者一般对镇静药异常敏感。

（4）克-雅病:急性或亚急性起病,迅速进行性智力丧失伴肌阵挛,脑电图在慢波背景上出现广泛双侧同步双相或三相周期性尖-慢复合波。

（5）抑郁症:有明显的抑郁倾向,表现为心境恶劣,对各种事物缺乏兴趣,易疲劳无力,注意力难以集中而导致近记忆力减退,但抑郁症所致的"假性痴呆"通常不是进行性的。患者抗抑郁治疗有效。

Box 5-1　额颞叶神经认知障碍的临床表现

额颞叶神经认知障碍(frontotemporal neurocognitive disorder),是一组以额颞叶萎缩为特征的中枢神经系统退行性疾病(包括但不限于 Pick 病)。临床上以明显的人格、行为改变和认知障碍为特征。

额颞叶痴呆临床表现:①缓慢起病,发病年龄在 30~90 岁,60 岁为发病高峰,女性多于男性。②人格和行为改变最早出现且最为突出,如对家庭和工作漠不关心、乱开玩笑、不修边幅及冲动性行为等。情感改变也较为常见,可表现为淡漠、抑郁、易激惹、暴怒等。部分患者可出现饮食习惯改变。③早期言语障碍不明显,疾病中期可出现言语障碍,多为言语输出减少,言语迟钝、用词困难、少言或缄默不语、重复刻板样语言与命名不能等,表现为"非流利性失语"。④记忆力早期相对保留,额颞叶神经认知障碍的记忆障碍与 AD 相比发生较晚,而且患者的空间记忆多无缺损。⑤影像学检查,CT 和 MRI 表现为特征性的局限性额叶和颞叶萎缩,多不对称。

Box 5-2　神经认知障碍伴路易体的临床表现

神经认知障碍伴路易体(neurocognitive disorder with Lewy bodies, NCDLB)是一种神经系统变性疾病,临床主要表现为波动性认知障碍、帕金森综合征和以视幻觉为突出特征的精神症状。它是发病率仅次于 AD 的老年变性性痴呆。NCDLB 的起病年龄介于 50~80 岁,男性患者略多。其病因不清,多为散发。病理提示路易小体主要由不溶性的 α-突触核蛋白(α-synuclein)形成,异常蛋白的聚集可能导致神经元功能紊乱和凋亡。

本病多在中年后期和老年期发病,隐袭起病,缓慢进展。主要表现为波动性认知功能障碍、反复发作的视幻觉等精神症状和帕金森样运动障碍等。①波动性认知障碍是 NCDLB 早期出现且持续存在的症状,患者发展为全面的痴呆通常需要数年。②精神症状反复出现,完整、详细的视幻觉为其突出特点,视幻觉内容形象、具体、生动是诊断 NCDLB 的核心特征。③帕金森样运动障碍与经典的帕金森病相比,NCDLB 的静止性震颤常不明显,左旋多巴治疗效果不佳。锥体外系症状与认知障碍在一年内相继出现有诊断意义。④其他症状:NCDLB 患者常见快速眼动期睡眠障碍,会在此期内出现肢体抽动和不自主活动,醒后患者通常不能回忆。此外患者常对镇静药异常敏感,对常规剂量的安定药物有严重的副反应。⑤影像学检查:CT 和 MRI 可见明确皮层萎缩的部位,NCDLB 内侧颞叶萎缩没有 AD 明显。⑥神经心理学检查:NCDLB 认知功能障碍主要表现在注意、执行功能、视空间功能障碍。记忆障碍不如 AD 突出。

(六) 治疗

目前尚无法逆转或阻止阿尔茨海默病的病情进展,但早期在支持、对症治疗策略基础上进行针对病因的干预治疗,可延缓患者日常生活质量减退。

1. **心理社会治疗**　鼓励患者尽可能地参加各种社会活动,处理自己的日常生活;提供职业训练、音乐治疗和群体治疗等,以延缓衰退速度。调整环境,防止摔伤、自伤、外出不归等意外发生;有效的护理能延长患者的生命及改善生活质量。

2. **一般支持治疗**　给予扩张血管、改善脑血液供应、神经营养和抗氧化等辅助用药。

3. **药物治疗**　主要包括胆碱酯酶抑制剂(acetylcholinesterase inhibitors, AChEI)及 N-甲基-D-天冬氨酸(N-methyl-D-aspartate, NMDA)受体拮抗剂两大类。

(1) 胆碱酯酶抑制剂:胆碱能理论认为,AD 患者胆碱能神经元的进行性退变是记忆减退、定向力丧失、行为和人格改变的原因。AChEI 治疗轻中度 AD 患者,不仅可以改善患者的认知功能、全面功能和日常生活能力,还对轻-中度、中-重度 AD 的早期精神行为异常治疗有效。此类药物包括多奈哌齐(donepezil)、卡巴拉汀(rivastigmine)、加兰他敏(galanthamine)、石杉碱甲(huperzine A)等。

（2）NMDA 受体拮抗剂:美金刚(memantine)是低亲和力、非竞争性 NMDA 受体拮抗剂,被推荐用于中、重度 AD。

在使用促认知药物后精神症状无改善时可酌情使用抗精神病药物,用药原则是低剂量起始,缓慢增量,增量间隔时间稍长,尽量使用最小有效剂量,治疗个体化,注意药物间的相互作用等。

二、血管性神经认知障碍

血管性神经认知障碍(vascular neurocognitive disorder)是指由于脑血管病变(脑梗死、脑出血、脑静脉病变等)导致的神经认知障碍,分为轻度血管性神经认知障碍和重度血管性神经认知障碍,其中重度血管性神经认知障碍又被称为血管性痴呆(vascular dementia,VD),本节主要介绍 VD。

VD 是一种常见的重度神经认知障碍,患病率仅次于 AD。VD 在 65 岁以上人群中的患病率为1.2% ~ 4.2%。VD 的发病与年龄有关,男性多于女性。导致 VD 的危险因素尚不清楚,但通常认为与卒中的危险因素类似,如高血压、冠状动脉疾病、房颤、糖尿病、高血脂、吸烟、高龄、既往卒中史等。与 AD 相比,VD 的认知功能受损也很明显,但在一定程度上是可以预防的,VD 对治疗的反应也优于AD,因此对 VD 可疑病例的早期检测和准确诊断尤显重要。VD 的自然病程为 5 年左右,其预期寿命较普通人群甚至 AD 患者短。

（一）临床表现

与 AD 比较,VD 的起病相对较急,病程可呈阶梯式恶化且波动较大。VD 常出现夜间精神异常,少数患者可出现人格改变,可伴发抑郁、情绪不稳和情感失控等症状。患者有卒中或短暂性脑缺血发作的病史,有局灶性神经系统症状和体征。VD 的认知功能缺损通常较局限,记忆缺损不显著。CT 及MRI 可见多发性梗死灶。

（二）预防与治疗

对 VD 危险因素的预防和治疗可降低 VD 的发病率。VD 治疗首先要控制血压和其他危险因素(如房颤、颈动脉狭窄、高血脂、糖尿病、吸烟、酗酒和肥胖等),华法林可减少卒中伴房颤的危险性。既往有 TIA 或非出血性疾病致卒中史的患者,抗血小板聚集疗法可减少发病的危险性。在卒中或TIA 患者伴发严重的颈动脉狭窄时,可行颈动脉内膜切除术或支架成形术。

目前还没有特效药治疗 VD。药物如血管舒张剂、长春西汀、脑代谢药、神经保护剂、钙通道阻滞剂、胆碱酯酶抑制剂等,在临床上的疗效都不甚肯定。此外,对伴发精神症状和行为障碍者应给予相应的对症治疗。

三、由创伤性脑损伤所致的神经认知障碍

由创伤性脑损伤所致的神经认知障碍(neurocognitive disorder due to traumatic brain injury)是指由于对大脑的冲击或其他机制导致颅内大脑快速移位造成脑损伤从而导致的神经认知障碍。颅脑损伤的高发年龄为 15 ~ 25 岁,男性明显多于女性(2~3 倍)。

（一）临床表现

创伤性脑损伤包括:意识丧失、创伤后遗忘、定向障碍和意识混乱、存在神经系统体征(例如,神经影像学证明的脑损伤,新发的惊厥发作或已患的惊厥障碍显著加重,视野缺损、失嗅、偏瘫)。神经认知障碍在创伤性脑损伤或意识恢复后立即出现,并在急性脑损伤后持续存在。

患者的神经认知损害可表现在多个方面,如复杂注意力、执行能力、学习和记忆力下降,信息加工速度缓慢和社会认知障碍。严重的创伤性脑损伤患者可有神经认知缺陷,如失语、结构性失用等。患者还可伴有情感障碍(易激惹、易受挫、紧张焦虑、情绪不稳)、人格改变(脱抑制、情感淡漠、多疑、攻击性)、躯体障碍(头痛、疲劳、眩晕、耳鸣、对声光敏感、睡眠障碍)及神经系统的症状和体征(惊厥、偏瘫、视觉障碍、脑神经缺陷)。

急性期症状以意识障碍为主,可持续数秒至数十分钟不等。严重受创者若丧失意识时间超过数小时,完全康复的机会可能降低。昏迷患者往往要经历一段外伤后精神混乱状态（post-traumatic confusional state）才能完全恢复。脑外伤后遗忘（post-traumatic amnesia,PTA）常见,通常由数分钟至数周不等。

在急性期后,轻度创伤性脑损伤患者的神经认知症状及其他伴随症状（抑郁、易激惹、疲劳、头痛、光敏感、睡眠障碍）可能会在数天至数周内恢复,通常在 3 个月后完全恢复。而重度创伤性脑损伤患者通常会出现持续的神经认知障碍,甚至可能出现痴呆。严重程度与 PTA 的长短有关。除了神经认知缺陷,这部分患者还可能出现人格改变（情绪不稳、易激惹、孤僻、冷漠、自我中心、丧失进取心、放纵）、精神症状（分裂样症状、情感症状或偏执症状）及神经生理的变化（惊厥、对光、声敏感）。

（二）治疗

颅脑外伤急性阶段的治疗主要由神经外科处理。危险期过后,应积极治疗精神症状。处理外伤性谵妄的原则与其他谵妄相同,但对尚有意识障碍者应慎用精神药物,对于幻觉、妄想、精神运动性兴奋等症状可给予苯二氮䓬类药物或抗精神病药物。智能障碍患者应首先进行神经心理测量,再根据具体情况制订康复计划。

对人格改变的患者可尝试行为治疗,并帮助患者家属及同事正确认识及接纳患者的行为。对于伴发的精神病性症状,可采用抗精神病药物治疗,其用法与剂量与治疗功能性精神障碍的原则相同。对于外伤后神经症患者应避免不必要的身体检查和反复的病史采集。支持性心理治疗、行为或认知-行为治疗配合适当的药物治疗（如抗抑郁药、抗焦虑药）都是可行的治疗方法。如症状迁延不愈,应弄清是否存在社会心理因素,如工作问题和诉讼赔偿问题等。

颅脑外伤后癫痫可加重颅脑外伤所致的各种精神症状,尤其情绪和行为问题,癫痫还会增加患者罹患迟发性痴呆的风险。因此,应当积极控制癫痫发作,根据发作的类型选择不同的抗癫痫药物。

四、由 HIV 感染所致的神经认知障碍

人类免疫缺陷病毒（human immunodeficiency virus,HIV）感染是一种慢性传染病和致死性疾病。HIV 会导致 HIV 脑病（HIV encephalopathy）,神经病理学改变可有神经元减少、多核巨细胞、小胶质结、弥散性星形细胞增生、白质空泡形成及脱髓鞘等。本病主要是基底核和皮层下白质受累。

HIV 感染及其继发出现的机会性感染、肿瘤、脑血管疾病和药物治疗的副作用等会引起以神经认知障碍为主的精神障碍。患者的心理、社会因素亦可影响精神症状的发生、发展。主要有以下表现:

1. **痴呆**　在疾病早期,HIV 所致神经认知障碍较轻微,表现为注意集中困难、反应迟缓,但日常生活功能并无严重损害。在中晚期,特别是当患者的免疫系统功能受到严重抑制时,会导致痴呆。临床表现以皮层下痴呆为主,在疾病晚期,也可出现典型的皮层症状,如失语症和失用症,并可伴发运动迟缓、笨拙和步态不稳。

HIV 感染伴发痴呆是预后差的标志,50% ~75% 的患者在伴发痴呆的 6 个月内死亡。

2. **谵妄**　原因包括脑部 HIV 感染、治疗艾滋病的药物、继发性感染等。

3. **焦虑、抑郁症状**　严重者可出现自杀行为,也可能出现躁狂样和类分裂样症状。晚期出现严重的精神运动性抑制,由语速慢、言语单调逐步发展为言语能力完全丧失。患者行走困难,直至卧床不起,最终死于衰竭或感染。

对于 HIV 痴呆,临床上可使用抗反转录病毒药物。有精神症状者可予抗精神病药物对症处理。

五、颅内感染所致的神经认知及精神障碍

颅内感染在很多患者中可出现神经认知障碍,如在疾病的急性期较容易出现谵妄,而在疾病的恢复期及后遗期则可能出现轻度神经认知功能障碍或痴呆,同时在整个疾病过程中会伴有较复杂的精神行为异常。

（一）病毒性脑炎

病毒性脑炎系指由病毒直接感染所致,其中以单纯疱疹病毒性脑炎(herpes simplex virus encephalitis)最为常见。一般发病无季节性与区域性,故常为散发性病毒性脑炎。

多为急性或亚急性起病,神经认知障碍主要体现在急性期,在头痛、疲惫、发热等一般症状的基础上,表现为不同程度的意识障碍(如嗜睡、神志恍惚、定向障碍甚至昏迷)和认知损害(记忆、计算、理解能力减退),在某些病例可出现谵妄。在恢复期部分重症患者可遗留程度不一的神经认知障碍。

除神经认知障碍表现外,患者的精神症状也比较突出,精神运动性抑制较多见,也可表现为精神运动性兴奋,可有幻觉和妄想。癫痫发作相当常见、以全身性发作最多,有的以癫痫持续状态为首发表现。此外,患者尚可存在比较明显的神经系统症状和体征,如瘫痪、共济失调、震颤、眼球运动障碍、面肌瘫痪、吞咽困难、舌下神经麻痹、感觉障碍等。

实验室检查可见血白细胞总数增高,脑脊液(CSF)检查压力增高,CSF 淋巴细胞增多或淋巴与多形核细胞增多,蛋白质正常或轻度增高,糖、氯化物正常。血和脑脊液 IgG 可增高,如发现单纯疱疹病毒特异性抗体浓度连续两次超过正常范围 4 倍以上即可确诊本病。脑电图检查大多呈弥漫性改变或在弥漫性改变的基础上出现局灶性改变,且随临床症状好转而恢复正常,对诊断本病有重要价值。CT 检查可发现病变区域呈低密度改变,注射造影剂有增强效应。MRI 可发现 T1 低信号、T2 高信号脑实质病灶。

早期抗病毒治疗是关键。抗病毒治疗如阿昔洛韦(acyclovir,无环鸟苷)能有效降低患者死亡率。另外,积极的对症治疗(如降温、脱水)合并激素治疗和支持疗法(如补充液体、加强护理等)亦十分重要。对兴奋躁动、幻觉妄想等症状可给予适当抗精神病药物。

（二）脑膜炎

1. 化脓性脑膜炎　常见病原菌有脑膜炎双球菌、肺炎双球菌、链球菌、葡萄球菌、流感杆菌和大肠埃希菌等。起病急,可表现为头痛、发热、呕吐、怕光、易激惹、癫痫发作等。临床症状以谵妄为主,患者可有倦怠,可表现为意识障碍,如嗜睡、昏睡甚至昏迷,可伴有幻觉、精神运动性兴奋等。颈部强直及克氏征(Kernig's)阳性是诊断的重要依据。治疗以抗生素为主,配合对症治疗和支持疗法。

2. 结核性脑膜炎　由结核分枝杆菌侵入脑膜引起。在前驱期,以情感症状为主,如情绪不稳,易激惹或缺乏主动性。随后可有发热、头痛、呕吐、意识障碍、脑膜刺激征和脑神经损害等症状。但由于隐匿起病、有时发热较轻微及颈部强直不明显,较易误诊。此外,患者可出现记忆障碍,但大多可在接受治疗后复原。残留的精神症状包括认知障碍与人格改变。治疗以抗结核药物为主。

（三）脑脓肿

主要由葡萄球菌、链球菌、肺炎双球菌或大肠埃希菌等引起。可经血液或由头部感染灶直接蔓延入脑。

典型症状包括头痛、呕吐和谵妄。脓肿较大者可有颅内高压症状。部分脓肿可潜伏多月才出现病征,此期间患者常仅感到头痛、疲倦、食欲差、体重下降、便秘,偶有发冷、抑郁和易激惹。此外,不同部位的脓肿会有不同的症状,如额叶脓肿会表现为记忆障碍和人格改变,颞叶脓肿可造成言语障碍等。

脑脊液检查虽然对诊断有帮助,但由于颅内压较高,腰穿有一定风险,最好进行 CT 或 MRI 检查。治疗以抗生素控制感染、消除颅内高压、治疗原发病灶为主,有时需考虑穿刺抽脓和脓肿切除术。现代治疗能降低患者死亡率,但 70% 的患者康复后会出现癫痫发作,所以病愈后应继续服用抗癫痫药至少 5 年。

六、颅内肿瘤所致的神经认知及精神障碍

颅内肿瘤可损害正常脑组织、压迫邻近脑实质或脑血管,造成颅内压增高,出现局灶性神经系统症状、癫痫发作或精神症状,甚至部分颅内肿瘤患者早期缺乏神经系统的定位体征而只有精神症状,

易导致误诊而延误患者治疗。这些精神症状除了神经认知障碍的表现外，尚有其他情感症状及精神病性症状的出现。

（一）临床表现

1. 常见精神症状　肿瘤的性质、部位、生长速度、有无颅内高压及患者的个性特征等因素均可影响精神症状的产生与表现。

（1）神经认知障碍：颅内肿瘤所致的精神症状中神经认知障碍最常见。患者可表现为注意力不集中、记忆减退或思维迟缓，严重者可出现类似痴呆的表现。

（2）幻觉：不同部位的肿瘤可产生不同种类的幻觉，如枕叶肿瘤可产生简单的原始性视幻觉；颞叶肿瘤可出现较复杂的幻视和幻听，亦可产生幻嗅、幻味；而顶叶肿瘤则可产生幻触和运动性幻觉。但不同部位的肿瘤也可产生相同的幻觉，如额叶肿瘤常因影响邻近的颞叶而出现幻视和幻听。

（3）其他精神症状：包括焦虑、抑郁、躁狂、分裂样症状。

2. 局限性症状　不同部位颅内肿瘤常有不同特点的精神症状。额叶肿瘤患者精神症状较其他部位肿瘤多见，症状出现亦较早，容易导致误诊；颞叶肿瘤患者易出现颞叶癫痫，常伴有智力缺损，也可出现与额叶受损类似的人格改变；顶叶肿瘤较少引起精神症状；枕叶肿瘤最特定的症状是视幻觉，通常是原始性视幻觉；第三脑室附近的肿瘤典型症状是遗忘综合征；间脑肿瘤的特征性症状是嗜睡；垂体肿瘤可造成内分泌障碍（如库欣病等），继而出现相关的精神症状；天幕下肿瘤比天幕上肿瘤较少产生精神障碍，患者可出现全面性智能障碍，其程度与颅内压成正比。

（二）诊断和治疗

详细准确的病史采集，仔细的躯体及神经系统检查，脑脊液检查、脑电图、CT、MRI、PET 等辅助检查，可有助于明确诊断。

确诊颅内肿瘤的患者以手术、化疗和放疗为基础治疗方法。若出现精神症状可给予精神药物治疗。另外，对于颅内压升高的患者应及时控制颅内压。

七、癫痫性神经认知及精神障碍

癫痫是一种常见的神经系统疾病，是一种慢性反复发作性短暂脑功能失调综合征，以脑神经元异常过度放电引起反复痫性发作为特征。癫痫的临床表现复杂多样，可有意识、运动、感觉、精神、行为和自主神经功能紊乱。癫痫发作前、发作时、发作后、发作间患者可能会出现一些精神症状，继发性癫痫和长期、严重的癫痫患者还会出现记忆衰退、注意困难和判断能力下降等神经认知功能的障碍。

（一）临床表现

1. 发作前精神障碍　表现为先兆（aura）和（或）前驱症状（prodrome）。先兆是一种部分发作，在癫痫发作前出现，通常只有数秒，很少超过一分钟。不同部位的发作会有不同的表现，但同一患者每次发作前的先兆往往相同。

前驱症状发生在癫痫发作前数小时至数天，尤以儿童较多见。表现为易激惹、紧张、失眠、坐立不安，甚至重度抑郁，症状通常随着癫痫发作而终止。

2. 发作时精神障碍

（1）自动症（epileptic automatisms）：指发作时或发作刚结束时出现的意识混浊状态，此时患者仍可维持一定的姿势和肌张力，在无意识中完成简单或复杂的动作和行为。

80% 患者的自动症发作少于 5 分钟，少数可长达 1 小时。

自动症发作前常有先兆，如头晕、流涎、咀嚼动作、躯体感觉异常和陌生感等。发作时突然变得目瞪口呆、意识模糊、无意识地重复动作如咀嚼、咂嘴等，偶可完成较复杂的技术性工作。事后患者对这段时间发生的事情完全遗忘。

（2）神游症（fugue）：比自动症少见，历时可达数小时、数天甚至数周。意识障碍程度较轻，异常行为较为复杂，对周围环境有一定感知能力，亦能做出相应的反应。表现为无目的地外出漫游，患者可出远门,亦能从事协调的活动,如购物、简单交谈。发作后遗忘或回忆困难。

（3）朦胧状态(twilight state)：发作突然,通常持续1至数小时,有时可长至1周以上。患者表现为意识障碍,伴有情感和感知觉障碍,如恐怖、愤怒等,也可表现情感淡漠,思维及动作迟缓等。

3. 发作后精神障碍　患者发作后可出现自动症、朦胧状态,或产生短暂的偏执、幻觉等症状,通常持续数分钟至数小时不等。

4. 发作间期精神障碍　人格改变较为常见,以左颞叶病灶和大发作的患者较多见,与脑器质性损害、癫痫发作类型、长期使用抗癫痫药、社会心理因素及患者原有人格特征等因素有关,表现为人际关系紧张、敏感多疑、思维黏滞等。

少数癫痫患者会出现记忆衰退、注意困难和判断能力下降,可伴有行为障碍。这些症状多见于继发性癫痫和长期、严重的癫痫患者。临床也可见到类精神分裂样症状、以焦虑为主的情感症状等。值得注意的是,癫痫患者的自杀率是常人的4～5倍,因此应注意预防患者自杀。

（二）诊断和治疗

除详细收集病史外,躯体和神经系统与脑电图检查十分重要,必要时可做头部CT、MRI等检查。注意与癔症、发作性睡病、晕厥和低血糖症鉴别。

治疗癫痫的一般原则是：尽可能单一用药,鼓励患者遵医嘱服药,定期进行血药浓度监测。依据癫痫的类型来选择药物,并严密观察不良反应。

癫痫性精神障碍的治疗,应在治疗癫痫的基础上根据精神症状选用药物,注意选择致癫痫作用较弱的药物。

八、由梅毒所致的神经认知及精神障碍

在20世纪初期,梅毒所致精神障碍很常见。随着抗生素的应用,梅毒发病率显著下降。到20世纪50年代,梅毒在我国几乎绝迹。自20世纪末期以来,梅毒再次流行,且常与HIV合并感染。梅毒主要通过性传播,大约10%未经治疗的梅毒患者发展为神经梅毒,严重者可出现重度神经认知障碍即麻痹性痴呆(general paresis of insane)。由于梅毒的神经精神症状多样化,无特异性,因此很难根据临床症状做出正确的诊断,容易造成误诊。

（一）临床表现

根据病程,梅毒可分为三期：一期梅毒常表现为局部溃疡,可伴有焦虑、紧张、沮丧等情绪反应,不伴有严重的精神症状。在初次感染后6～24周,进入二期梅毒,中枢神经系统可能受累,常见有疲乏、厌食和体重减轻,伴有多个器官系统感染的症状,可出现梅毒性脑膜炎,表现为头痛、颈项强直、恶心、呕吐和局灶性神经系统体征。

通常在首次感染后5年内出现三期梅毒的临床表现,包括良性梅毒瘤、心血管和神经梅毒。约有10%未经治疗的患者可出现神经性梅毒,患者可有不同的临床症状。除脑膜刺激征外,还可表现淡漠、易激惹、情绪不稳及人格改变、记忆和注意障碍等。若发生典型的亚急性脑膜血管性梅毒,其临床表现比脑膜梅毒更严重,常伴有妄想、易激惹、人格改变和认知功能缺损等精神症状,随病情进一步恶化,可发展为痴呆,表现出欣快、幼稚的自夸和夸大妄想等。

由于本病病理变化侵犯脑实质、脑膜、脑神经及脊髓,患者可出现多种体征,如感觉异常、瞳孔改变、视神经萎缩所致的视力减退、言语及书写障碍、肢体震颤、腱反射异常等。

（二）诊断和治疗

根据冶游史,明确的脑膜、脑血管损害症状体征,如典型麻痹性痴呆症状和阿-罗瞳孔、血清和脑脊液梅毒试验阳性便可诊断。神经梅毒的治疗以青霉素或其他抗生素为核心,治疗剂量需确保脑脊液中达到有效治疗浓度。抗精神病药和抗抑郁药可用于对症治疗。

九、抗NMDAR脑炎所致神经认知及精神障碍

抗N-甲基-D-天冬氨酸受体脑炎(Anti-N-methyl-D-aspartate receptor encephalitis)是一种由机体针

对神经元表面 N-甲基-D-天冬氨酸受体(N-methyl-D-aspartate receptor,NMDAR)的 NR1 亚单位产生的特异性 IgG 所致的自身免疫性脑炎。其发病机制为抗 NMDAR 的特异性 IgG 可导致神经元细胞膜上的 NMDAR 可逆性减少,进而造成神经功能障碍。临床多以精神症状起病,表现为精神行为异常,部分患者会出现意识障碍、记忆力障碍等神经认知损害症状。大约 80% 抗 NMDAR 脑炎患者为女性,其中约 60% 患者伴有肿瘤。

（一）临床表现

抗 NMDAR 脑炎临床主要表现为逐渐发展的多级症状,一般有前驱症状,包括头痛、发热、恶心、呕吐、腹泻或上呼吸道感染症状等。明显的异常一般见于发病 2 周之内,在儿童患者以癫痫发作为主,在中青年患者以精神行为异常常见。早期可出现精神改变或惊厥发作,继之表现为语言、睡眠、运动障碍及频繁的自主神经功能紊乱、通气障碍等。

精神症状包括:焦虑、烦躁、情绪不稳、抑郁、性格改变、行为怪异、妄想等。运动障碍较为常见,尤以口面部运动障碍为著,且具有特征性,表现为亲吻、咀嚼、舌前顶、吧唧嘴、扮鬼脸、鱼或兔子样动作;同时可伴有复杂性或刻板性动作。可有自我伤害。语言障碍:进行性语言障碍,由语言效仿减少到缄默。自主神经功能紊乱及通气障碍:成人多见,表现为心律失常、心动过速、心动过缓及唾液分泌过多、尿失禁等。睡眠障碍:可连续数日不入睡,或睡眠-觉醒周期紊乱。一般睡眠的好转常提示疾病好转。恢复期,患者可表现为睡眠过度。

典型患者可表现为前驱期、精神症状和(或)癫痫发作期、无反应期(语言障碍显著)、运动过多期(运动障碍显著)和恢复期几个阶段。

（二）诊断和治疗

对抗 NMDAR 脑炎诊断时需仔细询问首发症状与伴随症状,如是否有前驱症状,精神行为异常多见行为紊乱或紧张症,有些患者存在癫痫发作。脑脊液及血清中可检测出抗 NMDAR-IgG(部分患者血清抗 NMDAR-IgG 可为阴性)。早期治疗是改善预后的关键,因此早期进行特异性抗体检测显得尤为关键。脑电图异常几乎见于所有患儿,表现为非特异性弥散性 δ、θ 频率慢波,偶见癫痫样放电。成人脑电可见特征性 δ 波。

在治疗上,检出抗 NMDAR-IgG 后,除外禁忌证,即刻开始免疫球蛋白联合大剂量激素冲击治疗,有条件的可行血浆置换治疗。治疗过程中,需行胸腹盆联合 CT 扫描,除外伴随肿瘤可能,一旦发现肿瘤,应积极创造条件予以切除。对一线免疫治疗反应欠佳的不合并肿瘤患者,可尝试包括环磷酰胺及利妥昔单抗在内的二线免疫治疗。如果患者合并中枢性低通气,需要及时行气管插管及呼吸机辅助通气。

十、与神经认知障碍有关的常见躯体疾病

常见躯体疾病,如躯体感染、内脏器官疾病、内分泌障碍、营养代谢疾病等除引起一系列躯体症状表现外,还可能导致神经认知功能损害。这种由脑以外的躯体疾病引起脑功能紊乱而产生的神经认知障碍称之为躯体疾病所致神经认知障碍(neurocognitive disorder due to physical diseases)。

代谢障碍引起的能量供应不足、毒素作用、中枢神经系统缺氧、水和电解质代谢紊乱、酸碱平衡失调、中枢神经生化改变等均可引起神经认知障碍。

躯体疾病所致神经认知障碍的临床表现主要包括学习困难、记忆减退、语言障碍、运动功能障碍等。需要指出的是,躯体疾病所致精神症状,并不局限于神经认知损害,还可表现出焦虑、抑郁、精神病性症状等,同时伴有相应躯体疾病的症状表现和阳性体征。患者常常处于以上症状的混合状态,本节将对该类问题一并介绍。

不同躯体疾病所致神经认知障碍有一些共同的临床特征:

（1）精神障碍与原发躯体疾病的病情严重程度呈平行关系,发生时间上常有先后关系;

（2）急性躯体疾病常引起意识障碍,慢性躯体疾病常引起智能障碍和人格改变,智能障碍和人格

改变也可由急性期迁延而来。在急性期、慢性期、迁延期均可以叠加精神病性症状、情感症状及神经症症状等；

（3）精神障碍缺少独特症状，同一疾病可以表现出不同的精神症状，不同疾病又可表现出类似的精神症状；

（4）积极治疗原发疾病并及时处理精神障碍，可使精神症状好转。

诊断躯体疾病所致神经认知障碍可依据以下几点：

（1）有躯体疾病的依据，并且已有文献报道这种躯体疾病可引起精神障碍；

（2）有证据显示精神障碍系该躯体疾病导致，如躯体疾病与精神障碍在发生、发展、转归上有时间和病情严重程度上的密切关系；

（3）精神障碍的表现不典型，难以构成典型的功能性精神障碍的诊断。如患者在老年时才出现精神病性症状，或抑郁患者伴有不常见症状，如幻嗅或幻触等。

治疗原则如下：

（1）病因治疗首先必须积极治疗原发的躯体疾病，停用可能引起精神障碍的药物等。

（2）支持治疗纠正水、电解质紊乱和酸碱平衡失调；补充营养、能量、维生素和水分；加强脑保护治疗。

（3）控制精神症状因年龄、躯体疾病、药物间的相互作用等原因，对于躯体疾病所致精神障碍的患者，使用精神药物要慎重，起始剂量应更低，剂量应逐渐增加，当症状稳定时，应考虑逐渐减少剂量。

（4）保持宁静与安全的环境，防自杀、防冲动伤人和毁物、防跌倒和走失及其他意外。

十一、躯体感染所致神经认知障碍

躯体感染所致神经认知障碍（neurocognitive disorder due to physical infection）是指由病毒、细菌、螺旋体、真菌、原虫及其他感染病原体引起的躯体感染所致的认知功能障碍，而感染病原体没有直接感染颅内，认知障碍的发生可能系病原体的毒素作用于中枢神经细胞以及由感染引起的代谢异常及脑缺氧、脑组织水肿、出血所致。

躯体感染所致精神症状虽然因病因不同而各有特点，但存在很多共同点。急性期感染常见的精神症状主要包括：①意识障碍，这是绝大多数急性感染患者所表现的基本症状，也是躯体感染所致精神障碍中最常见的精神症状，意识障碍多发生在高热期，并随体温的变化而加重或减轻，且有昼轻夜重的特点，意识障碍可持续数小时、数天甚至更长时间。有的患者表现为意识清晰度下降，如嗜睡、昏睡；有的患者表现为意识范围狭窄；有的患者呈谵妄状态，且在意识清晰度改变的情况下出现恐怖性错觉、幻觉和不协调精神运动性兴奋；②精神病性症状，在无意识障碍的情况下，患者可出现各种幻觉、妄想及思维联想障碍等精神病性症状。幻觉以幻视和幻听较为多见，内容固定并接近现实；③感染的急性期患者还可以出现行为紊乱、欣快或情绪高涨、情绪低落等。

在急性感染性疾病的末期或恢复期常见的精神症状主要表现为精神衰弱、极度疲乏、感觉过敏、易激惹、易紧张、注意力不能集中、记忆力减退、睡眠浅而多梦。这些症状随全身一般情况的好转而逐渐恢复。儿童在严重的躯体感染后可出现人格改变，主要表现为行为模式的改变，如冲动攻击行为、多动、任性等，中老年患者在急性感染后可出现近事记忆减退或丧失以及定向障碍，常随着躯体疾病的好转而逐渐恢复。

及时发现感染性疾病是正确诊断的关键。若患者出现意识障碍、急性认知功能障碍，尤其是定向障碍和意识混浊，应引起充分注意，并积极寻找有无原发的躯体疾病。

根据感染的病原体的种类和感染的性质，给予相应的抗感染治疗是治疗的基础。同时要积极处理躯体症状包括降体温、补充能量、纠正酸碱平衡失调及电解质紊乱。针对精神症状，选择相应的精神药物，如精神病性症状选择抗精神病药物，抑郁焦虑状态选择抗抑郁药物。下面简略介绍一些较常见的躯体感染所致的精神障碍。

（一）流行性感冒所致神经认知障碍

流行性感冒（influenza）早期患者可出现睡眠形式改变，如嗜睡或失眠，同时伴有头痛、疲乏等。高热期时可出现意识水平变化或谵妄状态，恢复期患者可残留睡眠问题以及抑郁焦虑样症状。

（二）肺炎所致精神障碍

肺炎（pneumonia）尤其是细菌性肺炎是最常见的感染性疾病之一。肺炎出现精神症状多在高热时，以意识障碍最为多见。多数患者常见的是意识模糊，少数可见谵妄状态。意识障碍持续的时间不长，随着肺炎的控制而好转。急性肺炎出现意识障碍与细菌毒素、脱水和大量出汗所致的低钠以及急性低氧血症等因素有关。

（三）感染性心内膜炎

感染性心内膜炎（infective endocarditis）是心脏内膜表面的微生物感染，伴赘生物形成，其中自体瓣膜心内膜炎（native valve endocarditis）常由链球菌金黄色葡萄球菌感染引起。在发热期可有轻微的精神症状，少数患者可出现谵妄。心内膜炎并发脑膜炎时，常会出现激越、意识障碍等，亦可伴有局部神经系统体征。

十二、内分泌障碍伴发的神经认知障碍

内分泌障碍指的是内分泌腺或内分泌组织本身的分泌功能和（或）结构异常时发生的综合征。还包括激素来源异常、激素受体异常和由于激素或物质代谢失常引起的生理紊乱所发生的综合征。常见有肾上腺功能异常、甲状腺功能异常、甲状旁腺功能异常、嗜铬细胞瘤、糖尿病等。

（一）肾上腺功能异常

1. 库欣综合征（Cushing's syndrome）   指糖皮质激素分泌过多，并伴有盐皮质激素与雄性激素分泌过多。主要病理生理机制是 ACTH 分泌过多导致双侧肾上腺皮质增生和肾上腺皮质瘤。

皮质醇增多症患者常伴有认知障碍，包括注意力不集中和记忆减退，可能与皮质醇增多造成海马损害有关。另外，部分患者可出现幻觉、妄想和人格解体。使用类固醇治疗两周内可出现精神病性症状或者躁狂样表现，症状随着类固醇剂量的增加而加重。突然停止使用类固醇时，可出现抑郁、情绪不稳、记忆损害、谵妄等。

皮质醇增多症所致认知功能损害的恢复需时较长，可加强认知训练以促其好转。其他精神症状或情感症状严重时可予对症处理。

2. 肾上腺皮质功能减退症（adrenocortical insufficiency）   是因肾上腺的三种类固醇激素（糖皮质激素、盐皮质激素和雄性激素）分泌不足所致。肾上腺皮质功能减退症常见病因为肾上腺结核或自身免疫性肾上腺炎；也可因深部真菌感染、免疫缺陷、病毒感染、恶性肿瘤、肾上腺广泛出血、手术切除肾上腺、脑白质营养不良及 POEMS 病等所致。继发性肾上腺皮质功能减退症，最常见于长期应用超生理剂量的糖皮质激素，也可继发于下丘脑-垂体疾病，如鞍区肿瘤、自身免疫性垂体炎外伤、手术切除、希恩综合征（Sheehan syndrome）等。

精神症状的原因与三种类固醇激素全面下降，使躯体出现低血糖，低钠血症等有关。急性肾上腺皮质功能减退症常威胁生命，严重时可表现为谵妄、木僵或昏迷。慢性肾上腺皮质功能减退的症状隐袭，类似于抑郁症。典型患者可表现为易疲劳、肌肉痉挛、乏力、体重减轻、食欲下降、情感淡漠、情绪低落和易激惹等，可有注意和记忆障碍、意志行为减退、人格改变，幻觉、妄想少见。积极治疗原发病，替代疗法可快速缓解躯体和精神症状。对原发性肾上腺皮质功能减退，应同时给予泼尼松和盐皮质激素治疗。抑郁症状可用抗抑郁药治疗。

（二）甲状腺功能障碍

1. 甲状腺功能减退症（hypothyroidism）   是由多种原因引起的甲状腺激素合成、分泌不足或生物效应缺陷所致的一组内分泌疾病。临床甲减患者甲状腺激素浓度低于正常，伴 TSH 升高。亚临床型甲减患者甲状腺激素浓度正常，但 TSH 水平升高。甲状腺功能减退可继发于垂体或下丘脑的损

害,多见于女性。

亚临床型甲状腺功能减退可出现认知功能损害并伴有抑郁症状,研究发现其与快速循环型双相障碍有关,可使罹患抑郁症的危险增加 2 倍。亚临床型甲状腺功能减退可发展成临床型甲减,尤其常见于女性患者。

甲减所致精神障碍临床常表现抑郁,出现思维迟缓、言语缓慢、反应迟钝、记忆力减退和注意力不集中等症状。严重的患者出现淡漠、退缩和痴呆表现,甚至幻觉和妄想等精神病性症状。婴儿期甲减患者由于甲状腺激素水平低下,造成躯体和智能发育迟滞和(或)明显缺陷,称呆小症。成人期甲减出现"黏液水肿性精神失常"综合征时可伴有幻觉和妄想,出现意识障碍,如"黏液性水肿性昏迷",多发生在冬季,昏迷前多有体温下降、嗜睡等前驱症状。老年期甲减所致精神障碍起病多隐匿,发展缓慢,病程较长,出现言语迟缓、反应迟钝、记忆力减退等症状,容易与老年正常衰老症状和老年期神经认知障碍相混合。

躯体和精神症状经甲状腺素替代治疗后均可以缓解。患者的抑郁症状通常要在甲状腺激素正常后才会完全消失,严重抑郁者需要抗抑郁药治疗。极少情况下,T4 补充治疗初期反而出现精神症状,多为躁狂样表现。有严重精神病性症状的患者应给予抗精神病药,但应注意吩噻嗪类药物可能引起甲状腺功能减退患者出现低体温性昏迷。该病若长期得不到治疗,认知损害会持久存在。

2. 甲状腺功能亢进(hyperthyroidism) 简称甲亢,是由于甲状腺激素分泌过多所致。女性比男性多见,好发于 20~30 岁的女性。

甲状腺功能亢进所致精神障碍主要表现为精神运动性兴奋,包括失眠、话多、烦躁、易激惹等。患者精神运动水平常明显提高,与躁狂发作的表现有类似之处,但缺乏典型的愉悦心境,临床易误诊。严重者可出现精神病性症状如幻听、幻视和被害妄想、关系妄想等。

"淡漠型甲状腺功能亢进"较少见,多发生于中、老年人。表现为淡漠、迟滞性抑郁、体重下降、食欲降低、注意力不集中和记忆力减退,临床症状类似老年期神经认知障碍。

当患者的甲状腺功能正常时,抑郁和焦虑症状常不需要治疗即可消失。精神症状持续者应给予精神药物对症处理,如给予碳酸锂、丙戊酸盐等心境稳定剂治疗躁狂,采用抗精神病药物控制精神病性症状,对于焦虑、烦躁等症状可给予苯二氮䓬类等抗焦虑药物,同时也需注意心理治疗对患者的作用,此外需要加强护理,防止患者产生出走、冲动等行为。

(三)甲状旁腺功能异常

1. 甲状旁腺功能减退症(hypoparathyroidism) 该症通常是由于切除或损害甲状旁腺所致,偶为特发性。甲状旁腺激素缺乏造成血清钙降低、血清磷增高。

该病常伴有精神症状,通常发生于甲状腺切除手术后,因血钙下降导致谵妄。在特发性的患者中,起病隐袭,可表现为注意力不集中、智能损害和"假性神经症"。假性神经症在儿童表现为暴怒发作和夜惊,在成人则表现为抑郁和易激惹。对伴有躯体和精神症状的患者,补充钙剂有效,且慢性认知功能损害也可好转。

2. 甲状旁腺功能亢进症(hyperparathyroidism) 常由良性甲状旁腺腺瘤引起高钙血症而出现多种临床症状。其中精神症状较为常见,主要为类似抑郁的表现,情绪低落、乏力、缺乏主动性和易激惹等,也可出现记忆减退和思维迟缓。若起病隐匿,症状可能被忽略而漏诊。

"甲状旁腺危象"可出现急性器质性精神障碍,表现为意识混浊、幻觉、妄想和攻击行为等。患者可反复抽搐、并出现意识障碍。甲状旁腺腺瘤切除后,躯体和精神症状常可缓解,恢复的程度与血清钙水平的下降相平行。对严重抑郁的患者,应予抗抑郁治疗。

(四)嗜铬细胞瘤

嗜铬细胞瘤(pheochromocytoma)能产生过量的肾上腺素和去甲肾上腺素。根据肾上腺素和去甲肾上腺素释放的间断性或持续性,症状可分为发作性或隐袭性。可出现自主神经功能亢进症状,表现为心悸、心动过速、脸红、出汗、头晕、手震颤及恶心和呕吐等,患者可有濒死感和极度焦虑,偶尔可出现意识混浊。

症状与功能性精神障碍及其他躯体疾病所致精神障碍有许多类似之处，所以鉴别诊断应包括广泛性焦虑、惊恐障碍、颞叶癫痫、酒精戒断综合征、甲状腺功能亢进、低血糖和发作性心律失常等。

（五）糖尿病

糖尿病（diabetes mellitus）是一组以慢性血糖水平增高为特征的代谢疾病群，其主要发病机制是由于胰岛素分泌缺陷和（或）靶细胞对胰岛素敏感性降低而引起的糖、蛋白质、脂肪和水电解质代谢紊乱。其患病率逐年上升，其所致的慢性脑认知功能障碍也越来越引起重视。

糖尿病认知功能障碍的发生风险随年龄增加而升高。女性糖尿病患者认知功能更易受损。研究表明，高胰岛素血症与认知功能减退以及痴呆相关。但是其中的机制尚不明确，可能与糖尿病患者中枢神经系统存在胰岛素信号转导异常相关。也可能与脑血管改变、高血糖毒性、低血糖损伤、神经营养因子缺乏以及肾素-血管紧张素激活等相关。

慢性糖尿病患者中可见轻度认知障碍，可能是由于反复低血糖或脑动脉硬化的原因。在发生糖尿病严重并发症（如糖尿病酮症酸中毒和高渗性非酮症糖尿病昏迷）的前驱期（高血糖阶段），患者可出现急性认知损害，临床表现为行为紊乱，病情加重后患者可出现意识障碍，包括谵妄状态。

糖尿病患者学习效率明显减低，随着糖代谢紊乱的有效控制，糖尿病患者的词语学习能力将有所改善。糖尿病患者瞬间记忆或者延迟记忆均有明显损害，而且延迟记忆功能障碍可能与患者记忆提取系统障碍有关，而与储存功能异常关系不大。且糖尿病患者的记忆功能与血糖的控制情况之间存在相关关系，随着血糖代谢异常的有效控制记忆功能也会有不同程度的改善。

十三、结缔组织疾病伴发的神经认知功能障碍

结缔组织病（connective tissue disease，CTD）属于自身免疫性疾病，以血管和结缔组织慢性炎症的病理改变为基础，病变常累及多系统和多脏器，临床症状复杂多变，常有神经精神障碍，一些患者可以神经精神症状为首发表现。

（一）类风湿性关节炎

类风湿性关节炎（rheumatoid arthritis）是一种累及周围关节为主的慢性、进行性、多系统炎症性的自身免疫病。

（1）类风湿性关节炎相关的功能障碍常使患者的工作、家庭生活受限，从而引起情绪障碍，如焦虑、抑郁和治疗不合作。心理治疗可改善精神症状、增加对治疗的依从性、缓解疼痛和改善心理社会功能。

（2）对类风湿性关节炎患者采用的药物治疗可导致精神症状。非甾体类抗炎药（NSAIDs）可引起认知功能损害、谵妄、抑郁、躁狂和精神病性症状，老年人更易出现。NSAIDs可增加锂盐的血浓度，而锂盐治疗窗窄，若患者同时服用锂盐，必须定期监测血锂浓度以防止锂盐中毒。糖皮质激素可引起情绪不稳、睡眠障碍、谵妄和精神病性症状，且症状与药物的剂量相关。

（二）系统性红斑狼疮

系统性红斑狼疮（systemic lupus erythematosus，SLE）是一种临床表现有多系统损害症状的慢性系统性自身免疫病。本病主要累及皮肤、关节、血管、肾脏和中枢神经系统等。当本病累及中枢神经系统时，可产生神经精神症状，并称之为神经精神狼疮（neuropsychiatry lopus，NP狼疮），其发病率达25%，且预后较差。引起NP狼疮的病理基础包括脑局部血管炎的微血栓或者源自心瓣膜的赘生物的小栓子，以及针对神经细胞的自身抗体或并存的抗磷脂抗体综合征。

研究发现神经认知功能与患者受教育的年限成正比，与病程及既往有过神经精神症状成反比。认知功能障碍通常隐袭起病，许多患者早期不伴有明显的神经精神表现，直至出现严重的认知功能损害时才被诊断。

认知功能损害主要表现为空间与执行功能、命名能力、注意力、记忆力以及定向力等方面。①急

性神经认知障碍,较为多见,可表现为谵妄状态,伴有幻觉、妄想、猜疑以及冲动行为和情绪波动等;②慢性神经认知障碍,严重者甚至发展为痴呆。情感症状和分裂样症状相对少见,且通常与认知功能损害同时出现;治疗上精神症状可适当使用抗精神病药和心境稳定剂,抑郁和焦虑状态可使用新型抗抑郁药治疗。应注意治疗 SLE 的药物本身可引起精神症状,如 NSAIDs 及类固醇类药物。

十四、内脏器官疾病伴发神经认知障碍

(一) 呼吸系统疾病

几乎所有严重的呼吸系统疾病都可产生精神症状。临床表现主要为焦虑、抑郁、认知功能障碍,甚至木僵、谵妄、昏迷。

1. 慢性阻塞性肺疾病 (chronic obstructive pulmonary disease,COPD) 是呼吸系统疾病中的常见病和多发病,患者发生率和死亡率均高。COPD 患者焦虑、抑郁症状均常见,部分患者特别是重度患者或急性加重时可出现惊恐障碍。另外,COPD 患者因长期慢性缺氧,可出现注意力不集中、记忆力和智力下降乃至定向力障碍,其轻重和慢性低氧血症的程度有关。慢阻肺认知功能损害与患者的年龄和病程呈现明显的负相关。

治疗 COPD 所致精神症状首先要注意药物的不良反应,如苯二氮䓬类药物虽然是有效的抗焦虑药物,但因其对呼吸中枢的抑制作用临床运用要慎重。新一代的抗抑郁药安全性和耐受性较好,可从小剂量开始应用以控制抑郁和焦虑症状。

2. 肺性脑病 (pulmonoencephalopathy) 是由严重的肺部疾患导致的精神障碍的总称。在慢性呼吸衰竭伴 CO_2 潴留时,随 $PaCO_2$ 升高患者可表现为先兴奋后抑制现象,兴奋症状包括失眠、烦躁、躁动、夜间失眠而白天嗜睡(昼夜颠倒现象),少数患者可出现听幻觉、视幻觉、关系妄想和被害妄想等。发生肺性脑病时主要表现意识障碍,表现为神志淡漠、嗜睡、昏睡,并可出现肌肉震颤或扑翼样震颤、间歇抽搐,随着病情进展可出现昏睡、昏迷。

在患者出现兴奋症状时切忌镇静或催眠药,以免加重 CO_2 潴留,促进肺性脑病发生。严重精神症状可予抗精神病药物控制。

(二) 循环系统疾病

1. 冠心病 主要包括心绞痛型、心肌梗死型和缺血性心肌病型冠心病。其所致的精神障碍以焦虑和抑郁最为常见,患者出现易激动、紧张、烦躁、疲乏、失眠、疑病观念和心境低落,多数随病情好转逐渐改善,少数患者焦虑和抑郁的症状长期存在,出现与躯体状态不相称的社会功能减退。在心绞痛发作时,患者可伴有明显的焦虑发作,出现烦躁、惊恐和濒死感等症状。心肌梗死患者也可伴有类似急性焦虑发作的症状,在严重血液循环障碍时患者可出现幻听、被害妄想等精神病性症状。

另外,冠心病因心功能不全导致心输出量下降、脑灌注不足,脑血流及代谢紊乱引起脑结构改变和淀粉样蛋白、tau 蛋白沉寂进而可能引起认知功能减退。冠心病认知功能障碍主要表现为整体的认知功能下降,其中语言流畅性较为明显,尤其以词汇学习的能力最差。冠心病患者认知障碍的表现具有明显的性别差异,男性主要表现为推理能力及词语流畅性的下降,而女性患者则以推理能力、语音及语义流畅性下降较为明显。冠心病患者的即刻及延迟回忆能力下降,即刻词语回忆障碍。

治疗上主要针对心脏原发疾病积极改善心功能。需要注意的是焦虑和抑郁反应可作为冠心病独立危险因素,通过增加下丘脑-垂体-肾上腺系统功能、激化血小板活性、增加炎症反应、降低心率变异性等机制加重冠心病并影响其预后。另外,冠状动脉介入手术和冠脉旁路手术已成为冠心病治疗的重要手段,也可造成患者情绪障碍,包括手术前后紧张、恐惧、烦躁不安,甚至惊恐发作。临床上对于冠心病所致的抑郁和焦虑患者可选择无心脏毒性作用的抗抑郁药物,并可小剂量短期使用抗焦虑药物。心理治疗、支持治疗以及精心的护理有助于缓解患者焦虑等症状。

2. 高血压 (hypertension) 高血压是脑血管病最常见、最重要的危险因素,中年期高血压可以增加老年期认知功能障碍的风险,而老年期血压水平与认知功能障碍的关系尚不明确。脉压、血压

变异率、血压昼夜节律等均与认知功能障碍有关。高血压可以影响脑血管结构和功能,引起脑卒中、脑白质病变、微梗死和微出血,从而导致认知功能障碍;还可以影响淀粉样蛋白的代谢和转运,诱发认知功能障碍。研究发现认知功能障碍通常发生于新发高血压后数年,这个时间差是一个非常好的治疗时间窗。降压治疗能够增加高血压患者脑血流量,有助于改善后者延缓认知功能障碍。针对高血压患者特征的个体化治疗,可能是预防和治疗认知功能障碍的合理选择。

3. **房颤（atrial fibrillation）**   是一种常见的心律失常,是指规则有序的心房电活动紊乱,代之以快速无序的颤动波,是严重的心房电活动的紊乱。心房无序的颤动失去了有效的收缩和舒张,心房泵血功能恶化或者丧失。房颤患者发生认知功能障碍的风险是非房颤患者2.8倍,其原因可能与脑血流动力学改变、脑栓塞损伤、抗凝药后脑微出血及炎性反应相关。随着口服抗凝药物半衰期的缩短和射频消融术的使用可使部分患者认知功能得到改善。

由于心律失常可引起短暂性脑缺血缺氧、脑水肿以致意识丧失,常伴有抽搐,称之为脑缺氧综合征或称阿-斯综合征。患者可出现抑郁状态、烦躁不安的焦虑状态,还可表现自言自语,出现幻听、幻视、被害妄想等精神病性症状,还常出现意识模糊。在心律恢复后仍有精神症状可给予对症处理。

（三）消化系统疾病

1. **肝豆状核变性（hepatolenticular degeneration, HLD）**   也称为威尔逊病（Wilson's disease, WD）,是一种铜代谢障碍导致脑基底核变性和肝功能损害的常染色体隐性遗传病。主要的病理生理变化是血浆铜蓝蛋白减少,导致铜沉积在豆状核、肝脏、角膜和肾脏。WD认知障碍的发病机制可能与铜大量蓄积于脑内,神经基底节受累有关。

临床上表现为进行性加重锥体外系症状、角膜色素环、肝硬化、肾功能损害和精神症状。临床诊断可根据角膜K-F环（Kayser-Fleischer ring）,血清铜蓝蛋白显著降低和（或）肝铜增高确诊。精神症状可出现在疾病早期,随着病情的发展,精神症状渐趋明显。儿童期起病者,病情发展快,可表现为情绪不稳,随后出现假性延髓病（假性球麻痹）和锥体外系症状,如静止性震颤、肌强直、舞蹈症、手足徐动症等。青少年期和成人期起病者,病程多迁延,可出现锥体外系症状,极少数患者可出现抽搐、癫痫发作,也可出现情绪高涨,行为异常,敌对和反社会人格改变,少数可出现幻觉和妄想,不久可发展为痴呆。主要表现反应迟钝、注意力不集中及记忆力减退。

首先应积极对因治疗,同时应对症控制锥体外系症状,精神症状明显时应给予抗精神病药物,智能障碍可用促智药物。脑型WD患者在脑症状出现之后,其智能、记忆明显低于常人,学习成绩明显下降,经过正规驱铜治疗后,其智商和记忆才能有所恢复。

2. **肝性脑病（hepatic encephalopathy）**   是由严重肝病引起,以代谢紊乱为基础的中枢神经系统功能失调综合征。70%肝性脑病是由各型肝硬化引起,多为慢性肝性脑病,小部分肝性脑病见于重症病毒性肝炎、原发性肝癌、中毒性肝炎和药物性肝炎的急性或暴发性肝功能衰竭阶段,多为发展迅速的急性肝性脑病。临床上根据意识障碍程度、神经系统表现和脑电图改变将肝性脑病从轻微的精神异常到深昏迷分为前驱期、昏迷前期、昏睡期和昏迷期。前驱期精神障碍以情绪障碍和行为异常为主,患者可表现欣快激动或情感淡漠两种主症,伴有乏力、反应迟钝、生活懒散和意志减退,少数患者可出现嗜睡;昏迷前期主要表现为明显的嗜睡,并伴有定向障碍和认知功能减退,随着病情的加重可出现谵妄,临床表现错觉、幻觉（视幻觉尤其明显）以及不协调精神运动性兴奋等;昏睡期患者的精神障碍主要表现为意识清晰度明显下降,不能被完全唤醒;若病情不能控制,即进入昏迷期。脑电波变化在肝性脑病早期表现为慢波增多,后来出现三相波（triphasic waves）。

治疗上本病尚无特殊疗法,多采用综合措施。由于肝功能损害,对药物的代谢功能减弱,原则上不使用抗精神病药物,需要使用时也当十分慎重。

3. **胰腺疾病所致精神障碍**   急性胰腺炎（acute pancreatitis）、慢性胰腺炎（chronic pancreatitis）和胰腺癌均可导致精神障碍。急性胰腺炎时往往由于胰腺出血或坏死引起肝、肾、呼吸等多脏器功能不全/功能衰竭,引起肝性脑病、尿毒症,从而严重影响脑功能,加之脑循环障碍、电解质紊乱和酸中毒等因素加重脑功能障碍从而更易促发精神症状。临床主要表现为抑郁状态、幻觉妄想状态(以被害妄想及评论性幻听为主)、智力障碍及遗忘以及意识障碍(谵妄状态)和定向障碍。慢性胰腺炎导致精神障碍主要有抑郁状态、谵妄状态等。应提出的是,胰腺癌所致精神障碍以抑郁状态为主,且为 2/3 患者的首发症状,表现为情绪低落、紧张担心、自我评价低等,但精神运动抑制不明显。幻觉以幻听较多,妄想以关系妄想和被害妄想为主,因此临床要高度重视以精神障碍为首发症状的胰腺癌。

精神障碍的治疗以对症为主。抑郁、焦虑症状用抗抑郁药、抗焦虑药,其他精神障碍可用抗精神病药,当急性胰腺炎意识障碍时,药物选用要慎重。

(四) 肾脏疾病

1. 慢性肾衰竭(chronic renal failure)　氮质血症期、肾衰竭期和尿毒症期,患者常出现精神症状。精神症状的出现主要和尿素氮等代谢产物的潴留以及血肌酐的明显增高有关,同时也和其他代谢产物在体内的潴留以及水、电解质代谢紊乱、代谢性酸中毒等多种因素有关。

慢性肾衰竭早期患者可出现疲乏、记忆力下降、注意力不集中以及各种不同类型的睡眠障碍,患者也常出现抑郁和焦虑等情绪障碍,严重者可出现自杀行为。随着肾功能损害程度的进一步加重,进入肾衰竭期以后患者会出现人格改变,表现为敏感多疑,固执自私、易冲动,有些患者出现睡眠不宁腿综合征(restless leg syndrome)。尿毒症期患者可出现错觉、幻觉、妄想等精神病性症状,也可出现兴奋、躁动和谵妄,直至出现昏睡、昏迷等严重症状。

治疗上以处理原发疾病为主,精神药物的选择要考虑药物蓄积及对肾脏可能的毒性作用,选择对肾脏毒性小的药物。

2. 透析所致认知功能障碍　部分患者经透析后会产生透析性脑病或称为"透析失衡"综合征。这是由于透析时可导致血和脑脊液中尿素比例失调,脑脊液渗透压升高,引起颅内压升高与脑细胞肿胀,表现为头晕、头痛、呕吐、情绪波动、抽搐及意识障碍等。透析的慢性作用可造成持久的神经系统症状和智能的进行性下降。亦可表现透析性痴呆(dialysis dementia),这一综合征通常出现在长期透析的患者中,其确切机制尚不清楚,可能与透析液铝含量增高有关。

(王化宁)

思 考 题

1. 什么是神经认知障碍?
2. 谵妄综合征、痴呆综合征和遗忘综合征的临床表现是什么?
3. 阿尔茨海默病与重度血管性神经认知障碍如何进行鉴别?
4. 神经认知障碍的治疗原则是什么?

第六章 精神活性物质所致障碍

第一节 概 述

据联合国毒品与犯罪问题办公室(UNODC)估计,2015年,全球大约有2.5亿人吸食非法药物,其中2950万人存在吸毒成瘾等问题。过去10年中,吸毒导致一些疾病的发病率、死亡率整体呈现增长趋势。在全球约1200万注射吸毒者中,有160万人携带艾滋病病毒,还有610万人患丙型肝炎,另有130万丙肝患者同时携带艾滋病病毒。20世纪70年代末期以来,国际毒潮不断侵袭中国,过境贩毒引发的毒品违法犯罪活动死灰复燃,吸毒人数持续上升,毒品案件不断增多。目前,中国各省、自治区、直辖市都不同程度存在与毒品有关的违法犯罪活动,非法制造的冰毒晶体、氯胺酮以及新精神活性物质问题日趋严重,既流入国内消费市场,也输出境外,我国已由单纯毒品过境转变为毒品生产、过境与消费并存的受害国。从目前毒品滥用形式看,虽然传统毒品如海洛因依然是我国主要毒品之一,但合成毒品如冰毒、摇头丸、氯胺酮之类已成为消费新宠,《2017年中国禁毒报告》显示:截至2016年底,全国现有250.5万名吸毒人员中,滥用合成毒品人员151.5万名,占60.5%;滥用阿片类毒品人员95.5万名,占38.1%;查获复吸人员已由过去以滥用阿片类人员为主转变为滥用合成毒品人员为主。在很多大中城市,吸食合成毒品者占吸毒总人数的60%以上,有的城市甚至超过90%。特别是青少年已成为合成毒品消费的主要群体。此外,一些层出不穷新的精神活性物质的滥用在国内也开始出现,更有甚者,吸毒者常常自创些处方,如"开心水"(为冰毒、摇头丸、氯胺酮的混合物),导致了许多躯体、精神问题。但需要强调的是,从公共卫生角度看,由于吸烟、饮酒人群基数大,所造成的健康影响更不容忽视。

一、基本概念

(一) 精神活性物质

指能够影响人类情绪、行为、改变意识状态,并有致依赖作用的一类化学物质,人们使用这些物质的目的在于取得或保持某些特殊的心理、生理状态。

精神活性物质(psychoactive substances)又称物质(substances)或成瘾物质、药物(drug)。毒品是社会学概念,指具有很强成瘾性并在社会上禁止使用的化学物质,我国的毒品主要指阿片类、可卡因、大麻、苯丙胺类兴奋剂等药物。

(二) 依赖

依赖(dependence)是一组认知、行为和生理症状群,使用者尽管明白滥用成瘾物质会带来问题,但仍然继续使用。自我用药导致了耐受性增加、戒断症状和强制性觅药行为(compulsive drug seeking behavior)。所谓强制性觅药行为是指使用者冲动性使用药物,不顾一切后果,是自我失去控制的表现,不一定是人们常常理解的意志薄弱、道德败坏的问题。

传统上将依赖分为躯体依赖(physical dependence)和心理依赖(psychological dependence)。躯体依赖也称生理依赖,它是由于反复用药所造成的一种病理性适应状态,主要表现为耐受性增加和戒断症状。心理依赖又称精神依赖,它使吸食者产生一种愉快满足的或欣快的感觉,驱使使用者为寻求这种感觉而反复用药,表现出所谓的渴求状态(craving)。

（三）滥用

滥用(abuse)在 ICD-11 分类系统中称为有害使用(harmful use)，是一种适应不良方式，由于反复使用药物导致了明显的不良后果，如不能完成重要的工作、学业，损害了躯体、心理健康，导致法律上的问题等。滥用强调的是不良后果，滥用者没有明显的耐受性增加或戒断症状，反之就是依赖状态。

（四）耐受性

耐受性(tolerance)是一种状态，指药物使用者必须增加使用剂量方能获得所需的效果，或使用原来的剂量则达不到使用者所追求的效果。

（五）成瘾

成瘾(addiction)被广泛使用在日常生活中，与依赖基本同义。从行为角度看，主要表现为失控，具有以下特征：①成瘾者有做某种行为的强烈欲望，但其结果有害；②如果控制不做，则紧张、焦虑逐渐增加；③一旦完成此行为，则紧张、焦虑迅速、暂时得以解脱；④过一段时间后，如几小时、几天或几周又重新出现实施此行为的欲望；⑤外部、内部环境刺激可条件反射性引起此欲望；⑥成瘾者希望能控制此行为，但屡屡失败。

（六）戒断状态

戒断状态(withdrawal state)指停止使用药物或减少使用剂量或使用拮抗剂占据受体后所出现的特殊的心理生理症状群，其机制是由于长期用药后，突然停药引起的适应性的反跳(rebound)。不同药物所致的戒断症状因其药理特性不同而不同，一般表现为与所使用药物的药理作用相反的症状。例如酒精(中枢神经系统抑制剂)戒断后出现的是兴奋、不眠，甚至癫痫样发作等症状群。

二、精神活性物质的分类

主要根据精神活性物质的药理特性，将之分为以下种类：

1. **中枢神经系统抑制剂（depressants）**　能抑制中枢神经系统，如巴比妥类、苯二氮䓬类、酒精等。

2. **中枢神经系统兴奋剂（stimulants）**　能兴奋中枢神经系统，如咖啡因、苯丙胺类药物、可卡因等。

3. **大麻（cannabis，marijuana）**　大麻是世界上最古老、最有名的致幻剂，适量吸入或食用可使人欣快，增加剂量可使人进入梦幻，陷入深沉而爽快的睡眠之中，主要成分为 $\Delta 9$-四氢大麻酚。

4. **致幻剂（hallucinogen）**　能改变意识状态或感知觉，如麦角酸二乙酰胺(LSD)、仙人掌毒素(mescaline)、苯环利定(PCP)、氯胺酮(ketamine)等。

5. **阿片类（opioids）**　包括天然、人工合成或半合成的阿片类物质，如海洛因、吗啡、鸦片、美沙酮、二氢埃托啡、哌替啶(杜冷丁)、丁丙诺啡等。

6. **挥发性溶剂（solvents）**　如丙酮、汽油、稀料、甲苯、嗅胶等。

7. **烟草（tobacco）**

三、精神活性物质滥用的相关因素

一般认为，药物滥用的原因不能用单一的模式来解释，其与社会环境、心理特点和生物学因素皆有较为密切的关系。它们之间相互交叉、相互影响、互为因果，为了叙述方便，分为以下几个部分解释。

（一）社会因素

包括：①容易获得；②家庭因素，如家庭矛盾、单亲家庭、家庭成员间交流差、家庭成员犯罪吸毒是吸毒、特别是青少年吸毒的重要危险因素；③同伴影响、同伴间压力等；④文化背景、社会环境等因素。

（二）心理因素

研究发现吸毒者有明显的个性问题,如反社会性、情绪控制较差、易冲动、缺乏有效的防御机制、追求即刻满足等,但尚无前瞻性研究说明是这些个性问题导致了吸毒,还是由于吸毒改变了吸毒者的个性,抑或是两者互为因果。

行为理论认为,精神活性物质具有明显的正性强化作用,多数精神活性物质有增加正性情绪的作用,如"酒逢知己千杯少",吸毒后的快感等;同样也具有负性强化作用,如"一醉解千愁"、"何以解忧,唯有杜康",毒品更有对抗负性情绪的作用。更重要的是,在形成依赖后,由于戒断症状的出现,使依赖者不能自拔,必须反复使用精神活性物质才能缓解戒断症状,这是最为强烈的负性强化。

（三）生物学因素

研究发现,动物在缺乏上述社会、心理因素的情况下,同样也有主动获得精神活性物质的倾向。人类、动物依赖形成后,在中枢神经系统中存在着一系列神经递质、受体、第二信号转导系统,甚至转录、结构等方面的变化,故有学者将依赖行为定义为慢性脑部疾病,从这个角度看,依赖行为与其他躯体疾病一样并无本质上的区别。

1. **脑内的"犒赏系统"与药物依赖** 20世纪60年代后,人们对成瘾物质如何作用于脑的"犒赏系统(reward system)"进行了大量研究,并发现了内源性阿片肽及其受体。已证明,在大鼠、猫、猴等动物脑内,除新皮层以外的脑区几乎所有的部分都有与犒赏有关的区域,而控制情绪反应的中脑边缘多巴胺系统(mesolimbic dopamine system)则可能是犒赏系统的中枢所在,其中,被盖腹侧区(ventral tegmental area,VTA)和伏隔核(nucleus accumbens,NAc)是研究者较为感兴趣的部位。

众所周知,多巴胺是一种与愉快情绪有关的神经递质,在人高兴时,有关犒赏通路上的神经细胞就发出较多的兴奋性冲动,并释放出一定量的多巴胺。在正常情况下,释放的多巴胺很快被重新摄取。研究发现,人类所滥用的物质,如阿片、酒精、烟草、苯丙胺和可卡因等,尽管它们有不同的药理作用,但最后共同通路均是作用于中脑边缘多巴胺系统,增加VTA多巴胺神经元冲动,使NAc以及其他区域如前额叶皮质(prefrontal cortex)中多巴胺的释放增加。可卡因、苯丙胺类药物是通过抑制突触间隙多巴胺重吸收而增加多巴胺释放,而阿片类可能是通过激动μ、δ受体及解除GABA神经元对多巴胺的抑制作用,间接促进多巴胺的释放,使突触间隙中多巴胺增加,过多的多巴胺连续刺激下一个神经元受体,便产生了一连串强烈而短暂的刺激"高峰",于是大脑犒赏中枢发出愉悦的信号,使吸食者主观上产生某种陶醉感和欣快感。

神经生物学及动物模型研究提示,精神活性物质依赖的发生是由于精神活性物质长期反复暴露,使中枢神经系统、特别是中脑边缘多巴胺系统发生了细胞及分子水平上的适应。这一过程涉及多个脑区的多种神经系统的参与,如多巴胺能神经、5-羟色胺能神经、γ-氨基丁酸能神经、谷氨酸能神经、去甲肾上腺素能神经、内源性阿片肽系统等。反复长期用药,使这些神经元发生适应性变化,改变了强化机制和动机状态,出现了耐受性(tolerance)、戒断症状(withdrawal symptoms)、渴求(craving)等病理生理改变。

由此可见,位于边缘系统的犒赏系统是导致药物依赖的结构基础,单胺类等递质变化是精神活性物质作用的直接后果,由此而导致的一系列受体和受体后变化是药物依赖行为产生的重要条件。药物对犒赏系统的作用是产生精神依赖及觅药行为的根本动因。犒赏反应是人类(包括某些高等动物)所固有的情绪反应机制,这种机制的发生是很原始的,但却有巨大的潜力。人类所滥用的精神活性物质,正是通过对这种潜力的刺激和不断的激发而产生作用的。

2. **代谢速度** 代谢速度的不同,对精神活性物质的耐受性就不同,依赖的易感性也不同。如天生缺乏乙醛脱氢酶的个体,饮酒后乙醇代谢成乙醛,但乙醛不能继续转化为乙酸,乙醛堆积,导致出现严重的不良反应,从而阻止个体继续饮酒,也就不太可能成为酒依赖者。

3. **遗传学因素** 大量有关酒精与药物依赖的遗传或家族性研究已证明,动物对某些药物依赖的形成具有显著的遗传性。如不同品系的小鼠对吗啡依赖的形成具有显著差异,有些品系的鼠极易造成阿片类依赖的动物模型,而有些品系则很难。

家系、双生子及寄养子研究均发现,药物滥用的易感性因素是由基因所决定的。目前发现有两个途径将这一易感性从上一代传至下一代,一是直接遗传的酒精/药物依赖易感性,另一个是间接的方式,将反社会人格传给下一代。家系研究表明,药物依赖或滥用家系成员中,药物滥用、酒精滥用、反社会人格、单相抑郁的相对危险性分别为对照家系的 6.7、3.5、7.6 和 5.1 倍。

总之,药物滥用和依赖是上述因素相互作用的结果,药物的存在和药理特性是滥用、依赖的必要条件,但是否成为"瘾君子",还与个体人格特征、生物易感性有关,而社会文化因素在药物滥用、依赖中起到了诱因作用。

Box 6-1　犒赏与成瘾性物质

Olds 和 Milner 在 1954 年发现了一个有趣的现象,他们在对鼠脑进行电刺激、探查中脑网状系统睡眠控制区的一次实验中,将刺激电极错插埋入一实验鼠脑中隔,这样一个偶然的机会使他们发现鼠脑内的某些区域具有乐于接受电刺激的本能。这种本能非常强大,以至于实验大鼠可以 500~5000 次/小时的速率疯狂踏压杠杆连续自行刺激。电刺激所产生的强化效应要比自然犒赏物,如食物、水强得多。Rottenberg 和 Lindy 的实验表明,如果要实验动物选择电刺激或食物和水,那么动物往往选择电刺激,渴死饿死在所不惜。还有一个特征是动物对自我电刺激脑部所产生的犒赏从不满足,不停按压杠杆以获得快感。Olds 当时就意识到动物脑内存在一种"愉快中枢(pleasure center)"或强化区(reinforcement area),弱电流刺激该区域可以提供一种"犒赏"效应。

将人类作为受试的研究发现,电刺激相关脑区同样能引起快感,有些受试将其描述为类似性快感,据称甚至有些受试对试验者产生了爱慕之感。

后来发现,成瘾药物如兴奋剂(如苯丙胺类药物、可卡因)和阿片类药物(如海洛因、吗啡等)同样具有强烈的犒赏作用。一般来说,具有强化作用的药物所起的作用与脑部电刺激类似。实验动物可以通过实验按压杠杆的方法来自我给药,达到自我犒赏作用。

有多种神经递质涉及犒赏效应,但多巴胺是主要的神经递质。犒赏性电刺激能激活犒赏环路,微透析研究发现,在犒赏性电刺激时,中脑边缘系统多巴胺释放增加。

成瘾者即使戒毒多年,仍然对毒品的快感念念不忘,导致多次复发。显然这是一种长期记忆,如果能探明这种记忆的储存脑区,防止或者消除这种记忆将对解决毒品的复发问题起到极其重要的作用。

参考文献
郝伟,赵敏,李锦.成瘾医学:理论与实践.北京:人民卫生出版社,2015

第二节　阿片类物质

一、概述

阿片类物质(opiates)是指任何天然的或合成的、对机体产生类似吗啡效应的一类药物。阿片是从罂粟果中提取的粗制脂状渗出物,粗制的阿片含有包括吗啡和可待因在内的多种成分。吗啡是阿片中镇痛的主要成分,大约占粗制品的 10%。

阿片类药物滥用是世界范围内的公共卫生和社会问题,我国饱受阿片之苦长达一个多世纪。至 1949 年,我国吸食阿片、海洛因的人数约为 2000 万,成为近代中国贫困、落后的重要原因之一。20 世纪 50 年代,通过坚决有效的措施,在短短的 3 年时间内就荡涤了旧中国的阿片毒害。进入 20 世纪 70

年代以来,毒品活动相继在西方国家、进而在全世界开始蔓延。毗邻我国西南边界的"金三角"地区逐渐成为世界上重要的毒源,国门打开、过境贩毒等因素使我国的吸毒问题死灰复燃。根据公安部门公布的数据,我国记录在案的吸毒者在 1990 年约为 7 万,1993 年为 25 万, 1995 年为 52 万,2002 年为 100.1 万,2003 年超过 104 万,2005 年为 116 万,2014 年吸食合成毒品登记在案人数才首次超过阿片类,截至 2016 年底,全国累计登记吸毒人员 250.5 万名,滥用海洛因人员 95.5 万名,占登记总人数的 38.1% 。虽然近年随着合成毒品滥用的快速增长,阿片类滥用有逐年下降的趋势,但还远未达到控制的程度;同时由于阿片类成瘾的特点,仍是目前危害我国民众身心健康的主要成瘾物质之一,这均值得社会各界予以充分的重视。

二、阿片类药物的药理作用

自 1973 年以来,学者们相继发现在脑内和脊髓内存在阿片受体。这些受体分布在痛觉传导区以及与情绪和行为相关的区域,集中分布在脑室周围灰质、中脑边缘系统和脊髓罗氏胶质区(substantia gelatinosa)等区域。阿片受体已知有 μ、δ、κ 等多型,其中以 μ 受体与阿片类的镇痛与欣快作用关系最密切,在中枢神经系统分布也最广。1975 年以来先后又发现体内有几种内源性阿片肽,如 β-内啡肽(β-endorphin)、脑啡肽(enkephalin)、强啡肽(dynorphin),这些肽类均能作用于阿片受体。每种阿片受体都与百日咳毒素敏感的 G 蛋白偶联,三种受体与 G 蛋白的偶联方式相似。阿片受体的急性效应包括抑制腺苷酸环化酶、激活 K^+ 传导,抑制 Ca^{2+} 传导和递质释放。

阿片类药物可通过不同的途径给药,如口服、注射或吸入等。阿片类药物口服时以非脂溶性形式存在于胃内,胃内吸收延缓,大部分从肠道吸收。因为口服给药吸收不完全,所以给予口服阿片制剂的血药浓度一般只有同剂量注射给药的一半或更少。

阿片类制剂以非脂溶性形式存在于血液中,这种形式的药物相当难以透过血脑屏障。但当吗啡被乙酰化成为海洛因后,则较易透过血脑屏障,这也许能解释为什么静脉注射海洛因所体验到的瞬间快感比注射吗啡更为强烈这一现象。

阿片类药物可分布到机体的所有组织,包括胎儿。对阿片类依赖的母亲所生下的婴儿对阿片类具有依赖性,如果在出生后不给予阿片类物质,也可以出现戒断症状。

阿片类药物在由肾脏排泄之前,大部分由肝脏代谢。大多数阿片类药物的代谢较为迅速,平均代谢时间是 4~5 小时,故依赖者必须定期给药,否则会发生戒断症状。

阿片类药物具有镇痛、镇静作用,能抑制呼吸、咳嗽中枢及胃肠蠕动,同时能兴奋呕吐中枢和缩瞳作用。阿片类药物能作用于中脑边缘系统,产生强烈的快感。

三、戒断反应

由于所使用阿片类物质的剂量、对中枢神经系统作用的程度、使用时间的长短、使用途径、停药的速度等不同,戒断症状强烈程度也不一致。短效药物,如吗啡、海洛因一般在停药后 8~12 小时出现,极期在 48~72 小时,持续 7~10 天。长效药物,如美沙酮戒断症状出现在 1~3 天,性质与短效药物相似,极期在 3~8 天,症状持续数周。

典型的戒断症状可分为两大类:客观体征,如血压升高、脉搏增加、体温升高、鸡皮疙瘩、瞳孔扩大、流涕、震颤、腹泻、呕吐、喷嚏、失眠等;主观症状,如恶心、肌肉疼痛、骨头疼痛、腹痛、不安、食欲差、无力、疲乏、发冷、发热、渴求药物等。

四、治疗

治疗一般分两步走,即急性期的脱毒治疗和脱毒后防止复吸及社会心理康复治疗。

入院前要详细询问病史,特别是吸毒史及与吸毒有关的问题(如肝炎、结核、精神障碍、人格障碍等)和心理社会史等。在躯体检查中要注意一般情况、注射痕迹、瘢痕、皮肤的各种感染、立毛肌竖起、瞳孔扩大、流泪、流涕等。在实验室检查方面,除完成常规检查外,应注意性病检查、HIV试验、肝炎病毒检测等。

（一）脱毒治疗

脱毒（detoxification）指通过躯体治疗减轻戒断症状,预防由于突然停药可能引起的躯体健康问题的过程。由于吸毒者的特殊性,阿片类的脱毒治疗一般在封闭的环境中进行。

1. **替代治疗**　替代治疗的理论基础是利用与毒品有相似作用的药物来替代毒品,以减轻戒断症状的严重程度,使患者能较好的耐受。然后在一定的时间（如14~21天）内将替代药物逐渐减少,最后停用。目前常用的替代药物有美沙酮（methadone）和丁丙诺啡（buprenorphine）,使用剂量视患者的情况而定,美沙酮首日剂量为30~60mg,丁丙诺啡为0.9~2.1mg,然后根据患者的躯体反应逐渐减量,原则是只减不加,先快后慢、限时减完。

2. **非替代治疗**　①可乐定（clonidine）:为α_2受体激动剂,开始剂量为0.1~0.3mg,每天3次,副作用为低血压、口干和思睡,剂量必须个体化。可乐定对于渴求、肌肉疼痛等效果较差。主要用于脱毒治疗的辅助治疗;②中草药、针灸:与替代治疗相比,中药在缓解戒药后的前三天的戒断症状方面较差,但能有效促进机体的康复、促进食欲,重要的是不存在撤药困难问题。针灸治疗也有一定的疗效;③其他:如镇静催眠药、莨菪碱类。

（二）防止复吸、社会心理干预

1. **阿片类阻滞剂**　理论上,通过阻滞阿片类的欣快作用,条件反射就会消退。此类药物主要为纳洛酮和纳屈酮,后者口服有效。由于这些药物是μ受体阻滞剂,能阻滞阿片类的效应,而且毒性较低,自从1960年以来,被广泛应用于临床,但仅有30%的戒毒者能坚持使用此类药物。故而,目前各国都在开发长效制剂。

2. **社会心理治疗**　多数研究表明,心理社会干预能针对某些问题如复发等起到良好的治疗效果。

（1）认知行为治疗:主要目的在于:①改变导致适应不良行为的认知方式;②改变导致吸毒的行为方式;③帮助患者应付急性或慢性渴求;④促进患者社会技能、强化患者不吸毒行为。

（2）复吸预防:基于认知行为治疗方法,帮助患者增加自控能力以避免复吸。基本的方法为:讨论对吸毒、戒毒的矛盾心理;找出诱发渴求、复吸的情绪及环境因素;找出应付内外不良刺激的方法、打破重新吸毒的恶性循环。

（3）群体治疗:群体治疗使患者有机会发现他们之间共同的问题、制订出切实可行的治疗方案;能促进他们相互理解,让他们学会如何正确表达自己的情感、意愿,使他们有机会共同交流戒毒成功的经验和失败的教训;也可以在治疗期间相互监督、相互支持,促进他们与医师保持接触,有助于预防复吸、促进康复。

（4）家庭治疗:家庭治疗强调人际间、家庭成员间的不良关系是导致吸毒成瘾、治疗后复吸的主要原因。有效的家庭治疗技术能打破否认,打破对治疗的阻抗,促进家庭成员间的感情交流。

（三）美沙酮维持治疗

虽然经过上述治疗,但并非所有的吸毒者均能顺利戒毒。吸毒者必然因吸毒问题来扰乱社会、家庭,引起各种传染病（如HIV）的传播。基于减少危害的考虑,美沙酮维持治疗应运而生。

美沙酮维持治疗是使用美沙酮补充海洛因依赖者体内内源性阿片肽量的不足,使海洛因依赖者恢复其正常的生理及心理功能,像正常人一样的生活。它不同于"脱毒治疗",也不是通常所说的"戒毒",而是一种治疗方法,如同高血压和糖尿病等的治疗需要长期或终生使用药物控制症状和维持治疗一样。

随访研究发现,虽然患者仍然处于依赖状态,但处于维持治疗的患者的毒品使用量、犯罪、因注射而致的相互传染明显减少,社会功能、就业、总体健康等得到改善,更为重要的是使患者脱离毒品,有机会进行社会心理康复治疗。

第三节　镇静催眠、抗焦虑药

此类药物包括范围较广,在化学结构上差异也较大,但都能抑制中枢神经系统的活动。目前在临床上主要有两大类:巴比妥类(barbiturates)和苯二氮䓬类(benzodiazepines)。

巴比妥类是较早的镇静催眠药,根据半衰期的长短可分为超短效、短效、中效及长效巴比妥类药物。短效及中效巴比妥类药物主要包括司可巴比妥(secobarbital)和戊巴比妥(pentobarbital),临床上主要用于失眠,滥用可能性最大。

小剂量巴比妥类可抑制大脑皮质,产生镇静催眠作用;较大剂量可使感觉迟钝、活动减少引起困倦和睡眠;中毒剂量可致麻醉、昏迷乃至死亡。巴比妥类诱导的睡眠与正常睡眠的区别在于,巴比妥类药物能缩短快动眼睡眠,故服药时的睡眠做梦减少。长期用药者一旦减药或突然停药,会引起快动眼睡眠反跳,出现多梦、噩梦频繁,严重干扰睡眠,患者只好再次服用而产生依赖。

人体对巴比妥类药物耐受性发生较快。目前认为巴比妥类能增加微粒体酶的活性,使之增加对巴比妥类药物的代谢。也有研究证明,中枢神经系统对这类药物的适应性增强,也是耐受性产生的机制之一。值得注意的是,巴比妥类药物的治疗剂量会较快出现耐受,但其致死量并没有改变。因此患者为了追求同样的治疗效果逐渐提高剂量的过程中,会增加发生过量致死的风险。

苯二氮䓬类药物的主要药理作用是抗焦虑、松弛肌肉、抗癫痫、催眠等。不同的苯二氮䓬类药物的作用时间差异较大,如地西泮(diazepam)为20~80小时,而劳拉西泮(lorazepam)仅为10~20小时。由于这类药物安全性好,即使过量,也不致有生命危险,目前应用范围已远远超过巴比妥类药物。

镇静催眠药中毒症状与醉酒状态类似,表现为冲动或攻击行为、情绪不稳、判断失误、说话含糊不清、共济失调、站立不稳、眼球震颤、记忆受损,甚至昏迷。巴比妥类的戒断症状较严重,甚至有生命危险。症状的严重程度取决于滥用的剂量和滥用时间的长短。在突然停药12~24小时内,戒断症状陆续出现,如厌食、虚弱无力、焦虑不安、头痛、失眠,随之出现肢体的粗大震颤;停药2~3天,戒断症状可达高峰,出现呕吐、体重锐减、心动过速、血压下降、四肢震颤加重、全身肌肉抽搐或出现癫痫大发作,有的出现高热谵妄。苯二氮䓬类戒断症状虽不像巴比妥类那样严重,但易感素质者(如既往依赖者或有家族史者)在服用治疗剂量的药物3个月以后,如突然停药,可能出现严重的戒断反应,甚至抽搐。

对于巴比妥类的戒断症状应予充分注意,在脱瘾时减量要缓慢。以戊巴比妥为例,每日减量不超过0.1g,递减时间一般需要2~4周,甚至更长。国外常用替代治疗,即用长效的巴比妥类药物,来替代短效巴比妥类药物,例如用苯巴比妥替代戊巴比妥(当量关系是30mg苯巴比妥相当于100mg戊巴比妥),然后每天再逐渐减少5%~10%苯巴比妥剂量,减药的时间也在2~4周间。苯二氮䓬类的脱瘾治疗同巴比妥类类似,可采取逐渐减少剂量,或用长效制剂替代,然后再逐渐减少长效制剂的剂量。

第四节　中枢神经系统兴奋剂

中枢神经系统兴奋剂,或称精神兴奋剂(psychostimulants),包括咖啡或茶中所含的咖啡因,但引起关注的主要是可卡因及苯丙胺类药物。可卡因与苯丙胺类药物具有类似的药理作用,我国可卡因滥用的情况远远低于西方国家,但苯丙胺类药物在我国的滥用有增加的趋势,故本节主要讨论苯丙胺类药物的问题。

苯丙胺类兴奋剂(amphetamine-type stimulants, ATS)指苯丙胺及其同类化合物,包括苯丙胺(安非他明,amphetamine)、甲基苯丙胺(冰毒,methamphetamine)、3,4-亚甲二氧基甲基苯丙胺(MDMA, ecstasy,摇头丸)、麻黄碱(ephedrine)、芬氟拉明(fenfluramine)、曲布西明(sibutramine)、哌甲酯(methylphenidate）、匹莫林（pemoline）、伪麻黄碱（pseudoephedrine）等。

目前，ATS在医疗上主要用于减肥（如芬氟拉明、曲布西明）、儿童多动症（如哌甲酯、匹莫林、右苯丙胺等）和发作性睡病（如苯丙胺），非法兴奋剂如甲基苯丙胺、MDMA等则被滥用者用于各自不同的目的，导致了一系列不良的健康和社会后果。

一、苯丙胺类药物的药理作用

ATS具有强烈的中枢神经兴奋作用和致欣快作用。研究表明，它们大多主要作用于儿茶酚胺神经细胞的突触前膜，通过促进突触前膜内单胺类递质（如去甲肾上腺素、多巴胺和5-羟色胺等）的释放、阻止递质再摄取、抑制单胺氧化酶的活性而发挥药理作用，而毒性作用在很大程度上可认为是药理学作用的加剧。致欣快、愉悦作用主要与影响多巴胺释放、阻止重吸收有关。其他作用包括觉醒度增加、支气管扩张、心率加快、心输出量增加、血压增高、胃肠蠕动降低、口干、食欲降低等。

中等剂量的ATS可致舒适感、警觉增加、话多、注意集中、运动能力增加等，还可有头昏、精神抑郁、焦虑、激越，注意减退等，依个体的情况（耐受性、药物剂量等）而有所不同。

使用ATS后，特别是静脉使用后，使用者很快出现头脑活跃，精力充沛，能力感增强，可体验到难以言表的快感，即所谓腾云驾雾感（flash）或全身电流传导般的快感（rush）；数小时后，使用者出现全身乏力、精神压抑、倦怠、沮丧而进入所谓的苯丙胺沮丧期（amphetamine blues）。以上的正性和负性体验使得吸毒者陷入反复使用的恶性循环中，这也是形成精神依赖的重要原因之一。一般认为，ATS较难产生躯体依赖而更容易产生精神依赖。

ATS的急性中毒临床表现为中枢神经系统和交感神经系统的兴奋症状。轻度中毒表现为瞳孔扩大、血压升高、脉搏加快、出汗、口渴、呼吸困难、震颤、反射亢进、头痛、兴奋躁动等症状；中度中毒出现精神错乱、谵妄、幻听、幻视、被害妄想等精神症状；重度中毒时出现心律失常、痉挛、循环衰竭、出血或凝血、高热、胸痛、昏迷甚至死亡。

长期使用可能出现分裂样精神障碍、躁狂-抑郁状态及人格和现实解体症状、焦虑状态、认知功能损害，还可出现明显的暴力、攻击和伤人犯罪倾向。

二、治疗

ATS滥用可以产生精神依赖，但在突然停吸后一般不会类似阿片类、酒类成瘾者出现严重的躯体戒断症状。对于ATS的戒断及毒性症状，只需对症处理。

（一）精神症状的治疗

ATS服用者可出现急性精神障碍，表现为幻觉、妄想、意识障碍、伤人行为等症状，绝大部分患者在停止吸食后的2~3天内上述症状即可消失。

对于症状严重而持续者，一般选用氟哌啶醇，理由是氟哌啶醇为D_2受体阻断剂，能特异性阻断ATS的中枢神经系统作用，大量的临床报告证实效果良好，常用量2~5mg肌注，视病情轻重调整剂量；如能配合治疗，也可选用非经典抗精神病药物口服，如帕利哌酮、喹硫平、奥氮平等。地西泮等苯二氮䓬类药物也能起到良好的镇静作用。

（二）躯体症状的治疗

急性中毒患者常出现高热、代谢性酸中毒和肌痉挛症状，处理的原则是：足量补液，维持水、电解质平衡，利尿、促进排泄。恶性高热是由于骨骼肌代谢亢进所致，多数中毒者是由于恶性高热和高乳酸血症及最终出现的循环衰竭或休克而死亡。降温措施可用物理降温（冰敷、醇浴），肌肉松弛是控制高体温的有效方法，可静脉缓注硫喷妥钠（pentothal sodium）0.1~0.2g或用肌肉松弛剂琥珀酰胆碱，注意呼吸和肌肉松弛情况，必要时可重复。同时应畅通呼吸道，给氧，气管插管，止痉，有条件者可行透析治疗。

ATS导致冠状动脉痉挛是引起心肌缺血和心肌梗死最常见的原因。临床上常使用钙通道阻滞剂如硝苯地平缓解痉挛,改善心肌缺血。抗高血压的药物(如 β 受体阻滞剂)对甲基苯丙胺引起的心血管症状亦有良好作用。高血压危象时可用酚妥拉明等。

第五节　氯　胺　酮

近年来,随着娱乐场所开始流行用氯胺酮作为致幻剂(K 粉)所产生的成瘾性问题,引起全社会的重视,长期使用该药物对中枢神经系统、呼吸系统、循环系统、消化系统、泌尿系统等造成的损害也渐为人们所认识,特别是对中枢神经系统和泌尿系统的损害尤为引人关注。

氯胺酮(ketamine)为一种分离性麻醉药,临床上用于手术麻醉剂或者麻醉诱导剂。近年来,滥用氯胺酮的问题日益严重,主要是在一些娱乐场所。

一、药理作用

氯胺酮可抑制丘脑-新皮层系统,选择性地阻断痛觉。静注后约 30 秒钟(肌注后约 3~4 分钟)即产生麻醉作用。氯胺酮麻醉的特点为镇痛,意识模糊而不是完全丧失,呈浅睡眠状态,对周围环境的刺激反应迟钝,是一种意识和感觉分离状态,称为"分离性麻醉"。氯胺酮作用于边缘系统,有致快感作用,研究表明,氯胺酮的欣快效应类似于可卡因、大麻和酒精。氯胺酮使用者可以出现一种分离状态,可以表现为狂喜、偏执状态或厌烦等,伴有知觉损害、甚至昏迷。服用氯胺酮后常会"去人格化"、"去真实感"、体像改变、梦境、幻觉以及恶心、呕吐。有些梦境或幻觉是"愉悦性"的,有些则是不愉快的痛苦梦境。

二、滥用方式

滥用者为了使用方便,常将溶液氯胺酮制成粉末(故称为 K 粉)。K 粉通常可以采取气雾法摄取、口服(可随意勾兑进饮料、红酒中)、静脉注射、肌注、鼻吸等多种方式。多数使用者常常把氯胺酮与其他药物,如兴奋剂合用。滥用者多集中在周末使用或狂用,有时连续数天使用。

三、临床表现

1. **急性中毒**　在使用过程中或者使用后很快发生,主要包括精神与躯体症状。表现为兴奋、话多、自我评价过高等,患者理解判断力障碍,可导致冲动,如自伤与伤害他人等行为。可出现精神症状,如焦虑、紧张、惊恐、烦躁不安、濒死感等。剂量较大者,可出现意识清晰度降低、定向障碍、行为紊乱、错觉、幻觉、妄想等以谵妄为主的症状,严重者可出现昏迷。躯体症状表现心悸、气急、大汗淋漓、血压增加等。中枢神经系统表现眼球震颤、肌肉僵硬强直、构音困难、共济运动失调、对疼痛刺激反应降低等,严重者可出现高热、抽搐发作、颅内出血、呼吸循环抑制,甚至死亡。

2. **精神病性症状**　临床上与精神分裂症非常相似。主要表现为幻觉、妄想、易激惹、行为紊乱等症状。幻觉以生动、鲜明的视幻觉、听幻觉为主;妄想多为关系妄想、被害妄想,也可有夸大妄想等;行为紊乱主要表现为冲动、攻击和自伤行为等。少数患者可出现淡漠、退缩和意志减退等症状。患者亦可有感知综合障碍,如感到自己的躯体四肢变形,感到别人巨大而自己变得非常矮小等。作者所在研究小组用脑影像学技术对慢性氯胺酮成瘾者进行了脑结构和脑功能活动改变研究,发现成瘾者有前额叶脑白质、脑灰质的损害,其结构损害与精神分裂症患者的脑结构损害极为相似。

氯胺酮所致精神障碍一般在末次使用 1~2 周内消失,也可能持续长达 4 周以上。反复使用可导致精神病性症状复发与迁延。

3. **认知功能损害**　表现为学习能力下降、执行任务困难、注意力不集中、记忆力下降等。由于氯胺酮的神经毒性作用,慢性使用者的认知功能损害持续时间可长达数周、数月,甚至更长,较难逆转。

4. **泌尿系统损害**　较为常见,原因不明,主要为全尿路炎性损害。临床主要症状为排尿困难、尿频、尿急、尿痛、血尿、夜尿增多以及急迫性尿失禁等,可伴有憋尿时耻骨上膀胱区疼痛感。

辅助检查:尿常规可发现白细胞和红细胞,尿细菌和抗酸杆菌培养阴性。可伴不同程度的肾功能损害。尿动力学检测提示膀胱顺应性差、稳定膀胱、功能性膀胱容量减少或膀胱挛缩。B超、CT等影像学检查可有双肾积水、输尿管扩张、膀胱挛缩等改变。膀胱镜检提示不同程度膀胱急性炎症。氯胺酮所致泌尿系统损害是一种全尿路炎性损害,常由于首诊医生忽略了吸毒史的询问或者吸毒者刻意隐瞒,容易误诊为慢性前列腺炎或慢性膀胱炎。

四、治疗

氯胺酮滥用的处理往往是对症处理。部分滥用者在停用"K粉"时有轻、中度的失眠、焦虑反应,可使用中、小剂量的抗焦虑药,如苯二氮䓬类药物,但此类药物不能长久使用,以免产生依赖,所以应在两个星期之内减量至停药,或换用不同作用机制的同类药物。

1. **急性中毒** 对于急性中毒所导致的冲动行为、谵妄状态,使患者快速镇静下来是首要任务,可以使用镇静催眠药物,一般采用静脉或肌注给药方式。如可以予以氯硝西泮2mg肌内注射,或4mg加入500ml液体(林格液或生理盐水)静脉滴注维持,当兴奋时调快滴注速度,当安静时,就放慢滴注速度。同时加强输液以促进药物排泄。由于不能配合管理,保护性约束是必要的,以免出现伤人和自伤行为。

2. **精神病性症状** 由于氯胺酮半衰期比较短,所以这种急性幻觉妄想、谵妄状态一般会在24小时内完全消失,少数滥用者的幻觉妄想会持续1~2周,可以使用抗精神病药物进行短期治疗,症状消失后就减量至停药。一般使用镇静作用强的药物,如氯氮平5~10mg,或奋乃静4~6mg,或喹硫平100~300mg,早、晚各一次。如晚上睡眠欠佳,可适当加大晚上药物剂量。

3. **泌尿系统损害** 目前氯胺酮相关性泌尿系统损害仍无确切有效的治疗方法,以下药物治疗对缓解症状有一定效果。①抗生素:尿常规检查有白细胞者,可使用抗生素,如头孢克肟100mg,2次/日,氧氟沙星0.2g,2次/日,莫西沙星400mg,1次/日等;②肾上腺素能受体阻滞剂:如坦索罗辛0.2mg,1次/日;多沙唑嗪1~4mg,1次/日;③胆碱能受体阻滞剂:如托特罗定2mg,2次/日。疗程应视症状缓解情况,一般可持续用药2~4周。必要时请相关科室会诊,协助处理。

第六节 大 麻

大麻(cannabis)属一年生草本植物。20世纪60年代以来,大麻滥用已在世界范围内出现,在我国新疆地区目前也不乏滥用者。

大麻中含有400种以上化合物,其中精神活性物质统称为大麻类物质(cannabinoids),最主要成分是Δ9四氢大麻酚(Δ9tetrahydrocannabinol,Δ9THC)。不同大麻制品及其生药Δ9THC含量与作用强度各异,除取决于生长地点、生长条件、配制及贮存方法以外,还取决于植株部位。大麻滥用者常将大麻制品或大麻提取物以吸烟方式使用。

大麻的精神效应是一个复杂的问题,这是由于大麻吸食者往往伴有程度不同的心理问题。此外,吸食时间长短、不同的吸食剂量、不同的精神状态、社会经历、所处社会环境及其本人的期望等因素都可能对不同的吸食者产生完全不同的主观感受或精神效应。大麻的药理作用开始阶段是一种极度的陶醉状态,表现为欣快、人格解体和视觉敏锐。随后而来使全身松弛,另外还有歪曲的时间与空间知觉等。

大麻中毒时有两个特征性生理征兆:脉搏加快和结膜变红。血压可能降低,尤其在站立时,也可能见到肌无力、震颤、腱反射亢进等。大麻对精神、躯体慢性毒性作用的研究甚多,如长期吸食大麻可引起心肺功能损害、抑制雄性动物精子生成及"无动机综合征"、大麻性精神病等,但结论不一、似是而非。

Box 6-2 新精神活性物质

联合国毒品与犯罪问题办公室(UNODC)对新精神活性物质的定义是:未被国际禁毒公约管制,但存在滥用并会对公众健康带来威胁的物质。这些物质一般通过对现有毒品的化学结构进行修改获得,不但具有类似列管毒品的麻醉、兴奋或致幻作用,而且能逃避法律的管制,因而其生产、贩卖和滥用形势日益严峻。

目前 UNODC 已监测到的新精神活性物质达 251 种,已超过国际禁毒公约管制物质的数量 234 种。根据结构特征和作用药理,UNODC 将新精神活性物质分为 7 大类:

(1)合成大麻素类:该类物质主要是模拟天然大麻对人体的作用,其成瘾性和戒断症状也与天然大麻类似,长期吸食会导致心血管系统疾病及精神错乱,同时也存在致癌的风险。

(2)卡西酮类:该类物质主要是卡西酮的衍生物,具有兴奋和致幻作用,过量或长期吸食会引起严重的大脑损伤,目前该类物质导致精神错乱、自残及暴力攻击他人的案例已有很多。

(3)苯乙胺类:该类物质主要包括苯丙胺衍生物及二甲氧基苯乙胺衍生物两个类别。前者以类似甲基苯丙胺的兴奋作用为主,后者则能产生强烈的致幻作用,过量或长期吸食这些物质可导致大脑损伤和精神错乱。

(4)哌嗪类:该类物质一般为苯基哌嗪或苄基哌嗪的衍生物,具有类似于甲基苯丙胺和MDMA 的兴奋和致幻作用,但效果较温和,持续时间也更长。

(5)氯胺酮:该物质在我国属于已列管的精神药物。

(6)植物类:该类别包括恰特草、鼠尾草、帽蕊木等含有精神活性物质的植物。

(7)其他:包括色胺类、氨基茚类、苯环己基胺类、镇静类等多个类别,分别具有致幻、兴奋、麻醉、镇静等作用。

以上类别中,合成大麻素类和卡西酮类包含的物质数量最多,其滥用也最为严重。

当前,新精神活性物质迅速蔓延,已成为继传统毒品、合成毒品后全球流行的第三代毒品。尽管此类物质成瘾性和长期生理损害尚在论证,但社会危害日益显现,吸食此类物质诱发的恶性暴力案件、致幻引起自杀、过量吸食导致死亡的案例屡有发生。如,2012 年迈阿密州"啃脸"事件即一吸食卡西酮类物质人员所为。日本研究发现,滥用该类物质导致的暴力犯罪案件是管制毒品的 7 倍。

目前,新精神活性物质滥用主要集中在中国、欧洲、北美、俄罗斯、日本等国家和地区。在欧美发达国家,新精神活性物质已成为仅次于大麻的第二类滥用物质,滥用人群以年轻人为主。2014 年,欧盟官方针对 13 000 多名成员国 15~24 岁年轻人的调查显示,该群体使用新精神活性物质的年度使用比例平均为 3% 左右,其中爱尔兰、西班牙、法国分别高达 9%、8%、8%。

2001 年,中国将氯胺酮列入管制。2010 年以来,中国又将国际社会反映突出的 13 种新精神活性物质相继列入《麻醉药品和精神药品目录》。2015 年 10 月 1 日起实施《非药用类麻醉药品和精神药品管理办法》,一次性列管 116 种新精神活性物质。近期,中国完成卡芬太尼、呋喃芬太尼、丙烯酰芬太尼、戊酰芬太尼等 4 种芬太尼类物质列管的法律程序。目前我国列管的新精神活性物质已达 138 种。

很多国家在新精神活性物质管制方面进行了有益尝试,但都存在缺陷,要解决该类物质的滥用还需进一步探索。

参考文献

UNODC. World Drug Report 2016, http://www.unodc.org/wdr2016/

第七节　酒　　精

近 20 多年来,随着我国经济的发展,酒生产量及人均消耗量均有明显增加,由饮酒造成的各种危害、酒依赖住院率也随之增加。由中南大学精神卫生研究所牵头,国内五家单位对国内五城市饮酒的流行病学调查结果(2001 年)表明,普通人群(15 岁及以上)的男女及总饮酒率分别为 74.93%、38.8% 和 59.0%。年饮酒量为 4.47 升纯酒精,男性饮酒量为女性的 13.4 倍,男性、女性和总的酒依赖时点患病率分别为 6.6%、0.2% 和 3.8%。最新调查数据显示:中国饮酒人数目前已超过 5 亿人,2015 年,全国 36 个城市白酒消费者比例高达 22.97%。

有资料表明,西方发达国家人均年饮酒量大约 10 升纯酒精,如美国 7.5 升、瑞士 10.8 升、西班牙 10.8 升、英国 7.6 升、德国 12.7 升,同属亚洲的日本为 6.5 升。在美国,酒依赖的终生患病率为 14%,男性是女性的三倍,在综合医院的住院患者中,25% ~ 50% 是酒依赖患者。发达国家饮酒量在 80 年代达到高峰,以后酒消耗量相对稳定,或略有下降。与发达国家相比,尽管我国的人均饮酒量、酒相关问题发生率相对较低,而与此趋势相反,我国酒消耗量及与之相关的疾病却有明显的增加,应引起充分的重视。

一、酒精的吸收与代谢

经口摄入的酒精,多数在小肠的上部吸收,经血液循环进入全身的脏器,2% ~ 10% 的酒精经呼气、尿、汗排泄;剩余的部分在体内代谢为乙醛、乙酸,最后代谢成水和二氧化碳。

酒精的代谢场所主要在肝脏内,有两大系统参与酒精的代谢:乙醇脱氢酶系统和微粒体乙醇氧化系统。大部分的酒精是通过乙醇脱氢酶系统代谢的,其中乙醛脱氢酶是限速酶。

在以上的代谢中,需要一些酶及辅酶的参加,产生了一些中间产物,如氢离子、丙酮酸、嘌呤类物质。临床上,我们常常可以见到在大量饮酒后,出现高乳酸血症、高尿酸症(痛风发作)。长期大量饮酒使体内的脂肪氧化受阻,大量的脂肪酸以及中性的脂肪积蓄、堆积在肝脏内,形成脂肪肝、高脂血症、动脉硬化等,大量酒精能损害肝细胞,导致酒精性肝炎、肝硬化等。

二、酒精的药理作用及机制

人对酒的反应个体差异很大,敏感性不一样。一般来说,饮酒量或血液内酒精浓度的不同,其抑制的程度及范围也不同。酒精首先抑制的是大脑皮质,使皮层下释放,出现松弛感,情绪释放;随着饮酒量增加,抑制也进一步加深,出现所谓醉酒状态,精神活动、语言及运动功能抑制加深,表现为对周围事物反应性降低,感觉迟钝,判断记忆受损,自控力下降,动作不稳、构音含糊等;其后大脑处于高度抑制状态,醉倒不起,呕吐、便溺全然不知。当血液浓度超过 0.40% 时,则可能出现昏迷、呼吸心跳抑制,死亡的可能性很大。

酒精对身体的作用可分为急性及慢性作用。其急性作用主要表现为急性胃、食道出血等,慢性作用指长年累月大量饮酒,引起各脏器的损害,表现在中枢及周围神经系统、肌肉、心脏、肝脏、胰脏、消化道等。

三、酒精所致精神障碍

(一)急性酒中毒

有大量饮酒史,醉酒的严重程度与血液酒精浓度关系密切,主要表现为冲动性行为、易激惹、判断力及社交功能受损,并有诸如口齿不清、共济失调、步态不稳、眼球震颤、面色发红、呕吐等表现。如果中毒较深,可致呼吸、心跳抑制,甚至生命危险。

（二）戒断反应

1. 单纯性戒断反应（uncomplicated alcohol withdrawal）　长期大量饮酒后停止或减少饮酒量，在数小时后出现手、舌或眼睑震颤，并有恶心或呕吐、失眠、头痛、焦虑、情绪不稳和自主神经功能亢进，如心跳加快、出汗、血压增高等，少数患者可有短暂性幻觉或错觉。

2. 震颤谵妄（alcohol withdrawal delirium）　长期大量饮酒者如果突然断酒，大约在48小时后出现震颤谵妄，表现为意识模糊，分不清东西南北，不识亲人，不知时间，有大量的知觉异常，如常见形象歪曲而恐怖的毒蛇猛兽、妖魔鬼怪，患者极不安宁、情绪激越、大喊大叫。另一重要的特征是全身肌肉粗大震颤，伴有发热、大汗淋漓、心跳加快，部分患者因高热、衰竭、感染、外伤而死亡。

3. 癫痫样发作（epileptic attack）　多在停饮后12~48小时后出现，多为大发作。

（三）记忆及智力障碍

长期大量饮酒者，由于饮食结构发生变化，食欲降低，不能摄入足够量的维生素、蛋白质、矿物质等身体必需物质，常还伴有肝功能不良、慢性胃炎等躯体疾病，所以酒依赖者身体状况较差，贫血、营养不良者并不少见。长期的营养不良状态势必影响神经系统的功能及结构。

酒精依赖者神经系统的特有症状之一是记忆障碍，称之为Korsakoff综合征，主要表现为近事记忆障碍、虚构、定向障碍三大特征，患者还可能有幻觉、夜间谵妄等表现。

Wernicke脑病是由于维生素B_1缺乏所致，表现为眼球震颤、眼球不能外展和明显的意识障碍，伴定向障碍、记忆障碍、震颤谵妄等，大量补充维生素B_1可使眼球的症状很快消失，但记忆障碍的恢复较为困难，一部分患者转为Korsakoff综合征，呈慢性病程，但部分经过数月仍有可能恢复。

酒精性痴呆（alcohol dementia）指在长期、大量饮酒后出现的持续性智力减退，表现为短期、长期记忆障碍，抽象思维及理解判断障碍，人格改变，部分患者有皮层功能受损表现，如失语、失认、失用等。酒精性痴呆一般不可逆。

（四）其他精神障碍

1. 酒精性幻觉症（alcohol hallucinosis）　为慢性酒依赖患者所出现的持久的精神病性障碍，也可能是酒依赖者突然停饮后（一般在48小时后）出现器质性幻觉，表现为在意识清晰状态下出现生动、持续性的视听幻觉。

2. 酒精性妄想症（alcohol delusional disorder）　主要表现为在意识清晰的情况下的妄想状态，特别是嫉妒妄想。

3. 人格改变（personality change）　患者只对饮酒有兴趣，变得自我中心，不关心他人，责任心下降，说谎等。

四、治疗

首先要克服来自患者的"否认"，取得患者的合作。其次，要积极治疗原发病和合并症，如人格障碍、焦虑障碍、抑郁障碍、分裂样症状等。还要注意加强患者营养，补充机体所需的蛋白质、维生素、矿物质、脂肪酸等物质。

（一）戒断症状的处理

1. 单纯戒断症状　由于酒精与苯二氮䓬类药理作用相似，在临床上常用此类药物来缓解酒精的戒断症状。首次要足量，不要缓慢加药，这样不仅可抑制戒断症状，而且还能预防可能发生的震颤谵妄、戒断性癫痫发作。以地西泮为例，剂量一般为每次10mg，3次/日，首次剂量可更大些，口服即可，2~3日后逐渐减量，不必加用抗精神病药物。由于酒依赖者有依赖素质，所以应特别注意用药时间不宜太长，以免发生对苯二氮䓬类的依赖。如果在戒断后期有焦虑、睡眠障碍，可试用抗焦虑药如坦度螺酮，或小剂量抗抑郁药物如米氮平、文拉法辛等。

2. 震颤谵妄　在断酒后48小时后出现，72~96小时达到极期，其他脑、代谢、内分泌问题也可出现谵妄,应予鉴别。

一般注意事项:发生谵妄者,多有兴奋不安,需要有安静的环境,光线不宜太强。如有明显的意识障碍、行为紊乱、恐怖性幻觉、错觉,需要有人看护,以免发生意外。如有大汗淋漓、震颤,可能有体温调节问题,应注意保温。同时,由于机体处于应激状态、免疫功能受损,易致感染,应注意预防各种感染、特别是肺部感染。

镇静:苯二氮䓬类应为首选,如地西泮一次10mg,2~3次/日,如果口服困难应选择注射途径。根据患者的兴奋、自主神经症状调整剂量,必要时可静脉滴注,一般持续一周,直到谵妄消失为止。

控制精神症状:可选用氟哌啶醇,每次5mg,1~3次/日,肌内注射,根据患者的反应增减剂量。

其他:包括纠正水、电解质和酸碱平衡紊乱、补充大剂量维生素等。

3. **酒精性幻觉症、妄想症**　大部分的戒断性幻觉、妄想症状持续时间不长,用抗精神病药物治疗有效,可选用氟哌啶醇或奋乃静口服或注射,也可以使用新型抗精神病药物,如利培酮、喹硫平等,剂量不宜太大,在幻觉、妄想控制后可考虑逐渐减药,不需像治疗精神分裂症那样长期维持用药。

4. **酒精性癫痫**　不常见,可选用丙戊酸类或苯巴比妥类药物,原有癫痫史的患者,在戒断初期就应使用大剂量的苯二氮䓬类或预防性使用抗癫痫药物。

（二）酒增敏药

戒酒硫(tetraethylthiuram disulfide,TETD),能抑制肝细胞乙醛脱氢酶,TETD本身是一种无毒物质。但预先给予TETD,能使酒精代谢停留在乙醛阶段,出现显著的体征或症状,饮酒后约5~10分钟之后即出现面部发热,不久出现潮红,血管扩张,头、颈部感到强烈的搏动,出现搏动性头痛;呼吸困难、恶心、呕吐、出汗、口渴、低血压、直立性晕厥、极度的不适、软弱无力等,严重者可出现精神错乱和休克。在每天早上服用,最好在医疗监护下使用,一次用量250mg,可持续应用1个月至数月。少数人在应用TETD治疗中即使饮少量的酒亦可出现严重不良反应,甚至有死亡的危险,因此,患有心血管疾病和年老体弱者应禁用或慎用。在应用期间,除必要的监护措施外,应特别警告患者不要在服药期间饮酒。

（三）抗酒渴求药

研究发现阿片受体阻滞剂纳屈酮能减少实验动物饮酒量,能减少酒依赖患者饮酒量和复发率,特别是当与心理治疗联合起来使用时。纳屈酮每天剂量为25~50mg。另外,GABA受体激动剂乙酰高牛磺酸钙(阿坎酸钙,acamprosate)也有一定的抗渴求作用,能减少戒酒后复发。

（四）治疗精神障碍共病

许多酒依赖患者同时也患有其他精神障碍,常见的有抑郁症、焦虑症、强迫症等,这些精神障碍可能是导致酒依赖的原因,也可能是酒依赖的结果。改善精神症状将有助于酒依赖的治疗。

第八节　烟　　草

我国是烟草(tobacco)大国,香烟产量是第二产烟大国美国的三倍,2011年的卷烟产量跟与2002年相比增加了41%。据《2016年中国控烟报告》统计,每天有3.16亿中国人吸烟,7.4亿人生活在二手烟的环境中。1993年中南大学精神卫生研究所联合国内三家单位的调查表明,15岁以上人群吸烟率为40.70%,其中男性为69.70%,女性为11.20%。据预测,我国妇女、青少年吸烟会进一步增加。

一、尼古丁的药理作用

尼古丁(烟碱,nicotine)是烟草中的依赖性成分。研究证明,尼古丁符合高依赖性物质的所有标准,依赖者通过改变吸烟量、频度、吸进呼吸道的深度等来维持体内尼古丁的水平。当依赖形成后突然戒断时,会出现唾液分泌增加、头痛、失眠、易激惹等戒断症状,使吸烟者难以摆脱尼古丁的控制。

尼古丁通过作用于脑内的尼古丁乙酰胆碱受体(nicotinic acetylcholine receptors,nAChRs)发挥生理及行为作用。nAChRs位于细胞膜上,可作为阳离子如钠、钾、钙的通道,尼古丁作用于nAChRs,使阳离子内流,导致神经细胞的兴奋性增加。在外周,尼古丁受体分布在肌肉和自主神经末梢上。

尼古丁同样可作用于中脑边缘系统,产生强化效应。尼古丁对全部自主神经节具有特殊作用,小剂量能兴奋肾上腺髓质,使之释放肾上腺素,并通过兴奋颈动脉体及主动脉化学感受器,反射性地引起呼吸兴奋、血压升高,增加心血管负担;大剂量表现为节细胞先兴奋,而后迅速转为抑制。尼古丁对中枢神经系统的作用也同样是先兴奋后抑制。

二、吸烟的危害

根据世界卫生组织统计,烟草每年使世界上400万人丧生,其中70%来自于发展中国家。在今后25年里,此数字将上升至1000万,成为全球最大的健康负担之一。

点燃的香烟被吸烟者吸入口中的部分称为主流烟,由点燃部直接冒出的称为侧流烟。香烟的燃烟中所含的化学物质多达4000种,其中在气相中含有近20种有害物质,有致癌作用的如二甲基亚硝胺、二乙基亚硝胺、联氨、乙烯氯化物,其他有害物质如氮氧化物(95%为一氧化氮)、吡啶和一氧化碳(CO)等。粒相的有害物质达30余种,其中促癌物有芘、1-甲基吲哚类、9-甲基咔唑类等。

CO对血红蛋白(Hb)的亲和性很强。因吸烟出现大量CO-Hb而使心血管系统受累,尤其使运送氧的能力减弱,容易导致缺血性心脏病、心绞痛和呼吸困难。

有关吸烟对健康影响的专著或论文较多,与吸烟有关的躯体疾病主要为呼吸道、消化道、心血管疾病及各种癌症等。

三、吸烟问题的处理

烟草工业能给国家带来税收,且是国家税收的主要来源之一,但有识之士认为,从吸烟所造成的健康、环境危害的角度看,发展烟草工业得不偿失。以世界卫生组织为代表的卫生健康部门一直同各国政府及烟草工业进行交涉,起草了《烟草控制框架条约》(Framework Convention on Tobacco Control),各成员国将在此条约签字,希望能通过框架条约的实施,减少吸烟对健康的危害。

从群体的角度看,提高公众对吸烟危害的认识,制定法律限制烟草产品的各类广告、特别是针对青少年的广告和各类推销活动,规范烟草工业的行为、提高烟税等都非常必要。从个体的角度看,可以通过改变行为与认知的综合方法,如松弛训练、刺激控制等减少烟草使用。尼古丁依赖的药物治疗有以下几种:

1. **尼古丁替代(NRT)**　NRT药物通过向人体提供尼古丁以达到代替或部分代替从烟草中获得的尼古丁,从而减轻尼古丁戒断症状,如注意力不集中、焦虑、易怒、情绪低落等。NRT安全,符合成本效益,市场上有5种不同的NRT产品以不同方式提供尼古丁,目前尚无证据表明彼此疗效上的差别。疗程应持续8~12周,而少数吸烟者可能需要治疗更长时间(5%可能需要继续疗程长达一年)。长期的NRT治疗无安全问题。心肌梗死后近期(2周内)、严重心律失常、不稳定心绞痛患者慎用。目前我国主要是尼古丁咀嚼胶,为非处方药。规格有2mg和4mg。

2. **安非他酮(缓释剂)**　是一种抗抑郁药,作用机制可能包括抑制多巴胺及去甲肾上腺素的重摄取以及阻断尼古丁乙酰胆碱受体。安非他酮是口服药,剂量为150mg/片,至少在戒烟前1周开始服用,疗程为7~12周。不良反应有口干、易激惹、失眠、头痛和眩晕等。癫痫患者、厌食症或不正常食欲旺盛者、现服用含有安非他酮成分药物者、或在近14天内服用过单胺氧化酶抑制剂者禁用。对于尼古丁严重依赖的吸烟者,联合应用NRT可使戒烟效果增加。安非他酮是处方药,长期(>5个月)戒烟率为安慰剂组的两倍。

3. **伐尼克兰** 是一种新型非尼古丁戒烟药物,伐尼克兰对神经元中 $\alpha_4\beta_2$ 尼古丁乙酰胆碱受体具有高度亲和力及选择性,是尼古丁-乙酰胆碱受体的部分激动剂,同时具有激动及拮抗的双重调节作用。伐尼克兰与受体高亲和力结合发挥激动剂的作用,刺激受体释放多巴胺,有助于缓解停止吸烟后对烟草的渴求和各种戒断症状;同时,它的拮抗特性可以阻止尼古丁与受体的结合,减少吸烟的快感,降低对吸烟的期待,从而减少复吸的可能性。伐尼克兰有 0.5mg 和 1mg 两种剂型,在戒烟日之前 1~2 周开始治疗,疗程 12 周,也可以再治疗 12 周后才考虑减量。FDA 推荐的伐尼克兰使用剂量为 1mg,每日 2 次。伐尼克兰常见的不良反应为消化道症状和神经系统症状,恶心最常见,但大多数为轻至中度反应,只有 3% 的患者因恶心而停止治疗,大多数的患者均可耐受使用。最近有报告伐尼克兰可能导致抑郁等精神问题,但尚没有建立这种因果关系。由于伐尼克兰几乎以原形从尿液排泄出人体,因此在严重肾功能不全的患者(肌苷清除率<30mg/min)应慎重使用。伐尼克兰为处方药,由于它有部分的尼古丁拮抗作用,因此不推荐与 NRT 药物联合使用。

总之,在戒烟治疗的过程中,NRT、安非他酮和伐尼克兰是通常使用的药物。考虑到戒烟的健康获益,配合行为干预疗法会提高戒烟成功率。

Box 6-3 行为成瘾

日常生活讲的成瘾(addiction)一词在精神病学中被称为依赖。许多人在长期使用精神活性物质后产生强烈的依赖而不能自拔,同样某些易感人群也容易沉迷或热衷于某些行为而不能自控,并致心理和躯体功能受损,对个人、家庭和社会产生极大危害。如网络游戏沉迷者的网络游戏障碍、难以自拔的病理性赌博行为、疯狂购物行为购物狂等。这些行为具有成瘾行为的一般特征:周期性的强烈欲望,难以控制;冲动行为的背后是为了某种形式的犒赏——买到东西、偷窃到手、赢钱、赢得游戏,或者缓解烦恼等等;行为的过程有快感,结果有满足感等等。

DSM-5 提出了一个全新的精神疾病的类别,称为"行为成瘾(behavioral addiction)"。在 DSM-5 中该类别与物质成瘾整合在一起,称之为物质使用与成瘾障碍(substance use and addictive disorders)。

DSM-5 这一举动遭到了一些人反对,DSM-Ⅳ 的工作委员会(Task Force)主席,A. Frances 认为,行为成瘾被纳入精神疾病分类系统在实践中、概念上均存在问题。他认为,这种分类会迅速扩大到所有导致麻烦的冲动行为。"愉悦"驱动的行为和成瘾驱动的行为之间失去明确的分界线,将无限扩大行为成瘾的边界,最终无处不在。"行为成瘾"将有可能成为人们遇到麻烦时,对过去不负责任的借口。同时,医学化(medicalization)过程将这些自我放纵行为变成疾病,将极大地膨胀精神障碍患病人群。

此外,ICD-11 已确定将"游戏障碍"纳入"物质使用及成瘾行为障碍"。是继"病理性赌博"后第二个纳入诊断标准的行为成瘾。当然,同样也有不少反对的声音。

作者认为,尽管这些批评存在非常合理的一面,但这些行为带来的较为严重的社会、心理或公共卫生问题是客观存在的。如果我们回顾现代精神病学历史,很多精神疾病就是所谓医学化的结果,如儿童多动症、酒精和药物依赖、进食障碍、创伤后应激障碍(PTSD)、病理性赌博、学习障碍,甚至是抑郁症、精神分裂症等。作者认为,如果一个问题有明确强调的精神病理过程并存在有效的治疗方法,那么将该问题医学化会是一个很好的选择,因为这无论对个人还是社会都是有利的。

参考文献

郝伟. 行为成瘾是否将成为一个新的疾病单元. 中华精神科杂志, 2013, 46(1): 1-3,308

(谌红献)

思 考 题

1. 简述常见精神活性物质的种类。
2. 试述阿片类物质戒断反应的表现。
3. 如何处理 ATS 的急性中毒？
4. 滥用 K 粉会对人体造成哪些危害？

第七章 精神分裂症及其他原发性精神病性障碍

本章所描述的精神分裂症（schizophrenia）及其他原发性精神病性障碍（primary psychotic disorders）是指以明显的阳性症状、阴性症状、精神运动性障碍及现实检验能力严重受损为特征的一组精神障碍。症状出现的频度和强度明显有别于文化和亚文化规范。症状表现是该类疾病的原发性特征，而不是其他精神和行为障碍（如心境障碍、谵妄、物质使用及躯体疾病）的表现形式。

第一节 精神分裂症

一、概述

对于目前精神分裂症的症状描述可以追溯到古代埃及、印度、中国及希腊（至少在公元 1 世纪）。然而，将其作为一个医学疾病来研究与治疗则始于 19 世纪中叶。当时，欧洲精神病学家将本病不同症状分别看成独立的疾病，如法国的 Morel（1857）首先报道了一组起病于青少年，表现为智能严重衰退的患者，并首次应用早发性痴呆这一诊断术语；Hecker（1870）将发病于青春期且很快导致愚蠢衰退的患者命名为青春型痴呆（hebephrenia）；Kahlbaum（1874）将一种具有特殊的精神症状并伴有全身肌肉紧张，但并无神经系统器质性改变的疾病命名为紧张症（catatonia）。1896 年，Kraepelin 在对上述观点进行仔细的分析后认为这些都是同一疾病的不同亚型，有共同的临床特征，多起病于青年且以衰退为结局，并将其命名为"早发性痴呆（dementia praecox）"，首次作为一个疾病单元来描述。Kraepelin 认为，此病的早发和衰退的特征明显有别于躁狂抑郁性精神病及偏执狂。20 世纪初，瑞士学者 Bleuler（1911）对本病进行了细致的临床学研究后指出，情感、联想和意志障碍是本病的原发症状，而核心问题是人格的分裂，故提出了"精神分裂（splitting of the mind）"的概念，加之本病并非都以衰退为结局，因此，建议命名为"精神分裂症"。Bleuler 认为，"4A"症状，即联想障碍（association disturbances）、情感淡漠（apathy）、矛盾意向（ambivalence）及内向性（autism）是本病的基本症状，而幻觉、妄想等是附加症状。他还认为，尽管不同患者症状表现各异，但均具有相似的病因学和病理生理学基础，是一个单一的疾病实体。

时至今日，大量研究提示，精神分裂症是一组病因、临床表现、治疗反应及病程不同的疾病。临床表现涉及感知、思维、情感、认知和行为方面的异常，这些表现在不同的患者及同一患者的不同时期会有不同。多起病于青壮年，疾病对患者的影响通常严重而持续。精神分裂症是最常见的重性精神疾病之一，但其本质特征尚未明了，诊断主要依据全面的病史材料和精神状况检查，缺乏特异的实验指标和病理生理体征。

二、流行病学

精神分裂症可见于各种文化和地理区域中，其发病率与患病率在世界各国大致相等，终生患病率约为 1%。对 46 个国家发表于 1965—2002 年间的 188 项研究的系统分析发现，该病的时点患病率和终生患病率的中位值分别为 4.6‰和 7.2‰。另外，对 33 个国家发表于 1965—2001 年间的 160 项研究结果的系统回顾分析发现该病的年发病率中位值为 0.15‰。总体上，男女患病率大致相等，性别差异主要体现在首发年龄和病程特点上。90%的精神分裂症起病于15～55岁之间,发病的高峰年龄段男性为10～25岁,女性为25～35岁。与男性不同,中年是女性的第二个发病高峰年龄段,3%～10%的女性患者起病于40岁以后。多数随访研究支持女性患者总体预后好于男性,原因可能与男性患者罹患更多的脑损伤以及女性患者雌激素的保护作用等有关。精神分裂症患者发展成物质依赖,尤其是尼古丁依赖的危险性明显增加,国外资料显示,约90%的患者共患尼古丁依赖。此外,患者遭受躯体疾病(尤其是糖尿病、高血压及心脏疾病)和意外伤害的概率也高于常人,平均寿命缩短约8～16年。

我国1993年的全国流调资料显示精神分裂症的终生患病率为6.55‰,与1982年的流调结果5.69‰相比差别不大。浙江省(2001)的流调资料显示15岁及以上人群精神分裂症的时点患病率为3.01‰,而河北省(2004)的流调资料显示18岁及以上人群精神分裂症的时点患病率为5.46‰,终生患病率为6.62‰。2012年启动的中国精神卫生调查结果表明,18岁及以上城乡社区常住6个月以上的居民中精神分裂症12个月的患病率为5.59‰。同时发现,无论城乡,精神分裂症的患病率均与家庭经济水平呈负相关。

由于精神分裂症常起病于成年早期,其明显的功能损害和慢性化的病程对医疗资源的消耗、患者本人及家属的劳动生产力损失非常巨大。世界卫生组织(WHO)联合世界银行和哈佛大学公共卫生学院采用伤残调整生命年(DALYs)来估算,2000年间,在15～44岁年龄组人群常见的135种疾病中,精神分裂症位列疾病总负担的第八位,占总疾病负担的2.6%。在发达国家,因精神分裂症导致的直接花费占全部卫生资源花费的1.4%～2.8%,约占所有精神疾病花费的1/5。

三、病因与发病机制

(一)遗传

家系调查、双生子及寄养子研究均发现遗传因素在本病的发生中起重要作用。与患者血缘关系越近、亲属中患病的人数越多,则遗传风险度越大。精神分裂症先证者的一级亲属的平均患病率为:父母5.6%、同胞10.1%、子女12.8%,均较普通人群(0.9%)高。同卵双生子的同病率(约为50%)至少为异卵双生子的3倍。寄养子(将同卵双生子分开抚养,将精神分裂症患者的子女由正常家庭抚养,或将正常人的子女由患有精神分裂症的父或母亲的家庭抚养)研究亦提示遗传因素在本病的发生中起主导作用。还有研究提示,父亲年龄超过60岁后所生子女患此病的风险增加,认为与较大年龄的男性其精子易于发生表观遗传性损害有关。

精神分裂症确切的遗传模式不清。近年来,分子遗传学的连锁与关联分析的大量研究提示,有九个染色体连锁位点与此病的易感性有关,即1q、5q、6p、6q、8p、10p、13q、15q及22q。对这些染色体连锁位点的进一步分析提示,目前最可能成为精神分裂症致病候选基因的是:α-7烟碱受体、精神分裂症1断裂基因(DISC1)、代谢型谷氨酸受体3基因(GRM3),儿茶酚氧位甲基转移酶基因(COMT),G蛋白信号调节基因(RGS4)及D-氨基酸氧化酶激动子基因DAOA(G72/G30)。近来发现,dystrobrevin基因(DTNBP1)和神经调节蛋白基因(NRG1,neuregulin-1)的突变与阴性症状有关。有关精神分裂症全基因组关联研究(genomewide association studies,GWAS)的最新综述提示,有用的证据非常有限,并认为需要进一步改进研究方法从基因-环境相互作用的层面来进一步探讨。上述资料提示,基因对精神分裂症的易感性只起了部分作用,因为,即使是遗传基础相同的同卵双生子,其同病率也只有约50%,这提示其他生物和社会心理因素也参与了疾病的发生和发展。不过,就此病的遗传学病因方面来说,究竟还有哪些基因参与了精神分裂症的发生、这些基因之间是如何相互作用的以及这些基因所产生的蛋白质是如何影响精神分裂症的病理生理过程的,对于这类问题,至今尚无一致性结论。

(二)神经发育

精神分裂症的神经发育假说认为:由于遗传因素(易感性)和某些神经发育危险因素(妊娠期与出生时的并发症,怀孕期间暴露于流感病毒,母爱剥夺,Rhesus(Rh)因子不相容,冬季出生等)的相互作用,在胚胎期大脑发育过程就出现了某种神经病理改变,主要是新皮质形成期神经细胞从大脑深部向皮层迁移过程中出现了紊乱,导致心理整合功能异常。其即刻效应并不显著,但随着进入青春期或成年早期,在外界环境因素的不良刺激下,导致了精神分裂症症状的出现。精神分裂症神经发育异常的证据可概括如下:

脑解剖和神经病理学研究发现:精神分裂症患者有边缘系统和颞叶结构的缩小,半球不对称;精神分裂症患者的海马、额叶皮层、扣带回和内嗅脑皮层有细胞结构的紊乱,推测是在脑发育阶段神经元移行异位或分化障碍造成,破坏了皮层联络的正常模式,这些脑结构改变的同时不伴有神经系统退行性改变的特征,故其组织学改变更倾向于神经发育源性。

脑影像学研究发现:部分患者有脑室(尤其是侧脑室和第三脑室)扩大和脑皮质萎缩,脑结构的变化在病前就明显存在,与神经发育损害一致;部分患者有额叶功能低下,与正常人群比,表现为在认知刺激作用下,额叶代谢低下、血流不足、激活较差,且与病前的神经心理(执行功能)缺陷有关;不少研究者发现,脑部的上述影像学改变也见于患者的一级亲属,与病程及药物治疗无关;在同卵双生子的研究中,发病的个体脑室扩大较未发病者明显。以上这些发现提示遗传因素可能是构成精神分裂症脑结构发育异常的基础。

临床研究发现:神经发育异常的外部表现体现在以下几方面:①病前轻度躯体异常:常见的有腭部升高,上眶凹陷或突出,内眦赘皮,眼裂下斜,鼻翼不对称,唇耳距离增加,嘴的宽度减小,耳廓突出,耳叶小,手掌长,小指内屈,通贯掌等。②社会适应与个性特征异常:体现在童年期表现出发育延缓,并有认知障碍,语言和操作智商成绩较差,尤其是有语言发育迟缓和面部异常运动者,预示有可能发生精神分裂症;部分患者病前(儿童期)表现体育、品行成绩较差,常缺课,朋友少,孤独倾向增加,社交自信感较低及社交焦虑感增强等。③神经功能异常:神经系统软体征主要表现在运动协调、感觉统合和神经反射的形成等方面。如大量研究发现精神分裂症患者的眨眼频率增快;平稳眼跟踪(smooth pursuit tracking)异常;视觉或听觉诱发电位测验提示患者一般有脑的警觉水平下降,但有妄想的患者则处于过度警觉状态,如P300波幅减低和两侧不对称以及对视觉和听觉刺激的反应延迟。④神经心理异常:大量研究显示,精神分裂症患者的神经心理测验结果类似于脑器质性精神障碍患者的结果,只是程度较轻。患者在注意、记忆、智能、概念的形成与抽象等方面均有或轻或重的损害。其中以语义记忆(semantic memory),执行功能和注意受损更为明显。

(三)神经生化

1. **多巴胺假说** 该假说在20世纪60年代提出,认为精神分裂症是中枢多巴胺(dopamine,DA)功能活动亢进所致。理由是:使用促进DA释放剂如苯丙胺和可卡因可以使正常人产生幻觉和妄想;抗精神病药物通过拮抗多巴胺D_2受体对幻觉、妄想等精神症状有效;DA释放增加与阳性精神病性症状的严重程度成正相关;PET研究提示首发未服药患者尾状核D_2受体数量增加等。然而,DA功能亢进不能解释此病的阴性症状和认知缺陷等症状。新近的研究提示,前额叶DA功能低下可能与患者的阴性症状和认知缺陷有关。

2. **5-羟色胺假说** 该假说认为5-羟色胺(5-HT)功能过度是精神分裂症阳性和阴性症状产生的原因之一。5-HT激动剂麦角胺二乙酰胺(LSD)能导致幻觉;第二代抗精神病药(如利培酮、奥氮平、氯氮平等)对5-HT_{2A}受体有很强的拮抗作用。5-HT_{2A}受体可能与情感、行为控制及调节DA释放有关。5-HT_{2A}受体拮抗剂可促进DA的合成和释放,在额叶皮质和纹状体减轻阴性症状和锥体外系反应。而5-HT_{2A}受体激动剂可使DA神经元放电减少,并能减少中脑皮层及中脑边缘系统DA的释放,发挥抗精神病的作用。尸体检查和脑功能影像学研究发现,精神分裂症患者额叶皮质5-HT_2受体表达下降,进一步支持5-HT在精神分裂症发病中的病理生理作用。

3. **谷氨酸假说** 涉及该假说的理论有三方面:其一,认为中枢谷氨酸功能不足是精神分裂症的可能病因之一。因为谷氨酸受体拮抗剂如苯环己哌啶(phencyclidine,PCP)可在正常受试者身上引起幻觉、妄想、情感淡漠、退缩等症状。谷氨酸是皮层神经元重要的兴奋性递质,脑发育早期突触的形成与维持以及突触的可塑性均受到谷氨酸系统的影响。有研究提示,精神分裂症患者大脑某些区域(如中颞叶)谷氨酸受体亚型较正常对照组减少,抗精神病药物的作用机制之一就是增加中枢谷氨酸功能。其二,不少研究认为精神分裂症的 DA 功能异常是继发于谷氨酸神经元调节功能紊乱这一基础之上。第三,目前已经发现的精神分裂症易感基因部分与谷氨酸传递有关。

4. γ-氨基丁酸(GABA)假说   GABA 是脑内主要的抑制性神经递质。GABA 与精神分裂症病理生理机制有关的主要理由有:部分患者大脑皮质 GABA 合成酶(谷氨酸脱羧酶)水平下降及海马 GABA 能神经元丧失。GABA 对 DA 活动有调节效应,而 GABA 神经元抑制的不足会导致 DA 神经元活动增加。

此外,精神分裂症可能还与其他系统如神经肽、肾上腺素、乙酰胆碱、氧化应激、第二信使等的改变和(或)这些系统间的相互作用有关。不过,上述的神经生化改变是疾病的原因还是结果,是相关因素还是伴随状态,他们之间是单独致病还是相互作用致病,至今尚无定论。

(四)心理社会因素

尽管不少研究表明精神分裂症的发生与心理社会因素有关,但至今为止,尚未发现任何能决定是否发生精神分裂症的心理社会因素。某些应激事件确实使健康人导致了精神异常,但这种异常更多的是与应激有关的精神障碍。目前认为,心理、社会因素可以促发精神分裂症的发生,但常难以左右其最终的病程和结局。常见的社会心理因素包括文化、职业、社会阶层、移民、孕期饥饿、社会隔离与心理社会应激事件等。

Box 7-1   对精神分裂症的再思考

到 2030 年,我们将如何看待精神分裂症这一影响大约 1% 人口的慢性、致残性疾病?经过一个多世纪的研究,此病病因仍未明了,较少证据表明现有的治疗方法、尤其是药物治疗,对多数精神分裂症患者的长期结局有实质性的改善。假如我们将此病看作是一种在后期出现精神障碍,而在早期有可能被干预的神经发育障碍来处理,当前这种不满意的结局状况也许会有所改善,也许在未来 20 年将给此病的预防与治疗带来新的希望。

精神分裂症的神经发育障碍假说认为,该疾病起始于围生期,在青春后期或成年早期出现的精神异常表现不是疾病发作的开始,而是疾病的中后期的表现。根据这一假说,我们可以将精神分裂症的病程(疾病轨迹)分为以下四个时期:①危险期:可以觉察的缺陷出现之前的时期。个体具有遗传易感素质和不良环境暴露史,一般没有或仅有轻度认知缺陷,可以通过个体的家族史以及遗传学相关事件来发现。②前驱期:明显精神症状出现前期。个体可以表现认知、行为异常,社交缺陷,学业和社会功能的改变。通过前驱期症状定式晤谈问卷(SIPS)、认知评估及脑影像检查可以识别此类个体,可以提供认知训练、家庭支持和补充不饱和脂肪酸等干预措施。③精神病期:表现明显的精神活动异常和急性的功能丧失。对此期患者可以提供药物和心理社会干预等手段。④慢性残疾期:以慢性功能残疾、阴性症状、躯体并发症为特征,部分患者可能需要长期封闭式住院照料。可以提供药物、心理社会干预及康复服务。

目前,对于该病的诊断主要基于患者的症状和体征,而治疗则主要是关注精神症状的控制。现代脑影像和神经认知检测等技术的开发使用,疾病生物学标记的发现以及对细微临床特征的确认,使我们有可能对处于疾病第一、二期的患者予以识别,使我们对该病的早期诊断(第一、二期)和认知缺陷的早期治疗成为可能。其最终目标是在基于对个体危险因素了解的基础上发展个体化的治疗措施来治愈疾病并防止疾病复发。在临床实践中这意味着有必要对可疑的高危个体进行完整的危险因素评估,包括遗传和环境因素、认知功能、易感性的生理基础等,以识别危险期;确定能防止疾病从一、二期发展到第三、四期的有效干预手段。同时也要动员全社会力量确保处于不同疾病期的精神分裂症患者能获得综合性的干预措施。这样,到 2030 年,精神分裂症的总体预后将会有所改善。

摘录自:Insel TR. Rethinking schizophrenia. *Nature*,2010,468:187-193.

四、临床表现

讨论精神分裂症的临床表现需要注意以下问题:①此类患者症状与体征复杂多样,但却没有哪一个症状和体征具有诊断的绝对特异性,所出现的各种症状与体征同样可见于其他精神、神经疾病中。②症状和体征会随着病程的演变而变化,不同个体、处于疾病的不同阶段其临床表现可有很大差异。因此,仅仅依据横断面的精神状况检查难以确立诊断。③患者的教育、智力及文化背景会影响患者对医师问话的理解及医师对患者疾病的判断。

(一)前驱期症状

此病患者病前人格特征类似于分裂样或分裂型者不少见,表现为安静、被动、内向、朋友少(尤其异性朋友)、不喜欢集体活动,更乐意独自看电视、听音乐和玩游戏等特点。但这些不应该视为前驱期症状,因为,前驱期症状应该是疾病过程的一部分。前驱期症状是指在明显的精神症状出现前,患者所表现的一些非特异性症状。这些症状在青少年中并不少见,但更多见于发病前。多数患者的前驱期症状持续数月甚至数年,且常在诊断确定后才会去回顾性的认定。

最常见的前驱期症状可以概括为以下几方面:①情绪改变:抑郁,焦虑,情绪波动,易激惹等。②认知改变:出现一些古怪或异常的观念和想法等。③对自身和外界的感知改变。④行为改变:如社交退缩或丧失兴趣,多疑敏感,职业功能水平下降。部分患者可能会出现一些新的"爱好",如痴迷某些抽象的概念、哲学和宗教迷信问题等。⑤躯体改变:睡眠和食欲改变、虚弱感、头痛、背痛、消化道症状等。⑥部分青少年患者会突然出现强迫症状为首发症状。由于处于前驱期的患者在其他方面基本保持正常,且常常对这些症状有较为合理化的解释,故常不为家人重视。

(二)显症期症状

自 20 世纪 80 年代中期以来,因子分析技术广泛用于评估精神分裂症的症状表现。大量研究提示,精神分裂症患者存在以下五个症状维度(亚症状群):幻觉、妄想症状群;阴性症状群;瓦解症状群(disorganization symptoms);焦虑抑郁症状群及激越症状群。其中,前三类症状对诊断精神分裂症特异性较高。

1. 阳性症状 阳性症状是指异常心理过程的出现,普遍公认的阳性症状包括幻觉、妄想及言语和行为的紊乱(瓦解症状)。

(1)幻觉:幻听、幻视、幻嗅、幻味、幻触均可出现,但以幻听最常见。幻听可以是非言语性的,如虫鸣鸟叫,机器的隆隆声或音乐声等;也可以是言语性的,如听到有人在喊自己的名字,或听到某人或某些人的交谈秽语或议论,或听到来自神灵或外星人的讲话。一般来说,在意识清晰状态下出现持续的评论性、争论性或命令性幻听常指向精神分裂症。幻听还可以以思维鸣响的方式表现出来,即患者所进行的思考,都被自己的声音读出来。

幻视亦较常见,而幻嗅、幻味和幻触则不常见。这类幻觉一旦出现,则要判定是否由于躯体疾病、中毒、物质滥用或脑器质性疾病所致。有的患者可能出现内脏幻觉如大脑烧灼感,血管的冲动感或骨髓切割感等。

精神分裂症的幻觉体验不管是清晰具体还是朦胧模糊,多会给患者的思维、情绪和行动带来不同程度的影响。在幻觉的支配下,患者可能做出违背本性、不合常理的举动。

(2)妄想:属于思维内容障碍。绝大多数时候,妄想的荒谬性显而易见,但患者却坚信不疑。在疾病的初期,部分患者对自己的某些明显不合常理的想法也许还会持将信将疑的态度,但随着疾病的进展,患者逐渐与病态的信念融为一体,并受妄想的影响而做出某些反常的言行。另外,妄想的内容可与患者的生活经历、教育程度与文化背景有一定的联系。如一位在化工行业工作的工程师认为自己喝水的杯子被人做了手脚,每天会释放出定量的毒药,造成自己慢性中毒;一位老护士认为自己在上次住院时被人注射了艾滋病病毒等。一位生活在交通闭塞的山区的患者坚信自己被人"神打"(传说中的一种巫术,不需要靠近对方身体都可以伤人于无形)而导致长期躯体不适。

妄想是该病出现频率最高的症状之一,表现形式多样。不同妄想在本病出现的频率以及对疾病的诊断价值有不同,临床上以被害、关系、嫉妒、钟情、非血统、宗教和躯体妄想多见。同一患者可表现一种或几种妄想。一般来讲,在意识清晰的基础上持续出现某些离奇古怪或令人难以置信的妄想(如坚信某人在脑内植入了芯片来监视其思想、坚信能控制太阳的升起和降落、能阻止地震发生等),常提示精神分裂症的可能。

(3)瓦解症状群:瓦解症状群包括思维形式障碍(formal thought disorders,FTD)和思维过程障碍(thought process disorder)、怪异行为(bizarre behaviors)和紧张症行为(catatonic behaviors)以及不适当的情感。

思维形式障碍定义为言语表达中明显的思维形式或思维活动量的紊乱,可以通过患者的言语和书写内容客观地观察到。思维形式障碍按严重程度由轻到重可表现为病理性赘述、思维散漫离题、思维破裂及词的杂拌。其他常见的思维形式障碍有语词新作、模仿语言、重复语言、刻板言语、内向性思维(autism)、缄默症、思维中断(插入)、思维云集、思维被夺走、持续语言、逻辑倒错性思维、病理性象征性思维等。思维过程障碍包括思维奔逸(flight of ideas)、思维阻滞、思维贫乏、抽象概括能力受损、持续言语、音连意联、过度包含(overinclusion)及病理性赘述等。思维被外界力量控制常表现为思维被广播和读心症。这些症状的具体描述见本书症状学一章。

行为症状可以表现为单调重复、杂乱无章或缺乏目的性的行为,可以是单个肢体的细微运动或涉及躯体和四肢的粗大动作,也可以表现为仪式化的行为(作态),但旁人无法理喻。有的患者表现扮鬼脸,幼稚愚蠢的傻笑或声调,脱衣、脱裤、当众手淫等;有的患者表现意向倒错,吃一些不能吃的东西或伤害自己的身体;有的患者可表现为紧张症行为:表现为紧张性木僵和紧张性兴奋交替出现或单独发生。紧张性木僵表现为运动抑制,轻者动作缓慢、少语少动(亚木僵),重者终日卧床,不语不动,肌张力高,有时出现蜡样屈曲。可出现被动服从,主动性违拗,模仿动作和模仿言语。患者意识清,能感知周围事物,病后能回忆。紧张性兴奋者表现为突然发生不可理解的冲动行为,言语内容单调刻板,行为无目的性。发病年龄早且以行为紊乱症状为主要表现者常与明显的思维障碍有关,也常预示较大的社会功能损害和恶化性的病程。

不适当的情感是指患者的情感表达与外界环境和内心体验不协调。常表现为情感的反应性降低以及反应过度或不适当等形式:情感反应性降低者表现为情感淡漠迟钝,甚至缺乏快感;反应过度或不适当者表现为对一点小事极端暴怒、高兴或焦虑,或表现情感倒错(高兴的事情出现悲伤体验,悲伤的事情出现愉快体验),或表现持续的独自发笑,或表现幻想性质的狂喜狂悲、宗教性的极乐状态,对灵魂出窍和宇宙毁灭的恐惧等。

2. 阴性症状　阴性症状是指正常心理功能的缺失,涉及情感、社交及认知方面的缺陷。美国国立精神卫生研究所(NIMH)组织的专家共识会建议以下五条为精神分裂症的阴性症状条目,其中意志减退和快感缺乏是最常见的阴性症状。

(1)意志减退(hypobulia):患者从事有目的性的活动的意愿和动机减退或丧失。轻者表现为安于现状,无所事事,对前途无打算、无追求、不关心,个人卫生懒于料理。重者终日卧床少动,孤僻离群,行为被动,个人生活不能自理,甚至本能欲望也缺乏。

(2)快感缺乏(anhedonia):表现为持续存在的、不能从日常活动中发现和获得愉快感,尤其是对即将参与的活动缺乏期待快感(anticipatory pleasure)。期待快感的缺乏会降低患者参与活动的动机。约半数精神分裂症患者有此症状。

(3)情感迟钝(affective blunting):表现为不能理解和识别别人的情感表露和(或)不能正确的表达自己的情感。患者在情感的反应性、面部表情、眼神接触、体态语言、语音语调、亲情交流等方面均存在缺陷。此症状是社会功能不良、治疗效果差的重要预测因子。男性、起病年龄早、病前功能不良者多见。

(4)社交退缩(social withdrawal):包括对社会关系的冷淡和对社交兴趣的减退或缺乏。表现为少与家人与亲友交往,性兴趣下降,难以体会到亲情与友爱,不主动参与社交活动。

（5）言语贫乏(alogia)：属于阴性的思维障碍,即言语的产生减少或缺乏。表现为言语交流减少,回答问题时内容空洞、简单,严重者几乎没有自发言语。如果患者的语量不少但内容空洞、单调,缺乏意义则属于瓦解症状。

3. 焦虑、抑郁症状　约80%的精神分裂症患者在其疾病过程中会体验到明显的抑郁和焦虑情绪,尤以疾病的早期和缓解后期多见。不过,临床医生和家庭成员常常被患者外显的精神病性症状所吸引而对此类症状重视不够。精神分裂症患者的抑郁、焦虑症状可能属于疾病的一部分,也可能是继发于疾病的影响、药物不良反应和患者对精神病态的认识和担心。抑郁情绪明显的患者常具有阴性症状较少、情感体验能力保持较好以及思维概括能力较好及预后较好的特点。但发生自杀和物质滥用的风险也更高。

4. 激越症状　主要表现为以下两种情况。

（1）攻击暴力(violence)：部分患者可表现激越,冲动控制能力减退及社交敏感性降低,轻者可能表现如随意抢夺别人手上的香烟、随意变换电视频道或将食物丢到地上,严重者可出现冲动攻击与暴力行为。一般认为,精神分裂症患者发生攻击暴力行为的可能性比常人大四倍,但精神分裂症患者成为攻击暴力受害者的可能性远比常人更大。研究还发现,精神分裂症患者发生严重凶杀行为的可能性并不比常人高。暴力攻击行为的高危因素包括：男性患者,病前存在品行障碍、反社会型人格特征、共患物质滥用以及受幻觉妄想的支配等。而预测攻击暴力行为的最佳因子是既往的攻击、暴力行为史。

（2）自杀：20%～50%的精神分裂症患者在其疾病过程中会出现自杀企图。新近的荟萃分析认为,最终死于自杀者约为5%。自杀行为多在疾病早期,或在入院或出院不久时发生。引起自杀最可能的原因是抑郁症状(尤其是期望值高、病后失落感严重、意识到理想难于实现、对治疗失去信心的年轻男性患者),而虚无妄想、命令性幻听、逃避精神痛苦及物质滥用等则是常见的促发因素。氯氮平对降低精神分裂症患者的自杀意念更为有效。

5. 定向、记忆和智能：　精神分裂症患者对时间、空间和人物一般能进行正确的定向,意识通常清晰,一般的记忆和智能没有明显障碍。慢性衰退患者,由于缺乏社会交流和接受新知识,可有智能减退。近年来关于精神分裂症认知缺陷的重要性受到重视。作为一个群体,精神分裂症患者表现出一系列较高级的认知功能缺陷,包括注意、执行功能、工作记忆、情节记忆(episodic memory)、抽象概括和创造力等方面。也有不少研究认为,认知缺陷是一种素质特征而非疾病的状态特征,是精神分裂症的核心症状或内表型。认知功能虽不能作为一个诊断指标,但常常与疾病的结局有关,是判断预后以及制订治疗计划的一个重要参考指标,而改善认知也成为目前治疗干预的重要目标之一。

6. 自知力　精神分裂症患者在疾病发作期常缺乏自知力。由于自知力是影响治疗依从性的重要因素,因此,临床医生应仔细评估患者自知力的各个方面(详见症状学部分)。自知力评估有利于治疗策略的制订。

五、诊断与鉴别诊断

精神分裂症诊断的效度与信度问题至今远未解决,目前的注意点仅停留在概念和理论层面上。

（一）诊断要点

精神分裂症的诊断应结合病史、临床症状、病程特征及体格检查和实验室检查的结果来做出,典型病例诊断一般不难。

1. 症状特点　尽管精神分裂症的诊断至今没有绝对特异性的症状,但出于实践的目的,诊断标准对某些症状或症状群界定为对做出诊断有相对的特异性。一般来说,患者在意识清晰的基础上(少数急性起病的患者可有意识障碍)持续较长时间出现下述症状就要想到精神分裂症的可能,出现的症状条目越多,诊断的信度和效度就越高。

（1）思维鸣响,思维插入或思维被撤走以及思维被广播。

（2）明确涉及躯体或四肢运动,或特殊思维、行动或感觉的被影响、被控制或被动妄想;妄想性知觉。

（3）对患者的行为进行跟踪性评论,或彼此对患者加以讨论的幻听,或来源于身体一部分的其他类型的听幻觉。

（4）与文化不相称且根本不可能的其他类型的持续性妄想,如具有某种宗教或政治身份,或超人的力量和能力（例如能控制天气,或与另一世界的外来者进行交流）。

（5）伴有转瞬即逝的或未充分形成的无明显情感内容的妄想,或伴有持久的超价观念,或连续数周或数月每日均出现的任何感官的幻觉。

（6）联想断裂或无关的插入语,导致言语不连贯,或不中肯或词语新作。

（7）紧张性行为,如兴奋、摆姿势,或蜡样屈曲、违拗、缄默及木僵。

（8）阴性症状,如显著的情感淡漠、言语贫乏、情感反应迟钝或不协调,常导致社会退缩及社会功能的下降,但必须澄清这些症状并非由抑郁症或抗精神病药物治疗所致。

（9）个人行为的某些方面发生显著而持久的总体性质的改变,表现为丧失兴趣、缺乏目的、懒散、自我专注及社会退缩。

2. **病程特点**　精神分裂症大多为持续性病程,仅少数患者在发作间歇期精神状态可基本恢复到病前水平。既往有类似发作者对诊断有帮助。按照国际精神疾病分类与诊断标准第10版（ICD-10）的诊断标准,首次发作者通常要求在1个月及以上时期的大部分时间内确实存在上述症状条目1~4中至少一个（如不甚明确常需两个或多个症状）或5~8中来自至少两组症状群中的十分明确的症状。第9条仅用于诊断单纯型精神分裂症,且要求病期在一年以上。但由于国际精神疾病分类与诊断标准第11版（ICD-11）草案中已取消精神分裂症的分型,详细的诊断要求需要参见即将出版的ICD-11。

3. **其他特点**　家族中特别是一级亲属有较高的同类疾病的阳性家族史,躯体和神经系统检查以及实验室检查一般无阳性发现,脑影像学检查和精神生化检查结果可供参考。如患者存在符合抑郁或躁狂发作标准的情感症状则不应诊断为精神分裂症,除非已明确精神分裂症症状出现在心境障碍症状之前。如精神分裂症症状与情感性症状同时发生并且达到均衡,那么即使精神分裂症症状已符合精神分裂症的诊断标准,也应诊断为分裂情感性障碍。如患者的精神症状能用脑器质性疾病、躯体疾病或物质依赖（中毒）来更好的解释,也不应诊断为精神分裂症。

（二）鉴别诊断

在精神科临床上,精神分裂症的诊断实际上是依靠排除法做出的。临床上常需与以下疾病鉴别:

1. **继发性精神病性障碍**　理论上讲,凡能引起大脑功能异常的疾病均可能出现精神病性症状,尤其当颞叶和中脑受到损伤时。当患者表现出任何不典型或少见的症状,或有意识水平变化时更应小心。即使是对以往诊断为精神分裂症的患者也需要排除是否由于躯体疾病所致,比如既往的精神症状也许是一个未被诊断出来的脑肿瘤所致。躯体疾病、脑器质性疾病所致精神障碍常有以下共同特点可与精神分裂症相鉴别:①躯体疾病与精神症状的出现在时间上密切相关,病情的消长常与原发疾病相平行;②精神症状多在意识障碍的背景上出现,幻觉常以幻视为主,症状可有昼轻夜重,较少有精神分裂症的"特征性"症状。某些患者由于病变的部位不同,还会有相应的症状表现;③体格检查多少可找出某些阳性发现;④实验室检查常可找到相关的证据。

某些精神活性物质及治疗药物（如激素类、抗帕金森病药等）的使用可导致精神症状的出现。鉴别时考虑:有确定的用药史;精神症状的出现与药物使用在时间上密切相关;用药前患者精神状况正常;症状表现符合不同种类药物所致（如有意识障碍、幻视等）精神障碍的特点。

2. **其他精神病性障碍**　分裂样精神障碍、急性短暂性精神病性障碍、分裂情感性障碍及妄想性障碍可以表现出与精神分裂症类似的症状,应予以鉴别。分裂样精神障碍主要特点是病程不足1个月。急性短暂性精神障碍的特点是在没有前驱期症状的情况下突然起病,精神病性症状在2周内达到疾病的顶峰状态,症状的性质与强度通常每天之间甚至一天之内都有变化,通常在数天内完全缓解,个体能恢复到病前功能水平,部分患者病前有明显的应激因素。如患者在 3 个月内症状不缓解或社会功能水平恢复不好,则要考虑精神分裂症或其他精神病性障碍的可能。分裂情感性障碍的特点是在一次疾病发作过程中精神病性症状和情感障碍(躁狂或抑郁)均很明显且差不多同时出现或消退。妄想性障碍的特点是妄想结构严密系统,妄想内容有一定的事实基础,不荒谬离奇;思维有条理和逻辑;行为和情感反应与妄想内容一致;无智能和人格衰退;一般没有幻觉或不为主要表现。而精神分裂症的妄想内容常离奇、荒谬、泛化,结构松散而不系统及常人不能理解的特点;且常伴有幻觉以及精神或人格衰退。

3. **心境障碍** 严重的抑郁或躁狂发作患者也会表现出与心境协调的妄想或幻觉,但这些精神病性症状在情绪症状有所改善时就会较快消失,不是疾病的主要临床相。严重抑郁患者思维迟缓,行为动作减少有时可达亚木僵或木僵的程度,此时需与紧张性木僵鉴别。然而,两者本质不同。抑郁患者的情感不是淡漠,耐心询问可得某些简短、切题的回答,动作虽缓慢,但眼神常流露出忧心忡忡和欲语却难以表达的表情,表明患者与周围仍有情感上的交流,肌张力不高。而紧张性木僵的患者不管付出多大的努力,均不能引起患者作一些相应的应答和情绪反应,患者表情淡漠,不语不动,或伴有违拗、紧张性兴奋及肌张力增高等。

部分起病较急的精神分裂症患者可表现兴奋躁动,行为动作增多需与躁狂发作相鉴别。躁狂患者情感活跃、生动,有一定感染力,外部表现反映其思维活动,与外部环境亦协调,保持着与周围人情感上的交流;躁狂患者常主动接触别人,情绪变化与外部刺激反应一致。而精神分裂症患者为不协调的精神运动性兴奋,虽然行为动作多,但情绪并不高涨,表情常呆板淡漠,动作单调而杂乱,有时怪异,与环境刺激不协调,且还有精神分裂症的其他症状如思维破裂,幻觉妄想等。有一种伴意识障碍的急性躁狂(谵妄性躁狂)患者,可以思维不连贯,行为紊乱不协调,鉴别时则有一定困难,这就需要结合既往病史、病程、症状持续的时间、治疗反应及疾病转归等因素做出判断。

4. **焦虑与强迫障碍** 部分精神分裂症患者,尤其是疾病早期,常出现焦虑、抑郁和强迫等症状。鉴别要点:①焦虑与强迫障碍患者多数有较好的自知力,了解自己的病情变化和处境,求治心切,情感反应强烈。而精神分裂症患者早期虽可有自知力,但却不迫切求治,情感反应亦不强烈。精神分裂症患者的强迫症状内容常有离奇、荒谬、多变和不可理解的特点,摆脱的愿望不强烈,痛苦体验不深刻。②仔细的病史询问和检查可发现精神分裂症的某些其他症状,如情感淡漠迟钝、行为孤僻退缩等。③一时难以诊断者,尤其是儿童青少年患者,则需要一定时间的随访观察,切忌轻易做出精神分裂症的诊断。对药物的治疗反应也可为诊断提供参考价值。

5. **人格障碍** 某些人格障碍,如分裂型、分裂样、边缘型及强迫型人格障碍可以表现出某些精神分裂症的特点。而精神分裂症,尤其是青少年起病,病情进展缓慢者会表现出性格特征的改变。鉴别要点是:详细了解患者的生活和学习经历,要追溯到童年时期。人格障碍是一个固定的情绪、行为模式,一般无明显、持续的精神病性症状,症状表现是一个量的变化,无确切的发病点。而精神分裂症的病前病后有明显的转折,情感和行为有质的异常,且具有某些重性精神病性症状。

六、病程与预后

(一)病程

精神分裂症典型的病程特征是:多在青少年期起病,回顾性研究发现,绝大多数患者在明显精神症状出现前会有数天至数年不等的前驱期。一旦发病,大多数会呈现恶化和缓解交替的病程。首次发作后,经适当治疗,多数患者会逐渐缓解并在较长时间内表现相对正常的社会功能,但多数患者会复发。前五年的疾病特征对后期病程的走势有预测作用。患者每复发一次,更可能导致进一步的功能恶化。每次发作后不能回到病前功能水平是此病不同于分裂情感性障碍及心境障碍的大体特征之一。在精神病性症状发作后,部分患者会出现抑郁发作。总体上讲,随着病程的进展,阳性精神症状会变得缓和,而阴性或缺陷症状会愈发严重。

世界卫生组织将精神分裂症的病程类型归纳为以下几种,具有较好的临床和研究实用性:①单次发作,完全持久的缓解;②单次发作,不完全缓解;③2 次或多次发作,间歇期完全或基本正常;④2 次或多次发作,间歇期残留部分症状;⑤首次发作后即表现为持续的精神病态(无缓解期),逐渐衰退。

(二) 预后

有人对 1925 年首次住院但从未使用抗精神病药物的 70 例瑞典精神分裂症患者的终生记录(life-time records)并使用 DSM-Ⅲ诊断,结果发现其最终结局状况为良好、中等与明显恶化者分别占 33%、24% 和 43%。通过对从 1895—1992 年间的 320 个有关精神分裂症结局的前瞻性研究的荟萃分析(涉及 51 800 名患者,平均随访期 5.6 年)结果显示:40% 的患者有明显改善,其中从 1956—1985 年期间患者的改善率明显高于 1895—1955 年期间的患者,此结果提示抗精神病药物的出现,患者的预后有明显改善。对发表于 1966—2003 年的前瞻性随访研究的系统回顾后发现,预后良好者占 42%,一般者占 35%,不良者占 27%。

由于不同研究所选用的诊断与预后标准不同,故研究之间的可比性较差。结合已有资料可以得出以下结论:①精神分裂症患者的病程特征具有很大的异质性;②将近半数患者在平均 6 年的随访期间会有明显的改善;③病程的变化在疾病的前 5 年最大,然后进入一个相对的平台期;④精神分裂症患者的总体预后差于分裂情感性障碍和心境障碍;⑤病程和结局的差异与所选用的诊断标准有关;⑥精神分裂症的长期结局难以预测。

影响预后的因素:多数研究认为,女性,已婚,初发年龄较大,急性或亚急性起病,病前性格开朗、人际关系好、职业功能水平高,以阳性症状为主症,症状表现中情感症状成分较多,家庭社会支持多,家庭情感表达适度,治疗及时、系统,维持服药依从性好等指标常是提示结局良好的因素。反之,是为结局不良的指征。

七、治疗与康复

不论是首次发作还是复发的精神分裂症患者,抗精神病药物治疗应作为首选的治疗措施。而健康教育、工娱治疗、心理社会干预等措施应该贯穿治疗的全过程,即目前倡导的全病程治疗。对部分药物治疗效果不佳和(或)有木僵违拗、频繁自杀、攻击冲动的患者,急性治疗期可以单用或合用电抽搐治疗。对于诊断明确、治疗合作且无潜在风险者,可以选择门诊治疗。住院治疗的指征包括:有潜在危险者(自杀、攻击暴力、共患严重躯体疾病、生活自理困难等)、治疗不合作者、诊断不明确者、需要调整药物治疗方案者。

(一) 药物治疗

本章只介绍抗精神病药物治疗精神分裂症的某些规则。各种抗精神病药物的具体特征及使用方法请参见本书躯体治疗章节。

1. **药物选择原则** 应根据患者对药物的依从性、疗效、耐受性、长期治疗计划、既往治疗的体验、年龄、性别及经济状况等综合考虑后选择药物。不同种类的抗精神病药物的不良反应差异较大,个体是否愿意忍受的不良反应也不同,因此,让患者参与药物的选择也很重要。现有的证据提示:作为群体,在阳性症状的总体控制方面,奥氮平、氨磺必利以及利培酮可能优于其他第一、第二代抗精神病药物;对两种不同作用机制的抗精神病药物经适当治疗反应不佳者,建议选用氯氮平治疗;对口服药物治疗依从性不佳的患者,长效注射针剂(尤其是第二代抗精神病药物的长效针剂)是一个较好的选择;对部分患者,使用长效制剂可以免除每日服药的负担并能维持症状的持续缓解,防止复发。但由于不同个体对相同的抗精神病药物的治疗反应(疗效和不良反应)会存在差异,因此,很难推荐适合于全部患者的一线抗精神病药物。临床实践中,针对每一个具体患者来说,药物治疗都是一个个体化的临床试验。

2. **药物使用原则** 建议早期、适量(一般指药品说明书推荐的治疗剂量)、足疗程、单一用药、个体化用药的原则。一旦确定患者有药物治疗指征,即应启动抗精神病药物治疗。大多数情况下推荐口服治疗,对某些兴奋、激越患者可选择短期内非口服给药方式治疗。对绝大多数患者应选择单一用药,应从小剂量开始逐渐加至有效推荐剂量,剂量增加速度视药物特性及患者特质而定。当药物加至已知的最低有效治疗剂量时,至少需要经过 1~2 周后的评估才能决定是否还需要增加剂量。目前尚无大剂量抗精神病药物疗效优于标准剂量的确切证据,只有在当标准剂量经足疗程治疗后,患者症状部分改善,但耐受性良好或血药浓度未达标时,在获得知情同意的前提下可以考虑适当的超标用药。巩固治疗期间原则上不应减量,除非患者难以耐受。维持治疗剂量可酌情减少,但需要个体化把握。抗精神病药物治疗一般不要突然停药,除非某些紧急情况的出现。

3. 药物治疗程序　治疗程序包括:急性治疗期(一般 4~6 周),其主要目的是尽快控制症状,防止疾病所致的继发性伤害;巩固治疗期(至少 6 个月),主要目的是防止疾病复燃,协助患者恢复病前社会功能;维持治疗期(时间不定),目的是防止疾病复发,进一步改善社会功能的整合和提高生活质量。维持期治疗时间至今没有统一规定,多数建议:对于首发、缓慢起病的患者或多次复发的患者,维持治疗时间至少 5 年或更长,部分患者可能需终生服药;对急性发作、缓解迅速彻底的患者,维持治疗时间可相应较短,但应告知患者及监护人停药可能的后果、复发的早期症状及应对措施。总体上,不足 1/5 的患者有可能停药。

4. 合并用药原则　如患者持续出现焦虑、抑郁和敌意等症状,可合用相应的药物对症处理。如患者经合适的抗精神病药物,甚至包括了氯氮平治疗,但仍表现持续的阳性精神病性症状,可合用辅助药物(增效药物)或电抽搐(ECT)治疗,或经颅磁刺激治疗,或联合使用不同种类的抗精神病药物,亦可单独应用 ECT 治疗。辅助药物包括苯二氮䓬类、情绪稳定剂、抗抑郁药等。抗精神病药物的合用只有在单一用药(包括氯氮平)疗效不佳后才考虑,联合使用时,要仔细评估记录联合治疗对靶症状的效果和不良反应,如联合治疗 8~12 周后未能获得预期效益,建议逐渐换为单一用药或更换联合药物的种类。联合用药以化学结构不同、药理作用不尽相同的药物联用比较合适。

5. 安全监测与不良反应的处理　尽管抗精神病药物总体上相对安全,但不同的药物对少数患者会有影响。因此,在开始抗精神病药物治疗前均应常规检查血压、心率、体重指数,血常规,肝、肾、心功能,血糖、血脂、血电解质等,并在服药期间要定期复查对比,发现问题及时分析处理。抗精神病药物也会出现诸如锥体外系反应、药源性激越、过度镇静、泌乳素分泌增加、代谢综合征等不良反应,其具体表现及处理方式详见本书躯体治疗一章。

(二)其他物理治疗

电抽搐治疗(electric convulsive therapy,ECT)对精神分裂症患者有效,对急性发作的患者其疗效与抗精神病药物疗效相当而优于心理治疗。也有研究发现,抗精神病药物合并 ECT 治疗其疗效优于单用抗精神病药物。目前,国内医院基本上都已使用改良电抽搐治疗(modified electric convulsive therapy,MECT)。有关电抽搐治疗的详细内容参见本书躯体治疗一章。其他可能有前景的治疗方法还包括重复经颅磁刺激和深部脑刺激,但尚需更多的临床验证。

(三)心理与社会干预

仅仅让患者消除精神症状是不够的。理想的状态是:患者精神症状消失,精力、体力及社会功能全面恢复。而心理社会干预措施有助于这一理想目标的获得。常用于精神分裂症患者的心理社会干预措施简述如下:

1. 行为治疗(社会技能训练)　基于学习理论,运用各种方式(如看录像、示范或角色扮演等)训练和提升患者的各种实用技能,如如何做决策、解决问题、处理人际关系、应对应激和不良情绪以及一些生活基本技能等。大多数研究认为,本法对减少精神病理症状和再住院疗效一般,但能使患者获得某些有目的的技能,能改进个体的社会适应能力。

2. 家庭干预　家庭干预的要素是心理教育、问题行为的解决、家庭支持及危机处理措施等的有机结合。研究表明,家庭治疗对降低复发率有效。

（1）心理教育：目的在于提高患者和监护人对疾病的理解，对高情感表达的家庭成员进行指导。具体内容包括向家庭成员讲解：①疾病的性质特征；②精神疾病和药物治疗的基本知识；③对待患者的正确态度；④如何为患者提供某些支持（如督促服药、学习、锻炼等）；⑤如何分析与解决家庭矛盾与冲突等。

（2）家庭危机干预：目的是指导患者及其家庭成员应付应激的方法，减轻患者压力。要求家庭做到：①能接受患者精神症状的存在；②能确认可能诱发精神病的应激源；③能预防可能导致下次急性发作的应激源；④能提供避免或降低疾病发作的对策，包括复发先兆症状、常见药物不良反应的识别与处理等。

（3）家庭为基础的行为治疗：指导家庭成员如何同患者相处，如何解决日常生活中所遇到的问题，如何强化与保持患者所取得的进步等。

3. 社区服务　精神分裂症患者最终都需要生活在社区，因此如何在社区中管理患者，为他们提供方便、合理和高效的服务一直为世界各国所重视。20 世纪 70 年代西方国家所倡导的非住院化运动，经过几十年的运作而发展出了针对慢性精神病患者的一种有效的社区服务模式——个案管理（case management）。在该模式中，治疗者首先将各种不同的服务措施进行调整后综合成一个最适合于某一患者需要的个体化治疗方案，每个患者都有一个个案管理者（经纪人），然后由个案管理者负责督促与协调多功能治疗小组对个体化治疗方案的执行，整个治疗过程均在社区中完成。其最终目的是提高患者在社区中的适应和生存能力，促进心身的全面康复。以个案管理为基础的社区服务模式有多种形式，其中以主动性社区治疗（assertive community treatment，ACT）为多数国家所推崇。ACT 模式将每一个患者交给一个多功能团队负责，团队成员包括个案管理者、精神科医师和护士、心理治疗师、内科医师、康复治疗师等，整个团队为一定数量的患者提供每天 24 小时、一周 7 天的全方位的服务。实践表明，ACT 模式对降低住院率很有效，不过成本较高。

4. 其他　其他可以选用的方法包括个体治疗、小组治疗、认知行为治疗、辩证行为治疗、认知训练、职业治疗、艺术治疗等。可以针对患者的特点，选择有循证医学证据的方法来应用。

Box 7-2　精神分裂症的早期干预与全病程管理

研究表明，首次发作时患者处于精神病期的长短、临床疗效与远期预后关系密切。处于精神病状态的患者，脑中多巴胺、5-羟色胺和谷氨酸系统亢进，会对大脑神经元产生毒性作用，最终导致神经元功能的丧失甚至细胞的凋亡。神经元的功能衰退或丢失，是慢性患者社会功能丧失和精神功能缺损的主要原因。因此，目前非常看重对首次发作的精神分裂症患者的治疗。

精神分裂症的早期干预一般指在患者出现精神病性症状后立即予以干预。在药物治疗方面，应强调低起始剂量，缓慢加量的原则，因在此阶段的患者对药物的作用均较敏感。多数研究者建议，应选用第二代抗精神病药物。

首发精神病的干预绝不仅限于急性期治疗阶段，也不仅限于医务人员与患者及其家属在门诊或病房的短暂接触。然而遗憾的是，这正是我国绝大多数精神卫生医疗机构的治疗现状。这里提出了"全程干预"的概念，包含两方面的含义：在纵向上保持精神卫生工作者与患者和家属的联系；在横向上联络相应机构、部门、人员为患者及其家庭提供多方位的支持。为了实施"全程干预"，精神卫生工作者需要做出观念上的转变，医疗机构也要相应做出管理上的调整。精神卫生工作者不但要对患者的精神病症状的治疗负责，更要对纠正心理功能缺陷、减少精神残疾、促进社会整合、维持精神状态稳定积极努力。精神科医生应当成为全程干预工作的领导者，但必须有精神科护士、心理工作者、社会工作者、职业治疗师或承担相应职能的人参加。精神卫生机构应打破条块分割，使患者在各部门如门诊、住院部、康复基地等之间的转诊更为顺畅。同时，鼓励精神卫生机构建立或强化与初级卫生保健系统及综合医院的联系，为患者提供更为便捷的服务。

第二节　分裂情感性障碍

一、概述

根据 ICD-11 的定义,分裂情感性障碍(schizoaffective disorder,SAP)是一种在同一次疾病发作期内同时满足精神分裂症和心境障碍诊断要求的发作性疾病,精神分裂症症状和心境障碍症状可以同时出现或相隔几天出现。典型的精神分裂症症状(如妄想、幻觉、思维形式障碍及被动体验等)与典型的抑郁发作(如情绪低落、兴趣丧失,精力减退)或躁狂发作(如情绪高涨、躯体和精神活动的增加)或混合发作相伴出现。精神运动性障碍,包括紧张症症状群也可出现。症状必须持续至少 1 个月以上。

Kirby(1913)和 Hoch(1921)描述了一组具有精神分裂症和心境障碍混合特征的患者,由于这类患者不具有早发性痴呆的衰退病程,他们将其归类为 Kraepelin 的躁狂抑郁性精神病。1933 年,Kasanin 引入分裂情感性障碍这一术语来描述这类疾病,并发现该类疾病具有以下特征:常于青少年期突然起病;常有较好的病前社会功能水平;病前常有特殊的应激因素;心境障碍家族史常见。由于Bleuler 关于精神分裂症的宽泛的概念包容了 Kraepelin 关于精神分裂症的狭义的定义,Kasanin 认为这是精神分裂症的一种类型。因此,从 1933 年到 1970 年,与 Kasanin 的描述症状类似的患者分别被命名为分裂情感性障碍、不典型精神分裂症、预后好的精神分裂症、易缓解的精神分裂症及环性精神病(cycloid psychosis),这些术语均强调了本病与精神分裂症的关系。

大约在 1970 年,人们基于两类事实后开始将分裂情感障碍的属性从精神分裂症转移到心境障碍。其一是,碳酸锂对双相障碍和某些分裂情感障碍有效;其二是,Cooper 等(1968)发表的研究表明,美国与英国诊断精神分裂症数量的差异主要与美国过分强调精神病性症状对诊断精神分裂症的重要性有关。换句话说,有精神分裂症症状的患者不一定就是精神分裂症,情感障碍同样可以出现精神分裂症症状。

SAP 的终身患病率可能为 0.5% ~ 0.8%。由于不同研究所使用的诊断标准不同以及诊断概念的变化,这个数据也只是估计。此外,在临床实践中,当医师不能确定诊断时,也经常会使用 SAP 的初步诊断。SAP 总体患病率的性别差异与心境障碍类似,SAP 躁狂型男女患病率类似,抑郁型女性患病率是男性的 2 倍。SAP(抑郁型)在年长者中较年轻者常见,而躁狂型则相反。与精神分裂症类似,女性发病年龄晚于男性。男性 SAP 患者更常出现反社会行为、情感平淡或不适当的情感反应。

二、病因学与发病机制

病因不明。既往的病因学研究涉及家系调查、生物学标记、短期治疗反应与长期预后等方面,但这些研究设计的前提均认为 SAP 是一组同质性疾病。而近来的研究提示,SAP 的躁狂型和抑郁型之间、SAP 与精神分裂症之间在病因学上既有重叠也有差异。如有研究提示,精神分裂症和心境障碍具有遗传学上的相关性,如位于染色体 1q42 的 DISC1 基因与 SAP、精神分裂症及心境障碍都有关。作为总体,SAP 的预后好于精神分裂症而差于心境障碍;同样,与精神分裂症比,SAP 患者较少恶化性病程,且对锂盐的治疗反应更好。因此,分析现有资料,我们有理由认为 SAP 是一组异质性疾病:有些是具有明显情感症状的精神分裂症,有些是具有明显精神分裂症症状的心境障碍,还有一部分可能属于有独特特征的临床综合征。

三、临床特征

作为一种发作性障碍,情感性症状与精神分裂症症状在疾病的同一次发作中都很明显,两种症状多为同时出现或至多只差几天。ICD-11 将其分为以下三型,而 DSM-5 将其分为两型:有躁狂发作者为双相型;只有抑郁发作者为抑郁型。

1. **SAP（躁狂型）**   在疾病的同一次发作中分裂性症状和躁狂症状均突出。心境异常的形式通常为情绪高涨，伴自我评价增高和夸大；有时以兴奋或易激惹更明显，且伴攻击性行为和被害观念。上述两种情况均存在精力旺盛、活动过多、注意力集中受损以及正常的社会约束力丧失。可存在关系、夸大或被害妄想，但需要其他更典型的精神分裂症症状方能确立诊断，例如，患者可能坚持认为他们的思维正被广播或正被干扰、异己的力量正试图控制自己，或诉说听到各种不同的说话声，或表露出不仅仅为夸大或被害内容的古怪妄想性观念。此型患者通常急性起病，症状鲜明，虽常有广泛的行为紊乱，但一般在数周内可完全缓解。

2. **SAP（抑郁型）**   在疾病的同一次发作中分裂性症状和抑郁性症状均突出。抑郁心境表现为某些特征性抑郁症状或行为异常，如迟滞、失眠、无精力、食欲或体重下降、正常兴趣减少、注意力集中受损、内疚、无望感及自杀观念或行为。同时或在同一次发作中，存在其他典型的精神分裂症症状，如奇怪的妄想、第三人称幻听及各种被动体验等。此型患者的临床表现不如躁狂型鲜明和生动，但一般持续时间较长，而且预后较差。

3. **SAP（混合型）**   在疾病的同一次发作中精神分裂症症状与混合型双相障碍同时存在。

由于诊断概念和诊断标准的不确定性，此病的长期病程和预后难以确定。根据诊断标准的定义，此病可以表现为心境障碍类似的发作性病程，也可以表现为慢性精神分裂症样病程或介于两者之间的中间状态。在疾病发展过程中，如精神分裂症症状出现的增加则提示较差的预后。结局的好坏与患者占优势的症状有关，情感症状占优势者预后好于分裂症状占优势者。一项为期八年的随访研究发现，此病预后与精神分裂症更为类似而比伴有精神病性症状的心境障碍要差。

四、诊断与鉴别诊断

只有在疾病的同一次发作中，明显而确实的分裂性症状和情感性症状同时出现或只差几天，且该发作同时符合精神分裂症和心境障碍的诊断标准时才可做出 SAP 的诊断。SAP（躁狂型）的诊断要点：在同一次发作中必须有显著的心境高涨，或不太明显的心境高涨伴有易激惹或兴奋；同时明确存在至少一个、最好两个典型的精神分裂症症状。SAP（抑郁型）的诊断要点：在同一次发作中必须有明显的抑郁，至少伴两种典型的抑郁症状或属于抑郁发作的有关行为异常；同时明确存在至少有一种、最好两种典型的精神分裂症症状。SAP（混合性）的诊断要点：精神分裂症症状与混合型双相障碍同时存在。

鉴别诊断需要考虑所有可能引起心境障碍和精神分裂症的情况。通过全面病史材料、躯体检查和必要的辅助检查可以排除可能的器质性原因及物质（药物）使用等因素所致。脑影像学检查及脑电图有助于排除中枢神经系统疾病及癫痫。癫痫所致精神障碍其症状以偏执、幻觉及牵连观念为特征，控制好癫痫发作能减轻精神症状，这有别于 SAP。如果患者在疾病的不同发作中分别表现出精神分裂症及情感性症状，例如精神分裂症后抑郁，不应诊断为 SAP。

五、治疗

此病的药物治疗原则比较复杂，涉及多类别的多种药物。已有的资料提示，SAP 的治疗在很大程度上与精神分裂症和心境障碍的治疗一致，应针对主要症状使用抗精神病药物、心境稳定剂和抗抑郁药。作为双相障碍治疗基石的情绪稳定剂（锂盐、丙戊酸盐及卡马西平等）在此病的治疗中起重要作用。临床实践中，情绪稳定剂常单独（或联合）与抗精神病药物和（或）抗抑郁药物合用，有的难治性患者可能需要情绪稳定剂、抗精神病药物及抗抑郁药物的联合治疗。在 SAP 的躁狂发作期，常需中、高剂量的药物来控制症状；进入维持期，可以使用低、中剂量以避免或减少药物不良反应。SAP 抑郁发作期的治疗可以参考双相障碍抑郁发作的抗抑郁药选药方案，同时需合用抗精神病药物。应注意抗抑郁药可能诱发快速循环发作和转相。抗抑郁药的选择要参考以往治疗的效果。对难治患者，可以参考难治性精神分裂症和难治性心境障碍的治疗程序。治疗期间应定期评估症状、监测血药浓度及甲状腺功能、肾功能及血常规等指标,适时调整治疗方案。

家庭治疗、社会技能训练及认知康复治疗有益。由于患者症状范围的巨大变化常使得家庭成员难以适应疾病的变化及患者的需求。因此,应向患者及家属解释疾病的性质、诊断和预后的不确定性,提高治疗依从性。

Box 7-3　分裂型障碍

根据 ICD-11 定义,分裂型障碍(schizotypal disorder)是以持久地(通常为数年以上)表现为语言、外表和行为的古怪,伴有感知和认知障碍,不寻常的信念,常使人感到不舒服并导致人际关系不良为特征。症状包括情感不恰当或情感受限制(constricted affect)以及快感缺失(阴性分裂型障碍);或表现为偏执观念、牵连观念,或其他精神病性症状,如各种形式的幻觉可以出现(阳性分裂型障碍)。但症状的强度或持续的时间都不足以诊断为精神分裂症、分裂情感障碍及妄想性障碍。ICD-11 将分裂型人格障碍与此条目合并,放在精神分裂症及其他原发性精神病性障碍中分类。

常见的症状表现有:①情感不恰当或受限制(患者显得冷酷和淡漠);②古怪或独特的行为或外表;③人际关系差,倾向于社会退缩;④不寻常的信念或思维影响其行为并与亚文化规范不符;⑤猜疑或偏执观念;⑥无内在抵抗的强迫性穷思竭虑,常伴畸形恐怖的、性的或攻击性的内容;⑦不寻常的知觉体验,包括躯体感觉异常或其他错觉、人格解体或现实解体;⑧思维模糊、赘述、隐喻性的、过分琐碎或刻板,表现为离奇的言语或其他形式,但无严重的言语不连贯;⑨偶尔有短暂的精神病发作,伴错觉、幻听或其他形式的幻觉以及妄想样观念,起病往往没有外界诱因。

本症为慢性病程,病情波动,少数可发展成精神分裂症。无明确的起病时间,其病程演化类似于人格障碍。事实上,DSM-5 将本病的诊断标准等同于分裂型人格障碍。本症在精神分裂症患者的亲属中更为多见,故认为与精神分裂症有遗传学同源性。本症与单纯型精神分裂症及偏执型人格障碍无确切界限。要诊断此病,要求患者至少在 2 年及以上的时间里持续或发作性地存在上述 1~9 条目中的 3~4 个典型症状,且从不符合精神分裂症、分裂情感障碍、妄想性障碍、孤独谱系障碍及人格障碍的诊断。

第三节　妄想性障碍

一、概述

妄想性障碍(delusional disorder)又称偏执性障碍(paranoid disorder),是指一组病因未明,以发展成一种或一整套相互关联的系统妄想(妄想症状持续三个月及以上)为主要表现的精神疾病。妄想发作时没有抑郁、躁狂及混合发作的心境障碍,也没有其他精神分裂症的特征性症状(如持续性的听幻觉、思维障碍及阴性症状)。患者可以出现与妄想主题相一致的各种形式的感知觉障碍(如幻觉、错觉和身份认同障碍)以及情绪、态度和行为反应,但在不涉及妄想内容的情况下,其他方面的精神功能基本正常。

国内无确切的发病率和患病率。目前美国普通人群中患病率估计为 0.2%~0.3%,年新发患者数为(1~3)人/10 万人。由于诊断概念的变化以及此类患者不会主动就医,故确切的发病率与患病率资料难以获得。大多起病年龄为中年期,平均发病年龄约为 40 岁,但发病的年龄范围可以是 18 岁到 90 多岁。女性略多于男性,男性以被害型多见,女性则以情爱型(erotomanic)多见。大多数为已婚和有职业者。

二、病因与发病机制

确切病因不明。可能是生物学因素、不良的性格特征及精神应激因素相互作用促发此病。较大的年龄、妄想性障碍家族史、社会隔离、特殊的人格特征、新近移民、感觉器官功能异常是罹患此类疾病的高危因素。

家系调查发现此病具有家族聚集性或患者的某些性格特点(多疑敏感、主观固执、好嫉妒、行事诡秘、高傲自负)具有家族聚集性。脑部疾病及物质滥用的部分患者可以出现妄想,无智力损害的脑部疾病可出现类似于妄想性障碍的复杂妄想,而有智力损害者表现的常是简单、片段的妄想。这提示,系统妄想的形成更可能与边缘系统及基底节的损害而大脑皮质功能相对完好有关。

以下特征提示该病的病因学可能有别于精神分裂症和心境障碍:患病率明显低于精神分裂症和心境障碍;发病年龄晚于精神分裂症;性别构成比不同于心境障碍(女性明显多见);先证者亲属患精神分裂症和心境障碍的比例不增加,反之亦然;诊断相对稳定,最终发展成精神分裂症和心境障碍的比例分别不足25%和10%,提示该病不是精神分裂症和心境障碍的早期表现或一种亚型。

三、临床特点

此病表现形式多样。以被害妄想为表现者坚信被人用一种或一些恶意的方式陷害,包括躯体、名誉和权力方面的受害。患者搜集证据、罗列事实或反复诉讼(诉讼狂),不屈不挠。以夸大妄想为表现者夸大自身价值、权力、知识、身份和地位,或坚信与神仙或名人有某些特殊关系等。以嫉妒妄想为表现者又称 Othello 综合征,主要怀疑配偶不贞,故常对配偶采取跟踪、检查、限制外出等方式而防止配偶出现"外遇"。以钟情妄想为表现者又称 Clerambanlt 综合征,女性多见,表现为坚信某异性对自己钟情。此外,有的患者表现为坚信自己有某一躯体缺陷或疾病状态的妄想,因而反复求医、检查,客观事实无法纠正其信念。

概括起来,此类患者的临床表现均有以下共同特点:①妄想形式各异但比较固定,内容不显荒谬离奇,是现实生活中有可能发生的事情;②妄想的发展符合逻辑,可有一定的现实基础,结构比较系统严密;③患者的情感、态度和行为与妄想系统相一致,在不涉及妄想内容的情况下,其他方面的精神功能基本正常;④典型病例缺乏其他精神病理改变,如没有清晰、持久的听幻觉和精神分裂症的其他特征性症状,也无脑器质性疾病、物质滥用等的证据;⑤病程演进较慢,妄想往往持久甚至持续终生,但一般不会出现人格衰退和智能缺损,并有一定的工作生活能力。

四、诊断与鉴别诊断

(一)诊断

首先需要通过与患者、家人和知情人的沟通来澄清妄想是否存在。诊断要点:①存在一个(或多个)妄想,妄想是最突出的或唯一的临床特征,妄想持续存在至少三个月(DSM-5 要求至少一个月以上);②除了受妄想本身或其结果的影响,患者的功能没有明显损害,行为没有明显的离奇或古怪行为;③从不符合精神分裂症、心境障碍的诊断标准;妄想不是躯体疾病或某种物质的生理效应所致;也不能用另一种精神障碍来更好的解释。

(二)鉴别诊断

1. 躯体疾病 很多躯体疾病及代谢中毒状态可以出现妄想,复杂性的妄想更多见于皮层下(如,边缘系统和基底节)功能受损的患者。半数以上 Huntington 病和特发性基底节钙化的患者在其病程中会出现妄想,右侧脑梗死的患者妄想症状常见并伴有疾病感缺失(anosognosia)和双重性记忆错误(reduplicative paramnesia),如患者相信自己同一时刻处在不同的地方。Capgras 综合征可见于多种中枢神经性疾病、维生素 B_{12} 缺乏,肝性脑病、糖尿病及甲状腺功能低下等。寄生虫妄想、变兽妄想、双重自身症(heutoscopy)及情爱型妄想(erotomania)也可见于癫痫、中枢神经损伤及代谢中毒性疾病。因此,在诊断确立前,有必要进行相应的躯体、神经系统检查及必要的辅助检查来排除上述可能的原因。

2. 谵妄、痴呆及物质相关障碍　谵妄和痴呆患者也可出现妄想。谵妄患者有波动性的意识水平障碍及认知功能受损可资鉴别。痴呆患者同样可以通过神经心理测验来鉴别。妄想性障碍患者可伴有酒精依赖,但酒精依赖所致的精神障碍常伴有幻觉。兴奋剂、大麻及其他物质或药物也可导致妄想症状,但多数这类患者的妄想症状在停止物质使用后会较快消失。

3. 其他　妄想性障碍还需要与精神分裂症、心境障碍、躯体形式障碍及偏执型人格障碍鉴别。妄想性障碍除妄想不怪异外,还缺乏精神分裂症的其他特征性症状且社会功能也相对完好。躯体妄想患者需要与抑郁障碍及躯体形式障碍鉴别。躯体型妄想障碍的患者缺乏抑郁障碍的其他体征及广泛性的抑郁情绪。躯体形式障碍患者对躯体疾病的坚信程度不如妄想性障碍,对他们的躯体障碍持将信将疑的态度,而妄想性障碍则坚信躯体疾病是存在的。极度偏执的偏执型人格障碍有时难以与妄想鉴别。一般来讲,当不能完全确定是否属于妄想时,最好不要轻易做出妄想性障碍的诊断。

五、治疗与预后

此病治疗比较棘手,因大多患者缺乏自知力而不愿求医,即使住院也难于建立良好的医患关系,治疗依从性差。一般来讲,对有敌意、攻击、自杀隐患的患者有必要进行适当的监管和强制性住院治疗。抗精神病药物可改善妄想性障碍的症状并防止恶化或复发,尤其对由于妄想伴发的激越症状有效。伴有焦虑和抑郁的患者可予抗焦虑和抗抑郁药物。对于躯体障碍妄想者,也可试用抗抑郁药。对服药依从性差的患者,可选择长效抗精神病药物制剂。抗精神病药物的剂量和疗程可参照精神分裂症的治疗常规。

心理干预有助于良好医患关系的建立,提高治疗的依从性,使患者对疾病性质和治疗方法有所了解。由于这类患者大多敏感多疑,故推荐个别心理治疗。心理干预常配合药物治疗进行。在治疗过程中,治疗者要以通情的态度来对待患者,治疗方式应围绕患者对于妄想信念产生的主观痛苦来进行,这样才有可能取得患者的配合。治疗者不要支持、反对或质疑患者的妄想信念,也不要试图让患者马上改变他的想法。常用的有支持性心理治疗,认知治疗和社交技能训练。

此病病程多呈持续性,有的可终生不愈。部分患者老年后由于体力与精力日趋衰退,症状可有所缓解。少数患者经治疗后可有较好的缓解。由于病因不明,尚无有效的预防方法。培养开朗、乐观的个性可能对预防本组疾病有好处。

第四节　急性短暂性精神病性障碍

一、概述

急性短暂性精神病性障碍(acute and transient psychotic disorder)是一类急性发作、病程短暂的精神病性综合征。其特点是:既往精神状况正常的个体在没有任何前驱期症状的情况下急性起病,在两周内达到疾病的顶峰状态,并通常伴有社会和职业功能的急剧恶化。症状包括妄想、幻觉、思维形式和结构障碍、困惑或意识模糊及情感与心境障碍。也可出现紧张症性精神运动性障碍。症状的性质与强度通常在每天之间甚至一天之内都有快速、明显的变化。病程不超过3个月,大多持续数天到1个月(DSM-5对病程的要求是1天到1个月)。缓解完全,个体能恢复到病前功能水平。

此类患者以往被分类为反应性、癔症性、应激性及心因性精神病。由于对短暂精神病性障碍的类别、定义、亚型类别及诊断标准国内外意见很不一致,因此,此病确切的流行病学资料难于获得。但一般认为此类疾病不常见,多发生于20岁到30多岁的年轻人,女性多于男性,这一流行病学特点明显不同于精神分裂症。也有研究者认为处于低社会经济阶层并遭受了灾难和文化变迁(如移民)者易患此病;遭遇重大心理社会应激源是其后罹患此病的危险因素。此病也常与表演型、自恋型、偏执型、分裂型及边缘型人格障碍共病。

二、病因及发病机制

病因不明，应激因素和躯体素质因素在病因学中可能起重要的作用。不良的人格特征，尤其是有边缘型、分裂样、分裂型、或偏执型人格特征者是发生精神症状的生物和心理易感素质。有些患者有精神分裂症或心境障碍家族史，但这些发现与该病的关系尚无定论。精神动力学机制强调患者的精神症状与不恰当的应对机制及患者的继发性获益有关，是患者对被禁止的幻想、不能满足的欲望或逃避痛苦处境的一种防御方式。

三、临床特征

患者通常在 2 周内或更短时间内出现急性的精神病状态，症状多变，每天之间甚至一天之内都有明显变化。表现为片断的妄想或幻觉，妄想和幻觉形式多种多样。患者亦可表现为言语和行为紊乱。情绪可表现为淡漠、迷惑恍惚、焦虑激越等。观察发现，急性短暂性精神病性障碍患者在发病早期较最后变成慢性精神疾病患者的发病早期会更常出现心境不稳定、意识模糊和注意障碍。特征性的症状包括情绪的反复无常、行为紊乱或怪异行为、缄默不语或尖叫以及近事记忆受损。有些症状提示有谵妄的可能，需进行仔细的医学检查，尤其要排除是否是药物的不良反应所致。

部分患者在疾病发作前有应激源。最明确的应激源是指在类似环境下对该文化处境中的大多数人构成应激反应的事件，如亲人亡故；非预期性地失去工作或婚姻；或战争、恐怖主义和严刑所致的心理创伤等。

病程一般为几天到一个月，少数患者可达 3 个月。

四、诊断与鉴别诊断

（一）诊断

当急性起病的精神病性症状持续时间不超过 3 个月（DSM-5 要求不超过 1 个月），且表明精神症状不能用精神分裂症、心境障碍、分裂情感障碍、妄想性障碍及物质使用或躯体疾病等所致精神障碍来更好地解释时，诊断急性短暂性精神病性障碍是合适的。DSM-5 关于短暂性精神障碍有三种亚型：①有应激源；②没有应激源；③产后发作。临床医师不能单纯依靠患者提供的病史材料来判断，要从其他知情者处获得有关前驱期症状、既往精神疾病史、最近有无精神活性物质或某些药物的使用以及发病前有无促发因素等信息来综合判断。

（二）鉴别诊断

即使有明确的心理社会诱因，短暂的精神病发作也不一定就是急性短暂性精神病性障碍，因为应激源可能与精神疾病的发作只是巧合。如果精神病性症状持续时间超过 3 个月，则有必要考虑是否是精神分裂症、分裂情感性障碍、伴有精神病性症状的心境障碍及妄想性障碍等。假如精神病性症状是在明显的应激源后发生且持续时间不足 3 个月（通常为数天到 1 个月以内），缓解彻底，功能恢复到病前水平，则强烈提示该病的诊断。

其他需要考虑的鉴别诊断包括伴有明显的心理症状和体征的做作性障碍、诈病以及躯体疾病和物质使用所致的精神障碍。做作性障碍的症状是故意产生的；诈病是为了某种特殊目的而装精神病（如为了获得住院）；与躯体疾病及物质使用有关的精神障碍，通过医学和药学检查可以明确病因，如果患者承认使用了非法类物质，医师需要评估是物质导致的中毒还是戒断症状。此外，还需与分离性身份障碍以及与边缘型和分裂型人格障碍有关的精神病性发作相鉴别。

五、治疗与预后

短期住院有利于评估和保护患者。评估包括监测患者症状的变化以及有无潜在危险。安静和结构化的病房环境有利于患者重新获得真实感。在住院前或等待药物起效的过程中，有时需对患者进行必要的隔离、保护及看护。

药物对症治疗常选用抗精神病药和苯二氮䓬类药物（benzodiazepines，BZDs）。兴奋激越者可选用氟哌啶醇、齐拉西酮肌内注射，也可以选择奥氮平、喹硫平等镇静作用较强的药物口服。BZDs常用于此类疾病的短期治疗，尽管BZDs对精神病性症状的长期治疗受限或无益，但短期使用有效且不良反应较抗精神病药物明显要少而轻。有些患者在精神病性症状缓解后的前2~3周使用抗焦虑药常常有用。总体上，此类患者常不需要长期的药物治疗，如果患者需要药物维持治疗，则需要考虑诊断的正确性。

尽管住院和药物治疗大多能解决患者的短期状况，治疗的难处在于如何消除疾病对患者及其亲属可能导致的心理创伤。心理治疗有利于对患者及其家属解释应激源与精神疾病发作之间的关系，探索和发展新的应对策略。治疗要素包括帮助患者处理丧失的自尊以及重新获得自信。在强化患者自我结构的同时使用能促进问题解决技能的个体心理治疗有效，家庭成员如能参与则效果会更好。

据ICD-11的定义，急性短暂性精神病性障碍的病程不应超过3个月，但该病的出现提示患者具有精神疾病的易感性素质。国外有随访研究发现，首诊患者约半数其后发展成精神分裂症、心境障碍等疾病，但整体预后较好。少数患者在精神病性症状消失后会出现抑郁症状。无论是在精神病性症状的发作期还是发作后的抑郁期，都要防止患者自杀。

提示预后良好的因素包括：病前适应能力良好；病前没有分裂特质；有严重的促发因素；起病急；情感症状明显；发作期有意识模糊和困惑；没有情感迟钝；症状持续时间短；无精神分裂症家族史。

附录：紧张症性障碍（catatonic disorder）

由于紧张症（catatonia）不仅可以见于多种精神障碍，而且也可以因躯体疾病和物质使用引起。因此，DSM-5和ICD-11将其作为一个新的诊断类别来单独描述。确切患病率不详。国外调查显示，在住院的紧张症患者中，25%~50%与心境障碍有关（如伴紧张症性特征的抑郁发作或复发），约10%与精神分裂症有关。躯体疾病，包括脑部疾病（如非痉挛性的癫痫持续状态、脑外伤、脑炎等），代谢紊乱（如肝性脑病、低钠血症、高钙血症等）可导致紧张症。药物，如皮质激素、免疫抑制剂及抗精神病药物等也可以引起紧张症症状群。

紧张症是一种以运动的随意控制紊乱为突出特征的临床综合征，包括运动的极度缓慢或不动，或出现与外界刺激无关的无目的性的兴奋激越，木僵、肌肉僵硬、蜡样屈曲、缄默症，违拗或被动服从，奇特的姿势、做作、扮鬼脸，刻板动作或行为，模仿言语及模仿动作等。

DSM-5对躯体疾病所致的紧张症的诊断要点包括：患者具有紧张症的行为改变特征，有证据表明这一状况是由于躯体疾病的生理效应所致，则可诊断为躯体疾病所致的紧张症性障碍。如果紧张综合征能够用原发的精神疾病，如精神分裂症、抑郁症或孤独谱系障碍等来更好的解释，则不单独诊断为紧张症，可以诊断为与精神疾病有关的紧张症。如果紧张症症状仅发生在谵妄的发作期或是由于药物或物质的使用所致，也不单独作出紧张症的诊断。ICD-11则认为，在原发性精神疾病背景下出现的紧张症性障碍，可以诊断为紧张症。

诊断为精神障碍有关的紧张症需排除躯体疾病所致的紧张症，两者虽然产生的原因不同但症状类似。此病尚无特异性的实验病理学指征，辅助的实验室检查是为了排除潜在的躯体疾病。鉴别诊断包括少动性谵妄（hypoactive delirium）、痴呆晚期、运动不能性缄默症以及药物所致的紧张症综合征。

紧张症症状会严重影响患者的生活能力，因此需要住院治疗。处于兴奋状态的患者需要仔细监护，以防意外发生。要注意维持水、电解质的平衡和保证营养，协助做好基本的生活护理。治疗的基本模式是确定和治疗可能导致紧张症状的躯体疾病，药物所致者应减量或换药。苯二氮䓬类药物可短期改善症状，有利于患者自理生活及交流，进一步了解患者的精神、心理状况。ECT对躯体疾病所致的紧张症，尤其是对有潜在生命危险的患者（长期拒食者）及某些致死性紧张（lethal catatonia）患者适用。

（刘铁桥）

思 考 题

1. 哪些精神症状对诊断精神分裂症较有特异性?

2. 精神分裂症病因学涉及哪些方面?

3. 在诊断精神分裂症时,应注意与哪些精神障碍相鉴别?

4. 精神分裂症药物治疗的基本原则是什么?

5. 分裂情感障碍的临床特点是什么?

6. 妄想性障碍与急性短暂性精神病的临床特点有哪些?

第八章 抑郁障碍

抑郁障碍(depressive disorder)是以情感低落为主要临床表现的一组疾病的总称。近年来,抑郁障碍的患病率逐年增高,其造成的疾病负担在所有精神疾病负担中的比重最大,预计到2020年将成为仅次于心血管疾病的第二大疾病负担源。此外,抑郁障碍患者的高自杀率已成为重要的公共卫生问题。

第一节 概 述

抑郁障碍是指由多种原因引起的以显著和持久的抑郁症状群为主要临床特征的一类心境障碍。抑郁障碍的核心症状是与处境不相称的心境低落和兴趣丧失。在上述症状的基础上,患者常常伴有焦虑或激越,甚至出现幻觉、妄想等精神病性症状。

一、流行病学

由于抑郁障碍的定义、诊断标准、流行病学调查方法和工具的不同,导致不同国家和地区所报道的患病率差异较大。据世界卫生组织统计,全球约有3.5亿抑郁障碍患者,平均每20人就有1人曾患或目前患有抑郁障碍。国际精神疾病流行病学联盟采用世界卫生组织复合式国际诊断访谈对来自美国、欧洲及亚洲共计10个国家的37 000名受试者进行了调查,发现大多数国家抑郁障碍的终生患病率在8%~12%之间,其中美国为16.9%,而日本仅为3%左右。这些流行病学调查结果也说明社会文化因素对抑郁障碍的表现、诊断以及研究方法带来的潜在影响。

我国早期的流行病学研究常常将单相抑郁障碍和双相抑郁障碍合并计算,且既往我国精神病学界对心境障碍的诊断过于严格,使得与国外调查研究结果差异较大。随着我国精神医学的发展和国际诊断标准在国内的推广和普及,我国精神科临床医务工作者对于抑郁障碍也有了新的认识。2003年,北京安定医院马辛等以国际疾病分类第10版(ICD-10)精神与行为障碍分类中抑郁障碍的诊断标准为依据,调查了抑郁障碍在北京市15岁以上的人群中的流行情况,结果显示抑郁障碍患者的终生患病率为6.87%,其中男性终生患病率为5.01%,女性终生患病率为8.46%。费立鹏等在2009年对中国4省市进行的流行病学调查资料显示,抑郁障碍的患病率为2.06%,恶劣心境为2.03%。北京大学第六医院黄悦勤等报道的最新流行病学调查研究结果显示,抑郁障碍的年患病率为3.59%。

二、疾病负担

2010年全球疾病负担(global burden of disease 2010,GBD2010)的调查显示,抑郁障碍所致伤残调整生命年(disability adjusted life years,DALYs)占精神与物质使用障碍的比重最大,为40.5%。2013年全球疾病负担(GBD2013)调查显示,在中国,抑郁障碍所致伤残调整生命年(DALYs)占精神、神经发育及物质使用障碍中的比重也最大,为30%,但低于全球平均水平。此外,有研究预测从1990年至2020年,中国的神经精神疾病负担将从14.2%增至15.5%,如果再加上自杀与自伤因素,将占全部疾病负担的1/5,其中抑郁障碍在所有精神疾病造成的疾病负担中贡献最大。

自杀是抑郁障碍患者最为严重的后果之一,在所有自杀者中约50%可能符合抑郁障碍的诊断。世界卫生组织的最新数据显示一般人群的自杀率为10.7人/10万人,而抑郁障碍患者的自杀率显著高于普通人群,约五分之一的抑郁障碍患者会以自杀的方式结束生命。2012 年加拿大学者的研究显示,约 6.6% 的抑郁障碍患者在过去一年内报告有自杀行为。尤其是在未及时诊断和治疗的抑郁障碍患者或是共患其他疾病(如焦虑障碍)和遭遇不良生活事件的患者,自杀危险性非常高。一般认为,抑郁障碍患者自杀意念或自杀死亡的风险与年龄、性别、社会环境变化以及疾病严重程度密切相关。

第二节　病因与发病机制

抑郁障碍的病因及发病机制复杂,目前尚未完全阐明,其可能是生物因素、心理因素及社会环境因素等共同作用的结果。

一、遗传

遗传因素是抑郁障碍发生的重要因素之一。抑郁障碍患者的一级亲属罹患抑郁障碍的风险大约是一般人群的 2 ~ 10 倍,遗传度是 31% ~ 42% 。早期的基因多态性位点研究主要关注与经典病理假说相关的单个基因位点在抑郁障碍发病中的作用,如 5-羟色胺(5-hydroxytryptamine,5-HT)转运体、单胺氧化酶-A(monoamine oxidase-A,MAO-A)、脑源性神经营养因子(brain-derived neurotrophic factor,BDNF)、神经炎性标记物等。新近的全基因组关联研究(genome-wide association study,GWAS)和下一代测序(next generation sequencing,NGS)技术则试图从基因组的角度去揭示所有可能与抑郁障碍相关的基因多态性位点,但从目前的研究来看,抑郁障碍可重复性较高的相关基因多态性仍多与经典病理假说相关。此外,基因表达标记物和表观遗传学研究所发现的潜在标记物,也多涉及上述经典病理假说相关靶点。由于抑郁障碍可能涉及多个基因的异常,且不同基因间常存在相互作用,另外基因表达还受到异位显性和表观遗传机制的影响,故目前的遗传学研究结果往往难以重复,研究结论也需要谨慎看待。

二、神经生化

神经生化失调节假说认为,抑郁障碍患者的神经递质功能和内稳态功能失衡,抗抑郁药则可通过恢复上述系统的正常调节而发挥药理学作用。人类大脑内主要有三大神经递质系统,分别是去甲肾上腺素(noradrenaline,NE)能、多巴胺(dopamine,DA)能和 5-羟色胺能神经递质系统,它们在抑郁障碍的发病中均扮演了重要角色。此外,其他神经递质如肾上腺素、乙酰胆碱、组胺、γ-氨基丁酸等也与抑郁障碍的发病密切相关。研究发现,抑郁障碍不仅与体内神经递质的水平异常有关,也与相应受体功能的改变有关,即长期神经递质的异常,引发受体功能产生适应性(adaptation)改变,这种改变不仅有受体本身数量和密度的改变,还会累及受体后信号转导功能,甚至影响基因转录过程。

三、神经内分泌

抑郁障碍患者的下丘脑-垂体-肾上腺轴(hypothalamic-pituitary-adrenal,HPA)轴功能异常,表现为血中皮质醇水平增高、应激相关激素分泌昼夜节律改变以及无晚间自发性皮质醇分泌抑制等。临床中可以通过监测血浆皮质醇含量以及 24 小时尿 17-羟皮质类固醇的水平发现抑郁症患者上述皮质醇分泌异常表现。此外,抑郁障碍患者脑脊液中促肾上腺皮质激素释放激素(corticotropin releasing hormone,CRH)水平升高。大概 40% 的抑郁障碍患者地塞米松抑制试验阳性。肾上腺皮质激素水平异常可能为疾病提供了一个神经生物学基础,在此基础上,遗传素质、生活事件和应激发生相互作用。重复的生活应激,特别是从生命早期开始的应激,会导致垂体-肾上腺的高反应性,皮质类固醇水平缓慢升高,并导致一系列分子水平的异常,在功能和结构上对中枢神经系统造成不良的影响。

下丘脑-垂体-甲状腺轴（hypothalamus-pituitary-thyroid，HPT）轴可能也参与了抑郁障碍的发病，该假说的依据主要是相关激素分泌节律的改变，临床中也可以观察到甲状腺功能减退的患者会出现抑郁情绪、易疲劳、精力减退等抑郁症状。不过，甲状腺功能异常与抑郁障碍之间的因果关系和病理生理学基础尚不清楚。

此外，生长激素、催乳素、褪黑激素和性激素在抑郁障碍患者中也均可见不同程度的分泌改变，它们在抑郁障碍发病中的作用也有待进一步明确。

四、神经影像学

随着磁共振成像（MRI）技术的发展与普及，关于抑郁障碍脑结构和功能影像学的报道也越来越多，目前较为一致的发现主要涉及两个神经环路，一是以杏仁核和内侧前额叶皮质为中心的内隐情绪调节环路，包括海马、腹内侧前额叶皮质、喙下前扣带皮质、喙前前扣带皮质、背侧前额叶皮质等，该环路主要受5-HT调节；二是以腹侧纹状体/伏隔核、内侧前额叶皮质为中心的奖赏神经环路，该环路主要受DA调节。抑郁障碍患者这两个环路都存在神经递质浓度、对负性/正性刺激的反应、静息功能连接、白质神经纤维、灰质体积、脑代谢等多个水平的异常，且可能分别涉及抑郁障碍患者不同的临床症状。2017年，Drysdale等采集了1188例抑郁障碍患者静息态fMRI数据，通过对脑内的258个区域的功能连接分析，将抑郁障碍分成4种亚型，并提出了将影像学数据作为生物学标记和生物学分类依据的假说。

此外，正电子发射断层扫描（positron emission computerized tomography，PET）、单光子发射计算机断层成像（single-photon emission computerized tomography，SPECT）和磁共振波谱（MRS）等神经影像学技术也给出了抑郁障碍脑内生化物质代谢异常的证据。

五、神经电生理

神经电生理的研究手段包括脑电图（electroencephalogram，EEG）、脑诱发电位（brain evoked potential，BEP）等。抑郁障碍患者的EEG研究发现，抑郁严重程度与其左右脑半球平均整合振幅呈负相关，且抑郁障碍患者EEG异常有侧化现象，呈现出右半球的激活程度升高，多表现为右半球α波相对降低、α波的右/左比率降低及右半球快波波幅的相对增加，这种激活程度升高主要表现在额区，以右额叶为主，并认为与抑郁情绪产生有关。抑郁障碍的患者还可出现BEP的改变。抑郁发作时BEP波幅较小，并与抑郁障碍的严重程度相关，同时伴有事件相关电位（event-related potentials，ERP）P300和N400潜伏期延长。

六、心理社会因素

一般来说，生活中的应激事件如亲人丧失、婚姻关系不良、失业、严重躯体疾病等是抑郁障碍发生的危险因素，均可能导致抑郁障碍的发生。如果多个严重不良的生活事件同时存在，则可能协同影响抑郁障碍的发生。动物实验和临床流行学的研究结果都强有力地证实，精神创伤尤其是早年创伤显著增加成年期抑郁障碍的发病风险。一项对2000名成年女性进行的调查研究显示，早年的性虐待或躯体虐待与抑郁和自杀未遂发生增加显著相关。Chapman等对来自初级保健所的9460名成年人进行了回顾性调查，发现早期的负性经历与重性抑郁障碍的现患率以及终生患病率显著相关，且早期不良经历种类愈多，发生重性抑郁障碍的风险愈高，并可使抑郁障碍患者的发病年龄提前。具有童年创伤史的抑郁障碍患者的治疗更为复杂，往往其对药物治疗的反应较差，在治疗时需要综合心理治疗。

综上所述，抑郁障碍病因和发病机制涉及的方面较多且复杂，除上述观点外，有学者还提出了第二信使失衡假说、神经可塑性假说以及抑郁障碍能量代谢假说等。然而至今仍缺乏有效的抑郁障碍特异性诊断标志，部分研究结果甚至难以重复验证，因此还需更多的研究进一步探索抑郁障碍的病因和发病机制。

第三节　临床表现

抑郁障碍的临床表现可分为核心症状、心理症状群与躯体症状群三个方面。但在具体的症状归类上,有些症状常常是相互重叠的,很难简单划一。

一、核心症状

(一) 心境低落

心境低落是指自我感受或他人观察到的显著而持久的情绪低落和抑郁悲观。患者常常诉说"心情不好,高兴不起来",终日愁眉苦脸、忧心忡忡,可出现典型的抑郁面容,表现为眉头紧锁,长吁短叹。严重者甚至痛不欲生、悲观绝望,有度日如年、生不如死之感,常常主诉"活着没意思""心里非常难受"等。患者这种低落的情绪几乎在大部分时间都存在,且一般不随外界环境的变化而变化。

(二) 兴趣减退

患者对各种过去喜爱的活动或事物丧失兴趣或兴趣下降,做任何事都提不起劲,即使勉强去做,也体会不到以前愉快的感觉。症状典型者对任何事物无论好坏等都缺乏兴趣,什么事情都不愿意做。例如患者在生病以前是很喜欢打篮球的人,现在对篮球却一点兴趣都没有。

(三) 快感缺失

患者体验快乐的能力下降,不能从日常从事的活动中体验到乐趣,即使从事自己以前喜欢的事情或工作也体会不到任何快感。部分抑郁障碍患者有时可以勉强自己参加一些活动,表面看来患者的兴趣似乎仍存在,但进一步询问就会发现患者根本不会从这些活动或事情中感觉快乐,从事的主要目的是希望能从悲观失望中摆脱出来或者消磨时间,有些患者还会觉得参加活动是一种负担。

上述三种症状相互联系、互为因果,在不同的患者身上表现并不完全一致,可能同时出现三种症状,也可能只以其中某一两种症状为突出表现。

二、心理症状群

(一) 思维迟缓

表现为思维联想速度减慢,患者自我感觉脑子反应迟钝,常见临床主诉为"脑子像是生了锈一样"或是"像涂了一层糨糊一样"。决断能力降低,变得优柔寡断、犹豫不决,甚至对一些日常小事也难以做出决定。临床上可见患者主动言语减少,语速明显减慢,语音变低,严重者甚至无法正常与他人交流。

(二) 认知功能损害

认知功能异常是抑郁障碍患者最常见的主诉,例如难以忘记过去的糟糕经历,注意力下降,反应时间延长,注意事物不能持久,导致学习、工作效率下降。另外还有患者表现出抽象概括能力下降、学习能力降低以及言语流畅性变差。大多数抑郁障碍患者都存在认知功能的损害,即使在抑郁情绪缓解后,有些患者的认知缺损仍难以恢复。

(三) 负性认知模式

抑郁障碍患者认知模式的特点是负性的、歪曲的。无论对自己、对所处的世界还是对未来都存在负性的认知,患者认为自己无价值、有缺陷,不值得人爱,将所处的环境看成是灾难性的,有着许多无法克服的障碍,对未来没有信心,感到没有希望,甚至悲观绝望。常见的负性认知包括:非此即彼(极端化或对立思维,如不是成功就意味着失败);灾难化(消极地预测未来而不考虑其他可能性);贴标签(给自己或他人贴上固定的大标签,不顾实际情况地下结论);选择性关注(不看整体,选择性注意负性面,仅将注意力集中于消极的细节上)等。

（四）自责自罪

在悲观失望的基础上,患者会产生自责自罪。认为自己犯下了不可饶恕的错误,即使是一些轻微过失或错误,也要痛加责备,把自己看作家庭和社会的巨大负担。例如,患者会因过去微不足道的不诚实行为或者曾让别人失望而有负罪感。严重时患者会对自己的过失无限制的"上纲上线",产生深深的内疚甚至罪恶感,认为自己罪孽深重,必须受到社会的惩罚,甚至达到罪恶妄想的程度。

（五）自杀观念和行为

抑郁障碍患者常常伴有消极自杀的观念或行为,感到生活中的一切都没有意义,活着没有意思,脑子里反复出现与死亡相关的念头,甚至开始详细地策划自杀,思考自杀的时间、地点和方式。患者认为"结束自己的生命是一种解脱""自己活在世上是多余的人",并最终发展成自杀行为。自杀行为是抑郁障碍最严重的症状和最危险的后果之一,临床工作者应对曾经有过自杀观念或自杀企图的患者保持高度警惕,并认真做好自杀风险的评估和预防。部分患者还会出现"扩大性自杀"行为,患者会认为自己的亲人活着也非常痛苦,帮助亲人死亡是对他们的解脱,于是选择杀死亲人后再自杀,导致极其严重的不良后果。

（六）精神运动性迟滞或激越

精神运动性迟滞是指行为和言语活动显著减少,以思维发动的迟缓和行为上显著持久的抑制为主要特征。患者常常行为迟缓,生活懒散、被动,独坐一旁,不与人沟通,或整日卧床。严重者甚至无法顾及个人卫生,蓬头垢面、不修边幅,甚至达到亚木僵或木僵状态。

精神运动性激越与精神运动性迟滞的临床症状相反,表现为动作行为和言语活动的显著增加,患者大脑持续处于紧张状态,脑中反复思考一些没有意义、缺乏条理的事情。大脑过度活跃,使得患者无法集中注意力来思考一个中心议题,因此思维效率下降,无法进行创造性思考。在行为上则表现为烦躁不安、紧张,用手指抓握、搓手顿足、坐立不安或来回踱步等症状。

（七）焦虑

焦虑常常与抑郁症状共存,并成为抑郁障碍的主要症状之一。患者可表现为心烦、担心、紧张、无法放松,担心失控或发生意外等,也可表现为易激惹、冲动等,患者常常因过度担忧而使注意力不能集中。此外,焦虑合并抑郁的患者常出现一些躯体症状,如胸闷、心慌、尿频、出汗、坐立不安等。有时,躯体症状可以掩盖主观的焦虑抑郁体验而成为临床主诉。

（八）精神病性症状

严重的抑郁障碍患者可出现幻觉或妄想等精神病性症状,这些症状涉及的内容多数与抑郁心境相协调,如罪恶妄想(认为自己应该受到惩罚)、无价值妄想(认为自己一无所有,是个没有用的人)、躯体疾病或灾难妄想(坚信自己患有某种难以治愈的疾病或者将有重大的灾难降临在自己身上)、嘲弄性或遣责性的听幻觉等。部分患者也会出现与心境不协调的精神病性症状,而与心境不协调的精神病性症状则与上述主题无关,如被害妄想、没有情感背景的幻听等。

（九）自知力缺乏

多数抑郁障碍患者自知力完整,能够主动求治并描述自己的病情和症状,有些严重的抑郁障碍患者的自知力不完整甚至缺乏,这种情况在存在明显自杀倾向者或伴有精神病性症状的患者中尤其常见,患者缺乏对自己当前状态的正确认识,甚至完全失去求治愿望。

三、躯体症状群

（一）睡眠障碍

睡眠障碍是抑郁障碍最常出现的躯体症状之一,表现形式多样,包括早段失眠(入睡困难)、中段失眠(睡眠轻浅、多梦)和末段失眠(早醒)。入睡困难最为多见,一般睡眠潜伏期超过30分钟。而以末段失眠(早醒)最具有特征性,一般比平时早醒2~3小时,醒后无法再次入睡。不过,与上述典型表现不同,非典型抑郁障碍患者也可以出现睡眠过多的情况。

(二) 与自主神经功能紊乱相关的症状

焦虑抑郁状态的患者常表现出与自主神经功能紊乱相关的症状,如头晕、头痛、心慌、心悸、出汗、皮肤感觉异常(冷热感和发麻感)等。有的患者也可表现为内脏功能的紊乱,如消化道的分泌和蠕动下降、尿频尿急等。他们常由综合医院转诊至精神专科门诊。

(三) 进食紊乱

主要表现为食欲下降伴体重减轻。轻者表现为食不知味、没有胃口,但进食量不一定出现明显减少,此时患者的体重在一段时间内改变可能并不明显。严重者完全丧失进食的欲望,对自己既往喜欢的食物也不感兴趣,甚至不愿提到吃饭。进食后感觉腹胀、胃部不适,体重明显下降,甚至出现营养不良。非典型抑郁障碍患者则会有食欲亢进和体重增加的情况。

(四) 精力下降

表现为无精打采、疲乏无力、懒惰。患者感到自己整个人都垮了、散架了,常常诉说"太累了""没有精神""什么都没做也感到疲惫不堪",筋疲力尽、能力下降。

(五) 性功能障碍

很多抑郁障碍患者存在性欲的减退乃至完全丧失。有些患者虽然勉强维持性行为,但无法从中体验到乐趣。女性患者还会出现月经紊乱、闭经等症状。

第四节　临床分型

ICD-11 精神与行为障碍(草案)与 DSM-5 对抑郁障碍的临床分型略有差异,此处介绍的临床分型以 ICD-11 分类为主。

一、抑郁障碍

抑郁障碍以显著而持久的心境低落为主要临床特征,临床表现可从闷闷不乐到悲痛欲绝,多数患者有反复发作的倾向,大多数发作可以缓解,部分可存在残留症状或转为慢性病程。抑郁发作是最常见的抑郁障碍,表现为单次发作或反复发作,病程迁延,此病具有较高的复发风险,发作间歇期或可能存在不同程度的残留症状。

二、恶劣心境

过去称为抑郁性神经症,是一种以持久的心境低落状态为主的轻度抑郁,从不出现躁狂或轻躁狂发作。这种慢性的心境低落,无论从严重程度还是一次发作的持续时间,均不符合轻度或中度复发性抑郁障碍的标准,但过去(尤其是开始发病时)可以曾符合轻度抑郁发作的标准。病程常持续2年以上,期间无长时间的完全缓解,一般不超过2个月。患者具有求治意愿,生活不受严重影响,通常起病于成年早期,持续数年,与生活事件及个人性格存在密切关系。

三、混合性抑郁和焦虑障碍

该分型在 ICD-11(草案)抑郁障碍章节首次出现,主要表现是焦虑与抑郁症状持续几天,但不足2周,分开考虑任何一组症状群的严重程度和(或)持续时间时均不足以符合相应的诊断,此时应考虑为混合性抑郁和焦虑障碍。若是严重的焦虑伴以程度较轻的抑郁,则应采用焦虑障碍的诊断,反之,则应诊断为抑郁障碍。若抑郁和焦虑均存在,且各自足以符合相应的诊断,不应采用这一类别,而应同时给予两个障碍的诊断。该障碍会给患者造成相当程度的主观痛苦和社会功能的受损。

Box 8-1　经前期心境不良障碍

经前期心境不良障碍(premenstrual dysphoric disorder，PDD)从 DSM-Ⅳ 附录部分转移到 DSM-5 诊断主体的部分，虽然 ICD-11 有此疾病类别，但是在非精神科障碍处分类。

PDD 的基本特征是表现出心境不稳定、易激惹、抑郁、烦躁不安和焦虑症状，在月经周期的经前期反复发作，紧随月经来潮减轻，或在来潮之后减轻。可能伴随行为和躯体症状。症状必须在过去一年发生于绝大多数的月经周期中，而且对工作或社交功能产生负面影响。DSM-5 中经前期心境不良障碍的基本特征表现为大多数月经周期中出现情绪不稳定、易激惹、抑郁、焦虑等情感症状，嗜睡、关节痛、暴食等躯体症状及注意力不集中等认知改变。美国经前期心境不良障碍患病率估计为 1.8% 的女性症状符合诊断标准且没有功能损害，1.3% 的女性症状符合诊断标准且有功能损害，但未共病其他精神障碍症状。经前期心境不良障碍不属于特定文化的综合征，在美国、欧洲、印度和亚洲都曾观察到这样的个体，尚不清楚发生率是否受种族差异的影响，但症状的频率、强度和表现，以及寻求帮助的模式，可能与文化因素密切相关。

轻度经前期心境不良障碍的治疗以非药物干预为主，如对疾病相关知识的健康教育、生活方式改变，以及支持性心理治疗、认知行为治疗等。非药物治疗方式干预无效的患者和中重度患者可以采用药物治疗(如 SSRI 类抗抑郁药物、激素类药物等)。

第五节　评估、诊断与鉴别诊断

一、评估

为了明确抑郁障碍的诊断，必须对存在抑郁症状的患者进行全面的心理、社会和生物学评估，了解患者是否存在其他精神症状和躯体问题，最终明确诊断并制订合理的治疗方案。评估的具体内容包括现病史、目前症状、是否有自杀意念，既往是否有过躁狂发作或精神病性症状发作，目前的治疗情况及疗效、过去的治疗史、躯体疾病病史、家族史等。

对疑似抑郁障碍的患者，除了进行全面的躯体检查及神经系统检查外，还要注意辅助检查及实验室检查。主要检查项目包括：①常规检查如血常规、心电图、尿常规、便常规、肝功能、肾功能、电解质、血脂以及血糖；②内分泌检查如甲状腺功能、激素检查；③感染性疾病筛查如乙肝、丙肝、梅毒、艾滋病检查；④脑电图、头颅 CT/MRI 检查。胸片、超声心动图、心肌酶学、腹部 B 超、相关免疫学检查等则根据临床需要进行。

量表通常被用来评估抑郁障碍的治疗效果。①临床治疗有效(response)：指抑郁症状减轻，汉密尔顿抑郁量表-17 项(HAMD-17)减分率至少达 50%，或者蒙哥马利-艾斯伯格抑郁评分量表(MARDS)减分率达到 50% 以上。②临床治愈(remission)：指抑郁症状完全消失时间>2 周，HAMD-17 ≤7 分或者 MARDS≤10 分，并且社会功能恢复良好。如果患者抑郁症状完全缓解时间超过 6 个月，则认为达到临床痊愈(recovery)。

二、诊断

目前临床依据的抑郁障碍的诊断标准来自于《国际疾病与分类第 10 版》(ICD-10，1992)以及《美国精神障碍诊断统计手册第 5 版》(DSM-5，2013)。ICD 和 DSM 这两大诊断系统对抑郁障碍的分类及描述，总体而言非常接近，都将抑郁障碍作为一个综合征，根据严重程度、病程长短、伴有或不伴有精神病性症状、有无相关原发病因等分为不同亚型。本章主要介绍 ICD-10 抑郁障碍诊断标准的要点。在 ICD-10 中，抑郁障碍的诊断标准包括三条核心症状：①心境低落；②兴趣和愉快感丧失；③导致劳累增加和活动减少的精力降低；七条附加症状：①注意力降低；②自我评价和自信降低；③自罪观念和无价值感;④认为前途暗淡悲观;⑤自伤或自杀的观念或行为;⑥睡眠障碍;⑦食欲下降。

ICD-11 的分类比较复杂,首先根据抑郁发作次数,分为单次与多次发作,然后可根据其严重程度分为轻度、中度和重度三种类型,此外在中、重度单次、多次抑郁发作中,根据有无精神病性症状进行分类。

（一）轻度抑郁

具有至少 2 条核心症状和至少 2 条附加症状,且患者的日常工作和社交活动有一定困难,对患者的社会功能轻度影响。

（二）中度抑郁

具有至少 2 条核心症状和至少 3 条(最好 4 条)附加症状,且患者的工作、社交或生活存在相当困难。

（三）重度抑郁

3 条核心症状都存在和具备至少 4 条附加症状,且患者的社会、工作和生活功能严重受损。

（四）伴有精神病性症状

符合中、重度抑郁发作的诊断标准,并存在妄想、幻觉或抑郁性木僵等症状。妄想一般涉及自罪、贫穷或灾难迫在眉睫的观念,患者自认为对灾难降临负有责任;幻觉多为听幻觉和嗅幻觉,听幻觉常为诋毁或指责性的声音,嗅幻觉多为污物腐肉的气味。

诊断抑郁发作时,一般要求病程持续至少 2 周,并且存在具有临床意义的痛苦或社会功能的受损。

三、鉴别诊断

（一）精神分裂症

伴有精神病性症状的抑郁发作或抑郁性木僵需与精神分裂症相鉴别。鉴别要点如下:①原发症状:抑郁障碍以心境低落为原发症状,精神病性症状是继发的;精神分裂症通常以思维障碍和情感淡漠等精神病学症状为原发症状,而抑郁症状是继发的;②协调性:抑郁障碍患者的思维、情感和意志行为等精神活动之间尚存在一定的协调性,精神分裂症患者的精神活动之间的协调性缺乏;③病程:抑郁障碍多为间歇性病程,间歇期患者基本处于正常状态;而精神分裂症的病程多为发作进展或持续进展,缓解期常有残留的精神症状;另外患者的病前性格、家族遗传病史、预后以及对治疗的反应等也可有助于鉴别诊断。

（二）双相情感障碍

双相情感障碍是心境障碍的一个主要疾病亚型,其临床表现是在抑郁发作的基础上,存在一次及以上的符合躁狂/轻躁狂的发作史。抑郁障碍的疾病特征是个体的情感、认知、意志行为的全面抑制,双相障碍的疾病特征是情感的不稳定性和转换性。部分抑郁发作患者并不能提供明确的躁狂、轻躁狂发作史,但是具有首次发病年龄早(25 岁或更早起病)、双相障碍家族史、伴有精神病性症状、抑郁发作突然且发作次数在 5 次以上、心境不稳定、易激惹或激越、睡眠和体重增加等临床特征时,对这类抑郁障碍的患者诊治过程中,要高度关注和定期随访评估躁狂发作的可能性,以及时修正诊断。

（三）焦虑障碍

抑郁障碍和焦虑障碍常共同出现,但却是不同的精神障碍。抑郁障碍以"情感低落"为核心表现,而焦虑障碍的主要特点是"害怕、恐惧,担心",这两种精神障碍的症状常存在重叠,如抑郁障碍患者和焦虑障碍患者都会有躯体不安、注意力集中困难、睡眠紊乱和疲劳等。焦虑障碍患者的情感表达以焦虑、脆弱为主,存在明显的自主神经功能失调及运动性不安,自知力一般良好,求治心切,病前往往存在引起高级神经系统活动过度紧张的精神因素;抑郁障碍以心境低落为主要临床相,患者自我感觉不佳,觉得痛苦、厌倦、疲劳,躯体化症状较重的患者也可伴有疑病症状;临床工作中需要根据症状的主次及其出现的先后顺序来进行鉴别。

（四）创伤后应激障碍

创伤后应激障碍常伴有抑郁症状，与抑郁障碍的鉴别要点在于，前者在起病前有严重的、灾难性的、对生命有威胁的创伤性事件，如强奸、地震、被虐待后起病，并以创伤事件的闯入性记忆反复出现在意识或者梦境中为特征性症状，以及焦虑或情感麻木、回避与创伤有关的人与事等为主要临床表现，虽然可有轻重不一的抑郁症状，但不是主要临床相，也无晨重夜轻的节律改变；睡眠障碍多为入睡困难，创伤有关的噩梦、梦魇多见，与抑郁发作以早醒为特征表现不同。

（五）躯体疾病所致的精神障碍

抑郁与躯体疾病之间的关系有以下几种情况：①躯体疾病是抑郁障碍的直接原因，即作为抑郁障碍发生的生物学原因，如内分泌系统疾病所致的抑郁发作；②躯体疾病是抑郁障碍发生的诱因，即躯体疾病作为抑郁障碍的心理学因素存在；③躯体疾病与抑郁障碍共病，没有直接的因果关系，但二者之间具有相互促进的作用；④抑郁障碍是躯体疾病的直接原因，如抑郁伴随的躯体症状。鉴别诊断时通过全面的病史询问，详细的躯体、神经系统检查，以及辅助检查获得的重要诊断证据对上述几种情况进行区分。如果躯体疾病的诊断成立，也不能轻率地认定患者的情绪低落完全是由于躯体疾病所致而不给予积极干预。即使躯体疾病是导致抑郁的直接原因，也要进行抗抑郁治疗，抑郁症状改善后也有利于躯体疾病的预后。

Box 8-2 破坏性心境失调障碍

既往对儿童身上典型的、发作性的躁狂样表现和非发作性、严重易激惹表现一并贴上了双相障碍的标签，在 DSM-5 中双相障碍的术语明确只用于"双相症状的发作性表现"。DSM-Ⅳ 没有专为表现出严重、非发作性的易激惹等标志性症状的青少年设计的诊断，而 DSM-5 则包含了破坏性心境失调障碍（disruptive mood dysregulation disorder），为此类症状表现提供了一个确切的分类。破坏性心境失调障碍的核心特征是慢性、严重而持续性的易激惹。这种严重的易激惹有两个显著的临床表现：①频繁地发脾气。发脾气必须是频繁的（一般每周至少三次），持续时间至少一年，并且至少在两种不同的情境中存在（例如在家里和学校都会出现）。②发脾气间歇期存在慢性、持续性的易激惹或发怒的心境，必须存在于一天中的大部分时间，几乎每天都存在，并且能被他人观察到。

在儿童和青少年中，破坏性心境失调障碍6个月到1年的患病率可能为2%~5%，男性学龄儿童的患病率高于女性。破坏性心境失调障碍的起病必须在10岁以前，并且发育年龄在6岁以下的儿童不适用该诊断，临床上很少发现仅仅符合破坏性心境失调障碍单一诊断标准的患者，与其他精神障碍共病率高，其中与对立违抗障碍存在最强的重叠。

儿童青少年抑郁相关障碍的治疗，应坚持心理治疗与抗抑郁药物治疗并重的原则。目前还没有一种抗抑郁药对儿童青少年绝对安全。氟西汀、艾司西酞普兰和舍曲林是国外儿童青少年抑郁障碍治疗的一线用药，其疗效和安全性得到了部分证实。由于儿童青少年个体差异很大，用药必须因人而异，尽可能减少、避免不良反应的发生。

第六节 治 疗

一、治疗原则

抑郁障碍的治疗应遵循以下原则：

（一）全病程治疗

一半以上的抑郁障碍患者在疾病发生后2年内会发生复发。为改善抑郁障碍患者的预后，降低复燃和复发，现提倡全病程治疗。全病程治疗分为急性期治疗、巩固期治疗和维持期治疗。

1. **急性期治疗（8～12周）**　以控制症状为主,尽量达到临床痊愈,同时促进患者社会功能的恢复,提高患者的生活质量。急性期治疗效果在抑郁障碍预后和结局中起关键作用,及时、有效、合理的治疗有助于提高长期预后和促进社会功能康复。

2. **巩固期治疗（4～9个月）**　以防止病情复燃为主。此期间患者病情不稳定,易复燃,应保持与急性期治疗一致的治疗方案,维持原药物种类、剂量和服用方法。

3. **维持期治疗**　持续、规范的维持期治疗可以有效地降低抑郁症的复燃/复发率。目前对维持治疗的时间尚缺乏有效的研究,一般认为至少2～3年,对于多次反复发作或是残留症状明显者建议长期维持治疗。维持治疗后,若患者病情稳定且无其他诱发因素可缓慢减药直至停止,一旦发现有复发的早期征象,应迅速恢复治疗。

（二）个体化合理用药

选择抗抑郁药物时应遵循个体化原则,需结合患者的年龄、性别、伴随疾病、既往治疗史等因素,从安全性、有效性、经济性、适当性等角度为患者选择合适的抗抑郁药物及剂量。如患者伴有睡眠问题则优先考虑可同时改善睡眠的抗抑郁药,对于老年患者则应避免选择不良反应多的药物。

（三）量化评估

在治疗前、治疗中要定期对患者进行评估。不同时期,评估的侧重点不同。治疗前需综合评估患者的病情、躯体情况、社会功能以及社会家庭支持等,在治疗中应重点观察患者症状的变化情况及对药物的反应等。

（四）联合用药

抗抑郁治疗一般不主张联合用药。联合用药常用于难治性患者,选择两种作用机制不同的抗抑郁药联合使用以增加疗效,但不主张联用两种以上抗抑郁药。此外,还可根据患者的具体情况考虑联合锂盐、非典型抗精神病药或三碘甲状腺原氨酸治疗,如伴有精神病性症状的抑郁障碍,可考虑采用抗抑郁药和抗精神病药物合用的药物治疗方案。

（五）建立治疗联盟

由于目前尚缺乏对抑郁障碍的客观诊断指标,临床诊断在很大程度上依赖完整真实的病史和全面有效的精神检查,而彼此信任、支持性的医患联盟关系有助于患者在治疗过程中配合。同时应与患者家属建立密切的合作关系,最大程度调动患者的人脉支持系统,形成广泛的治疗联盟,提高患者的治疗依从性。

二、药物治疗

（一）抗抑郁药物的种类

1. **新型抗抑郁药物**　包括选择性5-羟色胺再摄取抑制剂(selective serotonin reuptake inhibitors, SSRIs)、选择性5-羟色胺和去甲肾上腺素再摄取抑制剂(selective serotonin-norepinephrine reuptake inhibitors, SNRIs)、去甲肾上腺素和特异性5-羟色胺能抗抑郁药(noradrenergic and specific serotonergic antidepressants, NaSSAs)、去甲肾上腺素和多巴胺再摄取抑制剂(norepinephrine-dopamine reuptake inhibitiors, NDRIs)、5-羟色胺受体拮抗剂/再摄取抑制剂(serotonin antagonist/reuptake inhibitors, SARIs)和其他一些新型抗抑郁药如褪黑素 MT_1/MT_2 受体激动剂和5-HT$_{2C}$受体拮抗剂凭借在安全性和耐受性方面的优势已经成为一线推荐药物,大量的循证医学研究验证了这些药物治疗抑郁障碍的有效性,并且不同药物总体有效率之间不存在显著性差异。

（1）SSRIs:目前用于临床的有氟西汀、舍曲林、帕罗西汀、氟伏沙明、西酞普兰和艾司西酞普兰。急性期治疗中,众多随机对照研究支持 SSRIs 治疗抑郁症的疗效优于安慰剂,不同 SSRIs 药物间的整体疗效无显著性差异。2009 年 *Lancet* 发表了一篇 meta 分析,比较了 12 种新型抗抑郁药的急性期疗效,结果显示米氮平、艾司西酞普兰、文拉法辛和舍曲林的疗效优于度洛西汀、氟西汀、氟伏沙明和帕罗西汀;而艾司西酞普兰、舍曲林、安非他酮和西酞普兰的可接受性(中断治疗率)优于其他药物。艾司西酞普兰和舍曲林的疗效和耐受性最为平衡。在儿童和青少年药物选择方面,2016 年 *Lancet* 上发表的 meta 分析结果显示在疗效上氟西汀优于安慰剂,耐受性上也优于其他类型的抗抑郁药如度洛西汀、丙米嗪,故在儿童抗抑郁药物的选择上,氟西汀的疗效和耐受性较为平衡。

(2)SNRIs:具有 5-HT 和 NE 双重摄取抑制作用,高剂量时对 DA 摄取有抑制作用,对 M_1、H_1、α_1 受体作用轻微,不良反应相对较少。代表药物为文拉法辛和度洛西汀。此类药物特点是疗效与剂量有关,低剂量时作用谱和不良反应与 SSRIs 类似,剂量增加后作用谱加宽,不良反应也相应增多。度洛西汀和其他双重作用机制的 SNRIs 治疗共病糖尿病或周围神经痛的抑郁患者比 SSRIs 更有优势,另外度洛西汀也能有效治疗纤维肌痛。

(3)NaSSAs:米氮平为此类药物代表,此类药物主要通过阻断中枢突触前 NE 能神经元 α_2 自身受体及异质受体,增强 NE、5-HT 从突触前膜的释放,增强 NE、5-HT 传递及特异阻滞 $5-HT_2$、$5-HT_3$ 受体,此外对 H_1 受体也有一定的亲和力,同时对外周 NE 能神经元突触 α_2 受体也有中等程度的拮抗作用。米氮平对抑郁障碍患者的食欲下降和睡眠紊乱症状改善明显,且较少引起性功能障碍。

(4)NDRIs:代表药物为安非他酮。meta 分析显示安非他酮治疗抑郁症的疗效与 SSRI 相当。对于伴有焦虑症状的抑郁障碍患者,SSRIs 的疗效优于安非他酮,但安非他酮对疲乏、困倦症状的改善要优于某些 SSRIs。安非他酮对体重增加影响较小,甚至可减轻体重,这一点可能适用于超重或肥胖的患者。另外,安非他酮还应用于戒烟治疗。但是,在伴有精神病性症状时,不宜使用安非他酮。

(5)SARIs:代表药物为曲唑酮,此类药物通过抑制突触前膜对 5-HT 的再摄取,并阻断 $5-HT_1$ 受体、突触后 $5-HT_{2A}$ 受体、中枢 α_1 受体发挥作用,具有较好的镇静作用,适用于伴有激越或者睡眠障碍的患者。

(6)褪黑素 MT_1/MT_2 受体激动剂和 $5-HT_{2C}$ 受体拮抗剂:代表药物为阿戈美拉汀。多项临床研究证实阿戈美拉汀具有明显的抗抑郁作用,此外对于季节性情感障碍也有效。由于其作用于褪黑素受体,阿戈美拉汀具有与褪黑素类似的调节睡眠作用,这种对睡眠的改善作用往往在用药第 1 周就会显现。用药剂量范围为 25 ~ 50mg/d,每日 1 次,睡前服用。使用该药物前需进行基线肝功能检查,血清氨基转移酶超过正常上限 3 倍者不应该使用该药治疗,治疗期间应定期监测肝功能。

(7)伏硫西汀(vortioxetine):为多模式机制新型抗抑郁药物,不仅有助于改善抑郁症的情感症状,还具有改善抑郁患者认知症状的作用。初始剂量和推荐剂量均为 10mg,每日 1 次。根据患者个体反应进行增减调整。

2. 传统抗抑郁药物 包括三环类、单胺氧化酶抑制剂(monoamine oxidase inhibitors,MAOI)和基于三环类药物开发的四环类药物,由于其耐受性和安全性问题,作为二线推荐药物,目前国内使用的三环类和四环类药物有阿米替林、氯米帕明、丙米嗪、多塞平和马普替林。大量研究证明此类药物可有效治疗抑郁症,其中阿米替林的疗效略优于其他三环类药物。小剂量的多塞平(3 ~ 6mg/d)常用于失眠障碍的治疗,四环类药物氯米帕明的抗强迫疗效较为肯定。

MAOI 由于其安全性和耐受性问题,以及药物对饮食的限制问题,作为三线推荐药物。MAOI 可以有效治疗抑郁障碍,常用于其他抗抑郁药治疗无效的抑郁障碍患者。国内仅有吗氯贝胺作为可逆性单胺氧化酶再摄取抑制剂(RMAOI),与三环类药物疗效相当。

3. 中草药 目前在我国获得国家食品药品监督管理总局正式批准治疗抑郁症的药物还包括中草药,主要用于轻中度抑郁症的治疗。包括:①圣约翰草提取物片,是从草药(圣约翰草)中提取的一种天然药物,其主要药理成分为贯叶金丝桃素和贯叶连翘。②疏肝解郁胶囊,是由贯叶金丝桃、刺五加复方制成的中成药胶囊制剂。治疗轻中度单相抑郁症属肝郁脾虚证者。治疗轻中度抑郁症的疗效与盐酸氟西汀相当,优于安慰剂。③巴戟天寡糖胶囊:治疗中医辨证属于肾阳虚证者的轻中度抑郁症。

4. 氯胺酮　是一种 N-甲基-天冬氨酸(NMDA)谷氨酸受体拮抗剂,近年的研究证据表明氯胺酮具有快速抗抑郁效应,部分学者认为"氯胺酮在难治性患者中的快速抗抑郁作用是半个世纪以来抑郁障碍研究的最大突破"。不过,氯胺酮本身作为一种致幻剂具有成瘾性(详见第六章),因此,如何合理应用于临床还需进一步研究和探索。

(二)抗抑郁药物的不良反应

1. 常见不良反应及处理　SSRIs 最常见的不良反应是胃肠道症状(恶心、呕吐和腹泻),激越/坐立不安,性功能障碍(勃起或射精困难,性欲减退和性冷淡)以及偏头痛和紧张性头疼等,某些SSRIs 还会增加跌倒或体重增加等风险。SNRIs 的常见不良反应也包括恶心、呕吐、激越症状和性功能障碍等。此外,SNRIs 还会引起血压升高、心率加快、口干、多汗和便秘等与去甲肾上腺素能系统相关的不良反应。米氮平的常见不良反应包括口干、镇静和体重增加,因此较适合伴有失眠和体重较轻的患者。安非他酮的常见不良反应为头疼、震颤和惊厥、激越、失眠、胃肠不适,注意当高剂量使用时有诱发癫痫的风险,由于安非他酮不影响 5-HT 能系统的功能,因此很少发生性功能障碍。阿戈美拉汀常见的不良反应有头晕、视物模糊、感觉异常,以及潜在肝损害的风险,在使用前和治疗时应注意监测肝功能。三环类药物不良反应涉及抗胆碱能(口干、便秘、视物模糊和排尿困难),抗组胺能(镇静、体重增加),心血管系统(直立性低血压、缓慢性心律失常和心动过速)和神经系统(肌阵挛、癫痫和谵妄)。

2. 5-HT 综合征(serotonin syndrome,SS)　临床表现有恶心、呕吐、腹痛、颜面潮红、多汗、心动过速、激越、震颤、腱反射亢进、肌张力增高等,病情进展可出现高热、呼吸困难、抽搐、酸中毒性横纹肌溶解、继发球蛋白尿、肾衰竭、休克和死亡。它是一种严重的不良反应,需早期发现、及时确诊、停药并进行内科紧急处理。

3. 撤药综合征(withdrawal syndrome)　约 20% 使用抗抑郁药的患者在服用一段时间的抗抑郁药后停药或减药时会出现撤药综合征。撤药综合征的发生与抗抑郁药的种类关系不大,当使用抗抑郁药时间较长或是服用半衰期较短的药物时易发生。一般表现为流感样症状、精神症状及神经系统症状等,撤药综合征的症状有时可能被误诊为病情复燃或复发。所以,在临床实践过程中需与患者进行沟通,增加患者的依从性,避免在短期内快速撤药,应在医嘱的指导下逐渐减药甚至停药,从而防止撤药综合征的出现。

4. 自杀　虽然目前尚无肯定结论证实抗抑郁药与自杀的关系,但是抗抑郁药物在使用初期因抗抑郁效果尚未显现,而抗抑郁药的不良作用往往就已显露,加之疾病本身就会使患者自杀风险增高,因此在治疗初期应注意评估患者的自杀风险。此外,在整个治疗过程中也需要对自杀风险进行评估。

三、心理治疗

(一)支持性心理治疗

支持性心理治疗(supportive psychotherapy)通过倾听、安慰、解释、指导和鼓励等方法帮助患者正确认识和对待自身疾病,使患者能够积极主动配合治疗,通常由医生或其他专业人员实施,该疗法几乎可适用于所有抑郁障碍患者,可配合其他治疗方式联合使用。具体治疗措施包括:

1. 积极倾听,给予患者足够的时间述说问题,通过耐心的倾听,让患者感受到医生对自己的关心和理解。

2. 引导患者觉察自己的情绪,并鼓励患者表达其情绪,以减轻苦恼和心理压抑。

3. 疾病健康教育,使患者客观地认识和了解自身的心理或精神问题,从而积极、乐观地面对疾病。

4. 增强患者的信心,鼓励其通过多种方式进行自我调节,帮助患者找到配合常规治疗和保持良好社会功能之间的平衡点。

(二)认知行为治疗

认知行为治疗(cognitive behavioral therapy,CBT)通过帮助患者认识并矫正自身的错误信念,缓解情感症状、改善应对能力,并可减少抑郁障碍的复发。常用的干预技术包括:

1. 识别自动性想法,治疗师可用提问、想象和角色扮演等技术让患者学会识别自动想法,尤其识别出那些在抑郁情绪之前出现的特殊想法。

2. 识别认知错误和逻辑错误,注意听取和记录患者的自动性想法(automatic thought)和"口头禅"(如我应该、必须等),然后采用苏格拉底式提问,帮助患者归纳和总结出一般规律,建立合理的认知思维方式。

3. 真实性检验,让患者将自己的自动想法当成一种假设在现实生活中去检验,结果患者可能发现,现实生活中他(她)的这些消极认知或想法在绝大多数情况下是与实际不符合的。

(三)精神动力学治疗

精神动力学治疗(psychodynamic psychotherapy)是在经典的弗洛伊德精神分析治疗方式上逐步改良和发展起来的一类心理治疗方法,根据治疗时程可简单分为长程和短程两大类。目前推荐用于治疗抑郁障碍的精神动力学心理治疗主要为短程疗法。实施要点为:在治疗师较少参与的前提下,让患者自由联想和自由畅谈,通过谈话中的某些具体实例去发现线索和问题,从中选择患者认可的某个需重点解决的焦点冲突,通过治疗让患者自我感悟和修通,对该问题和冲突达到新的认识,同时学会新的思考或情感表达方式。

(四)人际心理治疗

人际心理治疗(interpersonal psychotherapy)用于识别抑郁的促发因素(包括人际关系丧失、角色破坏和转变、社会性分离或社交技巧缺陷等),处理患者当前面临的人际交往问题,使患者学会把情绪与人际交往联系起来,通过适当的人际关系调整和改善来减轻抑郁,提高患者的社会适应能力。该疗法可能起效较慢,可能需经过数月的治疗甚至治疗结束后数月,患者的社会功能才得以改善。

(五)婚姻家庭治疗

抑郁障碍患者常有婚姻和家庭方面的问题,这些问题可能是疾病引起的后果,也可能是增加疾病易感性的因素,还可能延误患者的康复。婚姻治疗以促进良好的配偶关系为目标,重点为发现和解决夫妻之间的问题,治疗原则是积极主动、兼顾平衡、保持中立、重在调试和非包办。家庭治疗是以家庭为对象实施的团体心理治疗,旨在改善家庭的应对功能,帮助患者及其家属面对抑郁发作带来的压力,并防止复发,其特点为不着重于家庭成员个人的内在心理分析,将焦点放在家庭成员的互动关系上,从家庭系统角度解释个人的行为与问题,个人的改变有赖于家庭的整体改变。

四、物理治疗

(一)电抽搐治疗

电抽搐治疗(electric convulsive therapy,ECT)是给予中枢神经系统适量的电流刺激,引发大脑皮质的电活动同步化即诱发一次癫痫放电,进而引起患者短暂意识丧失和全身抽搐发作,达到治疗抑郁症状的目的的一种方法。电刺激前通过静脉麻醉并注射适量肌肉松弛剂,可使抽搐发作不明显,称为改良电抽搐治疗(modified electric convulsive therapy,MECT),是目前临床使用的主要形式。MECT 可改善患者的情绪,但其机制尚不清楚,可能的机制包括增加血脑屏障通透性、改变乙酰胆碱能和GABA 能神经元的功能状态、增强 5-HT 受体的敏感性以及增加催乳素释放和血浆中内啡肽及前

列腺素 E_2 浓度等。MECT 可有效地缓解重性抑郁障碍患者的症状,对伴有自杀观念的患者有较好的疗效,可在较短时间内快速地控制自杀意念,从而降低患者自杀死亡率。治疗抑郁障碍时,MECT 的次数一般为 8~12 次,其近期疗效较为明确,但疗效维持时间较短,因此建议与抗抑郁药联合治疗,避免治疗停止后症状复发。

（二）重复经颅磁刺激治疗

重复经颅磁刺激治疗(repetitive transcranial magnetic stimulation treatment,rTMS)是抑郁障碍非药物治疗的重要手段之一,因其无创性而得到逐步推广。2008 年美国 FDA 批准了 rTMS 用于治疗难治性抑郁障碍,2010 年 rTMS 被纳入美国精神病协会编制的《抑郁障碍治疗实用指南》。rTMS 的抗抑郁机制可能是通过影响深部脑组织如基底核、纹状体、海马、丘脑和边缘叶等局部大脑皮质兴奋性和血流活动,改变脑内神经递质、细胞因子及神经营养因子而发挥作用。rTMS 的最大不良反应是诱发癫痫发作,另外还有头痛、刺激部位皮肤损伤和诱发躁狂等。rTMS 治疗后,10%~30% 的患者会出现头痛,但持续时间短,无须特殊处理,多可自行缓解。

（三）迷走神经刺激

迷走神经刺激(vagus nerve stimulation,VNS)是临床上难治性癫痫发作的常规治疗手段。迷走神经在解剖上同大脑中的情绪调节的区域存在联系,同时,临床上观察到接受 VNS 治疗的癫痫患者可有情绪改变,因此 VNS 被开发应用于抑郁障碍的治疗。VNS 存在一定的不良反应,包括声音改变、咳嗽、吞咽困难、感觉异常和咽炎等,这些情况随着治疗进行可能逐渐改善。鉴于 VNS 治疗的有效性和安全性,美国 FDA 已批准 VNS 作为抑郁障碍的辅助治疗手段。

（四）深部脑刺激

深部脑刺激(deep brain stimulation,DBS)是指将脉冲发生器植入脑内,通过释放弱脉冲刺激脑内相关核团,改善抑郁症状。不同研究刺激的核团有所不同,主要集中在胼胝体、扣带回、伏隔核、腹侧纹状体和缰核等区域。目前 DBS 抗抑郁的确切机制尚不清楚。对于多种药物、心理和 ECT 治疗效果均较差的难治性抑郁障碍患者,可以考虑尝试 DBS 治疗。虽然 DBS 给难治性抑郁障碍患者带来了希望,但目前尚处于试验性治疗阶段。

第七节　预后与康复

经过抗抑郁治疗,大部分患者的抑郁症状可缓解或显著减轻,但仍有约 15% 的患者无法达到临床治愈。首次抑郁发作缓解后约半数患者不再复发,但对于 3 次发作及以上或是未接受维持治疗的患者,复发风险可高达 90% 以上。影响复发的因素主要有:①维持治疗的抗抑郁药剂量及使用时间不足;②生活应激事件;③社会适应不良;④慢性躯体疾病;⑤家庭社会支持缺乏;⑥阳性心境障碍家族史等。抑郁症状缓解后,患者的社会功能一般可恢复到病前水平,但 20%~35% 的患者会有残留症状以及社会功能或职业能力受到不同程度的影响。

抑郁障碍患者的精神康复主要包括:个人生活自理能力的康复、家庭职能的康复、社交技能的康复及职业技能的康复。抑郁障碍患者的康复可以在医院和社区中进行,在欧美发达国家精神残疾康复主要在社区中进行,但我国的社区精神残疾康复系统发展还不够完善,甚至有相当一部分抑郁障碍患者因疾病反复发作或病程慢性化无法正常参与社会生活而长期留在医院,不仅损害了患者康复的信心,也加重了家庭和社会负担。因此结合我国国情来看,精神残疾的院内康复十分重要,应该在患者住院后尽快开展,使其住院期间尽量恢复社会功能,提高治愈率,为社区康复打下良好基础。

（陆　林）

思　考　题

1. 简述抑郁障碍的概念。
2. 简述抑郁障碍的病因和发病机制。
3. 简述抑郁发作的主要临床表现。
4. 简述单相抑郁障碍和双相抑郁障碍的鉴别诊断。
5. 简述抑郁障碍的个体化合理用药原则。

第九章　双相及相关障碍

双相障碍(bipolar disorder，BP)也称双相情感障碍，是指临床上既有躁狂或轻躁狂发作，又有抑郁发作的一类心境障碍(mood disorder)。双相障碍一般呈发作性病程，躁狂和抑郁常反复循环或交替出现，也可以混合方式存在，每次发作症状往往持续一段时间，并对患者的日常生活和社会功能等产生不良影响。

疾病和相关健康问题的国际统计分类第11版(The International Classification of Diseases version11，ICD-11)仍然把双相障碍与抑郁障碍归入心境障碍大类。近年来的研究显示，抑郁症与双相障碍在临床表现、治疗、预后等方面存在明显的差异，遗传、影像等多方面的研究也提示这两类疾病具有明确的生物学异质性。因此，在新版的美国疾病诊断与分类手册第五版(The Diagnostic and Statistical Manual of Mental Disorders-Fifth Edition，DSM-5)中，这两类疾病归入独立的疾病单元，被分开为抑郁障碍和双相障碍两个独立的章节。

一、流行病学

由于疾病定义、诊断标准、流行病学调查方法和调查工具的不同，全球不同国家和地区所报道的患病率有所不同。西方发达国家20世纪70~80年代的流行病学调查显示，双相障碍终生患病率为3.0%~3.4%，90年代则上升到5.5%~7.8%。目前，我国对双相障碍的流行病学问题还缺乏系统的调查。从现有资料看来，我国不同地区双相障碍流行病学调查得到的患病率相差悬殊。1982年我国12个地区精神疾病流行病学调查显示，双相障碍患病率仅为0.042%，而中国台湾(1982~1987)为0.7%~1.6%，香港特别行政区(1993)男性为1.5%、女性为1.6%。这种不同地区差别可能与经济和社会状况有关，但更为主要的原因可能与诊断分类系统及流行病学调查方法的不同有关。双相情感障碍患病率男女比例为1:1.2。这一趋势在各种文化和各种族人群中是一致的。研究显示，这种差异可能与激素水平的差异，妊娠、分娩和哺乳，心理社会应激事件及应对方式等有关。世界卫生组织(World Health Organization，WHO)有关全球疾病总负担的统计显示，1990年双相情感障碍排第18位，而在我国，双相障碍排在第12位。

二、病因和发病机制

本病病因和发病机制尚不清楚，大量研究提示遗传因素、神经生化因素和心理社会因素等对本病的发生有明显影响。

(一)遗传与环境因素

1. 家系研究　双相障碍患者的生物学亲属的患病风险明显增加，患病率为一般人群的10~30倍，血缘关系越近，患病风险也越高，以及有早发遗传现象(即发病年龄逐代提早、疾病严重性逐代增加)。

2. 双生子与寄养子研究　研究发现双相障碍的同卵双生子的同病率明显高于异卵双生子，其中同卵双生子同病一致率为60%~70%，而异卵双生子为20%。寄养子研究也显示，患有心境障碍的亲生父母所生寄养子的患病率高于正常亲生父母所生寄养子的患病率。这些研究充分说明了遗传因素在心境障碍发病中占有重要地位，其影响远甚于环境因素。

关于本病的遗传方式，有单基因常染色体显性遗传、性连锁显性遗传、多基因遗传和异质性遗传等假说,但均未获得证实。目前多倾向于多基因遗传模式。

3. **分子遗传学研究** 心境障碍的疾病基因或易感基因尚需深入研究。分子遗传学研究涉及多条染色体和基因,虽然有不少阳性发现,但目前尚缺乏肯定的研究证据。候选基因研究也未能证实酪氨酸羟化酶基因、多巴胺受体基因、多巴胺转运体基因、多巴胺 β 羟化酶基因、5-羟色胺受体(5-hydroxy tryptamine, 5-HT)基因、单胺氧化酶基因等与本病的明确相关性。

4. **遗传与环境的相互作用** 研究提示,应激、负性生活事件(如丧偶、离婚、婚姻不和谐、失业、严重躯体疾病、家庭成员患重病或突然病故)及社会经济状况缺乏等因素与本病的发病有明显的关系。应激性生活事件与心境障碍,尤其与抑郁发作的关系较为密切。

(二) 神经生化因素

一些研究初步证实了中枢神经递质代谢异常及相应受体功能改变,可能与双相障碍的发生有关,证据主要来源于精神药理学研究资料和神经递质代谢研究。

1. **5-羟色胺(5-HT)假说** 该假说认为5-HT功能活动降低可能与抑郁发作有关,5-HT功能活动增高可能与躁狂发作有关。阻滞5-HT回收的药物(如选择性5-HT再摄取抑制剂)、抑制5-HT降解的药物(如单胺氧化酶抑制剂)、5-HT的前体色氨酸和5-羟色氨酸均具有抗抑郁作用;而选择性或非选择性5-HT耗竭剂(对氯苯丙氨酸与利血平)可导致抑郁。一些抑郁发作患者脑脊液中5-HT的代谢产物5-羟吲哚乙酸含量降低,浓度越低,抑郁程度越重,伴自杀行为者比无自杀企图者更低;抑郁发作患者和自杀患者的尸脑研究也发现5-HT或5-羟吲哚乙酸的含量降低。

2. **去甲肾上腺素(noradrenaline, NE)假说** 该假说认为NE功能活动降低可能与抑郁发作有关,NE功能活动增高可能与躁狂发作有关。阻滞NE回收的药物(如选择性NE再摄取抑制剂等)具有抗抑郁作用;酪氨酸羟化酶(NE生物合成的限速酶)抑制剂α-甲基酪氨酸可以控制躁狂发作,并可导致轻度抑郁或抑郁障碍状恶化;利血平可以耗竭突触间隙的NE而导致抑郁。抑郁发作患者中枢NE浓度降低,NE代谢产物3-甲氧基-4-羟基-苯乙二醇浓度增加;尿中3-甲氧基-4-羟基-苯乙二醇明显降低,转为躁狂发作时则升高。

3. **多巴胺(dopamine, DA)假说** 该假说认为DA功能活动降低可能与抑郁发作有关,DA功能活动增高可能与躁狂发作有关。阻滞DA回收的药物(安非他酮)、多巴胺受体激动剂(溴隐亭)、多巴胺前体(L-多巴)具有抗抑郁作用;能阻断DA受体的抗精神病药物可以治疗躁狂发作。抑郁发作患者尿中DA主要降解产物高香草酸水平降低。

4. **其他** 有研究显示上述神经递质相应受体功能的改变以及受体后信号转导系统(如第二信使环磷腺苷酸(cyclic adenosine monophosphate, cAMP)和磷脂酰肌醇(phosphatidylinositol, PI))的改变也参与心境障碍的发病。

(三) 神经内分泌功能异常

许多研究发现,双相障碍患者有下丘脑-垂体-肾上腺轴(hypothalamic-pituitary-adrenal axis, HPA)、下丘脑-垂体-甲状腺轴(hypothalamic-pituitary-thyroid axis, HPT)、下丘脑-垂体-生长素轴的功能异常,尤其是HPA功能异常。研究发现,部分抑郁发作患者血浆皮质醇分泌过多,分泌昼夜节律改变,无晚间自发性皮质醇分泌抑制,地塞米松不能抑制皮质醇分泌;重度抑郁发作患者脑脊液中促皮质激素释放激素(corticotrophin releasing hormone, CRH)含量增加。提示抑郁发作HPA功能异常的基础是CRH分泌过多。

(四) 脑电生理变化

脑电图研究发现,抑郁发作时多倾向于低α频率,躁狂发作时多为高α频率或出现高幅慢波。睡眠脑电图研究发现,抑郁发作患者总睡眠时间减少,觉醒次数增多,快眼动睡眠潜伏期缩短(与抑郁严重程度正相关)。

(五) 神经影像改变

双相障碍的神经影像学检查技术包括结构性影像学和功能性影像学技术,前者包括计算机体层摄影术(computed tomography，CT)和磁共振成像(magnetic resonance imaging，MRI)、单光子发射计算机断层扫描(single-photon emission computed tomography，SPECT)、正电子发射计算机扫描(positron emission tomography，PET)、功能性磁共振成像(functional MRI)、磁共振波谱(magnetic resonance spectroscopy，MRS)等。双相障碍患者的大脑结构异常主要包括前额叶、边缘系统前部和中部脑区局部灰质的容积减少及白质结构变化，非特异性的脑室扩大，白质高信号增加等异常表现，发病年龄早的患者表现往往更为明显。PET/SPECT研究虽然结果各不一致，但是总体上显示双相障碍抑郁发作时全脑血流/代谢弥漫性降低，以额叶和前扣带回更为明显；而躁狂发作时全脑血流有增加和代谢亢进的倾向。大多数fMRI研究结果提示，与情绪调节相关的皮质边缘系统通路(包括前额叶皮质部分、前扣带回皮质、杏仁核、丘脑和纹状体等)过度激活可能最终导致了双相障碍的情感症状发作。多数MRS结果提示双相障碍患者前额叶皮质N-乙酰天门冬氨酸(NAA)浓度减低；也有研究发现双相障碍患者前额叶皮质的脂质水平和谷氨酸/谷氨酰胺水平增高。DTI研究发现双相障碍患者前额白质纤维束结合性降低，皮质和皮质下神经纤维功能连接异常。

综上所述，双相障碍的影像学改变主要涉及额叶、基底节区、扣带回、杏仁核、海马等与认知和情感调节关系较密切的神经环路损害，也涉及这些脑功能区皮质下白质的微观结构变化，从而出现皮质和皮质下连接损害和脑功能连接损害，最终导致双相障碍的情感症状发作。

三、临床表现

双相障碍典型临床表现可有抑郁发作、躁狂发作和混合发作。

(一) 抑郁发作

抑郁发作(depressive episode)，概括为情绪低落、思维迟缓、意志活动减退"三低"症状，但这些重度抑郁发作时典型症状不一定出现在所有的双相障碍患者中。目前认为，抑郁发作的表现可分为核心症状、心理症状群和躯体症状群(详见第八章)。发作应至少持续2周，并且不同程度地损害社会功能，或给本人造成痛苦或不良后果。

患者也可能出现一些精神运动性改变、生物学症状及精神病性症状。

1. 精神运动性改变

(1) 焦虑：焦虑与抑郁常常伴发，表现为莫名其妙地紧张、担心、坐立不安，甚至恐惧。可伴发一些躯体症状，如：心跳加快、尿频、出汗等。

(2) 运动性迟滞或激越：迟滞表现为活动减少，动作缓慢，工作效率下降，严重者可表现为木僵或亚木僵状态。激越患者则与之相反，脑中反复思考一些没有目的的事情，思维内容无条理，大脑持续处于紧张状态。由于无法集中注意力来思考一个问题，实际上，思维效率下降，表现为紧张、烦躁不安、难以控制自己，甚至出现攻击行为。

2. 生物学症状

(1) 睡眠障碍：睡眠障碍主要表现为早醒，一般比平时早醒2~3小时，早醒后不能再入睡，并发愁一天怎么熬过去，想许多不愉快的事；有的表现为入睡困难，辗转反侧，即使睡着了也感到睡眠不深；少数患者表现为睡眠过多。

(2) 食欲下降、性欲减退：抑郁障碍对食欲的影响尤为明显。许多抑郁障碍患者进食很少，自己过去爱吃的饭菜也不吃或只吃几口，食之无味，严重者甚至不愿听到吃饭这些词语，完全丧失进食欲望，体重明显下降。也有的抑郁障碍患者可出现食欲异常增加等情况，过度饮食而导致体重增加；也有两者兼有的情况。相当一部分抑郁障碍患者出现性欲减退、阳痿、闭经等，有些患者勉强维持性行为，但无法从中体验到乐趣。

(3) 精力缺失：抑郁障碍患者常诉说"太累了"或"完不成任务""缺乏动力"，人也显得十分疲劳，常感到精力不足，体力耗竭，能力下降。

（4）其他躯体不适：在抑郁发作时很常见。可有非特异性的疼痛,头痛或全身疼痛,这些疼痛可以是固定的,也可以是游走的,有的疼痛较轻,有的难以忍受,相当一部分患者因疼痛而就诊于综合医院。躯体不适的主诉可涉及各脏器,如恶心、呕吐、心慌、胸闷、出汗、尿频、尿急、便秘、性欲减退、阳痿、闭经等。这类非特异性症状常在综合医院被诊为各种自主神经功能紊乱。一般认为躯体不适主诉可能与文化背景、受教育程度和经济状况等有关,主诉较多的患者,社会阶层、受教育程度及经济状况均较低。有的抑郁障碍患者其抑郁障碍状为躯体症状所掩盖,而使用抗抑郁药物治疗有效,有人称之为"隐匿性抑郁障碍"。这类患者长期在综合医院各科就诊,虽然大多无阳性发现,但容易造成误诊。

3. 精神病性症状 患者可以在抑郁发作时期出现幻觉和妄想。内容可与抑郁心境相协调,如罪恶妄想,伴嘲弄性或谴责性的幻听;也可与抑郁心境不协调,如关系、贫穷、被害妄想,没有情感色彩的幻听等。

儿童和老年患者的抑郁障碍症状常不典型。儿童患者多表现为兴趣减退,不愿参加游戏,退缩,学习成绩下降等。老年患者除抑郁心境外,焦虑、易激惹、敌意、精神运动性迟缓、躯体不适主诉等较为突出,病程较冗长,易发展成为慢性。

（二）躁狂发作

躁狂发作(manic episode)的典型临床表现是情感高涨、思维奔逸、活动增多"三高"症状,可伴有夸大观念或妄想、冲动行为等。发作应至少持续一周,并有不同程度的社会功能损害,可给自己或他人造成危险或不良后果。躁狂可一生仅发作一次,也可反复发作。

1. 情感高涨 情感高涨是躁狂发作的主要原发症状。典型表现为患者自我感觉良好,主观体验特别愉快,生活快乐、幸福;整日兴高采烈,得意洋洋,笑逐颜开。其高涨的情感具有一定的感染力,言语诙谐风趣,常博得周围人的共鸣,引起阵阵欢笑。症状轻时可能不被视为异常,但了解他(她)的人可以看出这种表现的异常性。有的患者尽管心境高涨,但情绪不稳,时而欢乐愉悦,时而激动易怒。部分患者可表现为易激惹、愤怒、敌意为特征,尤其当有人指责其不切实际的想法时,动辄暴跳如雷、怒不可遏,甚至可出现破坏及攻击行为,但持续时间较短,易转怒为喜或赔礼道歉。

2. 思维奔逸 患者联想速度明显加快,思维内容丰富多变,自觉脑子聪明,反应敏捷。语量大、语速快,口若悬河,有些自感语言表达跟不上思维速度。联想丰富,概念一个接一个地产生,或引经据典,或高谈阔论,信口开河,由于患者注意力随境转移,思维活动常受周围环境变化的影响致使话题突然改变,讲话的内容常从一个主题很快转到另一个主题,即意念飘忽(flight of ideas),严重时可出现"音联"和"意联"。患者讲话时眉飞色舞或手舞足蹈,常因说话过多口干舌燥,甚至声音嘶哑。

3. 活动增多、意志行为增强 多为协调性精神运动性兴奋,即内心体验、行为方式与外界环境相协调。患者自觉精力旺盛,能力强,兴趣范围广,想多做事,做大事,想有所作为,因而活动明显增多,整日忙碌不停,但多虎头蛇尾,有始无终。有的表现为喜交往,爱凑热闹,与人一见如故,爱管闲事,爱打抱不平,爱与人开玩笑,爱接近异性;注重打扮装饰,但并不得体,行为轻率或鲁莽(如挥霍、不负责任或不计后果等),自控能力差。患者无疲倦感,声称"全身有使不完的劲"。病情严重时,自我控制能力下降,举止粗鲁,可出现攻击和破坏行为。

4. 夸大观念及夸大妄想 患者的思维内容多与心境高涨一致。在心境高涨的背景上,常出现夸大观念(常涉及健康、容貌、能力、地位和财富等),自我评价过高,言语内容夸大,说话漫无边际,认为自己才华出众,出身名门、腰缠万贯、神通广大等,自命不凡,盛气凌人。严重时可达到妄想的程度。有时也可出现关系妄想、被害妄想等,但内容多与现实接近,持续时间也较短。

5. 睡眠需求减少 睡眠明显减少,患者常诉"我的睡眠质量非常高,不愿把有限的时间浪费在睡眠上",终日奔波但无困倦感,是躁狂发作特征之一。

6. 其他症状　可有食欲增加、性欲亢进,有时则可在不适当的场合出现与人过分亲热而不顾别人的感受。体格检查可发现瞳孔轻度扩大,心率加快,且有交感神经兴奋症状等。多数患者在疾病的早期即丧失自知力。

躁狂发作可以有不同的严重程度,临床表现较轻的称为轻躁狂(hypomania),患者可存在持续数天的心境高涨、精力充沛、活动增多,有显著的自我感觉良好,注意力不集中、不持久,轻度挥霍,社交活动增多。有时表现为易激惹,行为较鲁莽,但不伴有幻觉妄想等精神病性症状。部分患者有时达不到影响社会功能的程度,一般人常不易觉察。若躁狂发作较重,可伴有精神病性症状(多与心境协调,但也可不协调),明显影响社会功能者称为伴精神病性症状的躁狂。

儿童、老年患者常不典型。儿童患者思维活动较简单,情绪和行为症状较单调,多表现为活动和要求增多。老年患者多表现为夸大、狂傲、倚老卖老和易激惹,有夸大观念及妄想,言语多但较啰唆。而情感高涨、意念飘忽及活动增多不明显,病程较为迁延。

在双相障碍的长期自然病程中,始终仅有躁狂或轻躁狂发作者很少见,且这些患者的家族史、病前性格、生物学特征、治疗原则及预后等与兼有抑郁发作的双相障碍相似,故 ICD 和 DSM 两大系统均未将单相躁狂单独分类,而是把所有的躁狂和轻躁狂,即使无抑郁发作都视为双相障碍。

(三) 混合发作

躁狂症状和抑郁症状可在一次发作中同时出现,如抑郁心境伴以连续数日至数周的活动过度和言语迫促,躁狂心境伴有激越、精力和本能活动降低等。抑郁症状和躁狂症状也可快速转换,因日而异,甚至因时而异。如果在目前的疾病发作中,两类症状在大部分时间里都很突出,则应归为混合性发作。

(四) 其他症状

患者可伴有精神病性症状,常见的有夸大妄想、被害妄想及关系妄想,幻觉相对少且短暂。这样的精神病性症状内容常与心境高涨等躁狂症状有联系,极少数患者出现木僵症状,患者表现不语不动,面部表情却显欣快,缓解后,患者诉说其思维联想增快等典型躁狂思维。

四、临床分型

(一) 双相障碍

既有躁狂或轻躁狂发作,又有抑郁发作的一类心境障碍,称为双相障碍(bipolar disorder, BP)。双相障碍临床特点是反复(至少两次)出现心境和活动水平的明显改变,有时表现为心境高涨、精力充沛和活动增加,有时表现为心境低落、精力减退和活动减少。发作间期通常完全缓解。最典型的形式是躁狂和抑郁交替发作。临床上,我们把仅有躁狂发作,或者可能是由于服用抗抑郁剂诱发的躁狂发作也归类于双相障碍。

ICD-11 将双相障碍分为两个亚型。双相Ⅰ型(BP-I):只有一次或多次躁狂发作或混合发作,又有重性抑郁发作,这是临床上最常见的情感障碍。双相Ⅱ型(BP-Ⅱ):指有明显的抑郁发作,同时有一次或多次轻躁狂发作,但无躁狂发作。

(二) 环性心境障碍

环性心境障碍(cyclothymia)主要特征是持续性心境不稳定。心境高涨与低落反复交替出现,但程度都较轻,心境波动通常与生活事件无明显关系,与患者的人格特征有密切关系。波动幅度相对较小,每次波动均不符合躁狂或抑郁发作的诊断标准。这种心境不稳定一般开始于成年早期,呈慢性病程,可一次持续数年,有时甚至占据个体一生中的大部分时间,不过有时也可有正常心境,且一次稳定数月。如果没有相当长时间的观察或是对个体既往行为较充分的了解,很难作出诊断。

Box 9-1　特殊类型双相障碍

特殊类型双相障碍包括其他特定的双相及相关障碍、非特定的双相及相关障碍、快速循环等。其他特定的双相及相关障碍适用于那些具备双相及相关障碍的典型症状,且引起了有临床意义的痛苦,或导致社交、职业或其他重要功能损害,但未能完全符合双相及相关障碍任一种疾病的诊断标准的情况。未特定的双相及相关障碍适用于那些具备双相及相关障碍的典型症状,且引起了有临床意义的痛苦或导致社交、职业或其他重要功能的损害,但由于包括信息不足而未能完全符合双相及相关障碍任一种疾病的诊断标准的情况,例如急诊环境。快速循环型:指双相障碍患者频繁发作(每年发作4次以上),发作可以是躁狂、轻躁狂,抑郁或混合发作,可见于BP-Ⅰ和BP-Ⅱ患者。据估计双相障碍中有10%~30%为快速循环型,该类型治疗较为困难,预后较差。

Box 9-2　儿童少年双相障碍的特点

研究显示,双相障碍是15~19岁年龄段青少年的第4位致残原因。虽然儿童及青少年双相障碍临床表现与成人双相障碍相似,但存在一些与年龄相关的症状特点:例如,很少主动叙述其情绪体验;精神症状更多地表现为行为障碍,如活动过多、学校恐怖、破坏和攻击行为、发脾气、孤独或离家出走、自伤、自残甚至自杀。因此,识别儿童及青少年的疾病发作或消退往往会很困难。许多双相障碍的儿童情绪波动非常频繁,且往往持续数周至数年。双相障碍的儿童常常出现短暂的混合发作或烦躁不安,且非典型的躁狂症状。

另外,儿童少年双相障碍多经历双相样表现,但不一定符合两型双相或环性障碍诊断标准,且与注意缺陷与多动障碍(attention deficit hyperactivity disorder, ADHD)共病率较高,临床上应特别注意。青少年双相障碍躁狂发作应与ADHD相鉴别,因为二者都有活动过多、行为冲动等表现。一般来说,双相障碍多在7岁后发病,而ADHD多在7岁前。双相障碍多呈发作性,而ADHD病程为慢性。儿童青少年双相容易出现极端的情绪波动、持续性的脾气爆发及自杀观念。青春期前严重的攻击或凶杀行为往往也提示心境或品行障碍。

五、病程和预后

双相障碍多为急性或亚急性起病,一般呈发作性病程,好发于春末夏初。多数患者具有躁狂和抑郁反复循环或交替出现,只有10%~20%的患者仅出现躁狂发作。躁狂发作和混合发作的自然病程是数周到数月,平均3个月左右。有的发作只持续数天,个别可达10年以上。部分患者的病程可呈自限性,轻度发作即便不加治疗也可能在一段时间后自发缓解。躁狂和抑郁的发作没有固定的顺序,可连续多次躁狂发作后有一次抑郁发作。也可能反过来,或躁狂和抑郁交替发作。发作间歇期症状可完全缓解,也有20%~30%的双相Ⅰ型和15%的双相Ⅱ型患者持续存在情绪不稳。间歇期的长短不一,可从数月到数年。随着年龄增长和发作次数的增加,正常间歇期有逐渐缩短的趋势。首次发作通常继之于应激性生活事件,但以后的发作与精神应激的关系不大。首次发病起病年龄较早,平均发病年龄一般不到30岁,可见于任何年龄,但大多起病于50岁以前。发作频率、复发与缓解的形式均有很大变异。中年之后,抑郁变得更为常见,持续时间也更长。

虽然双相障碍有自限性,但如果不加治疗或治疗不当,复发率是相当高的。未经治疗的患者中,50%能够在首次发作后的第一年内自发缓解,其余的在以后的时间里缓解的不足1/3,终身复发率达90%以上,约15%的患者自杀死亡,10%转为慢性状态,而长期的反复发作可导致人格改变和社会功能受损。过去一般认为几乎所有躁狂患者都能恢复,现代治疗最终能使50%的患者完全恢复,但仍有少数患者残留轻度情感症状,社会功能也未完全恢复至病前水平。在最初的3次发作,每次发作间歇期会越来越短,以后发作的间歇期持续时间不再改变。对于每次发作而言,显著和完全缓解率约为70%。

六、诊断与鉴别诊断

(一)诊断要点

双相障碍的诊断主要应根据病史、临床症状、病程及体格检查和实验室检查,典型病例诊断一般不困难。密切的临床观察,把握疾病横断面的主要症状及纵向病程的特点,进行科学的分析是临床诊断的可靠基础。为了提高诊断的一致性,国内外都制定了诊断标准供参照,如 ICD-11、DSM-5。

1. 症状特征 躁狂发作以显著而持久的情感高涨为主要表现,伴有思维奔逸、活动增多、夸大观念及夸大妄想、睡眠需求减少、性欲亢进、食欲增加等。抑郁发作以显著而持久的情感低落为主要表现,伴有兴趣缺乏、快感缺失、思维迟缓、意志活动减少、精神运动性迟滞或激越、自责自罪、自杀观念和行为、早醒、食欲减退、体重下降、性欲减退、抑郁心境晨重晚轻的节律改变等。多数患者的思维和行为异常与高涨或低落的心境相协调。

2. 病程特征 多数为发作性病程,发作间歇期精神状态可恢复病前水平。既往有类似的发作,或病程中出现躁狂与抑郁的交替发作,对诊断均有帮助。

3. 躯体和神经系统检查以及实验室检查 一般无阳性发现,脑影像学检查结果可供参考。家族中特别是一级亲属有较高的同类疾病的阳性家族史。

(二)诊断分型

1. 双相障碍 双相型Ⅰ型障碍是仅有一次或多次躁狂或混合发作、又有重性抑郁发作的发作性情绪障碍。躁狂发作是持续至少1周的极端情绪状态,表现欣快、烦躁或自我膨胀,伴随个体能量的活动的增加的表现或主观经验,也可能有其他特征性症状如语速快、滔滔不绝难以打断,思维奔逸,自尊或野心的增加,对睡眠的需求减少,注意力分散,冲动或鲁莽行为,以及不同情绪状态(即情绪不稳定)之间的快速变化。混合发作的特点是在绝大多数日子里(至少2周),出现显著的躁狂和抑郁症状之间的混合或非常快速的交替。

双相Ⅱ型障碍是由一种或多种轻躁狂发作和至少一种抑郁发作所定义的发作性情绪障碍。轻躁狂发作是持久的情绪状态(至少4天),其特征为欣快、情绪高涨,易激惹,活动多、话多等。伴随其他特征症状,如精力增加和活动增多,对睡眠的需求减少,言语压力大,想法的转移,注意力分散,注意力不集中或鲁莽的行为。上诉症状一般不伴有精神病性症状且仅体现于个体行为的改变,并不严重到导致功能明显受损。抑郁发作的特征是持续至少2周的抑郁的情绪,兴趣减少,伴有其他症状,如食欲或睡眠改变,精神运动性激越或迟缓,疲劳,无价值或无望或不适当的内疚感,绝望感和自杀倾向。没有狂躁发作或混合发作的既往史。

在 ICD-11 中,临床上以目前发作类型确定双相障碍的亚型:①目前为轻躁狂;②目前为不伴精神病性症状的躁狂发作;③目前为伴有精神病性症状的躁狂发作;④目前为轻度或中度抑郁;⑤目前为不伴精神病性症状的重度抑郁发作;⑥目前为伴精神病性症状的重度抑郁发作;⑦目前为混合性发作;⑧目前为缓解状态。

2. 环性心境 环性心境障碍是指反复出现轻度心境高涨或低落,但不符合躁狂或抑郁发作症状标准。心境不稳定至少2年,其间有轻度躁狂或轻度抑郁的周期,可伴有或不伴有心境正常间歇期,社会功能受损较轻。需排除:①心境变化并非躯体疾病或精神活性物质的直接后果,也非精神分裂症及其他精神病性障碍的附加症状;②排除躁狂或抑郁发作,一旦符合相应标准即诊断为其他类型心境障碍。

(三)鉴别诊断

1. 继发性心境障碍 脑器质性疾病、躯体疾病、某些药物和精神活性物质等均可引起继发性心境障碍。与原发性心境障碍的鉴别要点:①前者有明确的器质性疾病、某些药物或精神活性物质使用史且时间上与精神症状关系密切,体格检查有阳性体征,实验室检查有相应指标改变;②前者可出现意识障碍、遗忘综合征及智能障碍,后者除谵妄性躁狂发作外,无意识障碍、记忆障碍及智能障碍;③前者的症状随原发疾病病情的消长而波动,原发疾病好转,或在有关药物停用后,情感症状相应好转或消失;④前者既往无心境障碍的发作史,而后者可有类似的发作史。

2. 精神分裂症 伴有不协调精神运动性兴奋或精神病症状的急性躁狂发作需与精神分裂症青春型鉴别。其鉴别要点为:①双相障碍以心境高涨或低落为原发症状,精神病性症状是继发的,且在情感障碍较为严重的阶段出现;精神分裂症以思维障碍为原发症状,而情感症状是继发的;②双相障碍患者的思维、情感和意志行为等精神活动多是协调的,而精神分裂症患者精神活动是不协调的;③双相障碍是间歇性病程,间歇期基本正常;精神分裂症多数为发作进展或持续进展病程,缓解期常有残留精神症状或人格改变;④双相障碍的精神病性症状多发生在躁狂、抑郁的极期,纵向复习病史有助于鉴别。

3. 其他 重性抑郁障碍、注意缺陷障碍与多动障碍、分裂情感障碍、人格障碍及应激相关障碍也应与本病进行鉴别,鉴别要点仍应紧扣本病临床特征。

七、治疗与预防

(一)治疗

双相障碍的治疗应遵循以下原则:①综合治疗原则:应采取精神药物治疗、物理治疗、心理治疗(包括家庭治疗)和危机干预等措施治疗,其目的在于提高疗效、改善依从性、预防复发和自杀、改善社会功能及更好地提高患者生活质量。②个体化治疗原则:个体对精神药物治疗的反应存在很大差异,制订治疗方案时需要考虑患者性别、年龄、主要症状、躯体情况、是否合并使用药物、首发或复发、既往治疗史等多方面因素,选择合适的药物。同时,治疗过程中需要密切观察治疗反应、不良反应以及可能出现的药物相互作用等,并及时调整,提高患者的耐受性和依从性。③长期治疗原则:双相障碍几乎终生以循环方式反复发作,应坚持长期治疗原则。治疗可分为三个阶段,即急性治疗期、巩固治疗期和维持治疗期。④心境稳定剂为基础治疗原则:不论双相障碍为何种临床类型,都必须以心境稳定剂为主要治疗药物。双相障碍抑郁发作时,在使用心境稳定剂的基础上可谨慎使用抗抑郁药物,特别是具有同时作用于 5-HT 和 NE 的药物。⑤联合用药治疗原则:根据病情需要可及时联合用药。药物联用方式有两种或多种心境稳定剂联合使用,心境稳定剂与苯二氮䓬类药物、抗精神病药物、抗抑郁药物联合使用。在联合用药时,应密切观察药物不良反应、药物相互作用,并进行血药浓度监测。⑥定期检测血药浓度原则:锂盐的治疗剂量和中毒剂量接近,应定期对血锂浓度进行动态监测。卡马西平或丙戊酸盐治疗躁狂的剂量也应达到抗癫痫的血药浓度水平。

1. 双相躁狂发作 各类躁狂发作均以药物治疗为主,特殊情况下可选用电抽搐或改良电抽搐治疗。

(1)药物治疗:以心境稳定剂为主。目前比较公认的心境稳定剂主要包括锂盐(碳酸锂)和卡马西平、丙戊酸盐。临床证据显示,其他抗癫痫药(如拉莫三嗪、加巴喷丁)、第二代抗精神病药物(如喹硫平、奥氮平、利培酮与氯氮平等),也具有一定的心境稳定作用,可作为候选的心境稳定剂使用。临床上通常采用药物联合治疗以增加疗效和提高临床治愈率,即在急性期第二代抗精神病药物联合锂盐或丙戊酸盐治疗较单一使用心境稳定剂治疗的疗效更好。

1)锂盐:锂盐是治疗躁狂发作的首选药物,治疗躁狂的总有效率约为70%。临床上常用碳酸锂,既可用于躁狂的急性发作,也可用于缓解期的维持治疗。碳酸锂一般起效时间 7~10 天。急性躁狂发作时碳酸锂的治疗剂量一般为 1000~2000mg/d,一般从小剂量开始,3~5 天内逐渐增加至治疗剂量,分 2~3 次服用,宜饭后服用,以减少对胃的刺激。维持治疗剂量为 500~750mg/d。老年及体弱者、与抗精神病药合用时剂量应适当减小。

锂盐治疗剂量与中毒剂量较接近,治疗中除密切观察病情变化和治疗反应外,应监测血锂浓度,并根据病情、治疗反应和血锂浓度调整剂量。急性治疗期血锂浓度应维持在0.6~1.2mmol/L,维持治疗期为0.4~0.8mmol/L,血锂浓度上限不宜超过1.4mmol/L,以防锂中毒。老年患者血锂浓度不宜超过1.0mmol/L。

锂盐的不良反应主要有:恶心、呕吐、腹泻、多尿、多饮、手抖、乏力、心电图的改变等。锂盐中毒则可有意识障碍、共济失调、高热、昏迷、反射亢进、心律失常、血压下降、少尿或无尿等,必须立即停药,并及时抢救。

2)抗癫痫药:当碳酸锂治疗效果不佳或不能耐受碳酸锂治疗时可选用此类药物。目前临床上主要使用丙戊酸盐(钠盐或镁盐)和卡马西平。丙戊酸盐成人用量可缓增至800~1200mg/d,最高不超过1800mg/d,维持剂量400~600mg/d,推荐治疗血药浓度为50~120μg/ml。许多研究显示丙戊酸对急性躁狂发作患者的疗效与锂盐相同,在用药第5天后开始起效。丙戊酸盐对混合发作、快速循环发作的疗效与单纯躁狂发作的疗效接近。该药可与碳酸锂联用,但剂量应适当减小。丙戊酸盐常见不良反应为胃肠道症状、震颤、体重增加等。卡马西平成人用量可缓增至1000mg/d,最高1600mg/d,维持剂量200~600mg/d,推荐治疗血药浓度为4~12μg/ml。卡马西平适用于锂盐治疗无效、快速循环发作或混合发作的患者。该药也可与锂盐联用,但剂量应适当减小,常见不良反应有镇静、恶心、视物模糊、皮疹、再生障碍性贫血、肝功能异常等。

3)抗精神病药物:对严重兴奋、激惹、攻击或伴有精神病性症状的急性躁狂患者,治疗早期可短期联用抗精神病药物,对伴有精神病性症状的急性躁狂患者需要较长时间连用抗精神病药物。第一代抗精神病药物氯丙嗪和氟哌啶醇,能较快地控制精神运动性兴奋和精神病性症状,疗效较好,但有诱发抑郁发作的可能,应尽量选择第二代抗精神病药物。第二代抗精神病药喹硫平、奥氮平、利培酮、氯氮平等均能有效地控制躁狂发作,疗效较好。在所有抗精神病药物应用于急性躁狂发作的研究中,奥氮平治疗躁狂及混合发作的疗效优于安慰剂,与锂盐、氟哌啶醇、丙戊酸钠疗效相当,而奥氮平联合锂盐或丙戊酸盐的疗效更佳。但要注意过度镇静、直立性低血压、体重增加和糖脂代谢异常等问题。其他第二代抗精神病药物,如齐拉西酮、阿立哌唑等均能有效地控制躁狂发作的兴奋症状,治疗急性躁狂发作的疗效均优于安慰剂。齐拉西酮、阿立哌唑所致的高催乳素血症、体重增加和糖脂代谢异常等不良反应很少见,也较少导致或加重抑郁障碍症状。氯氮平虽对急性躁狂发作的疗效显著,但由于易发生严重不良事件(如粒细胞缺乏、抽搐发作等),氯氮平和碳酸锂合并治疗可用于难治性躁狂发作。抗精神病药物剂量视病情严重程度及药物不良反应而定。

4)苯二氮䓬类药物:躁狂发作治疗早期常联合使用苯二氮䓬类药物,以控制兴奋、激惹、攻击、失眠等症状。对不能耐受抗精神病药的急性躁狂患者可代替抗精神病药物与心境稳定剂合用。在心境稳定剂疗效产生后即可停止使用该类药物,因其不能预防复发,长期使用可能出现药物依赖。

躁狂发作的药物治疗可分为急性治疗期、巩固治疗期和维持治疗期。急性治疗期是为了控制症状、缩短病程。该期治疗应充分,并达到完全缓解,以免症状复燃或恶化。如非难治性病例,一般情况下6~8周可达到此目的。巩固治疗期是为了防止症状复燃、促使社会功能的恢复。该期主要治疗药物剂量一般应维持急性期水平不变。一般巩固治疗时间为3个月左右。如无复燃,即可转入维持治疗期。维持治疗期是为了防止复发,维持良好的社会功能,提高患者生活质量。维持治疗应持续多久尚无定论。

(2)电抽搐或改良电抽搐治疗:对急性重症躁狂发作、极度兴奋躁动、对锂盐治疗无效或不能耐受的患者可使用电抽搐或改良电抽搐治疗,起效迅速,可单独应用或合并药物治疗,一般隔日一次,4~10次为一疗程。合并药物治疗的患者应适当减少药物剂量。

2. 双相抑郁发作

(1)心境稳定剂:随机对照研究证明,碳酸锂治疗双相抑郁有效,平均有效率76%,而且不会导致转相或诱发快速循环发作。故双相抑郁的急性期治疗可单独使用足量锂盐,或在治疗开始时尽快使血锂浓度达到0.8mmol/L以上,是确保有效治疗的重要一步。若已接受一种心境稳定剂足量治疗但抑郁障碍状仍然未获缓解甚至恶化的患者,加用另一种心境稳定剂(锂盐或丙戊酸盐)与加用抗抑郁药物治疗同样有效,不过两种心境稳定剂联用时患者耐受性较差。一些临床开放性研究提示丙戊酸盐治疗双相抑郁的总有效率约为30%,与安慰剂相比无明显优势,特点是治疗过程中不会产生转相或诱发快速循环发作。

（2）第二代抗精神病药物:有两项喹硫平与安慰剂的多中心、随机、双盲、固定剂量、平行对照为期8周的研究发现,喹硫平300mg组及喹硫平600mg组终点的有效率和缓解率均优于安慰剂,但喹硫平不同剂量组之间的疗效无显著差异。临床研究证实,奥氮平能有效治疗急性双相抑郁发作并预防其短期内转躁。奥氮平联合氟西汀的疗效更优于单用奥氮平。无论单用或合用奥氮平,其转躁率（6%～7%）与安慰剂比较无显著差异。

（3）双相抑郁:治疗中抗抑郁药物的使用问题:治疗双相抑郁障碍时是否加用抗抑郁药物需要充分权衡利弊后慎重决定,因为这样虽然可以缓解抑郁障碍状,但也会促使患者的情感状态转向另一个极端。有报道称与抗抑郁药物相关的转躁率为10%～70%,因此目前有关心境障碍治疗指南均建议轻至中度的双相抑郁应避免使用抗抑郁药物,而单用心境稳定剂;对那些重度或持续的双相抑郁患者在使用抗抑郁药物后至症状缓解后则应尽快撤用抗抑郁药物。

（二）预防复发

研究发现,经药物治疗已康复的患者在停药后一年内复发率较高,且双相障碍的复发率明显高于单相抑郁障碍,分别为40%和30%。绝大多数双相障碍患者可有多次复发;若在过去的2年中,双相患者每年均有一次以上的发作,主张应长期服用锂盐预防性治疗。服用锂盐预防性治疗,可有效防止躁狂或双相抑郁的复发,且预防躁狂发作更有效,有效率达80%以上。预防性治疗时锂盐的剂量需因人而异,但一般服药期间血锂浓度应保持在0.4～0.8mmol/L即可获得满意的效果。

对抑郁障碍患者追踪10年的研究发现,75%～80%的患者多次复发。有人报道抑郁障碍第一次抑郁发作后概率为50%,第2次为75%,第3次为100%,故抑郁障碍患者需要进行维持治疗,预防复发。若第一次发作且经药物治疗临床缓解的患者,药物的维持治疗时间多数学者认为需6个月到1年;若为第二次发作,主张维持治疗3～5年;若为第三次发作,应全病程、长期维持治疗,甚至终身服药。维持治疗药物的剂量应与治疗剂量相同或可略低于治疗剂量,但应嘱患者定期随访观察,心理治疗和社会支持系统对预防本病复发也有非常重要的作用。

（李　涛）

思 考 题

1. 简述双相障碍的概念。
2. 简述双相障碍的病因和发病机制。
3. 试述抑郁发作和躁狂发作的主要临床表现。
4. 试述双相障碍的药物治疗原则。

第十章　焦虑与恐惧相关障碍

焦虑与恐惧相关障碍的特征包括过度的焦虑和恐惧，以及相关行为紊乱，导致患者个人、家庭、社会、教育、职业或其他重要领域的苦恼和(或)损害。ICD-11 的焦虑与恐惧相关障碍是从 ICD-10 中神经症、应激相关及躯体形式障碍中独立出来，成为新的单独疾病类型，包括广泛性焦虑障碍、惊恐障碍、场所恐惧障碍、特定恐惧障碍、社交焦虑障碍、分离性焦虑障碍和其他特定或未特定的焦虑与恐惧相关障碍。

> **Box 10-1　　正常的恐惧、焦虑的区别与作用**
>
> 每个人都经历过恐惧与焦虑。恐惧是对已知的、外在的、明确的威胁的回应，而焦虑是一种弥漫性、不愉快、模糊的紧张感，是对未知的、内在的、模糊的威胁的一种回应。
>
> 恐惧、焦虑都是一种警示信号，作为内部和外部威胁的提醒，帮助生物体应对当前或将要出现的危险状况。
>
> 恐惧是必要的自我保护本能，恐惧可以帮助生物体包括人类应对面临的即刻危险。面对恐惧刺激时，生物体通过交感神经系统和肾上腺皮质系统，使瞳孔扩大，以尽可能获取更多光线；皮肤中的血管收缩，可以向主要肌肉群输送更多血液；肌肉绷紧，随时准备快速反应；支气管平滑肌放松，以便更多氧气能够进入肺；消化系统和免疫系统等不重要的系统就会关闭，以便为负责运动的系统提供更多能量。上述的这些措施，能让人有充分力量来面对出现的危机，从而"对抗或逃避(fight or flight)"。如果生物体判断有利对抗，则可能对抗、打斗，如果判断为无力对抗，则逃跑、逃避。对于人类或者高等生物来说，如果既不能对抗或逃避，还可选择"屈从(surrender)"。
>
> 焦虑与恐惧有着类似的神经生物学机制，当生物体面临将要出现危险、伤害、痛苦、无助、潜在惩罚时(例如经历社会挫折、与所爱的人分离、对成功或地位的威胁)出现一种正常、适应性的反应，促使机体采取必要的措施来防止或减轻威胁的后果，比如一个人为了准备考试而努力学习，人们为了面临即将出现的战争而努力工作。
>
> 虽然恐惧与焦虑都是正常的具有自我保护作用的反应，但如果在没有危险或者应激源的情况下出现，或者反应过度，且影响正常的社会功能，则可能构成精神卫生问题。

第一节　广泛性焦虑障碍

广泛性焦虑障碍(general anxiety disorder, GAD)是一种以焦虑为主要临床表现的精神障碍，患者常常有不明原因的提心吊胆、紧张不安，显著的自主神经功能紊乱症状、肌肉紧张及运动性不安。患者往往能够认识到这些担忧是过度和不恰当的，但不能控制，因难以忍受而感到痛苦。患者常常因自主神经症状就诊于综合性医院，经历不必要的检查和治疗。

GAD 是最常见的焦虑障碍，终生患病率估计为 4.1% ~ 6.6%，在普通人群中年患病率约在 1.9% ~ 5.1%，45 ~ 55 岁年龄组比例最高，女性患者约是男性的 2 倍。GAD 常为慢性病程，国外资料显示患者在明确诊断前已经有 10 年病程者并不少见。

一、病因与发病机制

（一）遗传

荟萃分析提示广泛性焦虑障碍有明显家族聚集性,遗传度为 30% ~40%。有研究发现广泛性焦虑障碍可能与 D_2 受体、多巴胺转运体受体、5-HT 转运体受体等基因多态性相关。

（二）神经生物学因素

1. **神经影像学**　研究发现广泛性焦虑障碍的青少年杏仁核、前额叶背内侧体积增大,杏仁核、前扣带回和前额叶背内侧活动增加,并与焦虑的严重程度正相关。

2. **神经生化**　主要涉及以下神经生化系统:

（1）γ-氨基丁酸（GABA）系统:苯二氮䓬类药物（BZDs）激动 GABA 受体有抗焦虑作用。PET 研究发现 GAD 患者左颞极 GABA 受体结合率降低。GAD 患者外周血细胞 GABA 受体密度下降,mRNA 也减少,当焦虑水平下降时这两项也恢复到正常。

（2）5-羟色胺（5-HT）系统:选择性 5-羟色胺再摄取抑制剂（SSRIs）治疗 GAD 有效提示 5-HT 参与其病理过程。敲除 5-HT$_{1A}$ 受体基因,导致小鼠焦虑样行为增加,探索行为减少;小鼠过度表达 5-HT$_{1A}$ 受体导致焦虑样行为减少,探索行为增加;激动 5-HT$_{2A}$ 受体导致焦虑样行为,缺乏 5-HT$_{2A}$ 受体的小鼠焦虑样行为较少,探索性行为增加。

（3）去甲肾上腺素（NE）系统:蓝斑位于第四脑室底部,是脑中合成 NE 的主要部位,持续刺激动物模型蓝斑可导致焦虑样症状。应激诱导的 NE 释放可促进模型动物的焦虑样行为。NE 水平升高则刺激丘脑的 α 受体,导致警觉性增加、易激惹和睡眠障碍。

有意思的是,增加突触间隙 5-HT、NE 水平的药物具有抗焦虑的效果,如具有 5-HT 和 NE 双受体重吸收抑制作用的 5-羟色胺和去甲肾上腺素再摄取抑制剂（SNRIs）如文拉法辛、度洛西汀及三环类抗抑郁药有很好的抗焦虑作用。

（三）心理相关因素

行为主义理论认为,焦虑是对某些环境刺激的恐惧而形成的一种条件反射。心理动力学理论认为,焦虑源于内在的心理冲突,是童年或少年期被压抑在潜意识中的冲突在成年后被激活,从而形成焦虑。在临床上,一些焦虑障碍的患者病前可追溯有应激性生活事件,特别是威胁性事件更易导致焦虑发作。研究提示童年时期不安全的依恋关系、照料者矛盾情感、父母的过度保护、被虐待、与养育者过多分离均可能是焦虑产生的原因。

二、临床表现

广泛性焦虑障碍起病缓慢,可与一些心理社会因素有关,尽管部分患者可自行缓解,但多表现为反复发作,症状迁延,病程漫长者社会功能下降。

1. **精神性焦虑**　精神上的过度担心是焦虑症状的核心。表现为对未来可能发生的、难以预料的某种危险或不幸事件经常担心。有的患者不能明确意识到担心的对象或内容,而只是一种提心吊胆、惶恐不安的强烈内心体验,称为自由浮动性焦虑（free-floating anxiety）。有的患者担心的也许是现实生活中可能将会发生的事情,但其担心、焦虑和烦恼的程度与现实很不相称,称为预期焦虑（apprehensive expectation）。警觉性增高可表现为对外界刺激敏感,易于出现惊跳反应;注意力难以集中,易受干扰;难以入睡、睡中易惊醒;易激惹等。

2. **躯体性焦虑**　表现为运动性不安与肌肉紧张。运动性不安可表现搓手顿足、不能静坐、不停地来回走动、无目的小动作增多。肌肉紧张表现为主观上的一组或多组肌肉不舒服的紧张感,严重时有肌肉酸痛,多见于胸部、颈部及肩背部肌肉,紧张性头痛也很常见,有的患者可出现肢体的震颤,甚至语音发颤。

3. **自主神经功能紊乱**　表现为心动过速、胸闷气短、头晕头痛、皮肤潮红、出汗或苍白、口干、吞咽梗阻感、胃部不适、恶心、腹痛、腹胀、便秘或腹泻、尿频等症状。有的患者可出现早泄、勃起功能障碍、月经紊乱、性欲缺乏等症状。

4. **其他症状**   广泛性焦虑障碍患者常合并疲劳、抑郁、强迫、恐惧、惊恐发作及人格解体等症状，但这些症状常不是疾病的主要临床相。

此外，GAD 是一种共病率高的疾病，大约 2/3 的患者合并抑郁，GAD 常被认为是抑郁的危险因素。合并抑郁的患者自杀风险明显增高，这种现象在中老年人中相对多见。约 1/4 的患者伴有惊恐障碍，有些还伴有社交焦虑障碍、强迫障碍。患者也常合并酒和物质依赖，还有些患者合并躯体疾病，如功能性胃肠病、高血压、糖尿病等。

广泛性焦虑障碍的部分患者可出现焦虑面容、血压升高、心率增快、肢端震颤、腱反射活跃等体征。

目前常用的焦虑严重程度评估工具为医师用汉密尔顿焦虑量表（HAMA），总分≥14 分可明确达到焦虑发作的严重程度标准。

三、诊断与鉴别诊断

（一）诊断要点

必须在至少 6 个月内的大多数时间存在焦虑的原发症状，这些症状通常应包含以下要素：

1. 过度的焦虑和担忧（为将来的不幸烦恼，感到忐忑不安，注意困难等）。

2. 运动性紧张（坐卧不宁、紧张性头痛、颤抖、无法放松）。

3. 自主神经活动亢进（出汗、心动过速或呼吸急促、上腹不适、头晕、口干等）。

（二）鉴别诊断

1. **躯体疾病相关焦虑**   甲状腺功能亢进、低血糖、嗜铬细胞瘤、系统性红斑狼疮等均有焦虑症状，针对相关疾病进行相应的临床和实验室检查，可以明确诊断。代谢综合征、高血压、糖尿病等导致全身血管病变的疾病同时也导致心脑血管疾病，如冠心病、心肌梗死、脑梗死、脑白质缺血等，常常是中老年焦虑的器质性因素。同时，患者对疾病的焦虑反应加重了原有的疾病，此时的治疗应同时针对原发疾病和焦虑障碍。

2. **精神障碍相关焦虑**   几乎所有的精神障碍都伴有焦虑症状。

（1）抑郁障碍：广泛性焦虑障碍与抑郁障碍有许多症状重叠，目前临床常用的方法是分别评估抑郁和焦虑的严重程度和病程，且优先考虑抑郁障碍的诊断。

（2）其他焦虑障碍：广泛性焦虑障碍常常合并其他焦虑障碍，最常见的是惊恐障碍。如果焦虑是对特定对象和情景的反应，并达到恐惧症的诊断标准，则分别列出。

（3）精神分裂症：有时精神分裂症患者也会出现明显的焦虑，只要发现有精神病性症状，就不考虑广泛性焦虑障碍的诊断。

3. **药源性焦虑**   许多药物在长期应用、过量或中毒、戒断时可致典型的焦虑症状。如哌甲酯、甲状腺素、类固醇、茶碱、抗精神病药物（过量）使用，酒精、镇静催眠药戒断时等，根据服药史可资鉴别。

四、治疗

药物治疗和心理治疗的综合应用是获得最佳治疗效果的方法。

（一）药物治疗

急性期以缓解或消除焦虑症状及伴随症状，提高临床治愈率，恢复社会功能，提高生活质量为目标。

1. **有抗焦虑作用的抗抑郁药**   SSRIs 和去甲肾上腺素再摄取抑制剂（SNRIs）对广泛性焦虑有效，且药物不良反应少，患者接受性好，如帕罗西汀、文拉法辛、度洛西汀、艾司西酞普兰等，目前已在临床上广泛使用。三环类抗抑郁药如丙米嗪、阿米替林等对广泛性焦虑也有较好疗效，但较强的抗胆碱能不良反应和心脏毒性作用限制了它们的应用。

根据抗抑郁药起效较慢、无成瘾性,而 BZDs 药物起效快,但长期使用有成瘾性的特点,临床上多在早期将 BZDs 与 SSRIs/SNRIs 或三环类药物合用,维持 2~4 周,然后逐渐停用 BZDs 药物。很少单独应用 BZDs 药物作为一种长期的治疗手段。

2. 其他药物　丁螺环酮、坦度螺酮是 5-HT$_{1A}$ 受体的部分激动剂,因无依赖性常用于广泛性焦虑障碍的治疗,但起效较慢。β-肾上腺素能受体阻滞剂对于减轻焦虑症患者自主神经功能亢进所致的躯体症状如心悸、心动过速等有较好疗效。此外氟哌噻吨美利曲辛对焦虑也有较好的缓解作用,但不宜长期使用,老年人使用可能诱发帕金森综合征。

广泛性焦虑障碍是一种易慢性和复发性疾病,在急性期治疗后,巩固治疗和维持治疗对于预防复发非常重要,巩固期至少 2~6 个月,维持治疗至少 12 个月。

(二) 心理治疗

1. 健康教育　让患者明白疾病的性质,增进患者在治疗中的合作,在焦虑发作时对焦虑体验有正确的认知,避免进一步加重焦虑。鼓励患者进行适当的体育锻炼,并坚持正常生活工作。

2. 认知行为治疗　广泛性焦虑障碍患者容易出现两类认知错误:其一是过高地估计负性事件出现的可能性,尤其是与自己有关的事件;其二是过分戏剧化或灾难化地想象事件的结果。焦虑障碍患者对事物的一些歪曲的认知,是造成疾病迁延不愈的原因之一。对患者进行全面的评估后,治疗者就要帮助患者改变不良认知并进行认知重建。松弛训练、呼吸控制训练能部分缓解焦虑。

第二节　惊恐障碍

惊恐障碍(panic disorder,PD)又称急性焦虑障碍。其主要特点是突然发作的、不可预测的、反复出现的、强烈的惊恐体验,一般历时 5~20 分钟,伴濒死感或失控感,患者常体验到濒临灾难性结局的害怕和恐惧,并伴有自主神经功能失调的症状。

在 1980 年 DSM-Ⅲ 出现前没有惊恐障碍的诊断,由于其临床表现常伴随心血管的症状,故曾被称为激惹心脏、Da Costa 综合征、心脏神经官能症、神经性循环衰弱等。1941 年 Wood 认为这是一种焦虑障碍。在 ICD-10 中,惊恐障碍作为独立的诊断单元首次出现。

惊恐障碍是一种慢性复发性疾病,伴随显著的社会功能损害,其日常功能甚至明显低于患其他严重慢性躯体疾病如糖尿病、关节炎的患者。其终生患病率为 1%~4%,女性是男性的 2~3 倍。起病年龄呈双峰模式,第一个高峰出现于青少年晚期或成年早期,第二个高峰出现于 45~54 岁,儿童时期发生的惊恐障碍往往不易被发现或表现出与教育相关的回避行为。

一、病因和发病机制

(一) 遗传因素

由于惊恐障碍与其他焦虑障碍、抑郁障碍、物质滥用等的共病率较高,这些疾病的临床表现部分重叠,其中遗传与非遗传危险因素的交互作用非常复杂,因此其病理机制不清。从家系和双生子研究推断其遗传度为 40% 左右。遗传学研究发现儿茶酚胺氧位甲基转移酶(COMT)Val158Met 多态位点与惊恐障碍的关联,然而这一基因位点也与其他精神疾病存在关联。女性的患病率高于男性可能提示惊恐障碍与性别相关的遗传因素有关。

(二) 神经生物学相关因素

1. CO$_2$ 超敏学说　给惊恐障碍患者吸入 5% 的 CO$_2$ 可诱发惊恐发作,而健康人无此反应;静脉输入乳酸钠或碳酸氢钠也有同样的效果,因 CO$_2$ 是两者共同的代谢产物;高碳酸血症刺激脑干的 CO$_2$ 感受器,这是机体对窒息的警报,此时患者出现过度通气和惊恐发作。因此,惊恐障碍的患者可能存在脑干 CO$_2$ 感受器的超敏。

2. GABA 系统　BZDs 药物能迅速控制惊恐障碍的发作,这与 BZD-GABA$_A$ 受体复合物抑制神经兴奋传导有关。PET 研究发现惊恐障碍患者的额叶、颞叶、顶叶 BZD 受体结合力下降,特别是在前额叶背外侧,焦虑症状与之呈正相关;而海马、海马旁回 BZD 受体结合力增加,焦虑症状与之呈负相关,这被认为是惊恐障碍一种基本的或代偿性的改变。

3. NE 与 5-HT 系统　β 受体拮抗剂如普纳洛尔能部分缓解惊恐障碍,但仅仅拮抗 β 受体并不能阻止乳酸诱发的惊恐发作;蓝斑是 NE 的中枢,对其电刺激可导致动物的惊恐反应。SSRIs 有效治疗惊恐障碍后,紊乱的 NE 功能可恢复正常,其机制不清。

4. 神经影像学研究　影像学研究发现,惊恐障碍患者右侧颞中回、眶额内侧皮质体积减小;左前扣带回背侧损伤可导致惊恐障碍;患者中脑体积增大;在激发状态时额叶脑功能活动信号不稳定,而边缘系统和脑干的高活动状态得到延续。这些研究结果可能与惊恐障碍发作时前脑对边缘系统和脑干的抑制作用下降相关。

(三) 心理社会相关因素

精神分析相关的焦虑理论对惊恐障碍进行了阐释,即认为惊恐发作是个体害怕潜意识的冲动影响现实生活,但其科学性尚无法验证。行为主义理论认为惊恐障碍是与生活中创伤性事件形成的条件联系,但多数患者不能找到相关的创伤性事件。儿童期的创伤性事件可能与惊恐障碍形成有关,但需要进一步研究证实。

二、临床表现

惊恐障碍的特点是莫名突发惊恐,随即缓解,间歇期有预期焦虑,部分患者有回避行为。

1. 惊恐发作 (panic attacks)　患者在无特殊的恐惧性处境时,突然感到一种突如其来的紧张、害怕、恐惧感,此时患者伴有濒死感、失控感、大难临头感;患者肌肉紧张,坐立不安,全身发抖或全身无力;常常有严重的自主神经功能紊乱症状,如出汗、胸闷、呼吸困难或过度换气、心动过速、心律不齐、头痛、头昏、四肢麻木和感觉异常等,部分患者可有人格或现实解体。惊恐发作通常起病急骤,终止迅速,通常持续 20～30 分钟,很少超过 1 小时,但不久可突然再发。发作期间始终意识清晰。

2. 预期焦虑 (apprehensive expectation)　患者在发作后的间歇期仍心有余悸,担心再发和(或)担心发作的后果,不过此时焦虑的体验不再突出,而代之以虚弱无力,需数小时到数天才能恢复。

3. 回避行为 (avoidance behavior)　60% 的患者对再次发作有持续性的焦虑和关注,害怕发作产生不幸后果。出现与发作相关的行为改变,如回避工作或学习场所等。部分患者置身于某些场所或处境时,可能会诱发惊恐发作,这些场所或处境使患者感到一旦惊恐发作,则不易逃离或得不到帮助,如独自离家、排队、过桥或乘坐交通工具等,称为场所恐惧症,因此在 ICD-11 诊断分类中,惊恐障碍又被分为伴有场所恐惧症的惊恐障碍或不伴有场所恐惧症的惊恐障碍。

约 30% 患者在数年内缓解较好不会再发,约 25% 的患者表现为断续病程,约 45% 的患者缓解较差。部分患者的惊恐障碍可在数周内完全缓解,病程超过 6 个月者易慢性化。40% 的患者可共病抑郁障碍,此时可使惊恐障碍预后变差。不伴场所恐惧的患者治疗效果较好,伴场所恐惧症者复发率高且预后欠佳。在惊恐障碍的患者中社交焦虑障碍、广泛性焦虑障碍、抑郁障碍、物质滥用特别是酒精滥用发生率增高;大约 7% 的患者可能出现自杀行为。

体格检查患者通常意识清晰,呼吸频率增加,但皮肤黏膜无发绀,可有血压波动、心率增快和心律异常,如果有心脏杂音需要排除是否有二尖瓣脱垂等心脏疾患。神经系统检查基本正常。精神检查可引出恐惧和焦虑情绪。

【典型病例】

患者,男性,35 岁,已婚。因突发紧张、恐惧,伴胸闷、呼吸不畅半小时由 120 急诊送入院。患者近来因工作劳累,常感到疲倦。半小时前在工作中突然感到紧张、恐惧,伴胸前区不适,迅速发展为胸闷,呼吸不畅,患者怀疑可能是心脏病发作,有濒死感。在他人帮助下由 120 急救入院。

既往有高血压病史 3 年;一年前多次有类似发作,但只持续了数分钟便自行缓解,发作后心电图检查正常。

入院检查:体温 36.5℃,血压 130/90mmHg,心率 96 次/分,呼吸 24 次/分。一般内科检查无异常发现。精神检查意识清晰,引出焦虑情绪,无抑郁情绪。

急诊心电图、血糖正常。

根据病史及相关检查,临床诊断为惊恐发作,高血压病。给予地西泮 10mg,在有辅助呼吸支持环境下静脉缓慢推注,患者惊恐发作即刻消除。随后转精神科进一步治疗。

精神科对患者进行了心肌酶学、甲状腺功能、超声心动图和心脏冠状动脉 CT 成像等检查,均无异常发现。随后给患者服用帕罗西汀 20mg qd,教会患者进行松弛训练,与患者讨论如何应对惊恐发作和工作压力,并邀请心内科医师协助控制患者血压,共同制订健康教育处方。

患者在就诊的第二周仍有三次短暂发作,但程度不严重。在随后 3 个月的随访中有再次发作。

三、诊断与鉴别诊断

（一）诊断要点

1. 患者以惊恐发作为主要临床症状,并伴有自主神经相关症状。

2. 在至少一次的惊恐发作后 1 个月之内存在:①持续担心再次发作;②担心发作的后果和可能不良影响;③与发作相关的行为改变。

3. 排除其他临床问题,如物质使用和躯体疾病导致的惊恐发作。

（二）鉴别诊断

1. **心血管疾病**　对于胸闷、胸痛、呼吸不畅、恐惧的患者首先需进行心电图和心肌酶学检查,以排除心血管事件。二尖瓣脱垂也可通过相应的辅助检查予以排除。

2. **其他躯体疾病导致的惊恐发作**　甲状腺功能亢进、癫痫、短暂性脑缺血发作、嗜铬细胞瘤、低血糖、狂犬病等均可出现惊恐发作,应详细询问相关病史并及时进行相应实验室和功能检查予以鉴别。

3. **药物使用或精神活性物质滥用或戒断**　使用某些药物如哌甲酯、甲状腺素、类固醇、茶碱、SSRIs/SNRIs 等可导致惊恐发作;精神活性物质如酒、苯丙胺、可卡因的使用及戒断,BZDs 药物的戒断也可导致惊恐发作。详细的病史可以帮助确定个体是否在物质使用之前已有惊恐发作。

4. **其他精神障碍**　社交焦虑障碍和特定的恐惧障碍均可出现惊恐发作,此时不诊断惊恐障碍。惊恐可继发于抑郁障碍,如果同时符合抑郁障碍的诊断标准,不应把惊恐障碍作为主要诊断。

四、治疗

惊恐障碍的治疗目标是减少或消除惊恐发作,改善期待性焦虑和回避行为,提高生活质量,改善社会功能。在治疗开始时应告诉患者惊恐发作是生理和心理障碍的结果,其躯体症状通常不会导致生命危险,药物治疗和心理治疗是有效的。

（一）药物治疗

BZDs 药物治疗惊恐发作起效快,可选用劳拉西泮、阿普唑仑等,但长期使用易导致依赖。

由于 SSRIs 和 SNRIs 治疗惊恐障碍有效,特别是当惊恐障碍与抑郁障碍、社交焦虑障碍、广泛性焦虑障碍、创伤后应激障碍或物质滥用共病时,由于其作用的广谱性而是更合适的选择,通常 2～3 周起效,无滥用和依赖倾向。长期服用 SSRIs 能明显降低患者的复发率。

三环类抗抑郁药(TCAs)氯米帕明治疗惊恐障碍有效,但由于其有较多的不良反应,需小剂量开始,过量则易中毒。

临床上常常采用 BZDs 药物联合抗抑郁药治疗,患者症状最初改善比单用抗抑郁药快,且可以缓解抗抑郁药物早期的不良反应,但到第 4~6 周时无更多优势,并可能出现耐受,在此之前可渐停 BZDs,这样避免了 BZDs 的长期使用和抗抑郁药的早期效果不佳的缺点。

经过 8~12 周的急性期治疗,可转入巩固和维持期治疗,时间至少 1 年。病程长、反复发作、治疗效果不满意、伴有抑郁或其他焦虑障碍者持续治疗时间常常为数年。

（二）认知行为治疗

认知行为治疗经研究证实为有效的治疗惊恐障碍方法。通常分三步:第一是让患者了解惊恐发作、发作的间歇性及回避过程。第二是内感受性暴露,患者暴露于自己的害怕感觉和外界的害怕境遇,害怕感觉包括过度呼吸引起的眩晕、脸上发热和其他不适感;害怕境遇包括拥挤、在公共汽车上和路途中;通过有计划的暴露,使患者注意这些感受,从而耐受并控制这些感受,不再出现惊恐发作。第三是认知重构,患者原来认为"我将晕倒""我将不能忍受这些感受",认知重构后让其发现惊恐所导致的结果与既往的认识有很大差距,这样达到新的认知重组而缓解症状。

第三节　场所恐惧障碍

场所恐惧障碍(agoraphobia)是一种焦虑恐惧障碍,所恐惧的对象是特定场所或处境,如在出现惊恐发作和其他尴尬情况下难以逃离或不能得到帮助场所,尽管当时并无危险。恐怖发作时往往伴有显著的自主神经症状。患者虽然知道恐惧是过分的或不合理的,但仍然回避所害怕的场所和处境,使个体的工作、学习和其他社会功能受限。在 DSM-5 中,将场所恐惧障碍作为可能伴或不伴惊恐障碍的独立疾病列入焦虑障碍。

发病率在不同文化和种族中差异不大,其可起病于儿童期,于青少年晚期和成年早期的发病率达到顶峰。每一年大约有 1.7% 的青少年和成人诊断为场所恐惧障碍,女性患病概率约是男性的 2 倍。

一、病因与发病机制

场所恐怖障碍的遗传度报道高达 61% ,场所恐怖障碍发病与儿童时期的负性和应激事件,如分离、父母过世或被攻击等明显相关。患者描述其家庭特点为:不够温暖、过度保护。患者常有依赖性较强、神经质、焦虑敏感、倾向于回避问题等性格特点。

行为学理论认为场所恐惧常起源于自发的惊恐发作并与相应的环境偶联,并形成条件反射,产生期待性焦虑和回避行为,症状的持续和泛化导致患者在越来越多的场合产生焦虑。

二、临床表现

场所恐惧症主要表现为患者害怕处于被困、窘迫或无助的环境,患者在这些自认为难以逃离、无法获助的环境中恐惧不安。这些环境包括乘坐公共交通工具(公交汽车、火车、地铁、飞机),在拥挤的人群或排队,剧院、商场、车站、电梯等公共场所,在广场、山谷等空旷地方,患者因而回避这些环境,甚至可能完全不能离家。患者常常有期待性焦虑,持续地恐惧下一次发作的可能场合和后果。患者恐惧的程度可以是焦虑不安,此时称为场所恐惧不伴惊恐发作,而恐惧达到惊恐发作时称为场所恐惧伴惊恐发作。一个患者信赖的亲友陪伴可以明显减少惊恐的发作。长期患病可共病抑郁障碍、酒精等物质滥用等。

【典型病例】

患者,女性,33 岁,已婚妇女。

主诉一旦离家,惧怕会发心脏病 8 年就诊。

8 年前,患者在上瑜伽课的时候,突然出现心跳加速,胸部刺痛,呼吸困难,伴出汗,浑身发抖,头晕目眩。立即急诊求助,进行了心电图检查,未发现异常。随后数月,患者有多次类似发作,每次发作时间为 15～30 分钟,大约每月 4 次。在经历多次发作后,除非被迫,否则患者不会离家外出,同时需要手机或有人陪伴。此外,患者突出表现坚持避开商场、电影院和银行等场所,原因是害怕发病时无法及时获得救治。受症状影响,患者难以正常生活,尽管她意识到自己的反应是非理性和过度的。

三、诊断与鉴别诊断

（一）诊断

ICD-11 将场所恐惧障碍的"场所"定义为"多种难以逃离或难以获得帮助的情境",患者除了主动回避以上情境的行为,还包括其他可普遍观察到的行为,如只有当特定情况下(如有人陪伴)才会进入恐惧情境,否则就会出现强烈的恐惧或焦虑。

有场所恐惧障碍的个体对以下两个或两个以上情景时(使用公共交通工具;处于开放空间;处于密闭空间;站队或在人群中;独自离家外出)无论是否存在惊恐障碍都可以诊断为场所恐惧障碍。如果个体表现符合场所恐惧障碍和惊恐障碍或其他障碍的诊断标准,则可同时给予两个诊断。

（二）鉴别诊断

1. 正常恐惧　正常人对某些事物或场合也会有恐惧心理,如毒蛇、猛兽、黑暗而静寂的环境等。关键看这种恐惧的合理性、发生的频率、恐惧的程度、是否伴有自主神经症状、是否明显影响社会功能、是否有回避行为等综合考虑。

2. 广泛性焦虑障碍　恐惧障碍和广泛性焦虑障碍都以焦虑为核心症状,但恐惧障碍的焦虑由特定的对象或处境引起,呈境遇性和发作性,而焦虑障碍的焦虑常没有明确的对象,常持续存在。

3. 强迫障碍　强迫障碍的恐惧源于自己内心的某些思想或观念,怕的是失去自我控制,并非对外界事物恐惧。

四、治疗

（一）心理治疗

1. 行为疗法　是治疗场所恐惧障碍的首选方法,对恐惧环境的系统脱敏疗法或暴露疗法对恐惧症效果良好。环境可以是现实的,随着计算机技术的进步,虚拟现实的脱敏和暴露也开始应用。

2. 认知行为治疗　有临床研究提示认知治疗的短期疗效与药物相似,而长期疗效可能更好。

3. 支持性心理治疗　支持性心理疗法包括使用心理动力学概念和治疗联盟来促进适应性应对。

（二）药物治疗

1. 抗焦虑药物　BZDs 药物治疗的一大优势在于其疗效迅速,对紧急情境下的强烈惊恐或焦虑很有效。可用于特定的短期目的,如在其他治疗起效之前可以帮助患者参与重要的活动。阿普唑仑、劳拉西泮等均是最常用的 BZDs 药物。

2. 抗抑郁药　可用来治疗患者当前存在的抑郁障碍,对没有抑郁但常有惊恐发作的场所恐惧障碍的患者也有治疗作用。数种 SSRIs 类对伴或不伴场所恐惧障碍的惊恐障碍治疗有效。SSRIs 类药物已被证明有助于减少或防止各种形式焦虑的复发,有效剂量基本上与治疗抑郁症一致,通常起始剂量较抑郁症小,以尽量减少最初短暂的焦虑反应,并且缓慢增加到治疗剂量。

第四节　社交焦虑障碍

社交焦虑障碍(social anxiety disorder,SAD)又称社交恐惧症(social phobia),是以在社交场合持续紧张或恐惧,回避社交行为为主要临床表现的一类焦虑恐惧障碍。

在美国社交焦虑障碍的终生患病率为13.3%,女性较男性常见,平均发病年龄为15岁,平均发病12年后进行首次治疗,高达80%的患者从未接受治疗,70%的患者受教育程度较低,22%的患者不能工作。

一、病因与发病机制

有研究提示遗传因素在SAD发病中起到重要作用,遗传度为30%~65%。在临床中SSRIs治疗SAD有效,提示SAD与5-HT功能异常相关。神经影像研究发现,社交焦虑障碍患者纹状体中多巴胺转运体存在功能异常。

在SAD的发生发展中,可能的危险因素有童年期的过度保护、忽视和虐待、行为被过分控制或批评、父母婚姻不良、缺乏亲密关系、学校表现不佳等。在此环境中长大的小孩常常对社交有认知扭曲,长期习惯对模糊事件给予负性解释,对负性事件给予灾难性解释,常常对自我进行持续的负性反思。另有部分患者可能经历过创伤性、"羞辱性"的社交事件。

二、临床表现

社交焦虑障碍核心症状是显著而持续地担心在公众面前可能出现丢丑或有尴尬的表现,担心别人会嘲笑、负性评价自己,在别人有意或无意的注视下,患者就更加拘束、紧张不安,因此常常回避社交行为。尽管患者意识到这种紧张和恐惧是不合理的,但仍然设法回避相关的社交场合,在极端情形下可导致自我社会隔离,对必须即将的社交充满紧张不安,并在社交时有强烈的焦虑和痛苦、脸红、手抖、不敢对视等,在尽可能完成必须的社交行为后就匆忙离去,这些回避行为可严重影响患者的个人生活、职业功能和社会关系。

社交焦虑障碍患者出现社交焦虑的场合多为公共场合进食、公开讲话、在他人的注视下签署重要文件、遇到异性、学校环境等。有学者认为,从羞怯到回避型人格障碍,再到社交焦虑障碍是一症状连续谱。一部分患者可能通过物质滥用来缓解焦虑而最终导致物质依赖,特别是酒精依赖。该病患者共病广泛性焦虑、抑郁障碍和双相障碍比较常见。

【典型病例】

患者,女性,29岁,电脑程序员。

因见人紧张、不敢在公共场所讲话5年就诊。

五年前在患者被提升到公司的管理职位后,压力增加。逐渐出现紧张,特别是与上级领导、男性同事接触。思量再三,三年前患者辞去此管理职位。原因是患者需要经常同其他公司的部门员工进行互动,偶尔还要公开演讲。患者总是对不熟悉的人感到紧张,担心别人会嘲笑她"说些愚蠢的事情"或犯些社交失礼的错误。在团体面前发言经常会感到"害怕"。当患者不得不与别人交流时,出现心跳加速,口干舌燥,汗流浃背。开会时,患者常想到可能会说一些非常愚蠢的事情或可怕的失言,并因此数次回避重要会议。

诊断:社交焦虑症

三、诊断与鉴别诊断

(一)诊断

社交焦虑症是指当人们对一个或多个社交场合如公共演讲或表演,有一种强烈的恐惧感。社交焦虑障碍担心的焦点是个体的行为方式或表现出焦虑症状时会被他人做出负性评价,病程标准要求持续不少于6个月。

社交焦虑或害羞在普通人群中均很常见。在某些发展阶段,例如青春期,或在经历诸如婚姻或职业改变等生活转变之后,这种关注可能会特别突出。当这种焦虑阻碍个人参与所期望的活动或在这种活动中出现明显痛苦时,就发展成为社交焦虑障碍。

（二）鉴别诊断

1. **正常羞怯**　有些人在人多时也可表现为羞怯和不安,社交焦虑障碍的诊断标准要求有一定的严重性。

2. **躯体变形障碍**　患者不愿出门、不愿社交是因为认为自己的体貌变形,与社交焦虑障碍患者害怕社交不得体不同。

3. **精神分裂症**　社交焦虑障碍的患者害怕社交场合是因为会导致焦虑发作,精神分裂症患者回避社交是害怕被人议论、迫害,或者表现为社会性退缩,无任何社交动机。

4. **场所恐惧障碍**　患有场所恐惧障碍的患者经常会因为有人陪伴而感到舒服,但是患有社交焦虑症的患者会因为其他人的存在而变得更加焦虑。

四、治疗

1. **认知行为治疗**　基本原则是消除恐惧对象与焦虑反应之间的条件性联系;对抗回避反应;并在此过程中改变自己不合理的认知。

2. **药物治疗**

（1）抗抑郁药:SSRIs 为治疗社交焦虑障碍的一线药物,SNRIs 也有效。

（2）其他:BZDs 药物有明确的控制焦虑恐惧的作用,但不宜长期服用。β 受体阻滞剂对心理因素所致的震颤有效。

第五节　特殊恐惧障碍

特殊恐惧障碍(specific phobia)是一种焦虑恐惧障碍,患者的恐惧或回避对象局限于特定的物体、场景或活动。

害怕的对象多是特定的自然环境(如高处、雷鸣、黑暗),动物(如昆虫),注射,处境(如飞行、电梯、密闭空间),害怕感染某种疾病(艾滋病)等。患者为减少焦虑而采取回避行为。患者通常害怕的不是物体或情景本身,而是随之可能带来的后果,如恐惧驾驶是害怕交通事故,恐惧蜘蛛是害怕被咬伤。这些恐惧是过分的、不合理的和持久的。尽管患者愿意承认这些对象没什么可怕的,但并不能减少他们的恐惧。

特殊恐惧障碍一般在童年或成年早期就出现,如果不治疗,可以持续数十年。对恐惧情境的害怕一般稳定存在,导致功能残缺的程度取决于患者对恐惧情境的回避程度。值得注意的是血-损伤-注射恐惧与其他恐惧不同,其可导致心动过缓,易出现晕厥,而不是心率加快。

诊断不难,ICD-11 界定特殊恐惧障碍与恐惧刺激直接相关,面对恐惧对象或情境时,通常会出现明显的主动回避行为,如果不能成功回避则要忍受强烈恐惧或焦虑。需要与以下疾病鉴别:

1. **强迫障碍**　强迫障碍有时表现为对特定物体的害怕和回避,强迫障碍的恐惧源于自己内心的某些思想或观念,担心失去自我控制,并非对外界事物恐惧。例如,患有强迫症的患者可能会避免使用刀具,因为他们对杀死自己的孩子有强迫的想法;而对刀有特殊恐惧的患者可能因为害怕割伤自己而避开他们。

2. **精神分裂症**　恐怖症状可存在于精神分裂症患者的症状中,因此需鉴别。与精神分裂症患者不同的是,恐惧症患者对其恐惧的不合理性有深刻的认识,且不离奇和无精神分裂症其他核心症状。

3. **其他**　物质使用(例如致幻剂和拟交感神经药)、中枢神经系统肿瘤和脑血管疾病等非精神科躯体疾病也会导致恐惧障碍。这些情况下的恐惧症状大多伴发其他异常如躯体、神经和精神状态。

治疗主要采用心理治疗,通常可使恐惧的强度和伴随的功能障碍都得到很大改善,结局主要有赖于必要的反复长期练习。对特定恐惧症的常见治疗是暴露疗法:治疗师通过一系列渐进的、自我控制的暴露于恐怖刺激的方式来减少患者的情绪反应,帮助他们处理焦虑反应,包括放松、呼吸控制和认知方法等。

药物治疗的资料有限,有研究发现帕罗西汀、β受体阻滞剂对特殊恐惧障碍有效。短期使用BZDs药物对缓解患者的焦虑有帮助。

第六节　分离性焦虑障碍

分离性焦虑障碍(separation anxiety disorder)一般起病于童年早期阶段,患者针对与所依恋的人(通常是父母或其他家庭成员及照料者)分别而产生的过度焦虑,焦虑的持续时间和严重程度大大超出同龄儿童在分离场合的常见水平,并且使其社会功能受到明显影响;此外,还存在做噩梦和痛苦的躯体症状。

双生子研究提示儿童中分离障碍的遗传度可高达73%,患者幼儿期常有胆怯、敏感、过分依赖的心理特点。环境因素包括:家长对儿童采用过分保护或过分严厉、苛求、粗暴等不当家庭教育方式等,此外,心理应激,如初次上幼儿园、转学、受批评、移民、亲属或宠物的死亡等均增加发病风险。

多起病于6岁以前,表现为与依恋对象离别前过分担心依恋对象可能遇到伤害,或者一去不复返。过分担心依恋对象不在身边时将发生自己走失、被绑架、被杀害或住院等不良情况,以至可能自己再也见不到亲人。每次离别时出现头痛、恶心、呕吐等躯体症状,或因害怕离别而不想上学,甚至拒绝上学。也可表现为离别时、离别后出现过度的情绪反应,如烦躁不安、哭喊、发脾气、痛苦、淡漠或社会性退缩。有的患者在没有依恋对象陪同情况下绝不外出活动,晚上没有依恋对象在身边时不愿意上床就寝,或反复出现与离别有关的噩梦,夜间多次惊醒。

【典型病例】

患者女性,7岁,2年级学生。因不愿与母亲分离片刻1个月就诊。1个月前父母因家务事吵架,母亲回到外祖母家去住了一夜。以后患者总怕母亲离开自己,上课时不安心,中午也要去母亲工作地方去看母亲。母亲怕耽误患者中午休息,不让患者中午去看自己,患者下午在课堂上突然哭泣起来,说自己很想念妈妈。最近一周拒绝上学,一步也不离开母亲,母亲多次保证自己再也不会离开患者了,但患者总不放心,担心母亲欺骗自己。围生期和幼年生长发育正常。6岁入学,成绩优秀,性格内向,胆小怕羞。无神经和精神疾病家族史。内科及神经系统检查无其他阳性发现。

18岁以下患者有上述临床表现之一,病程持续1个月以上,达到严重干扰患者的正常生活、学习和社交活动的程度,排除广泛性发育障碍、精神分裂症、心境障碍、广泛性焦虑障碍以及其他原因所致焦虑和恐惧情绪,则可做出相应诊断。

治疗原则是心理治疗为主,一般不需要药物治疗。主要心理治疗方法有支持性心理治疗、家庭治疗和行为治疗。

在支持性心理治疗中应当耐心倾听患者诉说自己的内心体验,对患者的痛苦适当地表示同情,指导患者去适应环境,增强克服情绪障碍的信心。其次,尽量消除环境中的不良因素,避免太多的家庭和学校环境变迁。

家庭治疗首先了解家庭结构和功能,评估引起焦虑的家庭动力学原因,纠正患者与父母之间的不良关系,改变家庭成员的不良教养方式,鼓励父母强化患者的独立行为。家庭治疗目的是让患者的父母尽量给予患者更多感情上的交流和支持。

目前还没有任何药物具有治疗适应证。对于严重的患者,可酌情短时间使用 BZDs 药物或具有抗焦虑作用的抗抑郁药物,如舍曲林、氟伏沙明等。

（李 毅）

思 考 题

1. 如何描述各焦虑与恐惧障碍中焦虑的异同？如何进行诊断？
2. 各焦虑与恐惧障碍的治疗原则是什么？

第十一章 强迫及相关障碍

强迫及相关障碍(obsessive-compulsive and related disorders)在ICD-11和DSM-5诊断标准中是新的独立疾病分类,包括强迫症、躯体变形障碍、囤积障碍、拔毛障碍、皮肤搔抓障碍、嗅觉牵连障碍等。此分类依据的是这些疾病具有相同的临床特征——具有类似持续性、闯入性、非己所欲的强迫性思维、先占观念和反复的强迫行为,以及相似的病理生理基础和治疗手段,如SSRI是这些疾病的一线治疗药物。不过,两套诊断标准系统之间也有不同,ICD-11的这个类别里尚包括疑病障碍,而疑病障碍在DSM-5中却归于躯体症状及相关障碍(somatic symptom and related disorders)类别之中,改称为疾病焦虑障碍(illness anxiety disorder)。鉴于疑病障碍与躯体忧虑障碍有非常类似的临床表现,本教材将疑病障碍与躯体忧虑障碍合并,内容见第十三章,躯体忧虑障碍及疑病障碍。

第一节 强 迫 症

强迫症(obsessive-compulsive disorder,OCD)是一种以反复出现的强迫观念、强迫冲动或强迫行为等为主要临床表现的精神疾病。多数患者认为这些观念和行为没有必要或不正常,违反了自己的意愿,无法摆脱,为此感到焦虑和痛苦。其症状复杂多样,病程迁延,易慢性化,致残率较高,对婚姻、职业、情感、社会功能都有严重影响。尽管如此,很多患者早期并不主动寻求医治。

强迫症终生患病率为0.8%~3.0%,精神科门诊患者患病率约10%,平均发病年龄20岁,男性(19岁)稍早于女性(22岁)。约2/3的患者症状起病于25岁前,不到15%的起病于35岁后。女性患病率稍高于男性(1:1.2)。

强迫症与其他精神障碍具有较高的共病率,56%~83%的强迫障碍患者至少共患一种其他精神障碍,与下面精神障碍的共病率分别为:抑郁症,67%;社交恐怖,25%;抽动秽语综合征(Tourette's syndrome),5%~7%;抽动症,20%~30%。强迫症还与酒精使用障碍、广泛性焦虑障碍、特定恐怖症、惊恐发作、进食障碍、人格障碍等有较高的共病率,因而容易误诊。

一、病因及病理生理机制

强迫症是一种多维度、多因素疾病,病前人格、遗传风险、生理因素、心理因素、环境因素均在其发病中发挥作用。

(一)遗传因素

强迫症患者的家系遗传、双生子遗传、遗传分离分析和基因关联研究均一致认为强迫症同遗传关系密切,具有明显的家族聚集性。强迫症患者一级亲属具有较高的患病率,是普通人群的4倍;同卵双生子的同病率为65%~85%,而异卵双生子则为15%~45%。

(二)神经生物学基础

早有证据表明强迫症有特定的神经解剖学基础。有人提出纹状体,尤其尾状核是强迫症的原发病理部位,皮质-纹状体-丘脑-皮质环路是强迫症发生的神经解剖学结构基础。该环路被认为是皮质功能的补充和调节结构,其病变引起了丘脑水平的门控功能缺陷,从而导致了眶额皮质(与强迫性思维有关)和前扣带回(与强迫症的非特异性焦虑有关)的高度激活,表现出强迫性思维和继发性焦虑。强迫动作被视为一种仪式行为,以代偿纹状体的功能,发挥丘脑的门控功能,可缓解强迫性思维所致的焦虑和烦恼。谷氨酸系统是近年来被关注的另一个神经递质系统。由丘脑投射至前额皮质眶部的通路，称为丘脑-皮质通路，该通路经谷氨酸传导，该通路激动时增加前额皮质眶部代谢。由前额皮质眶部投射到尾状核头部的通路称皮质-尾状核通路，该通路亦经谷氨酸传导。当激动该通路时，增加尾状核头部代谢，凡能增加前额皮质眶部和尾状核头部代谢的因素均能致强迫。

强迫症的神经生化学主要涉及中枢神经系统的 5-HT、DA、谷氨酸和 GABA 能神经元的功能异常及其相关神经递质。一般认为强迫症的发生与脑内 5-HT 功能异常的联系最为密切，其最早和最有说服力的证据来自氯米帕明治疗强迫症的有效性。目前的研究提示，SSRIs 治疗强迫症的机制不仅是改变了突触间隙 5-HT 浓度，一系列的神经适应性改变调节突触后受体，提高了突触间 5-HT 神经传递也可能是起效的关键机制之一。但 SSRIs 治疗强迫症的有效率仅为 40%～60%，提示 5-HT 功能异常仅能说明强迫症的部分病理基础。DA 阻滞剂能够增强 SSRIs 的抗强迫作用，提示强迫症亦与脑内 DA 功能亢进有关，存在着强迫症 DA 能皮质-杏仁核环路功能异常模式。

（三）心理社会因素

在强迫症的发生中，社会心理因素不可忽视，影响着强迫症状的产生和维持，主要包括心理素质因素、负性情绪、生活事件及家庭因素等。心理素质因素主要涉及人格特质、自我概念、应对方式和归因风格等。研究发现，约 2/3 的强迫症患者病前即有强迫性人格，通常表现为：①做事要求完美无缺，按部就班，墨守成规，有条不紊；②对自己要求极为严格，难以通融，固执而灵活性差；③常有不安全感，为人处事唯恐发生疏忽或差错，经常检查或反思自己的行动是否正确；④拘泥细节，甚至生活琐事也要"程序化"。负性情绪与生活事件包括工作、生活环境的变迁，人际关系不佳，责任加重，家庭不和、亲人丧失和突然的惊吓等。

（四）心理学解释

精神分析理论认为强迫障碍是人格发展固着于心理发展的早期阶段，焦虑情绪通过防御机制而形成强迫症状；行为主义认为在疾病的第一阶段，由非特异性情景引起焦虑，为减轻焦虑而产生逃避或回避反应，表现为强迫性仪式行为，这是经典条件反射。在第二阶段中强迫行为被强化，并泛化到中性情景中，形成操作性条件反射；认知理论认为 OCD 患者形成了三个主要的功能失调性信念：责任感和对威胁的过度估计，完美主义和对不确定的无法容忍，重要性和对想法的控制。家庭治疗理论认为，家庭中过分苛求、刻板、压抑的氛围，以及父母对孩子的过高期望及成就压力等因素，可能对形成强迫倾向及症状起到一定的作用。

二、临床表现

强迫症的基本症状包括强迫观念和强迫行为，严重程度差异很大。一些患者每天会花 1～3 小时实施重复行为，而有些患者存在持续的、顽固的侵入性思维或难以控制的强迫行为，导致社会功能丧失。

（一）强迫观念

强迫观念（obsession）系指反复闯入患者意识领域的、持续存在的思想、观念、表象、情绪、冲动或意向，对患者来说没有现实意义，非己所欲，违反了个人意愿；患者明知没有必要，试图忽略、压抑或用其他思想、动作来对抗它，但无法摆脱，因而苦恼和焦虑。有的患者抵制不明显，或随病程进展，抵抗（反强迫）逐渐减弱。

1. 强迫思维　强迫思维是以刻板形式反复闯入患者头脑中的观念、表象或冲动思维，它们几乎总是令人痛苦的，内容常常为暴力、猥亵或毫无意义。患者往往试图抵制，但不成功。虽然这些思维并非自愿且令人反感，但患者认为它是属于自己的。

2. 强迫穷思竭虑　患者对一些常见的事情、概念或现象反复思索，刨根究底，自知毫无现实意义，但不能自控。如反复思考"人为什么会说话？""天为什么会下雨？""地球为什么是圆的，而不是方的？""1 加 1 为什么等于 2？"

3. **强迫怀疑**　患者对自己言行的正确性反复产生怀疑，需要反复检查、核对。如怀疑自己未完成家庭作业、门窗没有关好、钱物没有点清等。患者能意识到事情已做好，只是不放心而想要反复检查。

4. **强迫对立观念**　患者脑中出现一个观念或看到一句话，便不由自主地联想起另一个观念或词句，且性质对立。如想起"和平"，马上就联想到"战争"；看到"拥护"，脑中即出现"打倒"。

5. **强迫联想**　所谓联想就是由一个观念联想到另一个观念。当强迫症患者看到、听到或想到某事物时，就不由自主地联想到一些令人不愉快或不祥的情境。如，看见异性就会联想对方会不会喜欢自己；见到打火机，就联想到炸药爆炸的恐怖情景，见到有人抽烟就想到火灾；见到钞票，即想到其上会带有多少病菌，会不会传染疾病等。联想时，患者越想越紧张，而且反复联想，不能控制。

6. **强迫回忆**　患者意识中不由自主地反复呈现出经历过的事情，无法摆脱，感到苦恼。有时强迫性回忆和强迫性怀疑可同时出现。强迫回忆时，有的患者表现为发呆，实际上是在冥想，若被打断或认为"想得不对"，则需从头再次想起。

7. **强迫意向**　患者体会到一种强烈的内在冲动要去做某种违背自己意愿的事情，但实际上不会转变为行动，因患者知道这种冲动是非理性的、荒谬的，故努力克制，但内心冲动无法摆脱。如想把小孩扔到窗外，站在高处就想往下跳，走在路上就想撞向行驶的汽车等。

（二）强迫行为

强迫行为（compulsion）是指强迫症患者通过反复的行为或动作以阻止或降低强迫观念所致焦虑和痛苦的一种行为或仪式化动作，常继发于强迫观念。这种行为通常被患者认为是无意义的或无效的，且反复企图加以抵抗，导致明显焦虑。虽然强迫行为并不是为了获得快感，但是可以使焦虑或痛苦暂时缓解。对于病程漫长的患者，抵制可能十分微弱。强迫行为有的为外显性的，为能看得见的一些仪式或行为；有的则较为隐匿，如默默计数或祷告；有的为了消除强迫思维而用另外一种思维来抵抗或消除。从根本上讲，这些行为既不能给人以愉快，也无助于任务的完成。

强迫行为与患者所担心、害怕的事情之间的联系常常不合逻辑（如：将物品排列整齐是为了防止心爱的人受到伤害），或明显超过了正常界限（如：每天花几小时的时间洗澡来防止生病）。

1. **强迫检查**　多为减轻强迫怀疑所致焦虑而采取的措施。常表现为反复检查门窗、煤气是否关好，电插头是否拔掉，作业是否做对等，严重者检查数十遍仍不放心。

2. **强迫洗涤**　患者为了消除对受到脏物、毒物或细菌污染的担心，表现为反复不断地洗手、洗澡或洗衣服、餐具等，多源于"怕受污染"这一强迫观念。这种洗涤往往要遵循一定的程序。

3. **强迫询问**　强迫症患者常常不相信自己的所见所闻，为消除此疑虑所带来的焦虑，常不厌其烦地询问他人（尤其是家人），以获得解释和保证，如反复询问自己是否说错话，有无做错事等。这与他们的不安全感、过分苛求自己、过于理智和完美主义等心理有密切关系。

4. **强迫计数**　患者对数字发生了强迫观念，整日沉浸于无意义的计数动作中，即使对偶然碰到的电话号码、汽车牌号等都要反复默记，或反复不断地数窗格、楼梯、楼层，浪费了大量时间而不能自控。

5. **强迫性仪式动作**　这是一些反复出现的、刻板的、过分的程序或仪式动作，通常是为了对抗某种强迫观念所致焦虑而逐渐发展起来的。如患者出门一定要先左脚迈出家门，如未如此，则一定要退回来再迈一次，口中还念念有词；回家一定要右脚先迈进家门，鞋子头朝东摆放等。这些仪式程序对他们来说往往象征着吉凶祸福，或逢凶化吉等意义。强迫性仪式动作可占去患者一天中的数小时，还可伴有明显的犹豫不决和行事迟缓。

（三）回避行为

患者通常采用回避行为、中和或随意的形式以减轻焦虑，故患者通常回避会诱发强迫思维和强迫行为的人、地点及事物。疾病严重时，回避可能成为最受关注的症状。因为治疗使患者更多地暴露在诱发强迫症状的环境中，治疗过程中随着回避行为的减少，强迫行为可能增加。

（四）其他

当面对诱发强迫思维和强迫行为的情境时,强迫症患者会经历很大的情绪波动。这些情绪反应包括明显的焦虑和(或)惊恐发作,强烈的厌恶感,和(或)对"不完美"感到痛苦或不安,直到事情看上去、感觉上或者听上去"恰到好处"。强迫症患者伴焦虑的程度并不完全取决于病程,而是取决于强迫症状内容的性质和强度,以及与以缓解焦虑为目的的强迫行为之间相互作用的结果。一般来说,焦虑或抑郁症状的加重或减轻一般会伴有强迫症状严重程度的平行变化。

强迫洗手的患者常常可见双手皮肤角质层受损,强迫性抠、挖、拔毛的患者可见相应部位的损伤。部分患者可能有神经系统软体征和精细运动协调障碍。

患者常常有不良的人际关系:一种是患者要求他人容忍其症状,更有甚者家属被患者要求迁就甚至执行其仪式行为,可能将症状强化、慢性化;另一种是患者与家属产生敌对关系,强迫症状被他人认为是患者的有意对抗,可能会加重患者的强迫症状并导致敌对的进一步加剧。

三、诊断与鉴别诊断

（一）诊断

1. 诊断要点

（1）症状主要表现为强迫思维、强迫行为,或二者皆有。

（2）强迫症状须占据一定时间(如:每天出现 1 小时或以上)。

（3）强迫症状引起患者明显的痛苦,或导致患者生活、家庭、社交、教育、职业等方面的损害。

2. 自知力　强迫症患者的自知力水平可分为:

（1）自知力良好:患者能够意识到强迫信念可能不是真的,或可以接受它们不是真的。

（2）自知力较差:患者意识到强迫信念可能是真的。

（3）自知力缺乏:在大部分或全部时间内,患者完全确信强迫信念是真的。

（二）鉴别诊断

1. 精神分裂症　精神分裂症患者可出现强迫症状,强迫症患者的强迫观念亦可达到妄想的程度,二者鉴别的要点:①前者往往还会出现幻觉、妄想、言行紊乱等其他精神病性症状;②患者是否为之苦恼,还是淡漠处之,以及是否与环境、现实协调等。根据 DSM-5 建议,如果患者只有强迫症状,而无其他精神病性症状,如缺乏自知力,可诊断为其他特定的精神病性障碍或强迫症,但须特别注明。

2. 抑郁障碍　抑郁障碍与强迫症经常共存。抑郁障碍患者可表现某些强迫症状,强迫症患者也可体验某些抑郁症状。鉴别主要根据哪种症状是原发的,并占主要地位而定。如果难分伯仲,建议采用等级诊断的思路,首先考虑抑郁障碍。

3. 广泛性焦虑障碍　二者鉴别的最大困难在于焦虑与强迫思维的区别。广泛性焦虑障碍患者关注多是日常生活的现实问题,忧虑源于感知到外界有威胁存在,但内容多是一种含糊不清、令人烦恼的不祥预兆,患者不认为自己的忧虑是不合适的,不会导致强迫性仪式行为;强迫思维的内容多是一些非同寻常的事情,如怕脏、害怕被污染、攻击、储藏或一些宗教思想等,难以令人接受。

4. 恐惧症　二者具有许多相似性,如对某种物品或场景的恐惧反应和回避行为。鉴别要点:①强迫症患者在缺乏明确恐惧场所/事件、对象的情况下,仍然表现出持久的、反复出现的强迫性思维;恐怖症患者如无明确恐惧对象存在,通常不会出现焦虑或沮丧情绪。②恐怖症患者没有强迫性行为,回避行为只针对某一或某些明确的恐惧对象,而强迫症患者并不仅限于此。③强迫症患者对强迫性思维的最常见反应是强迫性仪式动作,常由内在的思维所触发。

5. 脑器质性精神障碍　中枢神经系统的器质性病变,尤其是基底节病变,可出现强迫症状。神经系统病史和体征及相关辅助检查有助于鉴别。

四、治疗

（一）药物治疗

药物治疗是强迫症的最主要治疗方法之一。具有抗强迫作用的药物有选择性5-羟色胺再摄取抑制剂（SSRIs），如氟西汀、氟伏沙明、舍曲林、帕罗西汀、西酞普兰，三环类抗抑郁药物，如氯米帕明等。其中，SSRIs是目前的一线治疗药物，氯米帕明因不良反应限制了其应用。由于强迫症呈慢性病程，容易复发，因而其治疗原则是全病程治疗。一般说，强迫症的治疗应包括急性期治疗、巩固期治疗和维持期治疗三个阶段。

1. 急性期治疗 一般建议急性期治疗10~12周，药物选择应从推荐的一线药物中进行，足量（处方推荐的较高或最高剂量）足疗程开始。多数患者治疗4~6周后会有显著效果，有些患者10~12周方有改善。经12周急性期治疗疗效不佳者首先考虑增加药物至最大治疗量；仍无效者可考虑联合增效剂、换药治疗或选用其他治疗方法（如心理治疗或物理治疗）。应注意，不宜一种治疗药物短期使用便认定为无效而频繁换药。

抗精神病药单药治疗不宜作为强迫症的常规治疗，但SSRIs联合抗精神病药物可以增加疗效。常用药物包括非典型抗精神病药物，如利培酮、阿立哌唑、喹硫平和奥氮平等。与抗精神病药联合SSRIs的方案相比，氯米帕明作为SSRIs的联合用药，疗效较好，但安全性较差，所以一般不作为联合方案的首选。

2. 巩固期与维持期治疗 急性期治疗效果显著者，可进入为期1~2年的巩固期和维持期治疗。研究表明持续治疗能减少患者的复发。完成维持期治疗的患者，经系统评估后可考虑逐渐减药，每1~2个月减掉药物治疗剂量的10%~25%，并严密监测停药反应和疾病是否复发。如症状波动，则加回到原来的治疗剂量，延长维持治疗时间。

（二）心理治疗

强迫症的发病与病前性格、自幼生活经历、社会心理因素及精神创伤等密切相关，单靠药物治疗往往很难达到令人满意的效果，因而需要辅以适当形式的心理治疗。目前强迫症的主要心理治疗方法有行为疗法、精神分析疗法、认知疗法、认知行为疗法、森田疗法和支持性心理治疗等。在强迫症的整个治疗体系中，无论是药物治疗还是心理治疗，支持性心理治疗是最重要的支点，包括：①对强迫症患者的耐心解释和心理教育；②帮助患者分析自己的人格特点和发病原因，尽力克服心理上的诱因，以消除焦虑情绪；③认真配合医生，找出心理因素，进行系统心理治疗或药物治疗等。

暴露和反应预防是治疗强迫障碍有效的行为治疗方法。暴露疗法是使患者面对引起焦虑的物品和环境；反应预防要求患者推迟、减少甚至放弃能减轻焦虑的行为，如缩短洗手时间，减少洗手频度，甚至放弃洗手。在实施治疗时，首先应对患者进行疾病教育，提高患者信心，使其依从治疗计划。此疗法应结合家庭治疗，因为对患者家庭成员的教育和支持鼓励十分重要，他们是监督患者完成家庭作业最重要的人选，而且家庭治疗有助于减少人际系统中对症状起到维持作用的因素。起初治疗者和患者须制订一个特别的激发焦虑的计划，通过会谈在治疗室内指导患者如何去做，以后通过家庭作业让患者单独去做，逐步增加难度，并在实施的过程中评估患者的反应和认知治疗的效果。有效的暴露疗法和反应预防一般需12次会谈和长时间的家庭作业。

对于多数OCD患者，药物与心理治疗同时或相继进行均比单独使用任一种治疗的效果要好。而且认知行为治疗也可在维持治疗中发挥作用。

（三）物理治疗

目前可供选择的物理治疗方法有：经颅磁刺激（TMS）、改良电抽搐治疗（mECT）、深部脑刺激（DBS）、迷走神经刺激（VNS）等，但疗效有待肯定。

五、病程和预后

强迫症通常在儿童或青少年早期发病。约10%的患者起病于10~15岁，75%的患者发病于30

岁以前,平均发病年龄 20 岁左右。半数以上患者病情缓慢发展,逐渐加重渐趋向慢性;约 1/4 的患者病情有波动,11% ~ 14% 的病例有完全的缓解间歇期,有些患者进入 40 ~ 50 岁后,病情有自动缓解倾向。大多数患者起病缓慢,常无明显诱因,或诱因微不足道。多数患者在疾病初期由于对疾病认识不足,羞于外露,致使患者就诊年龄超过发病年龄 10 年。强迫症患者在整个漫长的病程中,症状呈明显的波动性,应激或情绪不良时加重。

多数研究提示,患者预后良好的指标有:病前人格较为健全,发病有一定的诱发因素,社会功能保持良好,症状呈发作性,病程短;预后不良的指标有:病前有明显的人格障碍,发病于童年,症状弥散且严重。

第二节　躯体变形障碍

躯体变形障碍(body dysmorphic disorder,BDD)是指身体外表并无缺陷或仅是轻微缺陷,但患者却总认为自己存在缺陷,或过分夸大其轻微缺陷,觉得自己丑陋不堪或令人厌恶,且已引起他人注意,为此而苦恼的一种精神疾病。BDD 旧称畸形恐惧(dysmorphophobia),现在学界认为这一术语并不恰当,这并不是真正的恐怖,而是患者对躯体外观的强迫观念,因此自 DSM-Ⅲ 以来该病即被命名为躯体变形障碍,DSM-5 将此列入强迫及相关障碍类中。有关 BDD 的流行病学资料较少,DSM-5 报告美国 BDD 的时点患病率为 2.4%,男女患病率大致相等。大多数患者 18 岁前首次出现症状,最常见起病年龄为 12 ~ 13 岁。该病通常与多种疾病共病,如与抑郁症的终生共病率超过 90%,与焦虑障碍的共病率为 70%,与精神病性障碍的共病率为 30%。

一、病因与病理生理机制

BDD 病因未明,可能是生物、心理、社会文化多重因素作用的结果。BDD 与抑郁症的高共病率,这些患者家族中亦高情感障碍、强迫症患病率;某些 5-HT 类药物治疗该症有效,提示至少某些患者存在脑内 5-HT 系统的功能异常。另外,社会文化和心理因素也影响 BDD 的发生,如社会文化、家庭成员或同龄人对外表的过于注重,童年遭受过多的讥讽、嘲笑或虐待,都可能是 BDD 的危险因素。其理论假设还包括精神分析的置换心理防御机制。

二、临床表现

该症的典型表现是患者总认为自己的外形有缺陷或丑陋(defects or flaws),通常涉及的部位有:鼻、耳、口、乳房、臀部、阴茎等,也可涉及躯体的其他任何部位。患者通常认为所关注的身体部位存在缺陷、丑陋、不对称、过大或过小、不成比例,或埋怨头发稀疏、痤疮、皱纹、伤疤、血管纹理、面色苍白或发红,或不够强壮等。大多数患者抱怨的部位比较固定,有些患者也可随时间而改变,还有些患者的主诉比较模糊,如仅认为自己的"面孔滑稽可笑",只包含一般意义上的丑或不好,过于阳刚或阴柔,但并不能明确陈述存在何种具体不足或缺陷。患者的思维可能被自己的错误观念长期占据,并为此极端痛苦。另一方面,患者感到自己的缺陷受到他人注意、谈论或讥笑。但在他人看来,其外表正常或相对正常。患者常因自感丑陋不欲为他人所知,从而出现回避社交场所,或由于极度担心而辍学。患者常花大量时间用于检查、修饰或掩饰自己的缺陷。这些频繁的行为只能加重其压力和焦虑。此类患者伴有高自杀风险,尤其是伴随抑郁症状时,自杀观念和自杀未遂发生率通常较高。这种先占观念如同强迫观念一样苦恼着患者,难以自制,并驱使患者照镜不止、过度修饰、向他人反复询问征求朋友或家人对自己外表的评价,以期得到这些部位是"正常"的保证。他们还会将自己的"缺陷"部位与别人进行比较,不仅给患者带来明显的痛苦,还可能引起职业、社交或其他重要功能的损害。其表现带有浓厚的强迫色彩。

Box 11-1   躯体变形障碍与整形外科

躯体变形障碍与整形医学关系十分密切。许多患者由于不能意识到自己的病症所在,往往首诊于整形外科、口腔科或皮肤科,尤其是整形外科,要求手术治疗,以修正其感知到的缺陷。除确有轻微异常者外科手术有良好改善外,一般疗效不佳。不少患者术后仍不满意,或出现症状替换,转变了对身体的关注部位,从而产生新的外表缺陷先占观念;甚至认为手术糟糕透顶,使"缺陷"更加严重,于是再次寻求手术治疗。外科治疗效果不佳的原因源自患者对手术后果的非现实期望。结果患者愈加厌恶自己的容貌,甚至试图结束自己的生命。值得注意的是,一些患者对整形效果不满意,因而起诉整形医师或对其实施暴力。所以,躯体变形障碍患者一般不适宜于行外科整形治疗。尽管精神科的处置效果亦不甚理想,但是对于 BDD 患者的整形外科诉求,需要精神科医生、皮肤科医生和整形外科医生紧密配合,共同评估和谨慎处理。

三、诊断和鉴别诊断

(一)诊断要点

1. 具有持续的(如每天至少 1 小时)认为外表存在一处或多处缺陷或丑陋的先占观念,或者认为整体外貌丑陋,但在他人看来微不足道或不能察觉。

2. 因这些自认的缺陷或丑陋而感到羞愧,通常包括自我牵连观念,如坚信别人会注意、评价、议论这些缺陷或丑陋。

3. 先占观念符合下面任一特征

(1)重复或过度行为,如反复察看外貌(如照镜子,与别人对比),夸大感知到缺陷或丑陋的严重程度。

(2)试图掩饰或改变缺陷(如实施不必要的外科美容手术)。

(3)回避能够增加因自认缺陷或丑陋所致痛苦的社交场合或事物。

4. 症状引起患者明显痛苦,或导致个人、家庭、社交、教育、职业等方面的损害。

(二)鉴别诊断

1. **正常外表关注**   关注自己的体貌在很多正常人中都很常见,特别是青少年。躯体变形障碍与普通的关注体貌或不满意外貌之间的鉴别主要是先占观念的程度,相应的重复行为频率,以及症状给个人所带来的痛苦和困扰程度。

2. **广泛性焦虑障碍**   广泛性焦虑障碍患者主要是反复担心日常生活(例家庭、财务、工作)可能引起的潜在不良影响,尽管有些患者也会过度担心自己的外表,但这种观念与其他焦虑症状并存,且很少会达到妄想的程度,也不会出现躯体变形障碍的反复检查行为。

3. **社交焦虑障碍**   社交焦虑障碍的症状主要发生于令其恐惧的社交场所,关注的是患者自己的行为或出现的焦虑症状(如担心脸红)会造成他人的负性评价,而躯体变形障碍患者坚信自己的外貌看上去不可接受。有些躯体变形障碍患者在社交场合也会有明显的焦虑,担心自己会因为看起来很难看而被他人拒绝。如果他们的关注点不限于感知到的缺陷和丑陋,且合并社交焦虑障碍的临床表现,则可作出共病诊断。

4. **神经性厌食症**   躯体变形障碍外表关注的部位偶有涉及全貌者,如身体太柔弱,需与神经性厌食症相鉴别。与神经性厌食症不同,躯体变形障碍的先占观念不仅限于与体重有关,而涉及外表理想化的各个方面。低体重理想化是神经性厌食症患者的核心症状,且有意地严格限制进食,体重下降,明显低于正常标准,或导致严重的营养不良。

四、治疗

躯体变形障碍的治疗通常比较困难。证据表明,抗抑郁药尤其是选择性 5-羟色胺再摄取抑制剂

(SSRIs)治疗躯体变形障碍有效,特别是对伴有显著抑郁症状者。氯米帕明、丁螺环酮、碳酸锂、哌甲酯或抗精神病药物均可作为 SSRIs 治疗躯体变形障碍的增强剂。治疗强迫症有效的心理治疗方法,如行为治疗、系统脱敏、反应预防、暴露疗法等用于躯体变形障碍也常有效。

五、病程和预后

躯体变形障碍通常起病于青春期(15～30 岁),女性稍多于男性,未婚者居多;起病缓慢或突然,呈慢性病程,期间可有波动,患病多年后症状有改善的可能。一般从出现症状到就医平均时间为 6 年。

第三节　其他强迫相关障碍

一、囤积障碍

囤积障碍(hoarding disorder)是以对无用或价值不大物品的无休止的收集和不愿丢弃,从而占用了大量空间为特征的强迫性障碍。囤积障碍通常起病于青少年早期,持续终身,人群患病率为 2%～5%。男女无差异,独居者常见,与社交焦虑、退缩和依赖性人格特质较为密切。囤积障碍与强迫症、强迫性购买、多动与注意缺陷障碍(ADHD)、精神分裂症等均有较高的共病率。30% 的强迫症患者表现有囤积症状,20% 的囤积障碍患者符合 ADHD 的诊断标准。

囤积障碍病因未明。囤积障碍者亲属中有人可能有类似的问题,提示该症有一定的遗传易感性。患者年幼时,父母教养方式往往不良,其囤积行为的发生在很大程度上与心理创伤有关,可能是逃避心理痛苦的一种回避行为。

囤积障碍的临床表现不仅是不能丢弃无用或用坏的东西,也包括过分地收集财物,喜欢购买、收藏、囤积一切有价值的甚至无价值的东西,比如垃圾、不穿的衣服、旧报纸、废旧物品,流浪的小动物。一些患者可能花费大量的时间采购折扣物品,或整天在马路上寻找废物,自视为宝。由于物品放置杂乱无章,导致居所混乱不堪,因而影响了其家庭生活,如无法在厨房做饭,无法在床上睡觉等;也可能会影响到邻里关系。火灾、高空坠落,腐烂变质食物,接触灰尘花粉及细菌等,都是一些可能出现的健康风险,常将自己置于危险之中。患者收集物品是因为他们相信将来需要这些物品,或物品在将来会有价值等歪曲信念所驱使。他们还会强烈地依恋这些物品而难以丢弃。丢弃物品时,患者会感到巨大痛苦和悲痛。他们倾向于将所收集的物品赋予人格特质,感到"物品就是我的"。当然,患者并不能意识到其行为的问题。

诊断要点包括:①过分积攒物品,而不管其实际价值如何;②过度收集,表现为特征性反复出现的冲动或购买、偷窃、积聚物品行为,包括一些免费物品;③过度收集和难以丢弃物品,导致生活环境凌乱不堪、居住不便或带来安全隐患;④弃物困难,患者认为这些物品将来有可能会有用,或丢弃时非常痛苦;⑤症状引起患者明显的痛苦,或明显损害其个人、家庭、社交、教育、职业等重要功能。需鉴别的疾病有:正常的爱好收集、强迫症、情感障碍、精神分裂症及其他妄想性障碍等。

囤积障碍病程较长,治疗困难。通常起病于青少年时期,40～50 岁时方才求治。尽管囤积障碍与强迫症相似,但治疗强迫症有效的方法对于囤积障碍却收效甚微。CBT 治疗有效率仅为 18%。药物治疗可选择 SSRI。

二、拔毛障碍

拔毛障碍(hair-pulling disorder)是一种以反复出现的、无法克制的拔掉毛发的冲动,导致明显的头发缺少为特征的一种慢性疾病。旧称拔毛癖(trichotllomania),曾被认为罕见,现认为该症普通人群终生患病率为 0.6%～3.4%,女性多见,男女比高达 1∶10。拔毛障碍常与强迫症、焦虑障碍、抑郁障碍、进食障碍、抽动秽语综合征和多种人格障碍(尤其是强迫性人格、边缘性人格、表演性人格)

共病。

拔毛障碍病因未明。患者往往是家庭独子或长子,可能与焦虑、抑郁等不良情绪有关,发病也可能与不良的心理因素有关,尤其是不良的母子关系。病前多有诱因,如父母分离、压力过大、童年时期管教过分严厉、缺乏亲情爱护等。

患者表现为反复地用手、铁夹或镊子等物件,将自己的毛发强行拔除。拔毛部位可涉及身体的任何长毛发的区域,以头皮最多见,眉毛、睫毛、腋毛或阴毛等亦可受累。同一患者的拔毛部位较固定,但不同患者拔毛部位各异。有些患者的拔毛区域可随时间而改变。患者拔发前通常有不断增长的紧张感,事后会有轻松感或满足感。由于反复拔除,头皮部常有大片脱发,形如斑秃,边界多不整齐,脱发处常有残存毛发及断发。拔毛可对毛发的生长或质量产生持久损害。患者常对他们的极度或失控行为感到羞愧,因而回避社交或其他公共场所,或以戴帽子、假发、画眉毛或者为头发做造型等方式来掩盖那些没有毛发的区域。估计35%～40%的患者会咀嚼或吞食其拔下的毛发,其中约1/3者可在胃肠道集结成团,导致贫血、胃部疼痛、恶心、呕吐,甚至肠梗阻或肠破裂。

诊断要点:①反复拔除自己的毛发而导致毛发缺失;②反复试图减少或停止拔除毛发;③引起患者具有临床意义的痛苦,或导致社交、职业或其他重要功能的损害。鉴别诊断需要排除皮肤病(如皮炎),以及对精神症状(如妄想、幻觉)的反应。严重患者必要时,可行活体组织检测、血常规、胃肠道钡餐 X 线检查等。

治疗方式主要是认知行为治疗和药物治疗。药物以 SSRIs 最常使用,以减轻拔毛的冲动。心理治疗要帮助患者学会习惯逆转技术,让患者以危害更小的方法来代替拔毛,如通过戴手套或帽子以阻止拔毛行为。

三、皮肤搔抓障碍

皮肤搔抓障碍(skin-picking disorder,SPD)或皮肤抓痕障碍(excoriation disorder)以反复、强迫性地搔抓皮肤为特征,旧称病理性皮肤搔抓症。普通人群患病率为1%～5%,青少年精神病患者中约12%。女性多于男性。SPD 的病程不尽相同,常起病于青春期,多数患者不能意识到治疗的必要性和有效性,求治率不足20%。SPD 会引发患者痛苦,并影响其社会和职业功能,扰乱患者的学业和工作。

SPD 病因尚无定论。心理易感因素多样,如焦虑、疲惫、愤怒、厌烦或压力过大等。原本就存在的皮肤病者更容易罹患。遗传因素不可忽视,有限的证据表明 SPD 存在家族遗传性。动物模型研究表明脑内动机抑制过程存在潜在障碍,影像学提示脑白质损伤可能是该病的神经生物学机制之一。该症的核心症状是反复、强迫地搔抓皮肤,试图克制却难以自我控制,许多患者每天至少花费时间在 1 小时以上,甚至玩弄、吞咽抠剥下来的皮肤,有些患者是撕口唇黏膜或抠、咬指甲。脸是最常见的搔抓部位,手、手指、手臂、腿和躯干等亦为可见。一系列的皮肤疾病可能是搔抓的诱因,如粉刺、老茧或痂痕等。多数患者使用指甲搔抓,或者用大头针、镊子等其他工具。其方式还有皮肤摩擦、挤压、切割或牙咬等。搔抓可带来严重的瘢痕、组织损害或躯体问题,如局部皮肤感染、败血症等。患者在搔抓皮肤或结痂时可出现满足感、放松感、快感,或减轻了皮肤的不规则感、身体不适感,可伴有焦虑、厌恶等各种情绪。搔抓行为可先于这些情绪,也可在尝试抵抗搔抓冲动时发生。

诊断要点:①频繁地搔抓皮肤,导致皮肤病变或损害;②反复尝试停止或减少搔抓行为;③引起患者具有临床意义的痛苦,或导致社交、职业或其他重要功能的损害。

全面的躯体评估对于 SPD 非常必要,包括病理检查和细菌培养等。目的有:①评估是否存在皮肤病或传染病,及其严重程度;②评估抓伤的严重程度,以便于适当干预。

治疗常由药物治疗和 CBT 联合进行。认知行为治疗中的习惯消除和接纳强化行为治疗均能减少患者的搔抓行为。药物治疗主要以 SSRI 类药物为主。

四、嗅觉牵涉障碍

嗅觉牵涉障碍(olfactory reference disorder)是以持续地认为身体存在臭味或其他令人不快的气味

（如口臭）的先占观念为特征的强迫性疾病。而这些气味在他人看来微不足道或难以被察觉；气味即使存在，别人也不太关注。该症以男性和独居者居多，平均发病年龄 25 岁。先占信念通常包括坚信别人会注意、评价、议论等内容的自我牵连观念。一些患者会因其自我感知的体臭或口臭，在社交场合中出现明显的焦虑，担心被他人拒绝。因此会出现以下一些行为：①通过反复检查，以确认气味的存在或来源；②试图通过香水或除臭剂来掩盖气味；③试图通过洗澡、刷牙、更换衣物、回避进食某些食物来预防气味；④试图回避能增加刺激性体味痛苦的社交场合或诱发因素。许多患者有时对自己的想法和行为的不合理性缺乏自知力，甚至达到妄想程度。该信念贯穿全病程，且缺乏其他精神病性症状，以资可与精神分裂症或其他妄想性障碍鉴别。精神病学史文献中，该障碍曾归属妄想性知觉的范畴。

该障碍的诊断取决于是否有证据能证实患者所陈述的臭味，往往需结合家人或其他体检医生的意见综合进行判断。某些躯体疾病（如三甲基胺尿症）会导致患者散发刺激性气味，颞叶癫痫、海马部位的肿瘤亦有体臭相关的主诉，需仔细评估以排除。如果有这类躯体疾病的患者对体臭或口臭的先占观念强度明显超出疾病本身（如坚信因其体味所有人都拒绝他），并伴随反复的检查行为，则可诊断为嗅觉牵涉障碍。

（苏中华）

思 考 题

1. 强迫症的主要临床表现有哪些？
2. 强迫症的诊断要点是什么？
3. 强迫症需要与哪些疾病进行鉴别？
4. 躯体变形障碍的主要临床表现是什么？

第十二章 分离障碍

第一节 概　　述

分离障碍(dissociative disorders)这一诊断术语源于"歇斯底里(hysteria)",由于歇斯底里在非医学领域使用时是描述无理行为的贬义词,故中文译为癔症。从 ICD-10 开始,癔症的概念已被废弃,取而代之的是分离(转换)障碍(dissociative[conversion] disorders)。在 ICD-11 中,改称为分离障碍(dissociative disorders)。

在正常情况下,我们的意识、知觉、记忆、身份是一个有机的统一体。分离障碍则是一类复杂的心理-生理紊乱过程,患者非自主地、间断地丧失部分或全部心理-生理功能的整合能力,在感知觉、记忆、情感、行为、自我(身份)意识及环境意识等方面的失整合,即所谓的分离状态,如自我身份不连续、不能用病理生理性解释的记忆丧失、躯体功能障碍而相应生理无改变等。这种整合能力丧失的程度、持续时间表现不一。需要强调的是,分离障碍的症状与药物或精神活性物质的直接作用无关,如戒断反应,也不是其他精神和行为障碍、睡眠障碍、神经系统或其他健康状况的症状表现,且症状表现与当地的文化、宗教习俗不吻合。分离症状可导致患者的家庭、社会、教育、职业或其他重要功能明显损害。

一、病因与发病机制

(一) 遗传

临床遗传流行病学研究较少,且结果不一致。家系研究发现男性一级亲属的患病率为 2.4% ,女性一级亲属的患病率为 6.4% 。但 Slater(1961)对各 12 对同卵双生子和异卵双生子的研究没有发现同患分离障碍者。

(二) 脑结构与功能

随着应用 PET 和 MRI 对脑结构和功能研究的深入,已经发现分离障碍患者海马及杏仁核体积缩小,前额叶功能下降等,但这些改变缺乏特异性,需要进一步研究。

(三) 心理因素

1. **应激性事件**　经历应激性事件和相应反应是引发本病的重要因素,如经历战争,遭遇对个体有重大意义的生活事件如被强奸等。

2. **幼年期创伤**　幼年期创伤性经历如遭受精神、躯体或性的虐待,可能是成年后发生分离障碍的重要原因之一。

3. **人格特征**　具有暗示性、情绪化、自我中心、表演性、幻想性特征的个体,是分离障碍发生的重要人格基础。

(四) 社会文化因素

分离障碍多发生于女性,男性少见,大多数患者在 35 岁以前发病。社会经济状况发展相对滞后的地区患病率较高,文化程度较低的个体更易患病,生活在封闭环境(如边远地区)中的个体比生活在开放环境(如大都市)中的个体更容易发病。

社会文化及其变迁对分离障碍症状的表现形式有较大的影响,如现代化程度越高,以兴奋为主要表现者就少见,而以躯体症状表现者多见。一些特殊的表现形式仅仅在特殊的文化环境中才能见到,如我国南方发生的"缩阳症"（Koro Syndrome）。

（五）相关理论解释

Janet 的神经生理学理论认为在应激状态下，大脑皮质对传入的刺激抑制增强，可能导致对感知整合失调，出现分离症状。

精神分析理论从潜意识的心理防御机制解释分离障碍，认为个体将意识中无法调和的冲突阻抑到潜意识中，然后在潜意识中将冲突分离，通过分离障碍的不同症状表现出来，这样避免了个体主观的苦恼，这是分离症状所谓"原发获益"的效果。

行为主义则认为患者将分离症状与环境因素相关，形成条件联系，然后再形成自动化反应，使症状持续存在，即环境对症状起到诱发和强化的作用，甚至使患者在其疾病角色中、症状的出现或持续中获益，如获得赔偿、减少责任等，形成所谓"继发获益"，从而使症状持续存在。

二、临床分类及临床特征

（一）临床分类

在 ICD-11 中，分离障碍主要包括：

1. 分离性神经症状障碍

2. 分离性遗忘

3. 人格解体/现实解体障碍

4. 恍惚障碍

5. 附体性恍惚障碍

6. 复杂分离性侵入障碍

7. 分离性身份障碍

8. 其他特定或未特定的分离障碍

与美国 DSM-5 相比，最主要的差异就在于 ICD-11 中将分离性神经症状障碍纳入到本单元中，而美国 DSM-5 将分离性神经症状称之为转换障碍（conversion disorder）。在本教材中，将按照 ICD-11 的分类进行描述，重点是分离性神经症状障碍、分离性遗忘、人格解体/现实解体障碍等。

（二）临床特征

1. 多起病于青少年期，常常急性起病，症状复杂多样；但就同一患者而言，症状相对单一，反复发作的患者主要症状基本相同。

2. 起病与明显的心理社会因素相关，可由直接的压力、刺激、他人暗示或自我暗示诱发，反复发作者可通过回忆、联想、面临相似处境等方式所诱发。

3. 部分患者具有表演型人格特征，或可诊断表演型人格障碍。

4. 患者对疾病常常缺乏自知力，不主动求治，对症状"泰然漠视"，更关注他人对其疾病的态度，常有"继发获益"的可能。

5. 共病现象突出，常常与边缘型人格障碍、表演型人格障碍、抑郁症、焦虑障碍、双相情感障碍、酒依赖等共病。

三、治疗原则

分离障碍临床表现多样，但急性发作通常与一定的心理社会因素有关，病程的持续可能与持续存在的强化因素相关，病程慢性化则可能与患者的"继发获益"有关；有时，在不同的疾病阶段，患者可伴随不同的精神症状，这些精神症状可能使分离障碍的主要症状复杂化，同时也使治疗复杂化。因此，在疾病的不同阶段要制订不同的治疗计划。

1. 对患者的症状要积极关注，在整个治疗过程中给予支持性心理治疗。

2. 寻找诱发、维持、强化患者症状的心理社会因素,并在治疗过程中将心理社会因素与患者的症状进行"分离";心理治疗的重点在于引导患者进行正常生活,增加应对生活事件的能力;分离症状的治疗可使用催眠、暗示、家庭或团体心理治疗等,抑郁、焦虑等精神症状应对症使用相应的精神药物治疗。

3. 医护人员与患者家属要形成医疗联盟,达成共识,共同帮助患者在治疗过程中获得成长。

第二节　分离性神经症状障碍

分离性神经症状障碍(dissociative neurological symptom disorder)既往称为分离性运动和感觉障碍(dissociative motor and sensory disorders),是"转换"障碍的主要症状群,其最重要的临床特征是临床症状类似神经系统损伤,但查无实据。

分离性神经症状障碍十分常见,在农村地区、低教育人群或低社会经济发展水平区域容易发生,在学生中可有群体性发作。心理社会因素导致的应激是发作最重要的诱因,战争中的士兵也是高发人群。

一、临床表现

患者的主要临床表现是形式各异的运动和感觉障碍,但客观的神经系统检查和实验室检查不能发现导致这些运动和感觉障碍的器质性基础,或者所发现的证据不能解释患者的神经系统症状,如症状和体征不符合神经系统解剖的生理特征,症状严重常常导致患者的家庭、社会、教育、职业或其他重要功能受损。常见类型有:

1. **抽搐和痉挛（seizures or convulsions）**　患者表现的抽搐和痉挛,既往称假性癫痫发作(pseudoseizures),是一种类似于癫痫发作的状态,但没有癫痫发作的临床特征和相应的 EEG 改变。常于情绪激动或受到暗示时突然发病,发作时患者缓慢倒地或卧于床上,呼之不应,全身僵直,肢体一阵阵抖动,或在床上翻滚,或呈角弓反张,呼吸时急时停,可有揪衣服、抓头发、捶胸、咬人等动作,有的表情痛苦,双眼噙泪,但无咬破舌头或大小便失禁,如有跌倒也会避开危险;大多历时数十分钟后症状缓解,发作后没有神情呆滞、睡眠,但可呈木僵或意识状态改变。在有人围观的情况下发作更为严重。

2. **虚弱和瘫痪（weakness or paralysis）**　患者表现为部分或者全部失去躯体随意运动的能力,或不能进行协调运动;如出现肢体瘫痪,可表现单瘫、截瘫或偏瘫,伴有肌张力增高或降低。肌张力增高者常固定于某种姿势,被动活动时出现明显抵抗。慢性患者可有肢体挛缩或呈现废用性肌萎缩。检查不能发现相应的神经系统损害证据。

3. **运动障碍（dyskinesia）**　患者表现的运动障碍可为震颤、肌阵挛、舞蹈病样运动、肌张力障碍、运动不能(akinesia)和运动障碍,后者可表现为非故意的不规则运动,这些运动障碍与所知的神经系统功能改变所致的临床表现不一致:如患者可有粗大震颤,剧烈摇动,双下肢可活动,但不能站立,扶起则需人支撑,否则向一侧倾倒,但通常不会跌伤,也不能起步行走,或行走时双足并拢,或呈摇摆步态。检查不能发现相应神经系统受损的生物学证据如肌电图的改变。

4. **步态障碍（symptoms of gait disorder）**　患者可表现为类似共济失调步态、怪异步态、没有帮助不能站稳等症状。这些症状不能用神经系统病变或其他与健康相关因素来解释。尽管有这些看似几乎无法行走或站立的姿势,但患者几乎不会跌倒或跌伤,有的患者在某些时间可正常行走,如没有注意别人是否关注自己时、逃离危险环境时,有患者在暗示下无法行走但能跑或跳舞。

5. **吞咽症状（swallowing symptoms）**　患者可表现为喉咽部异物感、梗阻感,或喉部肌肉挛缩感,导致患者感到吞咽困难,并怀疑自己是否患有喉咽部占位病变,为此焦虑不安。既往将其称为癔症球(globus hystericus)。但应注意与茎突过长引起的茎突综合征鉴别,后者可通过咽部触摸或 X

线片加以证实。

6. **失声症（symptoms of speech production）**　患者因感到自己无法言语而表现缄默；或想说话，但发出的声音让别人听不懂，构音不清；或只能用耳语或嘶哑的声音交谈，表现出发声困难，甚至无法发声，即失声。检查神经系统和发音器官无器质性病变，也无其他神经系统损害的证据。

7. **感觉改变(alteration of sensation)**　患者可表现为躯体感觉的增加、减弱，或与既往的触觉、痛觉体验不一致，或本体感觉异常。患者感觉改变的区域接近患者对于躯体疾病的理解，而与神经解剖支配不同，也与客观检查不符。

8. **视觉症状（visual symptoms）**　患者可表现为弱视、失明、管窥（tunnel vision）、视野缩小、单眼复视、视物变形或幻视。常突然发生，也可经过治疗突然恢复正常。患者虽有视觉丧失的主诉，但却惊人地保留着完好的活动能力。患者视觉诱发电位正常可作为视觉正常的标准。

9. **听觉症状（auditory symptoms）**　多表现为听力突然丧失，电测听和听觉诱发电位检查正常。

10. **意识改变（alteration of consciousness）**　患者的意识改变状态特征是表现为恍惚、昏睡和其他意识改变状态。

11. **认知症状（cognitive symptoms）**　患者认知功能改变的特点可表现为在记忆、言语及其他认知领域的认知功能下降或改变，但患者没有神经系统受损的证据，其临床表现没有分离性身份障碍的特征。如有患者表现为"童样痴呆"，给人的感觉是整个认知活动及人格均退回到童年。而有的患者出现对简单的问题不能回答，给人"痴呆"感，但他们有时对复杂的问题有正常的认知能力，因此称为"假性痴呆"。有的患者可表现为对提问的"近似回答"，即患者总是给出接近正确答案的回答，好像其在故意回避正确答案。这些认知功能障碍导致患者家庭、社会、教育、职业及其他重要领域的功能障碍。

> **Box 12-1　癔症集体发作与赔偿性神经症**
>
> 　　癔症集体发作常常是分离性神经症状障碍的集体发作，既往称流行性癔症（epidemic hysteria），多发生于常在一起生活的群体，如学校、教堂或公众场所，女性、儿童青少年易感。较典型的情况如：在学校、工厂、乡镇聚集的人群，由于面临公共卫生事件或灾难（例如严重传染病、污染）、军事行动、政治事件等问题的威胁，谣言四起，出现大面积恐慌，如果有敏感个体出现躯体不适或心理、行为失常，常常成为"领头羊式的索引患者"，引起其他人感应性的相似症状发作。在群体性的宗教、疗病健身仪式及文体活动中，受崇拜的权威型、魅力型人物对缺乏批判性思维能力的追随者发挥强大的暗示作用，引起许多人产生不同寻常的心理体验和躯体感受，使症状在短期内暴发流行。发作大多历时短暂，表现形式相似，常见症状包括抽搐发作、头痛、喉痛、腹痛、眩晕及乏力等。这些症状属于非自愿、不合意的体验，民间称为"走火入魔"、"出神"、"附体"，属于分离障碍的症状表现。
>
> 　　赔偿神经症是指在工伤、交通事故、医疗纠纷中，受伤者表现出来的临床症状与受伤的严重程度及随后救治过程中的康复水平不符，症状的严重程度常常超出医学常识，患者同时伴有高额的经济赔偿要求，即患者将症状与未来的"继发获益"相联系，症状的出现和持续存在一般不受患者本人意志支配，但有利于患者索取赔偿。对于这类病例，应尽早处理，力求一次彻底解决，切忌拖延，旷日持久的诉讼过程对患者症状的消除极为不利。赔偿问题解决之后，应尽快采取医疗康复措施，配合心理治疗，以促进症状的消除。同时也要和诈病进行鉴别。

二、诊断与鉴别诊断

（一）诊断原则

患者出现上述神经系统症状，并同时满足以下条件可以诊断：

1. 患者在起病前常常有明确的心理社会因素。

2. 出现的神经系统症状相对稳定,如持久的肢体瘫痪或失明、失声。

3. 症状的矛盾性,如步态障碍者可以跑步,失明者行走时可绕开障碍等。

4. 神经系统检查体征与患者症状表现不匹配,体征常常按照患者对神经系统的理解呈现,如左侧头部受伤出现左侧肢体瘫痪,失明者直接对光反射正常,失声者声带运动正常等。

5. 对神经系统症状相关的神经电生理、神经影像检查无异常发现。

(二)鉴别诊断

1. 在分离性神经症状障碍的诊断和治疗全过程中,医生要积极排除导致患者神经系统症状的相关器质性病变;在病程中出现症状加重或有新症状出现时,必须进行系统的神经系统检查和相应的实验室重复检查,以排除可能的器质性病变。

2. 分离性神经症状障碍患者常常伴有抑郁症、焦虑障碍、躯体忧虑障碍等,此时可以根据不同症状群分别诊断。

三、治疗

早期积极治疗对防止症状反复发作和疾病慢性化十分重要。在接诊时,对患者的关心、对心理社会因素的关注和对症状的接纳非常重要。在制订诊疗计划及初步开始实施治疗时,要建立和维持良好的医患关系,体现对患者积极的和一视同仁的关心,但这种关心不能过度,以免促成患者"继发获益"。在解释心理社会因素与症状关系时,要谨慎地逐渐将两者关系分离,如在接纳症状存在的同时,要展示相关检查仅仅发现患者有功能受损而没有器质性损害,不强化心理社会因素与症状的关联,特别是当这些心理社会因素持续存在时。

在治疗过程中,心理治疗主要是让患者改变认知,要让患者认识到其所面临的心理社会因素与疾病的关系,同时针对患者对心理社会因素的应对能力进行训练,促进其发展成熟的应对方式;要将分离症状与神经系统功能相联系,同时展示没有神经系统结构损伤的证据,也就是让患者认知到分离症状与功能障碍的联系,也认识到功能康复训练可以促进症状康复;同时鼓励患者改变行为方式,尽可能开始力所能及的正常生活行为,给予其生活和心理的支持。

暗示治疗对患者分离性神经症状有较好的疗效,可分为觉醒时暗示(也称直接暗示)和催眠暗示两种。

觉醒时暗示治疗开始时,医生应向患者说明检查的结果,然后用简短、明确的语言向患者解释他的疾病是一种短暂的神经功能障碍,通过治疗可以完全恢复正常,从而激发患者对治疗结局产生期望和信心。然后通过语言暗示,或配合适当理疗、针刺或按摩,即可取得良好效果。对有运动和感觉障碍的患者,可选用10%葡萄糖酸钙10ml静脉推注,或用感应电刺激患病部位,同时配合语言、按摩和被动运动,鼓励患者运用其存在并不断改善的功能,随即用语言强化,使患者相信在治疗的帮助下,失去的功能正在恢复并最终完全康复;同时进一步鼓励患者进行相应的正常活动。

催眠暗示治疗开始前先进行催眠感受性检验,患者具有一定催眠感受性,可选用语言催眠,在患者进入催眠状态下进行暗示治疗;如果患者催眠感受性不强,或医生对语言催眠缺乏经验,则可使用2.5%的硫喷妥钠或5%~10%的阿米妥钠0.5g,溶于20ml注射用水中,进行静脉缓慢注射,在求治者进入半睡眠状态时,可导入催眠状态。使患者进入轻度意识模糊状态,然后按上述觉醒时暗示的方法,用语言进行暗示或配合电刺激、按摩、被动运动等方式进行暗示治疗。

对患者伴随的其他症状如失眠、抑郁、焦虑等,可用精神药物给予对症治疗。

分离性神经症状障碍的病程取决于是否有持续的心理社会因素存在、患者的康复意愿、相关人员的态度和治疗的效果等,在急性期获得恰当治疗的患者通常病程短暂,预后良好;少数治疗不及时或有持续存在心理社会因素的患者则预后不佳。

第三节　分离性遗忘

分离性遗忘的主要特征是患者不能回忆重要的个人信息,通常是创伤性的或应激性的事件,遗忘内容广泛,甚至包括个体身份。分离性遗忘无法用正常的遗忘来解释,且不是由精神活性物质或神经系统及其他疾病的直接生理作用导致的。

有研究显示,患分离性遗忘的患者占总人口的2%～6%,妇女患病率略高,主要在青春期后期和成年期发作。

急性分离性遗忘的患者常常经历了心理社会因素相关的巨大打击,如被强奸、自杀或暴力打击等,患者体验了无法忍受的羞辱、内疚、愤怒、失望和绝望。

患者常常因明显的、丰富的、戏剧性的症状被迅速送到医院,他们常经历过严重急性的心理创伤如情感应激或有重大内心冲突。患者可能表现为无法回忆特定时间段相关事件或全部事件,甚至表现为无法回忆起一生的全部事情,或无法回忆某一系统性信息如与家人或某人相关的所有信息。

临床中将分离性遗忘按是否伴有分离性神游(dissociative amnesia with dissociative fugue)分为两类,伴分离性神游的患者除具有分离性遗忘的特征外,还有突然发生的、似乎有目的的离开家或工作场地一段时间(几天或数周),或漫无目的的漫游,对这些经历的遗忘并伴有对自我身份的不清晰感或完全以一个新的身份出现。

患者可能并存躯体忧虑障碍、意识改变状态、人格与现实解体、药物滥用、睡眠障碍、抑郁状态、焦虑和恐惧、自杀或自残的冲动和行为、暴力行为、饮食问题和人际关系问题等;有的患者的自残和暴力行为可能伴有遗忘,也可能发生与创伤相关的行为再现。

(一) 诊断

分离性遗忘的诊断要点主要有:

1. 患者病前无器质性遗忘的病程,也无认知功能减退的临床表现。
2. 遗忘出现迅速,有症状开始的相对明确时间点或遗忘发生与特定环境、特定事件相关。
3. 患者遗忘的内容或时间段内发生的事件与患者有明确关联,并可能导致患者处于应激状态。
4. 患者对遗忘内容之外的其他记忆保持相对完整。
5. 临床表现不能用神经系统疾病或物质使用来解释。

(二) 鉴别诊断

需要与以下疾病进行鉴别诊断:

1. **普通遗忘和非病理遗忘**(ordinary forgetfulness and nonpathological amnesia) 普通遗忘是一种良性的现象,与压力性事件无关;对睡眠中梦境遗忘及催眠后遗忘也属于非病理性遗忘。在分离性遗忘中,记忆丧失比非病理性遗忘更广泛。

2. **痴呆、谵妄和躯体问题相关的遗忘**(dementia, delirium, and amnestic disorders due to medical conditions) 这些患者的遗忘特征体现为广泛的认知功能受损,谵妄患者还伴有意识障碍,导致遗忘的疾病包括物质滥用、脑血管病、感染、任何原因导致的缺血缺氧性脑病、癫痫发作及经历麻醉手术等,电抽搐治疗(ECT)也可能导致明显的暂时性遗忘,甚至个别患者可能导致持久的记忆障碍。但尽管这些疾病存在认知功能的广泛障碍,患者对个人身份的记忆如"我是谁"的相关记忆一般不会丧失。

3. **外伤后遗忘** 由脑外伤引发的遗忘通常有明显的外伤史,伴有意识丧失或遗忘,或两者同时出现,并且有脑损伤的客观证据。

4. **抽搐发作后** 癫痫样发作后可以出现一段时间的遗忘;癫痫的复杂部分性反复发作患者很少有持续的怪异行为、记忆问题、易怒或暴力。但分离型遗忘患者可有假性癫痫发作,此时患者可有分离症状,如分离性记忆障碍、恍惚等;鉴别诊断只能通过动态脑电图监测。

5. **与物质使用相关的遗忘** 各种物质滥用都涉及遗忘的发生,常见的包括酒精、巴比妥、氯胺酮和致幻剂等,需要相关病史和实验室检查排除。

6. 分离性身份障碍 分离性身份障碍的患者可出现遗忘和神游。但这些患者症状丰富,可表现复杂的记忆障碍、神游,并且有技能、习惯和知识的波动。

7. 急性应激障碍和创伤后应激障碍 大多数形式的分离性遗忘是创伤谱系障碍症状的一部分,包括急性应激障碍、创伤后应激障碍(PTSD)和躯体忧虑障碍。许多分离性遗忘的患者符合这些疾病的全部或部分诊断标准,是否有异乎寻常的应激性事件是鉴别要点。

8. 诈病和做作性障碍 没有绝对的方法来区分分离性遗忘与诈病和做作性遗忘。诈病者即使在催眠或巴比妥类药物支持的访谈中依然可以继续装病。到精神科寻求恢复记忆的患者很可能有做作性遗忘,他们容易受到暗示的影响,再仔细询问并没有实际的遗忘内容,他们经常用童年期被虐待来解释目前的不幸或生活困境。

（三）治疗

本病主要通过心理治疗:

1. 认知疗法 认知疗法可能对经历创伤障碍的个体有独特的优势,识别创伤基础上的认知扭曲可能为失忆患者提供进入自己记忆的可能,当患者能够纠正认知扭曲,特别是认识到既往创伤的意义,唤起回忆可能就开始了。

2. 催眠治疗 催眠可以治疗分离性遗忘,尤其催眠可以控制、调节症状的强度,便于控制唤回的分离性记忆,同时在催眠中唤起患者既往的资源,给患者提供心理支持和自我强化,最终促进分离性记忆整合到现实中。

另外,患者可以通过学习自我催眠,应用既往的正性资源,在日常生活中宽容与平和自我,这样可以增加患者控制症状侵入和把控遗忘的能力。

3. 集体心理治疗 短期或长期的集体心理治疗有助于 PTSD 和童年遭受虐待的患者。通过集体心理治疗,患者可能会恢复他们已经遗忘的记忆,然后重新建构整合分离的记忆。

目前没有药物能治疗分离性遗忘,但药物可用于促进催眠,如异戊巴比妥钠、硫喷妥钠、苯二氮䓬类药物等。对于难治的分离性遗忘患者可以在药物催眠中唤起患者的某些记忆。

第四节 人格-现实解体障碍

人格-现实解体障碍(depersonalization-derealization disorder)是持续或反复出现人格解体或/和现实解体的分离性障碍。人格解体是指患者感受到完整的自我有分离的体验,即体验到自我的整体性分离,如躯体的完整性、心理活动与生理活动的分离等,或感到自己就像一个旁观者从外部来审视自我;现实解体是患者感知的环境知觉出现分离的体验,仿佛自己是一个外部的观察者,在观察自我周围的环境,或对现实的感知有不真实感、朦胧感,恍若隔世。患者非常苦恼,症状常常导致患者在个人、家庭、社会、教育、职业等方面的功能受损。

人格-现实解体障碍好发于青春期后期或成年早期,女性的患病率比男性高 2～4 倍。但短暂的人格解体与现实解体体验在健康人群和临床中亦可见到,一项调查发现,在一般人群中的年发生率为 19%。此外,在癫痫、偏头痛、精神活性物质使用如大麻或致幻剂麦角酸二乙酰胺(LSD)、抗胆碱能药物等可出现人格-现实解体的症状;在某些类型的冥想、深度催眠状态、感觉剥夺时也有可能出现;轻度到中度脑损伤后,其中很少或没有意识丧失,但可出现此种状态;在危及生命的经历中也很常见人格-现实解体的体验。

人格解体的临床表现包括:①对身体完整性的感知分离,如患者说"我行走时感到身体不能跟上我的腿,好像分开一样";②自己置身于自我之外看自己,好像"我"分离成两个人:观察者和被观察者,此时人格具有了双重性;③与自己的情感分离,自己体验不到自己的情感,或者体验到的情感是虚假的。有时,人格解体的患者往往很难表达他们的感受,试图用平凡的词语表达自己的主观痛苦,如"我觉得死了""我感受不到喜怒哀乐"或"我站在我自己外面"。

现实解体的患者常常感到自己生活在另一个世界,感到眼前的环境不真实,自己可能站在异度空间来观察周围的环境,一个患者称"我好像生活在阴间,但一直不清楚为什么阴间有太阳、有房子、有汽车,还有这么多人"。他为此十分痛苦,并感到来医院探望他的亲朋好友"看上去都是假的,但与真的一样"。或者感到与他人疏离,无法与别人进行良好的沟通,像中间有一层隔膜,患者的感受"一切都不真实,有虚幻感"。

患者在清醒状态下出现以下情况,考虑该病的诊断:

1. 持续或反复发作的人格解体、现实解体或二者皆存在的状态。

2. 人格解体状态被患者体验为一种自我整体的分离,如一个"自我"置身于自我身体之外观察自我的精神活动、身体或行为;身体完整性的分离;身体与精神活动的分离等。

3. 现实解体状态被患者体验为自我对外界感知陌生、不真实,就像自我置身于异度空间,观察自我周围的环境。

人格-现实解体可能与许多临床问题相关,因此,在诊断过程中要对患者进行完整评估,包括相关的实验室检查、脑电图和指定的药物筛选。通常药物导致的人格-现实解体病程短暂,持续的人格-现实解体则需要考虑可能是大麻、可卡因等精神兴奋剂所致;此外要与惊恐发作、恐惧症、急性应激障碍或创伤后应激障碍、精神分裂症、其他分离障碍进行鉴别;一些神经系统疾病,包括癫痫发作、脑肿瘤、脑震荡后遗症、偏头痛、眩晕和梅尼埃病等可能也与人格-现实解体相关,相关的病史和实验室阳性发现可资鉴别。

人格-现实解体治疗困难,SSRIs类抗抑郁药如氟西汀可能对人格-现实解体的患者有效。对部分患者精神药物单用或合用,如抗抑郁药、心境稳定剂、第一代和第二代抗精神病药物、抗惊厥药等有效。

精神分析治疗、认知疗法、认知-行为疗法、催眠、支持性心理治疗等均对人格-现实解体有一定疗效。应激控制策略、分散注意力的技术、降低感官的刺激、松弛训练和体育锻炼等可能有效。

第五节　分离性身份障碍

分离性身份障碍(dissociative identity disorder)既往被称为多重人格障碍,患者身上存在两种或两种以上不同的身份或人格,每一种都表现出一种独特的自我体验,有独特的与自身、他人和世界的关系模式。在患者日常生活中,至少有两种分离的身份能够发挥作用,并反复对个人的意识和心理进行控制,所有其他的分离性症状都可出现在患者身上,如遗忘、神游、人格解体、现实解体等。这些症状不能用其他精神疾病或躯体疾病解释,并导致个人、家庭、社会、教育、职业或其他重要领域中的功能受到严重损害。

人群中分离性身份障碍的患病率大约为2%,女性多见,有报道85%～97%的患者发病与个体经历严重童年创伤密切相关,身体虐待和性虐待最为常见。

分离性身份障碍最主要的临床特征是患者存在两种或两种以上的不同人格,但症状异质性非常大,诊断不易,很容易误诊为精神分裂症、边缘型人格障碍,或是诈病。因此,细致的精神状态检查对诊断至关重要。

（一）临床表现

分离性身份障碍患者的临床表现主要有以下几方面:

1. **记忆的分离**　患者有一段时间记忆缺失,这种缺失不是遗忘,因为当患者进入到另一种身份时可能回忆起在其他身份中缺失的记忆片段;由于这种缺失不完整,进入一种身份时可能会受到另一身份相关片段记忆的干扰,患者为此感到非常困惑。

2. **分离性身份的改变**　患者常常在不同的时间体验不同的精神活动,有两种或两种以上相对独立的人格特征及行为,不同时间的不同人格特征彼此独立,没有联系,常交替出现。

3. 其他症状　患者常常伴有抑郁心境,大多数分离性身份障碍的患者符合抑郁症的诊断标准。患者常常有频繁、快速的情绪波动,但常由创伤后和分离症状所引起,与双相障碍中抑郁躁狂交替发作不一致。有些患者可能出现 PTSD 相关的症状如焦虑、睡眠障碍、烦躁不安、心境障碍等症状。

强迫性人格特征在分离性身份障碍中是常见的,也可并发强迫症状,如患者重复检查以确保没有人进入自己的房间,强迫洗涤来消除被虐待时肮脏的体验,重复计数或心唱来分散被虐待的焦虑等。

儿童富于幻想,常常有丰富的白日梦,须与儿童病理性的分离性身份障碍仔细鉴别。儿童和青少年可表现出与成人相同的分离症状和相关的临床表现,但年幼孩子的行为缺乏连续性,常常不易从他们目前的行为中识别出分离性症状,此时需要教师和亲属来帮助提供相关的行为特征。他们的表现可能是有一个生动的或自主想象与虚构的同伴陪伴,虚构的同伴可通过听幻觉控制孩子的某些行为。

（二）诊断与鉴别诊断

患者出现以下表现,应考虑诊断:

1. 患者存在两种或两种以上不同的身份或人格状态,每一种有自己相对持久的感知、思维及与环境作用和自身的行为方式。

2. 至少有两种身份或人格状态反复控制着患者的行为。

3. 不能回忆某些重要的个人信息,其程度通常无法用健忘来解释。

4. 这些障碍不是由于物质直接的生理作用所致(如,酒精中毒时暂时的意识丧失或混乱行为)或医学情况(如癫痫复杂部分发作)所致。

分离性身份障碍需要与诈病相鉴别。诈病者常常夸大、撒谎,利用症状来解释反社会行为;而分离性身份障碍患者通常会感到困惑、矛盾、羞愧,并因其症状和创伤史而苦恼。

此外,情感障碍、焦虑障碍、创伤后应激障碍、人格障碍、神经认知障碍、癫痫、躯体忧虑障碍、做作性障碍、诈病等均要与分离性身份障碍进行鉴别。

（三）治疗

心理治疗是对分离性身份障碍的主要治疗方法,治疗的成功需要临床医生熟悉一系列心理干预方法,并进行积极的治疗。这些方式包括精神分析、认知行为治疗、催眠治疗、家庭治疗等;恰当的家庭治疗和系统理论有助于那些主观将自我体验与家庭、同伴关系复杂化的患者。

1. 认知治疗　许多具有分离性身份障碍的患者有认知障碍,他们对认知治疗反应较慢,成功的认知干预应该是帮助他们逐渐认识到分离的部分,并逐渐整合,相反改变太快可能导致另外的烦躁不安。这些患者需要长期的治疗,并同时关注他们的症状控制和整体生活功能的提高。

2. 催眠治疗　在催眠开始时首先要对患者进行分离性身份障碍知识和催眠知识的教育,对催眠过程中可能产生的心理冲突外显化给予充分告知,让患者有充分的心理准备,必要时获得患者书面的知情同意。催眠用来营造轻松的精神状态,可以在不太焦虑状态下讨论消极的生活事件,减轻闪回、分离性幻觉和附体体验等症状,去除隔离他们情感和记忆的心理屏障。

3. 家庭治疗　在有分离性身份障碍患者的家庭中,家庭或夫妻治疗对稳定家庭关系和处理常见症状很重要。家庭教育并关注分离性身份障碍患者,可以帮助家庭成员更有效地应对患者的分离性身份障碍和创伤后应激障碍的症状。对家庭成员进行集体教育和支持也是有益的。性治疗是夫妻治疗的重要组成部分,因为分离性身份障碍的患者可能会在一段时间内对亲密接触产生强烈的恐惧,帮助配偶以一种有益的方式来处理这一问题可能减少恐惧,增进关系。

抗抑郁药物有减轻抑郁和稳定情绪的作用。SSRIs/SNRIs 类药物、三环类和单胺氧化酶抑制剂(MAO)等抗抑郁药、β 受体阻滞剂、抗惊厥药和苯二氮䓬类药物都可以减少分离性身份障碍患者的侵入性症状、警觉性增高和焦虑。肾上腺素能拮抗剂盐酸哌唑嗪可能有助于减少创伤后应激障碍者的噩梦。对一些脑电图异常的患者,卡马西平可能减少攻击行为。有强迫症状的患者可能会对抗强迫与抗抑郁药有效。纳曲酮可能对创伤患者的反复自伤行为的改善有帮助。

非典型抗精神病药物,如利培酮、喹硫平、齐拉西酮、奥氮平等对于分离性身份障碍患者的过度焦虑和侵入性症状可能比典型的抗精神病药更有效和有更好的耐受性。氯氮平可能对长期患有分离性身份障碍的患者有效。

　　对于一些患者,mECT 有助于改善难治性心境障碍,并且不会加重分离性记忆障碍。

（许秀峰）

思 考 题

1. 分离障碍的基本概念及主要的发病机制是什么?
2. ICD-11 中分离障碍的分类有哪些? 每一类型的主要临床表现有哪些?
3. 分离障碍的诊断及治疗原则是什么?
4. 分离性神经症状障碍的临床表现、诊断及治疗原则是什么?

第十三章　躯体忧虑障碍及疑病障碍

躯体忧虑障碍（bodily distress disorder，BDD）是 ICD-11 的一个新类别，不仅包括 ICD-10 的躯体形式障碍（somatoform disorder），还包括内科医生常使用的肌纤维痛（fibromyalgia）、慢性疲劳综合征（chronic fatigue syndrome）、过度换气综合征（hyperventilation syndrome）、肠易激惹综合征（irritable bowel syndrome）、非心脏性胸痛（noncardiac chest pain）、疼痛综合征（pain syndrome）等。这些疾病常被称为功能性躯体综合征（functional somatic syndromes），或医学无法解释的躯体症状（medically unexplained somatic symptoms）。

需要指出的是，ICD-11 中躯体忧虑障碍虽然包括了 ICD-10 中躯体形式障碍的躯体化障碍、未分化的躯体形式障碍、躯体形式的自主神经功能紊乱、持续的躯体形式的疼痛障碍等，但将躯体形式障碍中的疑病障碍归为强迫性障碍。考虑到学习方便及与上版教材的连续性，疑病障碍仍在本章讲述。

第一节　躯体忧虑障碍

一、概述

躯体忧虑障碍是以持续存在躯体症状为特征的精神障碍。这些躯体症状给患者造成了痛苦，使患者过度关注，产生反复就医行为，并引起个人、家庭、社交、教育、职业及其他重要领域的功能损害。经多方检查，不能肯定这些主诉的器质性基础，或者患者对疾病的关注程度明显超过躯体疾病本身的性质及其进展的程度。患者的过度关注不能被适宜的医学检查，以及来自医学方面的解释所缓解。通常躯体忧虑障碍涉及多种躯体症状，且可能随时间的推移而发生变化。在个别情况下，患者可存在单个症状，通常是疼痛或疲劳。

功能性躯体症状在所有的临床专科中普遍存在，不同的临床专科对此类问题有着不同的诊断名称，交叉重叠严重。目前有大量证据表明，各科的疾病名称并不代表不同的疾病实体，而可能是某种共同现象的不同亚型。它们在病因学、病理生理学、神经生物学、心理机制、临床特征、治疗反应等方面都具有相似性，因而，ICD-11 将这些疾病名称统称为躯体忧虑障碍，以便于各学科间在诊断与治疗方面的沟通与协作。

Box 13-1　ICD-11 躯体忧虑障碍与 DSM-5 的躯体症状及相关障碍（somatic symptom and related disorders）的比较

国际上的两大诊断系统对诸如神经症及躯体形式障碍、焦虑症、强迫症、疑病症、癔症等这样一些传统诊断名称及归属所做的不同改变，与我国临床医生近三四十年来的临床诊断习惯大不相同，与曾经作为我国精神专科的主流诊断标准的 CCMD 系统也有差异，这样就给医生及医学生造成了困扰。鉴于目前我国医疗机构统一使用 ICD 系统，而科研活动中又使用 DSM 系统，希望在此对这两个系统在躯体忧虑障碍方面的主要联系与区别做简要介绍。

躯体忧虑障碍是 ICD-11 提出的新疾病名称，与 DSM-5 的躯体症状及相关障碍部分相当，主要涵盖"医学无法解释的躯体症状"，或者"查无实据"的功能性躯体疾病等，但两种分类也有区别。

在 ICD-11 中,躯体忧虑障碍按照严重程度分为轻、中、重度躯体忧虑障碍,涉及各个系统。在 DSM-5 中躯体症状及相关障碍包括疾病焦虑障碍(illness anxiety disorder),即既往的疑病障碍、转换障碍、影响其他躯体疾病的心理因素、做作性障碍等。但 ICD-11 将疑病障碍放入强迫障碍,将转换障碍归到分离障碍。

参考文献:

Gureje O, Reed G. Bodily distress disorder in ICD-11: problems and prospects. World Psychiatry,2016,15: 291-292

二、流行病学

躯体忧虑障碍是 ICD-11 新的分类名称,目前还没有躯体忧虑障碍的终生患病率、现患病率等资料。使用传统的相关诊断术语、标准所做的社区调查发现,躯体化障碍患病率少于 1%,女性的患病率为男性的 2 倍。美国 ECA 研究发现,躯体化障碍患病率为 0.1%～0.4%。在初级保健机构比例一般为 1%～2%,在住院患者中,躯体化障碍的比例高达 5%。另外,流行病学调查发现,反复或持续性疼痛存在于约 1/3 的普通人群中。一项研究发现,躯体化障碍患者的医学花费是对照组的 9 倍。

三、病因与发病机制

本组障碍的确切病因尚不明。目前研究结果显示躯体忧虑障碍相关发病因素涉及心理、社会因素及生物学等方面。

(一)心理社会因素

幼时受到父母过度的照顾或忽略,儿童期的患病经历、创伤、长期与慢性疾病患者共同生活,生活中存在的现实冲突等因素,可能是易患因素。继发性获益可能是维持疾病迁延不愈的重要因素,患者可因病而回避社会责任,并获得更多的关心、保护和照顾。部分患者属医源性起病,如误诊、错诊、错误的治疗等。躯体症状在不同的社会文化环境中,可以有多重象征意义。由于环境、人口、医疗设备的限制,患者在繁忙拥挤的医疗机构中常常隐藏情绪症状,而以一些直接的、易被接受的躯体症状为主诉。由于我们社会文化所决定的行为准则鼓励躯体症状的表达,这种表达可以寻求别人的注意和同情,可以操纵人际关系,免除某种责任和义务。躯体化于是成为患者对待心理、社会各方面困难处境的一种心理防御机制和应对方式。

许多研究发现,躯体忧虑障碍患者多具有"神经质"的个性,其特点为敏感、多疑、固执,过度关注躯体不适的症状和自身的健康状况。由于过分关注自身的感受和健康,导致感觉阈值降低,躯体感觉的敏感性增加。因而,他们更容易感觉到各种躯体症状。

(二)生物学因素

躯体忧虑障碍可有家族聚集性。在一些研究中,约 20% 的躯体忧虑障碍患者的女性一级亲属也符合躯体忧虑障碍的诊断。躯体忧虑障碍的家族聚集性可以受到遗传、环境因素或两者共同的影响。有研究认为,躯体忧虑障碍的患者可能存在脑干网状结构滤过功能失调。脑干网状结构维持意识状态,保持正常的注意和唤醒功能,过滤不必要的信息。当滤过功能失调后,过去不被患者感知的内脏器官活动被感知,致使注意力由外转向身体内部,加之情绪焦虑紧张时体内各种生理变化加剧(如神经内分泌、血液生化等改变),这些生理变化信息不断上传并被感受,就可能被患者感知为躯体不适或症状。

四、临床表现

（一）躯体忧虑障碍患者的共同临床特点

1. **所述症状复杂、多样，但未能找到明确的器质性依据**　躯体忧虑障碍患者往往存在精神因素和情绪表达的躯体化特点。临床表现为症状复杂多样、反复出现、时常变化，但未发现任何恰当的躯体疾病来解释上述症状。

2. **反复检查和治疗、疗效不好，医患关系不佳**　躯体忧虑障碍患者常具有潜在的精神因素和个性缺陷，这些特点使临床症状较顽固持久。患者为了查出原因会不惜代价反复就医检查，常依据对医学知识的一知半解，将其痛苦归咎为躯体疾病，频繁更换医院和专家，尝试各种方法治疗，服用过多种药物。但患者对躯体症状的变化及各种药物调整引起的不适感觉往往比较敏感，过分关注，顾虑重重，对治疗依从性较差。重要的是，患者常常拒绝接受精神障碍的诊断及治疗。长期的非正规诊疗，导致治疗效果不好，容易出现医患之间的不信任，影响医患关系。

3. **获得的诊断名称含糊、多样，强化患者的疾病感**　一方面躯体忧虑障碍患者很难接受精神障碍的疾病标签，常在非精神科反复就诊；另一方面非精神科医师对心理相关问题识别率较低，不同科室使用不同诊断名称，繁杂混乱。如对主要表现为胃肠不适的患者，诊断名称包括自主神经功能紊乱、功能性胃肠病、肠易激综合征以及胃肠神经症等。各种模棱两可的诊断或者假阳性的实验室检查结果会增加患者的疾病感，强化反复求医行为，增加疾病负担。

4. **患者病前常有应激相关问题，病后的应激又加重了疾病感**　由于个性问题，患者在病前常常遇到较多相关心理事件，如人际关系问题。患者倾向于将这些事件放大，产生更大的应激。患病后，患者往往不被家人、同事、领导理解，应激加重，形成恶性循环，加重疾病感。

（二）躯体忧虑障碍的各系统常见临床表现

主要表现为受自主神经支配的器官系统（如心血管系统、呼吸系统、胃肠道系统、肌肉骨骼系统、泌尿生殖系统等）的各种症状主诉。通常为两个特点：一是以自主神经兴奋的客观体征为基础，如心悸、出汗、脸红、震颤；二是非特异性症状，如部位不定的疼痛、烧灼感、沉重感、紧束感、肿胀感等。患者的疾病体验、表达，对疾病的解释、归因、求助动机，对医生的期望等心理活动却更具个体特异性和主观性。但任何一种类型症状，都无法找到有关器官和系统存在器质性病变的证据。常见的症状有：

1. **呼吸循环系统的躯体症状**　主要表现为多种多样、经常变化、反复出现的躯体症状，常见的症状有心悸、胸闷、心跳加速，心前区不适，非劳力性呼吸困难，心因性咳嗽，非心脏性胸痛，过度换气综合征等。

2. **消化系统的躯体症状**　常见的有神经性腹泻、腹痛，频繁稀便，胀气、腹胀、反胃、肠胃胀气、胃部痉挛等。患者频繁做各种检查，而胃镜的结果常常为"浅表性胃炎"，加重患者的疾病恐惧与感觉。

3. **肌肉骨骼系统的躯体症状**　常见的有上下肢疼痛，肌肉疼痛，关节疼痛，麻痹感或无力、背痛、转移性疼痛，令人不愉快的麻木或刺痛感。患者对疼痛的描述常常是戏剧化、生动鲜明的。疼痛患者共有的特征：①患者趋向于把他们的注意力全集中在他们的疼痛上，并用疼痛来解释他们的所有问题；②为了缓解疼痛，他们愿意接受各种治疗，经过检查未发现相应主诉的躯体病变，但患者也服用多种药物，甚至导致镇静止痛药物依赖；③常伴有焦虑、抑郁和失眠等；④社会功能明显受损。

4. **衰弱症状**　常见的症状有注意力不集中，记忆力下降，过度疲劳，头痛，眩晕，慢性疲劳等。

5. **其他症状**　如出汗、震颤、尿频、排尿困难、呃逆等。

上述躯体症状如果涉及 2 个系统的 3 个症状，或者一个系统的 4 个及以上的症状称为单器官躯体忧虑障碍（single-organ type BDD），如果患者的躯体症状涉及 3 个或 4 个系统 3 个以上的躯体症状称多器官躯体忧虑障碍（multi-organ type BDD）。

【典型病例】

某女，48 岁，已婚，中学文化、工人。主诉"乏力，多汗，怕冷，胸闷、心悸、恶心、腹胀 5 年"。患者平素性格内向、工作认真。5 年前因琐事与单位同事发生矛盾,生气,此后逐渐感到头痛、眩晕、恶心、食后上腹有饱胀感,乏力、周身不适,有游走不定的烧灼感,腰痛、四肢疼痛,胸闷、心悸、尤其怕冷、夏天还穿毛衣。先后辗转于多家大医院的消化内科、呼吸内科、心血管内科、内分泌科、妇科、骨科、神经内科、中医科等就诊,进行过多次血、尿、粪的化验和心电图、钡餐、胃镜、B 超、胸部及腰部 X 线拍片等检查,均无异常发现,服用多种药物对症治疗,但症状时轻时重、一直未治愈,经常感到身体多处不适。患者常为疾病不能康复而紧张不安,并常抱怨医生“服务态度不好、医疗水平太差”。抱怨家里人“不理解自己、不关心自己”。近 2 年无法坚持工作。

　　诊断:躯体忧虑障碍(多器官型)

【典型病例】

　　张某某,男,43 岁,已婚,在某企业担任领导职务。因“臀部、腰背部、左侧腹股沟疼痛 2 年”就诊。患者病前个性内向、不善交际、心胸狭窄、办事认真。2 年前行“疝气”手术,术后恢复良好。但患者感到左侧腹股沟部位疼痛一直存在,并放射至左侧臀部、腰背部及下肢,患者担心是手术的并发症,多次到普外科检查,均未发现异常。曾 2 次行腰骶椎 MRI 检查未见异常,疼痛严重时服用止痛药可以暂时缓解,疼痛在劳累、生气、失眠情况下加重。1 年前右侧臀部及下肢亦出现疼痛,有时为放射性,有时则呈跳动性、有时呈游走性。近 2 年患者常晚间睡眠差,入睡困难,常服用“安定”帮助入睡。曾到多家医院的普外科、骨科、疼痛科、中医科等就诊,未给出准确诊断。半年前患者上述症状加重,在普外科医生的建议下,来到某三甲医院的精神心理科就诊。

　　诊断:躯体忧虑障碍(单器官型)

五、诊断与鉴别诊断

(一) 诊断

1. 诊断要点

　　(1) 主诉痛苦的躯体症状:躯体症状涉及较多系统,且随着时间变化而不断变化。偶尔有单个症状,如疼痛或疲劳。

　　(2) 对症状的过分关注或者不成比例的过分关注:患者坚信症状会带来健康影响,或将带来严重后果,到处反复就医。

　　(3) 恰当的医学检查及医生的保证均不能缓解对躯体症状的过分关注。

　　(4) 躯体症状持续存在,即症状(不一定是相同症状)在一段时间(如至少 3 个月)的大部分时间均存在。

　　(5) 症状导致个人、家庭、社会、教育、职业或其他重要功能方面的损害。

2. 严重程度分类

　　(1) 轻度躯体忧虑障碍(mild bodily distress disorder):符合躯体忧虑障碍的诊断标准。患者过度关注某些躯体症状及其后果,但并没有因此被过度困扰(每天投入到对症状担心的时间不超过 1 小时)。虽然患者对躯体症状表示担心,并且对其生活造成一些影响,(例如:人际关系紧张,学业或职业效率低下,放弃休闲活动),但对于个人及其家庭、社会、学业、职业或其他重要的功能没有实质性的损害。

　　(2) 中度躯体忧虑障碍(moderate bodily distress disorder):符合躯体忧虑障碍的诊断标准。患者过度关注某些症状及其后果(每天投入超过 1 小时的时间关注症状及后果),典型表现为与之相关的频繁就医。患者将自身大部分精力投入在对症状及其后果的关注上,造成个人、家庭、社会、学业、职业或其他重要的功能领域中等程度的损害(例如:人际关系冲突,工作中的业绩问题,放弃一系列社会和休闲活动)。

　　(3) 重度躯体忧虑障碍(severe bodily distress disorder):符合躯体忧虑障碍的诊断标准。对症状普遍及持续的关注可能成为患者生活的焦点,反复、多次在医疗保健机构频繁就医。对症状及其后果的过度关注会导致个人、家庭、社会、学业、职业或其他重要功能领域的严重损害(无法工作,疏远朋友和家庭,放弃几乎所有的社交和休闲活动)。个人兴趣可能会变得狭窄,以至于几乎只关注他或她的躯体症状及其消极的后果。

(二)鉴别诊断

1. 躯体疾病　原发性躯体疾病具有明确、与症状相称的客观检查结果,其症状主诉相对集中,并能用当今的医学知识解释。躯体忧虑障碍患者的主诉更严重,功能损害更大,躯体症状的数量通常超过相关的躯体疾病表现,且"查无实据"。当然,躯体忧虑障碍患者可能同时存在引起症状的躯体疾病,如果患者躯体主诉的重点和稳定性发生转化,这提示可能有躯体疾病,应考虑进一步检查和会诊。

2. 疑病障碍　两者具有类似的发病机制,患者有着类似行为特征。躯体忧虑障碍患者关注的重点是症状本身及症状的严重程度对个体的影响,而不是对潜在进行性严重疾病的担心。躯体忧虑障碍患者也可能相信其躯体症状预示躯体疾病或损害(即:确诊疾病),但关注点主要是要求治疗以消除症状。而疑病障碍患者的注意力会更多地指向潜在进行性的严重疾病过程及其致残后果。疑病障碍患者倾向于要求进行医学检查、以确定或证实潜在疾病的性质,或要求医学保健人员提供的保证。

3. 抑郁症　抑郁症常伴有躯体不适症状,而躯体忧虑障碍也常伴有抑郁情绪。抑郁症以心境低落为主要临床相,可有早醒、晨重夜轻的节律改变,体重减轻及精神运动迟滞、自罪自责,自杀言行等症状,求治心情也不如躯体忧虑障碍者强烈。只有当躯体症状的先占观念不是在抑郁发作背景下出现,例如先占观念先于抑郁出现,或抑郁缓解后出现,则诊断为躯体忧虑障碍。

4. 焦虑障碍　焦虑障碍的患者可能有对躯体疾病焦虑和躯体症状,此时的疾病焦虑是他们众多焦虑之一;惊恐障碍所伴有的躯体症状常常与惊恐相伴。

5. 分离性运动和感觉障碍　分离性运动和感觉障碍患者的躯体症状有心理致病的证据,表现在时间上与应激性事件及相关问题或紊乱有明确的联系,心理治疗,特别是暗示和催眠治疗有较好的疗效。

6. 精神分裂症　某些精神分裂症患者可有躯体不适症状、疼痛症状等,但他们往往对躯体不适症状及疼痛症状漠不关心或对此予以荒谬离奇的解释,常有思维形式障碍或幻觉妄想;患者并不积极求治,借此可与躯体忧虑障碍鉴别。

7. 物质依赖　患者常常滥用苯二氮䓬类药物,甚至阿片类镇痛剂,形成依赖。当出现戒断症状时,疼痛非常常见,但这类患者的疼痛必须继续使用成瘾药物或用替代药物才能缓解,借此可与躯体疼痛障碍鉴别。

六、治疗

(一)治疗时应注意的问题

1. 重视医患关系　治疗开始时,要重视建立良好的医患关系,要以耐心、同情、接纳的态度对待患者的痛苦和诉述,理解他们躯体体验的真实性,而不是"想象的问题"或"装病"。不否定患者的体验是建立医患关系的重要开始。

2. 重视连续的医学评估　早期阶段应进行彻底的医学评估和适当的检查,医生应对检查的结果给予清楚的报告并进行恰当的解释,特别是对矛盾实验室结果或者似是而非的阳性结果的解释。解释既不能加重患者对不适躯体体验灾难化的推论,也不应彻底否认患者的躯体问题。在疾病的过程中,如果躯体症状加重或出现新的症状,均必须进行适当的检查和评估以排除器质性障碍。

3. 重视心理和社会因素评估　在确定躯体症状的心理因素可能是患者的病因之一后,应尽早引入心理社会因素致病的话题,医生应尽可能早地选择适当的时机向患者提出心理社会因素与躯体症状关系问题的讨论。鼓励患者把他们的疾病看成是涉及躯体、心理和社会因素的疾病。

4. 适当控制患者的要求和处理措施　医生要避免承诺安排过多的检查,以免强化患者的疾病行为。医生可以定期约见患者,提供必要的检查,但不能太频繁,这样一方面可以避免误诊,另一方面可减轻患者的焦虑。要对家庭成员进行相关疾病知识的教育,因为家庭成员也可能强化患者的疾病行为。

(二)治疗目标及治疗原则

1. 治疗目标　①减少或减轻症状;②减少心理社会应激;③减少或减轻日常功能损害;④减少不合理医疗资源的使用。

2. 治疗原则　治疗过程中对躯体疾病和精神障碍的诊断和治疗保持谨慎的判断和处置。对共病给予适当的治疗。治疗任务分阶段制订。

(三)治疗方法

躯体忧虑障碍治疗比较困难,通常采用心理治疗、药物治疗及物理治疗等综合性治疗方法。

1. 心理治疗　心理治疗目的在于让患者逐渐了解所患疾病之性质,改变其错误的观念,解除或减轻精神因素的影响,使患者对自己的身体情况与健康状态有一个相对正确的评估,逐渐建立对躯体不适的合理性解释。对医学检查结果合理的解释,适当地做出承诺和必要的保证也具有一定的治疗作用。目前常用的心理治疗方法有认知疗法、认知行为治疗、精神分析、支持性心理治疗等,不同的心理治疗方法各有千秋,临床上均可选用。

(1)支持性心理治疗:可以帮助患者重新树立信心并得到鼓舞,以及促使他们对治疗计划的其他方面予以配合。

(2)认知行为治疗:目前认为是躯体忧虑障碍有效的治疗手段,可以减少躯体症状。其主要目标是协助当事人克服认知盲点、模糊知觉、不正确判断,以及改变其认知歪曲或不合逻辑的思考方式。认知行为治疗评估中的功能性分析,即确定特殊刺激与结果间的联系,是治疗成功的关键。

认知行为治疗包括:①明确治疗目标。通过评估,询问的方式,帮助患者认识问题的实质,从而减少躯体症状;②在接受患者体验症状痛苦事实的基础上,与患者一起讨论症状的生物学和心理学机制,鼓励患者说出自己的疑虑和想法;③与患者一起,对疾病的解释进行评估,对患者提出的论据进行审视;④减少不恰当的病态行为,改变通过过度医疗行为来回避社会现实问题的行为模式。

另外,还可以应用团体治疗、家庭治疗。

2. 药物治疗　心理治疗的同时,还要考虑躯体治疗或药物治疗。应用精神药物进行对症治疗十分重要。近年来,患者过于经常、任意地服用药物的情况较常见。因此,在治疗前应仔细评估患者的情况,确定在哪个阶段、使用哪些精神药物是有利的。药物治疗主要是针对患者的抑郁、焦虑等情绪症状,选择抗抑郁或抗焦虑治疗。常用的有抗焦虑药物及 SSRI、SNRI 类等抗抑郁药物治疗。对慢性疼痛患者,可选择 SNRI、三环类抗抑郁药治疗、镇痛药对症处理。另外,对有偏执倾向、确实难以治疗的患者可以慎重使用小剂量非典型抗精神病药物,如喹硫平、利培酮、阿立哌唑、奥氮平、氨磺必利等,以提高疗效。

3. 其他治疗　频谱治疗、按摩治疗等,有一定辅助治疗效果。中医中药治疗也有一定疗效。

七、病程和预后

躯体忧虑障碍是一种慢性波动性病程的疾病。这类患者最初多就诊于综合医院的非精神科。精神科医生所遇到的往往是具有多年就诊经历及大量临床检查资料、用过多种药物治疗后效果不佳的病例。其预后常常与患者的病前人格特征、心理社会因素、情绪变化、对症状的认知模式、患者治疗的依从性等因素有关。一般认为,有明显精神诱发因素、急性起病者预后良好。起病缓慢、病程持续 2 年以上者,则预后较差。

第二节　疑　病　障　碍

疑病障碍(hypochondriasis)是一种以担心或相信患有一种或多种严重躯体疾病的持久的先占观念

为特征的精神障碍。此先占观念往往建立在对于一个或多个躯体症状或体征的错误解释之上。患者反复就医,各种医学检查阴性结果和医生的解释或保证均不能打消其疑虑,仍坚持己见。多数患者起病缓慢,病程持久;少数患者在重大生活事件后亚急性起病,特别是存在明显的身体健康问题诱因。

患者的这种就医行为表现常带有强迫性,基于对自身健康状况的过分关注和已患病的先占观念,反复就诊求医。在得到许多治疗或无病的保证后,仍不厌其烦地到处求医,其行为类似强迫症患者的强迫性检查。同时,约1/3的强迫症患者因与健康有关的强迫观念反复就医,这些与躯体或病菌关联的强迫观念与疑病症的先占观念有时难以区别。

疑病障碍的患病率差异较大。100个综合医院门诊就诊者中,有0.2人是疑病症患者,精神卫生机构门诊患者为0.9人,住院患者为1.1人,男女间无差异。

一、病因及发病机制

本病的发生与一定的病前个性有关,即疑病型人格,突出表现为:过分关注来自躯体的各种感觉,常有异常感觉体验。信守养生之道,崇尚各种民间健身方术和秘诀,对医药知识特别感兴趣,容易受医书影响。不少疑病者对父母或其他早年养育者比较依赖,养育者过度保护、对待疾病的态度和方式成为疑病障碍的易感因素。同时,易激惹、紧张和焦虑等气质特点在疑病者身上也较为常见;有的患者易受与健康相关的暗示,而有些则较固执。研究显示,超过半数的患者起病有一定的诱因,如环境变迁、医源性影响、罹患躯体疾病、过度紧张疲劳或遭受挫折等。

社会文化因素对疑病障碍的发生具有重要影响,患病改变着个人与社会的关系。患者角色可以享受某种特权和获得补偿(继发性获益),可能强化了患者的有病行为。文化影响着个体对有病行为的解释模式,有的疑病观念可以理解为一种个人的专用疾病解释模式。自幼喜欢唱歌的业余歌唱者,确信声带已经受伤(实无),唱的歌不再好听,是为自己找到了"歌唱不好而使自己免于耻疚的解释"。认知理论强调,对躯体感觉的错误评价导致了错误的信念,并使疑病心理和行为持续存在。

家族遗传研究尚无定论。已有一个家族多个成员同时患病的报道,但均有相同的人格特点。双生子研究尚无结果。总之,不良个性是疑病障碍发病的基础,心理社会因素起到了诱发和强化作用。

二、临床表现

疑病障碍者对自身健康过分担心,反复纠缠于身体健康和疾病而无法解脱。对健康的过分忧虑、对身体的过分关注和感觉过敏、疑病观念是其核心症状,亦是其临床表现的一个连续谱——最轻者只是对正常身体感觉的过分关注和觉察,轻微者担心会罹患某种疾病;严重者则惶恐不安,对疾病十分害怕;再重者有关于患病的超价观念;极端者可以达到疑病妄想的程度。常伴明显的抑郁和焦虑,患者总是拒绝接受多位不同医生关于其症状并无躯体疾病的忠告和保证,并频繁更换医生寻求保证,害怕药物治疗。

疑病观念者确信自己患有某种严重或可怕的疾病,通常夸大躯体不适主诉及症状,可能变得对其身体状态更加警觉,以至于出现焦虑、抑郁情绪。患者反复就医,成为门诊的"常客",常常携带大量的就诊记录,过分细致地陈述自己的病史而难以打断。患者要求反复检查,力图用客观检查证实其信念,因此花费了大量而不必要的金钱。各种医学检查阴性和医生的解释,均不能打消其疑虑,甚至怀疑检查医生的临床技术和耐心。患者通过强迫性地检查和寻求保证来减轻焦虑,维持了其疑病症状。

患者的疑病症状可涉及躯体的各个系统和器官。其中,以胸、腹、头、颈等部位的症状常见。半数以上的患者存在头痛、胸痛、腹部及腰背痛等疼痛症状。头晕、眩晕、夜间感到自己的脉搏搏动、咽部异物感、恶心胀气或纳差等亦较常见。患者对身体的过分关注表现不一,有的经常注意自己的心跳、脉搏,有的则关注自己的大小便或饮食。

疾病可以限制患者的活动,造成生活不便,妨碍工作、学习或社会交往,甚至其他更为严重的后果。

【典型病例】

某男,26岁,军事院校学员。患有"鼻炎"5年。6个月前进行野外训练时自觉鼻子不舒服加重,反复在某城市多家医院就医,诊断仍为"鼻炎"。遵医嘱用药治疗,患者十分担心药物副作用,用药2周后自觉鼻塞症状减轻,但感觉鼻子太通气了,将空气中的灰尘吸到了身体内,同时感到鼻干、头部不适、胸闷、夜间睡眠时感觉喉、鼻及面部发烧,无法入睡,认为这些症状是严重药物副作用,并认为空气中的灰尘进入到肺里,影响了正常的呼吸,感到气不够用了,呼吸困难,自己快活不成了,自行停用药物,并又反复到多家医院检查。未发现可解释上述症状的器质性疾病,患者仍不相信。曾在某大医院诊断为"萎缩性鼻炎",患者反复上网查相关资料,自认为萎缩性鼻炎是不治之症,紧张、担心,饮食睡眠差,医生告知不严重,患者坚信自己的鼻子有严重问题,坚决要求继续找知名专家诊治,医生反复解释鼻子无严重问题,患者难以接受,仍反复在多家医院就医。

诊断:疑病障碍

三、诊断与鉴别诊断

(一)诊断

1. 主要为患有一种或多种疾病的先占观念或担心,认为这些疾病是严重的、预后不良或威胁生命的,该观念持续存在(如每天至少1小时)。

2. 先占观念建立在对躯体症状或体征(包括正常或普通的躯体感受,如担心头痛就预示着脑部肿瘤)的灾难性解释之上。

3. 反复或过度地进行与身体健康有关的行为,如反复就医或检查以确认疾病,花费大量时间查阅疾病资料。

4. 患者总是拒绝接受多位不同医生关于其症状并无躯体疾病的忠告和保证,并频繁更换医生寻求保证;害怕药物治疗。

5. 症状引起患者明显痛苦,或导致个人、家庭、社交、教育、职业等方面的损害。

(二)鉴别诊断

1. **躯体疾病**　如果患者确实患有某种慢性或急性疾病,或是某种疾病的高危人群(如:有明显的遗传风险,近期曾暴露于某种传染病),则患者的担忧很常见,诊断为疑病障碍需更加慎重。只有当先占观念及反复检查或回避的程度明显过分或不恰当时,才诊断为疑病障碍。原发性躯体疾病具有明确、与症状相称的客观检查结果。疑病症的临床特点是:①疑病症状虽被认为是某种疾病的表现,但描述模糊不清,不符合解剖分布或生理规律;②症状常由应激性生活事件促发;③症状的严重程度与日常躯体功能不一致;④患者具有高度的暗示性;⑤患者具有一种固定的症状模式。另外,既往患有疑病障碍,亦有可能罹患躯体疾病。需要动态观察与评估。

2. **广泛性焦虑障碍**　广泛性焦虑障碍患者可能存在对自身健康的担心,但亦有对日常事务的担心,不同于疑病障碍。疑病障碍患者的症状是持续地担心患病,尽管医学检查结果排除,但是仍持续存在。

3. **抑郁障碍**　抑郁障碍患者会出现一些疑病观念或妄想,但其内容常与心境协调一致,如虚无妄想者认为自己的胃肠已经腐烂,并伴有快感缺失、自杀观念、早醒、体重减轻或增加等其他抑郁症状。

4. **精神分裂症及其他妄想性障碍**　一些疑病障碍患者对自己想法和行为的不合理性缺乏自知力,以至于达到了妄想程度。但如果这些信念仅局限于担心患有某种疾病,且贯穿整个病程,则应诊断为疑病障碍。而精神分裂症及其他妄想性障碍虽会出现躯体妄想相关的临床表现,但多在早期出现,大多持续时间不长,疑病观念模糊,内容不固定且古怪,明显违背医学常识(如,器官在腐烂),更有幻觉、妄想等其他精神病性症状。患者并不迫切求治。

四、治疗

以心理治疗为主,药物治疗为辅。药物治疗主要采用抗焦虑药和抗抑郁药,以缓解患者伴发的焦虑和抑郁情绪。对有偏执倾向患者,可以使用小剂量非典型抗精神病药物治疗。心理治疗的目的是让患者了解所患疾病的性质、祛除或减轻心理因素的影响,有效措施包括纠正疑病的错误观念、控制检查行为、鼓励患者以建设性的方式应对症状,对患者的反复安慰保证帮助不大。认知治疗和行为应激处理是两种有效的心理治疗手段,尤其是认知治疗效果更加显著。治疗中应尽量避免不良的医源性影响。

五、病程和预后

本病病程长短不一,短者起病数天或数月即可就诊求医,长者超过 2 年。多数患者呈慢性迁延病程。通常急性起病、存在明显诱因、治疗及时正确者预后较好;起病缓慢、个性不良、无起病诱因、反复就医而未得到正确治疗者预后不佳。女性预后优于男性。

(高成阁   苏中华)

思 考 题

1. 躯体忧虑障碍的临床特点。
2. 躯体忧虑障碍的诊断要点。
3. 躯体忧虑障碍治疗时应注意哪些问题?
4. 疑病障碍的临床特点。
5. 疑病障碍的诊断要点。

第十四章　应激相关障碍

应激相关障碍是一类与应激源(主要是精神创伤或精神应激)有明显因果关系的精神障碍,其发生时序、症状内容、病程与预后等均与应激因素密切相关。应激相关障碍主要包括创伤后应激障碍(post traumatic stress disorder, PTSD),延长哀伤障碍(prolonged grief disorder, PGD),适应障碍(adjustment disorder)以及发生于儿童期的应激相关障碍,包括反应性依恋障碍(reactive attachment disorder)和去抑制型社会参与障碍(disinhibited social engagement disorder)。

第一节　概　　述

一、应激源

应激源(stressor)是作用于个体并使其产生应激反应的刺激物。人类的应激源十分广泛,按不同的环境因素,将应激源分为三大类:外部环境、个体内环境和社会心理环境。

1. **外部环境**　外部环境应激源小到日常生活的困扰,如交通拥挤,大到社会生活中的重要事件,如自然灾害与人为灾害,包括洪水、地震、车祸、战争、传染病大规模暴发等,以及其他理化、生物环境,如外伤、强酸强碱、高温、毒品以及病原微生物、寄生虫等。

2. **个体内环境**　机体内部应激源包括各种必要物质的产生和平衡失调,内稳态的紊乱,如疾病、营养缺乏、水电解质紊乱、内分泌紊乱、机体内酶和血液成分的改变等,这些既可以是应激反应的一部分,也可以作为应激源。

3. **社会心理环境**　现代社会中,个体所面对的工作学习负担过重,节奏过快或难度过大;工作与学习的内容与志趣不一致;工作环境单调乏味,难以在事业上获得成就;人际关系处理困难;家庭环境中父母离异、家庭成员之间关系紧张等,都可成为应激源。

本章所涉及的应激源多为突发、相对较为重大、持续性的负性事件,如突发灾害、家庭成员患病或死亡、家庭重大经济困难、对工作与学习环境的不适应、人际关系困难、迁徙、移民等。只有其强度和主观体验超出个体的耐受能力时,应激源才能成为应激相关障碍的致病因素。

二、流行病学

普通人群应激事件暴露的概率因研究样本的特点、调查方法、研究工具、诊断标准的不同,得出的结论也不相同。但多数调查发现,50%以上的女性和60%以上的男性一生中会经历一次严重的精神应激性事件。但经历应激性事件后,应激相关障碍的发生率却存在很大的差异。国外的研究显示,经历过应激性事件的个体,多数会出现明显的心理反应,而6%～33%的个体会出现应激相关障碍。

三、易感因素

遭遇应激源(主要是精神创伤或精神应激)后是否出现应激相关障碍以及障碍的表现形式和严重程度,除了与应激源的性质、强度和持续时间有关外,更重要的是与个体的一些易感因素相关。应激相关障碍的易感因素按照精神创伤性事件发生前后的时间来分,即创伤前变量(pre-traumatic variables)、围创伤期变量(peri-traumatic variables)和创伤后变量(post-traumatic variables)。创伤前变量研究比较肯定的因素有:焦虑或抑郁个人史和(或)家族史,既往创伤史如童年期受忽略、受虐待、被遗弃、性创伤、女性、平均水平以下的智商、神经质等。围创伤期变量主要包括创伤性事件发生后个体的精神和躯体反应情况,个体的认知和社会支持程度等。除了某些创伤前变量及围创伤期变量如人格特质、社会支持等持续存在而成为创伤后变量外,创伤后变量还包括事后干预的及时性和有效性、创伤性事件后遭受的其他负性生活事件等。

四、病因和病理机制

应激相关障碍的病因和具体机制还不十分清楚,是多种因素复杂作用的结果,这些因素包括了生物、心理和社会因素等。

(一)生物学因素

1. **遗传** 研究表明,在面对应激或创伤性事件后,遗传易感性是决定个体是否形成应激相关障碍的重要因素。PTSD 患者的一级亲属同患此病的比例明显高于二、三级亲属;PTSD 患者家族史中精神疾病患病率是经历同样事件未发病或无此经历者的 3 倍;PTSD 患者的子代罹患 PTSD 的风险也显著高于健康个体的子代。不仅如此,遗传的影响还体现在个体暴露于应激性事件的可能性,也就是说,个性和其他一些特征(至少有一部分是遗传性的)会使个体更常处于应激性事件可能发生的危险情景中,从而使个体更容易体验到创伤。

2. **神经生化** 大脑是应激源的"靶器官",也是应激反应的"组织者"。大脑通过调节神经递质、受体、信号转导以及基因表达等,产生神经可塑性变化,通过电、化学活动对应激源产生应激反应。

下丘脑-垂体-肾上腺轴(HPA 轴)是机体与应激反应密切相关的神经内分泌系统。应激时与紧张有关的神经冲动激活下丘脑室旁核神经元引发 HPA 兴奋,经过一系列传递使糖皮质激素分泌增多,这是应激时的重要生理反应。糖皮质激素升高可使机体对应激源处于"警戒"状态,同时机体各器官产生适应性改变以维持内环境的稳态和健康,但由于糖皮质激素在中枢神经系统存在神经毒性,其持续的升高可能对机体造成损害。因此急性应激时 HPA 轴改变有利于机体产生适应性反应,而长期慢性刺激会造成 HPA 轴功能失调导致应激相关障碍的发生。

近年来的研究发现,炎症系统也参与了应激过程。急性应激时炎症系统的激活会释放大量的细胞因子,是机体维持内环境稳态和健康的重要生理过程,但是持续或反复的应激可引起炎症系统不可逆地激活,细胞因子水平长期处于升高状态,最终对机体造成损伤。已有大量的证据表明,促炎因子信号通路的长期激活可能参与了许多应激相关障碍的病理过程。

3. **脑结构和功能改变** 当机体处在应激状态时,蓝斑-去甲肾上腺素/自主神经系统的激活导致脑部神经网络的去甲肾上腺素神经递质的释放,导致觉醒度升高、警觉和焦虑增加。杏仁核/海马复合体和中脑皮质以及中脑边缘多巴胺系统(与前额皮质相连)等主要的脑系统能被应激系统激活并影响其活动。

神经系统具有一定的神经可塑性。动物研究发现,急性应激对海马结构无明显影响,但慢性应激时,海马结构发生改变,包括神经细胞的变性和丢失,细胞萎缩,轴突末梢结构改变,细胞再生减少。慢性应激时,前额叶和前眶额叶皮质神经元的大小、数量及胶质细胞均减少等。研究认为海马萎缩会对 HPA 轴失去控制性调节,导致机体对应激源抵御能力下降,再次遭遇应激时,容易出现应激性疾病。与此同时,脑影像学的研究也提示慢性应激可导致个体皮质-纹状体-边缘系统灰质体积减小,在负性表情刺激时杏仁核激活增强,在静息状态时默认网络、突显网络、执行控制网络等均出现异常。

(二)社会心理因素

应激反应还取决于个体对应激源的认知评价、应对方式等。个体遭遇应激源后,先通过初级评价,判断是否与自己有利害关系,再通过次级评价,是否可通过个人能力进行应对和改变。总体来说,个体认为负性的、不可控制的、不可预测的、模棱两可的、超负荷的、具威胁性的,更容易引起应激。心理防御机制的应用和应对方式也会影响应激反应。其他与应激相关障碍的发生有关的社会心理因素还包括个体的经历与适应性、社会支持系统、社会环境等。

五、长期预后

个体经历应激性事件后,发生应激相关障碍,其长期的预后与疾病本身的特点密切相关,多数情况下,随着时间的推移,应激源的消退,应激反应也会逐渐恢复正常。尽管如此,部分发生于儿童时期的应激相关障碍患者,即使受害者遭受严重忽视后的照料环境质量得到改善,其症状也可一直持续整个青春期。PTSD 是应激相关障碍中临床症状最严重、预后最差的一种疾病,部分患者症状迁延不愈,或残留严重影响其日常生活的症状,逐渐变得慢性化甚至终身不愈。

Box 14-1　急性应激反应

急性应激反应(acute stress reaction),是指在遭受到急剧、严重的精神创伤性事件后数分钟或数小时内所产生的一过性的应激反应。在没有更多生活事件影响的情况下,一般患者可在数小时或数天内缓解,但这也取决于个体的性格特征、既往经历、对应激的易感性和应付能力,以及身体状况等,最迟不超过 1 个月。

引起急性应激反应的事件包括:①直接经历的创伤性事件,包括参与战争、被威胁或实际对个体的暴力攻击,如性暴力、躯体攻击、抢劫、绑架等;经历自然或人为灾害,如地震、飞机失事等;经历严重的事故,如重大交通事故、工业事故等;②亲眼目睹发生在他人身上的创伤性事件,事件必须是暴力或事故性的;③获悉亲密的家庭成员或亲密的朋友身上发生了创伤性事件;④反复经历或极端接触于创伤性事件令人作呕的细节中,如急救人员收集人体遗骸等。

急性应激反应主要的表现为:①创伤性重现体验、回避与麻木、高度警觉状态,如创伤性事件的情境或当时的心理感受反复自动出现在意识里或梦境里,任何与创伤体验有关的情境均可诱发,患者因此回避各种与创伤有关的人或事,情感可以表现为麻木状态,常存在心动过速、出汗、面赤等自主神经症状;②分离症状,如麻木、情感反应迟钝、意识清晰度下降、非真实感、分离性遗忘、人格解体或现实解体等;③其他症状,如持续地不能体验到正性情绪,注意力的狭窄,部分患者可能会出现精神病性症状。

急性应激反应发生后,最主要的处理方法是进行危机干预和心理治疗。创伤性事件发生时是危机干预的最佳时机,危机干预的方法很多,但大多遵循以下原则:提供脱离精神创伤性事件的环境,在客观危险结束和主观恐惧减轻后允许情绪宣泄;加强社会支持;减少对超出个人控制能力事件的个人责任感,帮助个体对创伤的强烈的情绪反应正常化。心理治疗是缓解急性应激反应症状的首选方法,对于一些严重的症状可适当使用药物治疗。

急性应激反应一般预后良好,症状缓解完全,因此在新版 ICD-11 中不再将其列为一类疾病,而将其归类于"影响健康状态的因素和需要健康服务的非疾病现象"。DSM-5 中对于在创伤性事件之后,完整的症状持续少于 3 天的急性应激反应也不作为疾病进行诊断。

第二节　创伤后应激障碍

一、概述

创伤后应激障碍(posttraumatic stress disorder, PTSD),是由于受到异乎寻常的威胁性、灾难性心理创伤,导致延迟出现和长期持续的精神障碍。

PTSD 最初是用来描述退伍军人、战俘以及集中营的幸存者在经历战争性创伤事件后的一系列后果,随后逐渐被用于描述各种人为和自然灾害受害者出现的一系列应激症状。这类事件包括严重事故、地震、被强暴、被绑架、目睹他人惨死等等。几乎所有经历这类事件的人都会感到巨大的痛苦,常引起个体极度恐惧、紧张害怕、无助之感。PTSD 的患病率报道不一,有研究显示 PTSD 的终生患病率为1%～14%,高危人群研究发现PTSD的患病率为3%～58%,女性约为男性的2倍。临床研究显示PTSD是一种与其他精神障碍共病率很高的疾病,常见的共病有抑郁症、酒精滥用或成瘾、恐怖症等。

二、病因和病理机制

(一)病因

1. 直接病因　异乎寻常的创伤性事件是本病发生的直接原因。在我们的日常生活中,许多超出意料的事件都可以称为"创伤性"的,如离婚、失业或考试失败等。但是,有研究发现,大约只有0.4%的事件真正具有"创伤性"意义,所谓"创伤性体验"应该具备两个特点:第一,对未来的情绪体验具有创伤性影响。例如,被强奸者在未来的婚姻生活或性生活中可能反复出现类似的体验。第二,是对躯体或生命产生极大的伤害或威胁。

2. 危险因素　创伤性事件是创伤后应激障碍发生的必备条件,但不是PTSD发生的充分条件,虽然大多数人在经历创伤性事件后都会出现程度不等的症状,研究表明只有部分人最终成为PTSD患者。许多因素影响到PTSD的发生,包括:存在精神障碍的既往史与家族史、儿童期创伤(如遭受忽略、性虐待、父母离异等)、性格内向、创伤事件前后有其他负性生活事件、家境贫寒、躯体健康状态欠佳、社会支持缺乏等。

(二)病理机制

PTSD的病理机制复杂,涉及较广,最近二十余年的研究主要集中在以下四个方面。

1. 遗传特征　早期的双生子研究发现在经历同样的应激事件后同卵双生子与异卵双生子相比更容易一起发展成为PTSD。随后,分子遗传学研究发现和其他精神疾病一样,PTSD的遗传也被视为多基因作用,主要涉及多巴胺系统(多巴胺受体基因、多巴胺转运体基因)、5-羟色胺系统(5-羟色胺转运体基因)、糖皮质激素受体基因,等。

2. 神经内分泌特征　HPA轴功能失调可能参与了PTSD的发生,许多研究显示PTSD患者血皮质醇水平降低,PTSD患者对小剂量的地塞米松抑制试验呈超敏反应,目前认为PTSD患者可能存在糖皮质激素受体的敏感性增强以及GR介导的负反馈增强。此外,还有证据表明PTSD患者肾上腺素、去甲肾上腺素有持续的升高,而血液脑源性神经营养因子(BDNF)水平则显著低于正常人群。

3. 神经影像学特征　PTSD脑影像学的研究结果主要发现患者的海马与海马旁回、杏仁核、内侧前额叶等存在功能异常。有学者提出PTSD的前额叶-杏仁核-海马环路假说,即前额叶功能减弱时,对杏仁核的调节和控制作用减弱,导致杏仁核对恐惧性反应的过度增强,而海马本身的损害以及与前额叶、杏仁核之间联系的失调主要参与了PTSD患者的陈述性记忆的损害过程。

4. 神经电生理特征　事件相关电位研究显示,PTSD患者在靶刺激和工作记忆过程中P300波幅明显下降,并且下降程度与PTSD的症状显著相关。此外,P200波和P50波的异常也有报道,但研究结论有待进一步确认。

三、临床表现

PTSD临床上主要有以下四大核心症状群:

1. 侵入性症状群　在重大创伤性事件发生后,患者有各种形式的反复发生的侵入性创伤性体验重现。患者常常以非常清晰的、极端痛苦的方式进行着这种"重复体验",包括反复出现以错觉、幻觉构成的创伤性事件的重新体验,称为闪回(flashback)。此时,患者仿佛又完全身临创伤性事件发生时的情景,重新表现出事件发生时所伴发的各种情感。创伤性体验的反复侵入是PTSD最常见也是最具特征性的症状。

患者在创伤性事件后,频频出现内容非常清晰的、与创伤性事件明确关联的梦境(梦魇)。在梦境中,患者也会反复出现与创伤性事件密切相关的场景,并产生与当时相似的情感体验。患者常常从梦境中惊醒,并在醒后继续主动"延续"被"中断"的场景,并产生强烈的情感体验。

患者面临、接触与创伤事件相关联或类似的事件、情景或其他线索时,通常出现强烈的心理痛苦和生理反应。事件发生的周年纪念日、相近的天气及各种场景因素都可能促发患者的心理与生理反应。

2. **持续性回避**　在创伤性事件发生后,患者对与创伤有关的事物采取持续主动回避的态度。回避的内容包括创伤性事件或与其高度相关的痛苦记忆、思想或感觉以及能唤起这些痛苦的情景、人、对话、地点、活动、物体等。

3. **认知和心境的负性改变**　在遭遇创伤性事件后,许多患者出现与创伤事件有关的认知和心境方面的负性改变,患者可表现出无法记住创伤性事件的某个重要方面,对创伤性事件的原因或结果出现持续的认知歪曲,责备自己或他人,对自己、他人或世界出现持续放大的负性信念和预期,如认为"世界是绝对危险的""没有人可以信任"等。患者会出现持续的负性情绪状态,对重要的活动失去兴趣,疏远他人,持续地不能体验到正性情绪。

4. **警觉性增高**　表现为过度警觉,惊跳反应增强,注意力不集中,激惹的行为和愤怒的爆发,自我毁灭行为,部分患者会出现睡眠障碍。

多数患者在创伤性事件后的数天至半年内发病,病程至少持续 1 个月以上。

四、诊断与鉴别诊断

(一) 诊断要点

1. 遭受异乎寻常的创伤性事件或处境(如天灾人祸)。

2. 反复重现创伤性体验(病理性重现),可表现为不由自主地回想受打击的经历,反复出现有创伤性内容的噩梦,反复发生错觉、幻觉,反复出现触景生情的精神痛苦,面临与创伤事件相关联或类似的事件、情景或其他线索时,出现强烈的心理痛苦和生理反应。

3. 对与创伤经历相关的人和事选择性遗忘,对未来失去希望和信心,内疚和自责,疏远他人,兴趣爱好范围变窄,持续地不能体验到正性情绪。

4. 持续的警觉性增高,可出现入睡困难或睡眠不深、易激惹、注意集中困难、过分地担惊受怕。

5. 对与刺激相似或有关的情景的回避,表现为极力不想有关创伤性经历的人与事,避免参加能引起痛苦回忆的活动,或避免到会引起痛苦回忆的地方等。

6. 在遭受创伤后数日至数月后,罕见延迟半年以上才发生。

(二) 鉴别诊断

1. **抑郁症**　尽管 PTSD 患者也可以出现认知和心境方面的负性改变,但其存在特征性的创伤性事件相关的侵入性症状,同时也存在对特定场合或情景的持续性回避,且病程一般较长。抑郁症也可在生活事件后发生,突然出现情绪低落,兴趣减退,不与他人接触,对未来失去信心,但抑郁症随着病情的发展明显超出生活事件本身,并且抑郁症还存在一些如晨重暮轻、明显的消极悲观、食欲减退等特征性症状。

2. **其他应激相关障碍**　主要是与延长哀伤障碍和适应障碍鉴别。延长哀伤障碍的创伤性事件一般限定于关系亲密的人的离世,侵入性症状为死者的形象,一般是积极的,患者一般会努力寻找与死者间的美好回忆,而 PTSD 患者的侵入症状一般是痛苦的,时刻回避创伤记忆及相关线索。适应障碍的应激源主要是生活环境或社会地位的改变,而且这些改变是长期存在的,患者的人格基础在此病的发生过程中起一定的作用,临床表现以抑郁、焦虑、害怕等。而 PTSD 的应激源几乎对每一个人来说都是严重的、异乎寻常的,临床表现也主要是与创伤性事件相关的四大核心症状。

3. **焦虑与恐惧相关障碍**　焦虑障碍、恐惧症的患者同样存在着焦虑、回避以及明显的自主神经功能紊乱症状,也可能在一定的生活事件后发生,但在生活事件的强度、症状表现等方面与 PTSD 仍存在着较大区别。

五、治疗

（一）药物治疗

当 PTSD 的诊断确定后,药物治疗是重要的干预手段之一。理想的药物治疗是能够消除 PTSD 的四大核心症状,但目前尚无药物对 PTSD 的各组症状群都能产生满意疗效。目前多数关于 PTSD 的药物治疗,还是使用抗抑郁药和抗焦虑药,也就是对症治疗。药物治疗对 PTSD 患者至少有三种潜在的益处:改善症状、治疗共患疾病、减轻那些干扰心理治疗和(或)日常功能的相关症状。

选择性 5-羟色胺再摄取抑制剂(SSRIs)类抗抑郁药的疗效和安全性好,不良反应轻。被推荐为 PTSD 的一线用药。氟西汀、帕罗西汀、舍曲林拥有较多的证据。也有证据表明选择性 5-羟色胺和去甲肾上腺素再摄取抑制剂(SNRIs)类药物对 PTSD 有较好的疗效。抗抑郁药治疗不仅能改善患者存在的睡眠障碍、抑郁焦虑症状,也能减轻侵入性症状和回避症状。抗焦虑药能降低 PTSD 患者的警觉度、改善恐惧症状和抑制记忆再现。对苯二氮䓬类使用有争议,目前认为苯二氮䓬类可慎用于并发惊恐障碍但没有精神活性物质滥用史的 PTSD 患者。近来的研究发现,新型非苯二氮䓬类抗焦虑药,如丁螺环酮、坦度螺酮等能改善 PTSD 的核心症状、认知障碍,不损害精神运动功能,也不导致过度镇静、肌肉松弛等。在临床上,根据 PTSD 的症状以及共患病情况,还可选择抗肾上腺素能药物改善警觉过高、分离症状;心境稳定剂控制攻击性和激惹的行为;非典型抗精神病药物改善伴随的精神病性症状。

PTSD 对药物治疗起效是相对较慢的,一般用药 4~6 周时出现症状减轻,8 周或更长的疗程才更能体现药物的真正疗效。由于各种药物的作用机制不同,一种治疗无效可选用其他药物治疗,并给予合适的疗程和剂量。在运用抗抑郁药治疗 PTSD 时,剂量与疗程与抑郁症治疗相同,治疗时间和剂量都应充分。建议缓解后还应给予 1 年维持治疗,直到痊愈。

（二）心理治疗

目前的研究证据和临床经验提示心理治疗对于 PTSD 患者是有效的。在 PTSD 初期主要采用危机干预的原则与技术,侧重于提供支持,帮助患者接受所面临的不幸与自身的反应,鼓励患者面对事件,表达、宣泄与创伤性事件相伴的负性情绪。治疗者要帮助患者认识其所具有的应对资源,同时学习新的应对方式。慢性和迟发性 PTSD 的心理治疗中,除了特殊的心理治疗技术外,为患者争取最大的社会和心理支持是非常重要的。家属和同事的理解,可以为患者获得最大的心理空间。

对于 PTSD 患者常用的心理治疗方法有:认知行为治疗(cognitive behavioral therapy, CBT)、眼动脱敏再处理(eye movement desensitization and reprocessing, EMDR)以及团体心理治疗。

1. **认知行为治疗** CBT 对急性和慢性 PTSD 患者的核心症状有确切的疗效。PTSD 的 CBT 治疗包括正常的应激反应的教育,焦虑处理训练,对病理信念的认知治疗,对创伤事件的想象和情境暴露,以及复发的预防。PTSD 认知行为治疗中的核心是暴露疗法,让患者面对触景生情的类创伤情境,唤起患者的创伤记忆,然后治疗这些记忆的病理成分。想象演练,延时的暴露技术,对 PTSD 及相关的焦虑或回避症状治疗有效。

2. **眼动脱敏再处理** 让患者想象一个创伤场景,同时眼睛追踪治疗师快速移动的手指,然后集中调节其认知和警觉反应。反复多次,直至当移动眼球时,患者在治疗师指导下产生的正性想法能与场景联系起来,警觉反应减轻。有学者认为,EMDR 之所以有效,可能与再暴露或修复创伤记忆时治疗师给予的正性反馈和指导有关,而不是因为任何快速眼球运动、节律或治疗中的其他生理效应所致。

3. **团体心理治疗** 许多人希望和有类似经历的人讨论他们的创伤。和别人一起分享自己的经历有助于更容易地谈论创伤并应对存在的症状。在团体心理治疗中,患者可以在相互理解的基础上建立人际关系,患者可以在小组中学习处理羞耻、罪恶感、愤怒、害怕等情绪。和小组其他成员一起分享有助于患者建立自尊和信心。

六、预后

PTSD 的迁延性和反复发作性使其成为临床症状最严重、预后最差的应激相关障碍。罹患 PTSD 后,至少 1/3 的患者因为疾病的慢性化而终身不愈,丧失劳动能力;一半以上的患者常伴有物质滥用、抑郁、各种焦虑相关障碍以及其他精神障碍。PTSD 患者的自杀率是普通人群的 6 倍。早期及时的干预和治疗对良好的预后具有重要意义。

Box 14-2 复杂型创伤后应激障碍

复杂型创伤后应激障碍(complex PTSD, C-PTSD)的概念最初由美国的研究者 Judith L. Herman 在 1992 年首先提出。他认为传统意义上的 PTSD 通常是经历一过性的异乎寻常的创伤性事件后出现的一系列症状群,为单纯型 PTSD。而在遭受持续时间较长的、反复发生的、起始于幼年时期的、无法逃离的创伤性事件后,受害者会表现出超过单纯型 PTSD 定义范围的症状群,即除了表现出与事件直接关联的症状外,还伴有显著的自残、暴力、酗酒或其他物质滥用等行为问题,以及对自身认同和情感感受的认知改变。为了区别两类不同的创伤性事件,Lenore C. Terr 提出可将创伤性事件分为 I 型(单纯型)和 II 型(复杂性);突发的一过性的创伤性事件称为 I 型创伤,持续或反复出现的、与虐待或性侵害有关的创伤称为 II 型创伤。I 型创伤导致的 PTSD 为单纯型 PTSD,而 II 型创伤导致的 PTSD 则称为 C-PTSD。根据新版的 ICD-11,C-PTSD 除了符合所有 PTSD 的诊断特征外,还有严重的情绪调节问题、自我认知改变(如认为自己非常渺小,一无是处,伴有持续性内疚、羞耻感)、不能持久维持良好的人际关系等,因而导致明显的人际、家庭、社会关系损害,以及教育、职业功能损害。

2013 年 5 月美国推出了《精神障碍诊断与统计手册》第五版(DSM-5),将"与创伤和应激相关的精神障碍"单列一章,相关疾病的诊断标准也在第四版的基础上有所改动。但没有将 C-PTSD 独立出来纳入诊断体系。

第三节 延长哀伤障碍

一、概述

延长哀伤障碍(prolonged grief disorder, PGD),又被称为病理性哀伤(pathological grief)、创伤性哀伤(traumatic grief)或复杂性哀伤(complicated grief)。有别于正常的丧亲反应,PGD 是指丧失亲人之后持续的哀伤反应,往往超过 6 个月,难以随着时间的推移得到缓解。患者难以摆脱失去亲人的痛苦,关于逝者的想法挥之不去,情绪和行为偏离生活常态,最终导致个体的社会功能受到严重的影响。目前,药物治疗的效果并不理想,心理治疗是该疾病的首选策略。

PGD 的高危患病群体包括女性、老年人、文化程度低及家庭收入低下者。此外,流产史、儿童期分离焦虑、童年虐待、父母离世、与逝者亲密的关系、对逝者过度的情感依赖、不安全的依恋关系、暴力性的致死事件、对亲人的去世缺乏心理准备、缺少有效的社会支持等,也会增加患 PGD 的风险。影像学的研究提示 PGD 患者存在伏隔核的奖赏区域过度激活。个体的认知方式同样会影响丧亲经历,而认知缺陷可能会增加 PGD 症状的严重程度。

目前,国内缺乏 PGD 相关的流行病学数据。国外的研究表明,PGD 的发病率并不一致,为 4% ~ 13%,与地域、种族、特定研究群体等均相关。

二、临床表现

PGD 相关的临床症状紧密围绕丧亲事件,表现为持续性的、极度的痛苦体验。患者往往沉浸在对逝者的缅怀之中,不愿意接受亲人离世的事实,仍旧幻想着重新相聚。患者对与逝者相关的事物过度敏感(例如,逝者的老照片或往事),有意识地避免接触与逝者相关的事物,对亲人的离世可能存在过分的自责。通常而言,PGD患者找不到生活中的自我定位,也不愿意接受生活中新的角色,难以再次相信他人。患者与外界隔离、疏远,接受他人的帮助,或是与他人建立亲密关系,对于某些PGD患者而言,意味着对逝者的背叛。除了持续的、慢性的悲伤,患者还会有情感麻木、孤独的感受,对未来的生活不抱有希望,个人的社会功能受到显著影响,生活质量严重受损,这些症状持续的时间往往超过半年,并未随着时间的推移而减轻。

PGD患者出现自杀风险明显增高,也更容易出现高血压、心血管事件、肿瘤、免疫功能异常等疾病。

三、诊断与鉴别诊断

PGD的诊断主要依靠临床表现,目前尚无特异性的实验室或辅助检查指标。

（一）诊断要点

PGD的主要诊断要点包括:

1. 亲近关系的人的离世。

2. 每天都想念逝者,或是达到了病态的程度。

3. 每天都有5个及更多的下述症状,或是症状的程度达到了病态:

（1）自我定位混乱,或是自我感知下降。

（2）难以接受亲人离世的事实。

（3）避免接触能够让人想起逝者的事物。

（4）在亲人离世后难以再信任他人。

（5）对亲人的离世感到痛苦或是愤怒。

（6）自己的生活难以步入正轨(比如,结交新的朋友、培养兴趣爱好等)。

（7）在亲人离世后变得情感麻木。

（8）在亲人离世后觉得生活不尽如人意、空虚或是没有意义。

（9）对亲人的离世感到惊慌失措、茫然或是震惊。

4. 症状持续的时间至少在亲人离世后的6个月以上。

5. 上述症状导致了有临床意义的社交、职业或是其他重要领域的功能受损。

6. 上述症状无法用重性抑郁障碍、广泛性焦虑障碍或是创伤后应激障碍等疾病来解释。

（二）鉴别诊断

PGD需要与正常的丧亲反应、抑郁症、创伤后应激障碍等疾病进行鉴别。

1. **正常的哀伤反应**　哀伤反应是亲人离世之后的正常反应,但通常会在半年之内逐渐减轻,而PGD顾名思义,要求症状持续存在超过半年,症状的严重性迟迟未能缓解。尽管正常的哀伤反应也可能长时间伴随着个体,但对其生活的影响有限,很少让人失去对生活的热情。PGD有别于正常哀伤反应的另一个特点是,前者始终无法接受亲人离世的事实,而后者除了学会面对这一事实,也能逐渐适应新的环境,开始新的生活。

2. **抑郁症**　PGD患者可能共病抑郁症,但PGD的核心症状独立于抑郁及焦虑情绪。儿童期分离焦虑是PGD的危险因素之一,但与抑郁症无明显相关性。在排除抑郁症、创伤后应激障碍等影响因素后,PGD本身与生活质量下降、社交和职业能力受损、睡眠紊乱、物质滥用、心血管事件、肿瘤、自杀观念和行为等问题的产生存在关联。值得注意的是,PGD的症状紧紧围绕丧亲之痛,来源于与逝者的分离,认知活动也被丧亲事件所牢牢占据,而抑郁症患者的情绪低落和消极想法相对是泛化的。类似的是,愧疚感、无价值感多见于抑郁症患者,而PGD患者则表现为对亲人过世的深深自责。抑郁症患者往往存在广泛的兴趣减退,也很难体会到快乐的感受,但PGD患者对逝者的事情仍感兴趣,并且相信只要能够相聚就会重获快乐。PGD的诊断标准并不关注抑郁症状(比如,体重或胃口改变,睡眠障碍,精神运动性迟滞或兴奋,疲劳,以及注意力不集中等),而是更强调抑郁以外的症状(比如,自我定位的混淆,难以接受丧亲的事实,难以相信他人等)。

3. 创伤后应激障碍　PGD共病创伤后应激障碍的情况也并不少见,但两者的情绪特征、闯入性思维和回避等症状存在明显差异。PGD患者的情绪以哀伤为主,对逝者的念念不忘,伴随着孤独、空虚的体验;创伤后应激障碍的情绪特点则以愤怒、恐惧、害怕或愧疚为主,伴有高警觉性,对某些刺激反应强烈。创伤后应激障碍的闯入内容总是创伤性事件本身或相关线索,常常令患者感到恐惧,继而有意识地回避创伤记忆及相关线索。PGD患者的闯入性内容可以是与逝者相关的点点滴滴,包括那些美好的回忆,不愿面对的是关于亲人离世的事实。此外,梦魇、闪回、具有攻击性等症状更符合创伤后应激障碍的表现,但PGD和创伤后应激障碍的患者都可能存在情感麻木的问题。

四、治疗

虽然对正常的哀伤反应是否需要干预未得到共识,但对于PGD进行干预有较统一的意见,对于PGD症状的改善有较为明确和持久的疗效。

(一)药物治疗

目前,药物治疗PGD的疗效还不明确。一些案例报道和开放性研究表明,选择性5-羟色胺再摄取抑制剂可能有助于改善PGD症状,但有一项随机对照研究仅表明三环类抗抑郁药能够减轻丧亲者的抑郁症状,但对哀伤反应本身并无帮助。另一些专家认为药物治疗可以作为心理治疗的辅助策略,但这同样需要进一步的研究来评价疗效。

(二)心理治疗

心理治疗较药物治疗在PGD中的研究更多。最近的一项荟萃分析表明,基于哀伤的认知行为疗法,与对照治疗(如支持性的或其他非特异性的心理治疗,或是等待者列表)相比,对减轻PGD的症状更为有效,并且疗效随着时间的推移会更加明显。针对PGD的认知行为疗法主要分为个体心理治疗、集体心理治疗和基于网络的心理治疗。PGD患者个体心理治疗有别于一般的个体心理治疗,要体现出针对性,着力于缓解患者的哀伤反应。从内容上,可以分为两部分,包括接受亲人离世的事实和重新开始新的生活。从形式上,可以分为暴露刺激、认知重建和行为干预等。研究表明针对PGD的个体心理治疗均有一定的疗效,但有20%~30%的脱落率。值得注意的是,同时服用抗抑郁药,可能有助于降低接受此类心理治疗的脱落率。PGD患者的集体心理治疗内容类似于个体心理治疗,也有不少报道证明其有效性。但这些研究并未体现出集体心理治疗的"集体性",以及相较于个体心理治疗的优势。

五、预后

PGD患者的生活质量严重下降,社会功能明显受损,随着疾病的慢性化,患者罹患各类躯体疾病及出现自杀行为等风险增高。对于某些丧亲的人群,及时进行心理干预或许有助于降低PGD的发病率。心理干预或药物干预可能有助于减轻患者的症状,但实际疗效仍不明确。早期识别和早期治疗的效果也有待研究予以明确。

【典型病例】

患者　女　38岁　与男友同居　公司职员,硕士学位。

1年半前,患者的父亲因癌症过世。从那之后,患者控制不住自己,会反复想念自己的父亲,不知道没有父亲的生活该如何继续。患者觉得无法接受父亲过世的事实,仍旧幻想着改变这个事实。有时候,患者会对父亲离世的问题变得麻木。此外,患者情绪波动不定,害怕自己变得孤独,却又不知道如何继续与男友相处。入院后,患者定向力正常,情绪偏低,问答配合、切题,但话少音低,谈到父亲时会流泪,偶尔会询问"我的父亲还活着,是吧?""我父亲会来找的我吧?"

诊断:延长哀伤障碍

治疗:患者接受个体心理治疗后,症状有所减轻。虽然仍然会想念父亲,但没有之前那么痛苦。在3个月的治疗后,患者开始结交新的朋友,并重新开始了一份简单的工作。

Box 14-3　正常的哀伤反应

相对于PGD,这里所指的正常的哀伤反应(normative bereavement reactions)也是指在丧失亲人之后的哀伤反应,这是大部分人在人生中都有类似的经历,但往往能够在半年之内很大程度上得到缓解,重新回归于情绪的稳态,对生活并不会造成显著的影响。对少部分人而言,哪怕在丧失至亲之后,也不一定会有明显的痛苦体验或出现社会功能障碍。

正常的哀伤反应产生的机制不明,但比较公认的理论是,它主要来自于面对丧亲之后需要处理的事项以及回归正常生活需要解决的问题。这种哀伤情绪会因为触及到逝者的相关信息而被激起,也会在参与日常生活中被逐渐淡忘。与PGD不同的是,经历正常哀伤反应的人,往往仍能够积极参与到社交活动中去,会有愉悦的情绪体验,并愿意重新建立亲密的情感关系。

迄今,对于正常哀伤反应是否需要接受干预未有明确的结论。接受心理治疗可能对暂时缓解哀伤症状有小到中等程度的获益,但长期的疗效并不明显。因此,对于正常的哀伤反应,并不需要积极地予以心理干预,除非就诊者主动要求或是有其他特殊的干预指征。但是,也有一部分心理学家认为,没有证据表明积极的心理干预会对正常的哀伤反应造成不利的影响。因此,如果心理干预能够减轻痛苦的感受或者缩短哀伤反应的持续时间,也是值得应用的。

第四节　适应障碍

适应障碍(adjustment disorder)是指在明显的生活改变或环境变化时产生的、短期的和轻度的烦恼状态和情绪失调,常有一定程度的行为变化等,但并不出现精神病性症状。典型的生活事件包括居丧、离婚、失业或变换岗位、迁居、转学、患重病、经济危机、退休等,发病往往与生活事件的严重程度、个体心理素质、心理应对方式等有关。

一、临床表现

发病常在应激性生活事件发生后的1~3个月内出现,临床表现多种多样,包括抑郁心境、焦虑或烦恼,感到不能应对当前的生活或无从计划未来,失眠、应激相关的躯体功能障碍(头疼、腹部不适、胸闷、心慌),社会功能或工作受到损害。有些患者可出现暴力行为,儿童则表现为尿床、吸吮手指等。

成年人多见情绪症状,以抑郁为主者,表现为情绪不高、对日常生活丧失兴趣、自责、无望无助感,伴有睡眠障碍、食欲变化和体重减轻,有激越行为。以焦虑为主者,则表现为焦虑不安、担心害怕、神经过敏、心慌、呼吸急促,窒息感等;青少年以品行障碍为主,表现为逃学、斗殴、盗窃、说谎、物质滥用、离家出走、性滥交等;儿童适应障碍主要表现为尿床、吸吮手指等退行性行为,以及无故躯体不适等含糊的躯体症状。

二、诊断与鉴别诊断

(一)诊断要点

1. 有明显的生活事件为诱因,尤其是生活环境或社会地位的改变(如移民、出国、入伍、退休等)。

2. 有理由推断易感个性、生活事件和人格基础对导致精神障碍均起着重要作用。生活事件发生前患者精神状态正常,很多其他人都能顺利处理此类事件而无任何异常,可患者却有社会适应能力差的证据。

3. 以抑郁、焦虑、害怕等情感症状为主,表现为适应不良的行为障碍,如退缩、不注意卫生、生活无规律等;生理功能障碍,如睡眠不好、食欲缺乏等。

4. 存在见于情感性精神障碍(不包括妄想和幻觉)、神经症、应激障碍、躯体形式障碍、品行障碍的各种症状,但不符合上述障碍的诊断标准。

5. 社会功能受损。

6. 精神障碍开始于心理社会刺激(但不是灾难性的或异乎寻常的)发生后 1 个月内,符合诊断标准至少 1 个月。应激因素消除后,症状持续一般不超过 6 个月。

（二）鉴别诊断

需要与抑郁症和人格障碍鉴别。

三、治疗

适应障碍的病程一般不超过 6 个月,随着时间的推移,适应障碍可自行缓解,或者转化为特定的更为严重的其他精神障碍。因此,适应障碍治疗的根本目的要放在帮助患者提高处理应激境遇的能力,早日恢复到病前的功能水平,防止病程恶化或慢性化。

治疗重点以心理治疗为主,心理治疗主要是解决患者的心理应对方式和情绪发泄的途径问题。治疗首先要评定患者症状的性质与严重程度,了解诱因、患者人格特点、应对方式等因素在发病中的相对作用,应注意应激源对患者的意义,主要采取个别指导、家庭治疗和社会支持等方式。支持性心理疗法、短程动力疗法、认知行为疗法等都可酌情选用。无论采用哪种心理治疗方法,治疗中都要抓住三个环节:消除或减少应激源,包括改变对应激事件的态度和认识;提高患者的应对能力;消除或缓解症状。

药物治疗只用在情绪异常较为明显的患者。药物治疗的作用是加快症状的缓解,为心理治疗提供合适的环境。可根据具体的情况采用抗焦虑药物和抗抑郁药物等。以低剂量、短疗程为宜。在药物治疗的同时,心理治疗应该继续进行,特别是那些恢复较慢的患者,更为有益。

【典型病例】

患者　女　15 岁　和母亲居住　留学生　高中在读。

因"渐起烦躁、情绪低落、不愿与人交往、2 月余"由父母带至门诊。

2 月余前患者独自至国外留学,初期曾抱怨不适应气候、语言、教学环境等,后逐渐出现心情烦躁,控制不住发脾气,情绪低落,对生活感到无望无助,时有哭泣,不愿与人交往,不愿去上学,整天待在宿舍,伴有入睡困难、眠浅易醒、胸闷、心慌等不适感。父母遂将其接回国就诊,入院后,患者定向力正常,问答配合、切题,话少音低,情绪低落,自诉不喜留学生活。

诊断:适应障碍

治疗:患者父母暂时将其留在国内,接受个体心理治疗后,症状有所减轻。3 个月后,患者情绪、胸闷、心慌基本缓解,食欲睡眠好,能正常与人交流及学习,自诉愿意出国完成学业。

第五节　儿童期应激相关障碍

儿童忽视(child neglect)指的是父母或者照料者未能满足儿童的心理、身体和情感发育所需要的必要条件,可能导致儿童健康或发育过程的严重损害。儿童期应激相关障碍包括反应性依恋障碍和去抑制型社会参与障碍两种,诊断这两种障碍所必须的前提均为忽视,即儿童生命早期缺乏足够好的照料,基本情感需要得不到满足。这两种障碍的病因类似,但前者主要表现为内化了的症状,常伴有抑郁症状和退缩行为;后者则表现为明显的脱抑制和外化行为,如对陌生人的过分亲近。

一、反应性依恋障碍

依恋(attachment),指的是幼儿在被抚育的过程中和他的主要照料者(一般为父母亲)之间产生的一种特殊的情感关系。依恋理论认为,幼儿需要与至少一位主要照料者建立起依恋关系,这样才能成功地完成社交和情感发育,以致学会调整自己的感受。

反应性依恋障碍(reactive attachment disorder,RAD)是一种罕见但严重的病症,由于生命早期的被忽视或虐待,婴儿或幼儿的基本情感需要不能被满足,使得患儿不能与父母或者照料者建立起健康的依恋关系。反应性依恋障碍涉及儿童早期多个领域的功能损害,严重损害了年幼儿童与成年人或同伴之间的人际交往能力。

(一)流行病学

反应性依恋障碍的患病率尚不清楚,但在临床中相对罕见。被寄养或被收养机构养育的曾遭受过严重忽视的幼儿可能患病。不过在这些儿童中,该障碍的发生比例仍然不高,低于10%。

(二)病因及风险因素

严重的被忽视是诊断反应性依恋障碍的必要条件,也是该障碍的唯一已知风险因素。可能的情况包括住在孤儿院或托儿所、经常更换寄养家庭或照料者、父母有严重的精神问题/犯罪行为或物质滥用以致不能履行父母职责、由于住院而长期和父母或其他照料者分离等;这种被忽视通常在生命的最初几个月或该障碍被诊断之前就已存在。

(三)临床表现

反应性依恋障碍可以在婴儿期开始。在9个月到5岁之间,该障碍的临床表现类似,即这个年龄段的儿童没有或仅有不超过最低限度的依恋行为,同时存在着与之相关的情绪化的异常行为。主要表现有:不明原因的退缩、恐惧、悲伤或者烦躁;不去寻求安慰或者对旁人的安慰没有反应;基本没有笑容;密切关注他人,但不参与社交活动;不会去寻求支持或帮助;在将要被抱起时不会主动伸手;没有兴趣玩捉迷藏或其他互动游戏。

对儿童早期以外的反应性依恋障碍的临床症状的研究很少,对于5岁以上的儿童是否发生这种疾病尚不确定。因此,5岁以上儿童的诊断需要慎重。

(四)诊断

婴儿期及儿童早期的反应性依恋障碍的主要特征性表现为异常的与发育程度不相符的依恋行为,即儿童极少去找一个依恋对象来寻求安慰、支持、保护和照料。其本质特征为儿童和成人照料者之间缺乏依恋关系或依恋关系建立不足。这些表现必须在5岁前就已经出现。

诊断要点:

1. 对照料者表现出情感退缩式的行为模式,即当感觉痛苦时,儿童不会寻求照料者的安慰;同时,他们对照料者的安慰也基本没有反应。

2. 持续性的社交和情绪障碍,包括以下列出的两到三种情况:对他人很少有社交性的或情感性的回应;有限的正性情感;在与照料者的互动中,表现出无法解释的烦躁、悲伤或恐惧。

3. 曾经经历过一种极端的不被满足的照料模式:社会忽视,表现为持续性的缺乏由照料者提供的安慰、鼓励和喜爱等基本情感需求;或者因为反复变换主要照料者导致没有机会建立稳定的依恋关系(如寄养家庭的频繁更换);或者成长在特定环境下,如儿童多、照料者少的特殊机构,以致没有机会建立依恋关系。

4. 儿童的异常表现是由于上述照料模式导致的,并且不符合孤独症谱系障碍的诊断标准。

5. 病程至少持续12个月。

有反应性依恋障碍的儿童并不是缺乏形成选择性依恋的能力,而是由于早年发育时缺少相应机会,他们未能表现出选择性依恋的行为。所以,诊断该障碍时所关注的要点为是否有寻求安慰的行为以及对安慰行为的反应如何。在发育程度上还不能形成选择性依恋的儿童中,不应该诊断反应性依恋障碍,因此诊断该病时儿童的发育年龄须至少为9个月。

（五）共病与鉴别诊断

因为都与儿童忽视有关,反应性依恋障碍常常与发育迟缓,特别是认知和语言方面的发育迟缓同时存在,也可能会有刻板动作以及营养不良或照料不佳的迹象。另外,躯体疾病,如严重的营养不良经常伴随该障碍。抑郁症状也可能与反应性依恋障碍共存。

1. 孤独症谱系障碍　被诊断为孤独症谱系障碍或者反应性依恋障碍的儿童都可以表现出刻板行为(如摇晃、拍手等),都可能有一定的智力障碍(如认知、语言方面),都可能有正性情绪表达的迟钝以及社交互动方面的异常。但有孤独症谱系障碍的儿童鲜有社会忽视的病史,而有反应性依恋障碍的儿童均经历过严重的社会忽视。孤独症谱系障碍的表现特征为兴趣的局限和重复性行为,还包括过度地遵循仪式和常规,以及不寻常的感官反应等,而这些都不是反应性依恋障碍的特点。孤独症谱系障碍儿童会有选择性社交的损害,这种损害主要表现在有意的、有目标导向性的并影响交流者行为社交领域;而反应性依恋障碍儿童的社交能力通常与他们总体的智力水平相符。孤独症谱系障碍儿童通常表现出与他们的发育水平相适应的依恋行为;而反应性依恋障碍的儿童极少表现出依恋行为,即使有也与他们的发育水平不一致。

2. 智力障碍(精神发育迟滞)　反应性依恋障碍通常共病发育迟滞,但二者不应混淆。有智力障碍的儿童会有着与他们的智力水平相匹配的社交和情绪管理能力,一般不会出现在反应性依恋障碍儿童中才会有的正性情感的减少和情绪调节困难。另外,在达到7~9个月认知年龄的精神发育迟滞儿童中,不管其实际年龄多少,都应该表现出选择性依恋;而反应性依恋障碍的儿童即使达到了9个月发育年龄,也不会表现出依恋行为。

3. 抑郁症　年幼儿童的抑郁也与正性情感的减少有关,但抑郁症儿童存在依恋障碍的症状极为有限。被诊断为抑郁症的儿童还是会去寻求照料者的抚慰,同时对照料者的安抚也会有所反应。

（六）治疗

反应性依恋障碍的治疗中,有关发育迟滞、言语/语言障碍或其他可能的临床状况的评估很有必要。此外,评估照料者对儿童的关照态度,在治疗过程中直接照料者的亲自参与也非常重要。反应性依恋障碍治疗的重点在于让儿童远离不良的养育环境,接受悉心照料,建立起儿童与照料者之间良好的互动关系。治疗方法以心理治疗为主。针对有攻击性和对立违抗行为的儿童,可能需要行为矫正治疗。

1. 心理治疗　可以借鉴用于5岁以下儿童的受创伤家庭的心理治疗方法,心理治疗可以在家中或治疗室开展,采取的方式一般是非结构化的,可以使用游戏、语言和身体接触来促进父母和孩子的互动,引导他们学会处理和转化负性情绪,帮助解决冲突,教会他们表达感受。目的是恢复亲子关系中的安全感、信任感和相互满足感。在帮助增加亲子互动的过程中需要帮助照料者觉察、认识儿童的情绪体验,并把这种情绪体验与照料者自己的情绪体验建立联系,过程中可使用正性强化技术、解决小挫折的技巧以及行为重塑技能等。

2. 药物治疗　目前尚没有药物可以增加儿童的依恋行为,但针对反应性依恋障碍中的某些症状,药物还是有帮助的。第二代抗精神病药和情感稳定剂可以有效减少反应性依恋障碍儿童的情绪失控和攻击/敌对行为。当反应性依恋障碍共病广泛性焦虑或者其他焦虑障碍时,会导致病情加重,抗抑郁药的使用可用于改善焦虑症状。由于前额叶的功能失调也会导致症状加重,尤其表现在对冲动行为的控制上,因此临床工作中应该注意对注意缺陷障碍的筛查,如果发现共病,可以使用中枢兴奋剂。

二、去抑制型社会参与障碍

去抑制型社会参与障碍(disinhibited social engagement disorder,DSED)指的是一种社交行为异常,它常起病于5岁之前,与生命早期的被忽视有关,其核心表现为超出了社会预期的、亲疏不分的社交行为模式。患儿对陌生成人过分亲近、完全无戒备,可表现为过分亲密的言语和肢体接触,以及不真切的情感表达。该障碍严重损害了年幼儿童与成年人或同伴之间的人际交往能力。其病程可以持续到青少年时期,但是否在成年人中也有表现,目前尚不清楚。这种社交障碍的疾病转归因人而异,即便在养育环境明显改善之后,如从孤儿院转入收养家庭,部分患儿的社交异常症状仍会持续存在,可能持续至青春期。

（一）流行病学

去抑制型社会参与障碍的患病率尚不清楚。在那些曾遭受过严重忽视而后在寄养家庭或收养机构中长大的儿童中,也只占少数。在这样的群体中,发病率仅有 20%,在其他群体中更为罕见。

（二）病因及风险因素

严重的社会忽视是诊断去抑制型社会参与障碍的必要条件,也是该障碍的唯一已知风险因素。这种社会忽视通常在生命的最初几个月或该障碍被诊断之前就已存在。在自己家庭中成长的儿童,其患病风险主要在父母方面,包括贫穷、父母有物质滥用问题或精神疾病,如影响与孩子建立依恋关系的抑郁症或人格障碍等。

（三）临床表现

在年幼儿童中可能表现为亲疏不分,对陌生成人过分亲近、完全无戒备的社交行为模式,同时有着不断寻求关注的行为。他们可以主动去接近陌生人,可以轻易被领走;完全没有社交边界,不知区分熟人和陌生人;为了吸引注意,可能会出现一些过激行为。处于童年中期的儿童可能表现为过分亲密的言语和肢体接触,以及不真切的情感表达,尤其是在跟陌生成人打交道时。当这种社交障碍持续到青少年时期时,同伴关系会受影响,可能表现为频繁的关系冲突以及依旧亲疏不分的社交模式,例如将新朋友认定为"最好的朋友",并且朋友关系变化不定;与健康的青少年相比,患者可能有着更多的"泛泛之交",以及更多的同伴冲突。

（四）诊断

诊断该病时儿童的发育年龄须至少为 9 个月。

诊断要点:

1. 儿童主动与陌生成年人亲近和互动的行为模式,至少包括以下两种情况:

（1）在与陌生成人的亲近和互动的过程中很少或一点都不害羞。

（2）自来熟的言语或肢体接触（超出了文化许可的该年龄段的社交界限）。

（3）儿童冒险离开再回来时很少或完全不跟成人照料者打招呼,在陌生的场所也同样如此。

（4）可以心甘情愿地跟着陌生成年人走,很少犹豫或一点都不犹豫。

2. 上述行为并不只是一时冲动（像注意缺陷与多动障碍表现的那样）,而是去抑制型的社交行为模式。

3. 曾经经历过一种极端的不被满足的照料模式:社会忽视,表现为持续性的缺乏由照料者提供的安慰、鼓励和喜爱等基本情感需求;或者因为反复变换主要照料者导致没有机会建立稳定的依恋关系（如寄养家庭的频繁更换）;或者成长在特定环境下,如儿童多、照料者少的特殊机构,以致没有机会建立依恋关系。

4. 儿童的异常表现是由于上述照料模式导致的。

5. 病程至少持续 12 个月。

（五）鉴别诊断与共病

注意缺陷与多动障碍（ADHD）:社交冲动可能存在于 ADHD 患儿中,因此有必要对这两种疾病进行鉴别。鉴别点在于去抑制型社会参与障碍的患儿不会表现出注意力障碍和多动方面的问题。

有关去抑制型社会参与障碍的共病方面的研究非常有限。注意缺陷与多动障碍可能共病去抑制型社会参与障碍;此外,认知和语言方面的发育迟缓、刻板动作等也可能与去抑制型社会参与障碍共存。

（六）治疗

心理治疗是干预去抑制型社会参与障碍的最有效方法。治疗目标是促进儿童的多感官体验、增加交流，让儿童学习社交技巧、感受情绪和进行自我探索等。可以选择的治疗方法包括游戏疗法和创作性艺术疗法。针对没有形成依恋的患儿，帮助他们建立与父母或其他主要照料者的依恋关系应当是首要目标。不推荐使用任何强制性的治疗措施来促进依恋关系的建立，如治疗性"约束"等。不过，针对有攻击性和对立违抗行为的儿童，可能需要行为矫正治疗。

目前，没有证据表明药物可以改善去抑制型社会参与障碍的核心症状。但当去抑制型社会参与障碍与焦虑障碍、ADHD 或情感障碍共病时，可以使用相应药物来改善症状，不过学龄前儿童的用药仍需谨慎。

（胡少华）

思 考 题

1. 应激相关障碍的病理机制是哪些？
2. 复杂性创伤后应激障碍与边缘型人格障碍的异同点。
3. 反应性依恋障碍与孤独症的区别。

第十五章　摄食与排泄障碍

摄食障碍（feeding and eating disorders）与排泄障碍（elimination disorders）是指由心理、社会因素为主要病因，以进食和排泄障碍为主要临床表现的一类疾病总称。摄食障碍主要包括神经性厌食症（anorexia nervosa）、神经性贪食症（bulimia nervosa）、暴食障碍（binge-eating disorder）和异食癖（pica）。排泄障碍主要是指儿童期常见的遗尿症（enuresis）以及不常见的遗粪症（encopresis）。

第一节　神经性厌食

神经性厌食是指有意节制饮食，导致体重明显低于正常标准的一种进食障碍。1868年首次由英国医生William Gull正式命名。其核心的心理特征是特有的关于体型和体重的超价观念。患者对自己的体像有歪曲的认识，即使体重过低，仍认为自己过胖，并常采取过度运动、引吐、导泻等方法来减轻体重。

一、流行病学

神经性厌食常见于青少年女性，男性少见，女性和男性的患病率比为6:1~10:1。起病在13~20岁之间，13~14岁和17~18岁是两个高发年龄段，30岁以后少见。美国12~18岁的女性患病率约0.5%~1%，国内目前尚无大规模的流行病学调查资料。

二、病因与发病机制

神经性厌食的病因至今仍不十分清楚，可能与以下几方面的因素有关。

（一）生物学因素

1. **遗传因素**　遗传因素在神经性厌食的发病中起着相当重要的作用。同卵双生子的同病率为56%，而异卵双生子的同病率仅为7%。双生子研究发现神经性厌食遗传率在33%~84%之间。基因连锁分析显示神经性厌食的易感基因可能位于染色体1p33-36。神经性厌食具有家族聚集性，在女性第一级亲属的先证者中，其患病率比一般人群高8倍。

2. **神经递质**　神经递质研究主要集中在单胺类，如多巴胺、去甲肾上腺素和5-羟色胺，特别是5-羟色胺的异常与神经性厌食的发生有密切的关系。研究发现低体重神经性厌食患者脑脊液中5-HT代谢产物5-羟吲哚乙酸（5-HIAA）显著低于健康对照，5-HT的摄取和更新也减少，而且突触后5-HT受体敏感性降低，同时5-HT活性降低。也有学者认为大脑5-HT活性增高可能是神经性厌食发病的病理生理机制，因为脑脊液中5-HIAA在低体重时降低，但在体重恢复一段时间后脑脊液中5-HIAA水平升高。

3. **神经内分泌**　神经性厌食存在多种神经内分泌异常，包括：下丘脑功能障碍（如下丘脑-垂体-性腺轴、下丘脑-垂体-肾上腺轴和下丘脑-垂体-甲状腺轴异常）和生长激素（GH）、促肾上腺皮质激素释放激素（CRH）、神经肽Y（NPY）、胆囊收缩素（CCK）、瘦素（leptin）等多种神经肽的异常。瘦素在食欲调节中有重要的作用，即体重增加时瘦素分泌增加，体重降低时瘦素分泌减少。神经性厌食患者基础瘦素水平较正常人群低。

（二）心理因素

神经性厌食患者具有内向、敏感、缺乏自信、自我评价低、低自尊,完美、刻板主义,强迫、易焦虑、易冲动等个性特征。其主要的心理特点是害怕发胖、对体像歪曲的认识与期望以及对身体的羞耻感。神经性厌食症心理因素的核心要素是对控制的需求,通过控制饮食来表达。神经性厌食的家庭有以下特征:纠纷多、关系紧张、过分溺爱、孩子缺乏独立性、家长专制、缺乏灵活性、缺乏解决冲突的技能、常回避冲突。

（三）社会文化因素

神经性厌食具有浓厚的文化色彩,本病的发生和患者所处社会文化观念有关。在现代社会文化观念中,女性身材苗条作为自信和成功的代表,以"瘦"为美。大量媒体宣传也将追求苗条作为社会时尚,受到公众的推崇。

三、临床表现

（一）故意限制能量摄入

常为本病的首发症状。患者主动节食,限制人体必需能量的摄入,导致体重明显低于正常的标准。患者的体重常比正常平均体重减轻 15% 以上,或者体重指数(body mass index,BMI)<17.5,BMI=体重(kg)/身高(m)^2。

（二）担心体重增加或变胖

恐惧自身体重增加,担心发胖或自觉太胖、认为体型不完美。即使体重低于正常,患者仍常采取过度运动、自行催吐、滥用泻药等方法减轻体重。

（三）体像障碍

患者存在对自身体像的歪曲认识,即使骨瘦如柴,但仍认为自己过胖。

（四）神经内分泌改变

女性可出现闭经,男性可有性功能减退,青春期前起病患者表现为第二性征发育延迟。女性闭经是常见的症状,可出现在体重减轻之前、之后或同时出现,青春期后起病的女孩闭经可以作为起病后出现的第一个症状。

（五）营养不良和代谢紊乱

由于患者限制饮食,体重下降明显,常常会出现营养不良和代谢紊乱,如皮肤干燥、苍白、皮下脂肪少、失去弹性与光泽,毛发稀疏脱落,低血压,低体温,心动过缓,贫血,水肿及无症状性低血糖等。呕吐和滥用泻药可能导致各种电解质紊乱如血脂、水电解质和酸碱平衡紊乱等症状,最严重的是低钾血症。化验检查可见白细胞减少和肝肾功能改变。随着疾病的发展,会出现越来越严重的营养不良、消瘦、疲劳和肌肉无力,严重者可发展为恶病质,甚至死亡。当体重低于正常体重的 60% 时,死亡率较高。

（六）精神症状

患者常有抑郁、焦虑情绪和强迫症状,心境不稳定、易激惹以及社交退缩。部分患者有自杀倾向。

四、诊断与鉴别诊断

（一）诊断要点

1. 体重指数小于或等于 17.5,或体重保持在至少低于正常体重的 15% 以上的水平。

2. 有意造成体重下降,包括拒食和下列一种或多种手段:自我引吐;导泻;运动过度;服用食欲抑制剂和(或)利尿剂。

3. 有特异的精神病理形式的体像扭曲,表现为持续存在一种害怕发胖的无法抗拒的超价观念,患者强加给她/他自己一个较低的体重限度。

4. 包括下丘脑-垂体-性腺轴的广泛的内分泌障碍:在女性表现为闭经(至少持续 3 个月);在男性

表现为性欲减退及阳痿。

5. 可有间歇发作的暴饮暴食。

6. 病程 3 个月以上。

（二）鉴别诊断

1. **躯体疾病**　躯体疾病可以表现厌食和体重下降,如慢性消耗性疾病、肠道感染、肿瘤等。但躯体疾病很少表现怕胖的超价观念、故意限制饮食及体像障碍。

2. **抑郁症**　抑郁症可表现食欲减退、进食减少,神经性厌食可表现抑郁、焦虑、情绪不稳定等情感症状,因此需要进行鉴别。二者的区别在于抑郁症患者没有对体重增加的过分恐惧,同时具有情感低落、思维迟缓、意志活动减退、自我评价过低、悲观、自责、睡眠障碍等特点。

3. **精神分裂症**　精神分裂症可表现进食减少,但同时还具有明显的思维、情感和行为异常,社会功能损害明显,自知力常常不完整,可供鉴别。

五、治疗

治疗原则:神经性厌食首先应纠正营养不良,同时或稍后开展心理治疗和药物治疗,研究证明多种治疗方式联合应用的综合治疗是治疗此疾病的最佳手段。神经性厌食的治疗一般分两个阶段,第一阶段的目标是恢复体重,挽救生命;第二阶段的目标是改善心理功能,预防复发。

（一）躯体治疗

神经性厌食患者由于体重下降出现严重的营养不良,所以首先要纠正营养不良以及由于营养不良所带来的水电解质平衡紊乱,给予足够维持生命的能量,以挽救患者生命。需要制订合理的饮食计划,通过增加饮食、加强营养,逐渐恢复正常体重和身体健康。

（二）心理治疗

包括心理健康教育、支持性心理治疗、认知行为治疗和家庭治疗等方法。

1. **心理健康教育**　患者不认为节食是一种病,因此在开始治疗时要进行疾病相关知识的心理健康教育,使患者认识到拒食可以导致营养不良,并给躯体功能造成各种损害,取得患者的信任和充分合作,提高治疗的依从性。

2. **支持性心理治疗**　通过倾听、解释、指导、鼓励和安慰等帮助患者及家属正确认识和对待疾病,建立信心,主动配合治疗,同时建立良好的医患关系。

3. **认知行为治疗**　认知行为治疗主要是改变患者对体型、体重及进食的态度和行为。认知治疗主要是纠正患者的不良认知,特别是对自身体型和体重的歪曲看法,进行认知重建,对于根除症状、预防复发有效。行为治疗主要采用阳性强化法,物质和精神奖励相结合,达到目标体重给予奖励和鼓励。

4. **家庭治疗**　神经性厌食患者的家庭模式特征多表现为纠缠、过度保护、僵化、缺乏冲突解决能力等,因此家庭治疗十分重要。家庭治疗的目标不仅是改变患者本身,而且要改变其家庭功能系统。

（三）药物治疗

药物治疗对部分神经性厌食患者有一定的作用,临床上大多采用抗抑郁药、抗焦虑药和少量抗精神病药物来改善患者的抑郁、焦虑情绪、强迫和体像障碍。抗抑郁药包括三环类和选择性 5-羟色胺再摄取抑制剂,目前多采用后者。临床研究表明氟西汀和舍曲林对多数患者起到了良好的效果,通过改善患者的情绪间接促进行为改善。小剂量的抗精神病药物如舒必利和奥氮平也显示了一定的疗效。

六、病程与预后

病程常为慢性迁延性,有周期性缓解和复发,常常有持久存在的营养不良和消瘦。约 50% 患者治疗效果较好,表现为体重增加,躯体情况改善,社会适应能力得以提高;20% 患者时好时坏反复发作;25%患者始终达不到正常体重迁延不愈;5% ~10%患者死于极度营养不良或其他并发症或情绪障碍所致的自杀等。其合并有抑郁症、广泛性焦虑障碍和强迫症等。

【典型病例】

某女,15 岁,进食极少,逐渐消瘦近两年。

患者身高1.62m,学习刻苦、成绩优秀,父母均是小学老师,父亲管教严厉。从初二起无意间一个同学说她长得胖,从此开始关注自己的体型并开始主动节食,体重下降,家人虽发现但未引起重视,目前面临初三,为迎接中考学习紧张,压力很大。常常不吃早餐就去上学,午餐、晚餐进食很少。晚上经常作业写到1~2点才睡,进食越来越挑剔,基本不吃肉食,早上有时一小杯奶,有时吃点面包皮,中午米饭不到一两,而且经常吃完就会呕吐。一年中体重从50kg降到35kg但仍觉得自己太胖,仍在继续节食。自觉精力还好,皮肤干燥脱发,月经已停止12个月。家人曾带其到综合医院检查,生理指标均正常,未发现器质性疾病,建议来专科就诊。

诊断:神经性厌食

治疗:入院后给予氟西汀,20mg起始,逐渐加至60mg,同时合并运用认知行为疗法,纠正其怕胖的观念,引导健康的饮食和认知。2 周后治疗渐配合,进食量增加,6 周后体重增加2kg,因初三要求回去上学出院门诊继续随访治疗。3 个月后体重增加至40kg,月经仍未恢复,面色开始红润,半年后体重恢复至45kg,月经恢复正常,中考成绩优秀。

Box 15-1 厌食症的历史

以瘦为美,鼓励节食并不仅仅是现代社会的产物。在英国维多利亚时代后期,某些养尊处优的贵族女性开始有计划地为追求一种审美理想而节食。当然,其他地方的文化也已经有过节食的现象了。贵族式的希腊文化曾对进食制定过科学规范,以期借此达到自制与适度。在中世纪,为了获得灵魂的净化并控制情欲,斋戒是所有基督教常规中最重要的一项。很明显,这些"节食"的形式都可以看作"自我"完善的一种手段——不论是对基督徒那样的"内在"自我,还是对希腊人那样的一个公共自我。这些形式被构建成一个舞台,在这个舞台上,趋向于人的完美的诸种可能性得到了实现。因此,禁食程序和禁欲仪式是专为精选出的少数贵族或神职人员而准备的,然而与之同时降临的却可能是死亡。

19 世纪后期,在欧洲,打理身体开始成为中产阶级热衷的事情,节食的目的也变成了追求理想的体重和体型。节食成了一项身体工程而不是心灵工程;脂肪,而不是食欲和性欲,被宣布为敌人,人们开始借助度量数值来评价他们节食的成效,而不是关注他们控制冲动与过火行为的水平。资产阶级的"苗条暴政"登场了(尤其对妇女们而言),伴随而来的是无数旨在体型转变技巧的发展——节食、运动以及后来的化学和外科手术的手段。

今天,我们已清楚地意识到,这些技术以及围绕它们建立的工业是庞大而多方面的。在一定程度上,存在着一种普遍的批评意识,然而主要的焦点集中在那不幸的少数人身上:他们已经为节食所困扰,走得太远,甚至死亡,这就是病态的、极端的厌食。

参考书籍:鲁道夫·贝尔.神圣的厌食症.芝加哥:芝加哥大学出版社,1985

第二节 神经性贪食

神经性贪食是指具有反复发作的不可抗拒的摄食欲望,及多食或暴食行为,进食后又因担心发胖而采用各种方法减轻体重的一种进食障碍。此病可与神经性厌食交替出现,两者可能具有相似的病理心理机制。多数患者的贪食症状是神经性厌食症状的延续,发病年龄较神经性厌食晚。

一、病因与发病机制

病因并不明确,可能起因于心理、社会和生物学诸方面因素。患者往往存在着追求完美、调整心理冲突能力较差的心理特点。常用不恰当的暴食行为解除内心的压力和矛盾,又在社会"瘦为美"的审美趋势和目标的影响下,担心肥胖,以至于形成暴食-恐肥-关注-诱吐-暴食的恶性循环链。此外,研究表明同卵双生子中的同病率比异卵双生子中的同病率高;中枢神经系统中存在单胺类神经递质代谢异常及多巴胺能系统和内啡肽等代谢异常的现象。

二、临床表现

患者反复出现发作性大量进食,有难以控制的进食欲望,吃到难以忍受的腹胀为止。患者往往过分关注自己的体重和体型,存在担心发胖的恐惧心理。在发作期间,为避免体重增加,常反复采用不适当的代偿行为包括自我诱发呕吐、滥用泻药、间歇进食、使用厌食剂等。这种暴食行为又常常是偷偷进行的,有时可伴有其他偷窃和欺骗行为。

暴食与代偿行为一起出现,如果长时间持续其结果可能会很危险。可能造成水电解质紊乱,常见的有低钾血症、低钠血症、代谢性碱中毒、代谢性酸中毒、心律失常、胃肠道损害等。患者常伴有情绪低落状态。

三、诊断与鉴别诊断

对神经性贪食的诊断标准要满足如下条件:

1. 对食物有种不可抗拒的欲望;难以克制的发作性暴食。

2. 患者试图抵消食物的"发胖"作用,常采用自我引吐、滥用泻药、间断禁食、使用某些药物如食欲抑制剂,甲状腺素制剂或利尿剂等方式。

3. 患者对肥胖的病态恐惧,患者多有神经性厌食发作的既往史。

鉴别诊断:主要与神经系统器质性病变所致的暴食相鉴别,如间脑病变除贪食症状外,还可有嗜睡、体温调节障碍、水盐代谢紊乱或伴有精神症状;颞叶癫痫常有抽搐史及脑电图或 CT 的特殊改变。精神分裂症继发的暴食以精神病症状为首发症状,与神经性厌食的区别在于本病患者的体重常在正常范围内及患者主动寻求帮助愿意求治。

四、治疗

治疗的基本过程是纠正营养状况,控制暴食行为,打破恶性循环,建立正常进食行为。

心理治疗可采用认知疗法、行为疗法及生物反馈疗法等,以改变患者对自己体型的错误认知和过分关注,并建立合理的、有计划的饮食行为。治疗应持之以恒,并对患者家人进行指导。必要时,可做家庭治疗。

药物治疗可采用各类抗抑郁药物,包括 5-羟色胺再摄取抑制剂、三环类抗抑郁药等。氟西汀对暴食伴有情绪障碍的患者效果较好。躯体支持治疗可针对不同并发症进行对症处理。

五、病程与预后

本病的自然病程和预期后果目前没有流行病学统计资料。一些回顾性资料的研究显示经治疗后患者的症状可以缓解,治愈率并不乐观,常有反复发作,也有久治不愈者。

【典型病例】

某女   16 岁   学生   一年来进食量剧增且无法控制而来就诊。

患者因为在班级里被同学嘲笑身材较胖,就开始节制饮食。节食后肚内空空,感到心里发慌而出现抗拒不了的"暴食冲动",每周发作 3~4 次,有时一餐可食一斤多米饭,还有肉食、蔬菜等。饭后,

又吃整盒"曲奇"饼、冰淇淋和其他糖果,一直要吃得肚胀难忍或呕吐出来为止。患者诉说自己有时突然很想吃,哪怕肚子胀得痛,心里还想吃,明知这样贪食不好,怕变胖,想少吃一些,但无法控制自己。由于对进食感到害臊而不敢在其他人面前进食,但又控制不住,所以经常在下课时躲在宿舍里暴食。有时自己的食物没有了就偷同学书桌里的东西吃。因为怕胖又经常吃泻药以防止营养过剩。最近去看过内科医生,未发现有任何躯体疾病。

　　诊断:神经性贪食

Box 15-2　神经性呕吐

又称心因性呕吐,指进食后出现自发地或故意诱发地反复呕吐,无明显恶心及其他不适,呕吐常呈喷射状,呕吐物为刚吃进的食物。呕吐几乎每天发生,并至少已持续1个月。呕吐后不影响下次进食的食欲。呕吐常与心理社会因素有关,如心情不愉快、心理紧张、内心冲突等,未发现明显器质性病变,无害怕发胖和减轻体重的想法,呕吐后可再进食或边吐边吃,由于总的进食量不减少,所以体重无明显减轻(体重保持在正常平均体重值的80%以上)。需要排除各类躯体疾病导致的呕吐,以及分离性障碍或其他神经症性障碍。

神经性呕吐曾作为一个独立的疾病诊断名称,新的诊断标准中已删除该诊断。临床中很多神经性厌食和神经性贪食的患者也会出现反复呕吐或自我催吐的现象,因此临床很难鉴别,且治疗基本一致,因此不再作为独立的疾病,而是作为临床表现的一个症状。

第三节　暴食障碍

暴食障碍(binge-eating disorder)是一种以周期性出现的暴食行为为特征的进食障碍。患者在短时间(一般在2小时以内)进食超出常人量的大量食物,发作时感到无法控制进食,进食后心里感到痛苦,通常不会出现代偿行为如引吐、导泻、过度运动等。该病1992年首次报道,到2013年美国精神疾病诊断标准第5版才将其作为独立的疾病单元设立,因此还不为大家所熟知。

一、流行病学

暴食障碍的患病率高于神经性贪食症,世界卫生组织对14个国家的研究数据显示终生患病率为1.9%。美国的患病率为1.9%～3.5%。多见于肥胖人群,女性多于男性,男女比例约为1∶1.75。多起病于20岁左右,可持续到中年以后。

二、病因及发病机制

暴食障碍确切的病因和发病机制目前仍不清楚。研究报道暴食行为的发病机制可能和物质成瘾的机制类似,个体和环境因素均在本病的发病过程中起着重要作用。压力大是导致暴食行为的重要心理因素,研究发现通过摄食行为使大脑犒赏系统获得满足从而缓解压力。不同种族对胖瘦及饮食文化的理解影响暴食障碍的发病率。基因多态性研究与暴食行为相关的有人类肥胖基因(FTO)、多巴胺受体基因和μ阿片受体基因。

三、临床表现

1. **反复发作性暴食**　暴食行为与神经性贪食的暴食行为基本一致,有不可抗拒的摄食欲望,进食比正常情况快,一次进食大量食物,进食量远远超过正常,因进食过多觉得尴尬常常独自进食。与神经性贪食不同的是患者没有为了抵消暴食引起的体重增加,而采取引吐、导泻、过度运动等不适当的方法来代偿。

2. 失控感　暴食发作时感觉到对进食不能控制,停不下来,对吃什么吃多少都难以控制。是青少年期的主要表现。

3. 躯体症状　暴食障碍患者中肥胖的比例较高,美国的研究数据是 38.9% 。可表现为高血压、高甘油三酯血症、空腹血糖升高及代谢综合征。

4. 精神症状　30% ~80% 暴食障碍患者会出现焦虑、抑郁症状,其中 27.5% 的患者会出现自杀观念,此外还会合并赌博障碍、多动注意缺陷障碍、物质滥用等表现。

四、诊断与鉴别诊断

对暴食障碍的诊断标准要满足如下条件:

1. 在一段固定的时间(任意 2 小时内)进食,进食量超出常人,发作时感觉无法控制进食。

2. 在没有饥饿感的前提下进食大量食物,经常单独进食,进食速度快,直到饱胀感,进食后感到内疚、自责,对暴食感到痛苦。

3. 不会出现下列一种或多种手段的代偿行为如自我引吐、滥用泻药、间断禁食、过度锻炼。

4. 在 3 个月内平均每周至少出现 1 次暴食。

5. 排除躯体疾病和其他精神障碍所致的暴食行为。

鉴别诊断:与神经性贪食的鉴别是不会出现自我引吐、滥用泻药、间断禁食、过度运动。其余鉴别与神经性贪食的鉴别基本相似。

五、治疗

暴食障碍治疗的基本原则是改善认知,降低暴食行为和减轻体重。心理治疗尚无足够的循证学证据,开展最多的主要是认知行为治疗,通过纠正负性认知从而减少负性情绪和不当的进食行为,能有效控制暴食行为。躯体治疗主要针对心血管问题、2 型糖尿病和代谢综合征的治疗。氟西汀和舍曲林、中枢兴奋剂二甲磺酸赖右旋安非他明(lisdexamfetamine)、抗癫痫药托吡酯能有效减少暴食行为发作和进食冲动。

六、病程与预后

一年的随访研究显示经治疗后暴食行为明显改善,但中长期随访研究显示在 3 年后每周大于两次暴食行为发作的比例是 16% ,6 年后上升到 34% 。影响预后的因素有:暴食发作的频率、严重程度、冲动、存在其他精神疾病共病问题。

第四节　异　食　癖

异食癖(pica)为一种进食障碍,指儿童持续性地(超过 1 个月时间)进食非营养性、非食用性物质如泥土、颜料、头发、肥皂、树叶等。这些异食行为与患儿的发育水平不相称,不符合其所处的文化背景,且并非其他精神障碍所致。一般随着年龄的增长可自发缓解,偶尔可持续到青春期,甚至成年。

异食癖多发生于婴幼儿,随着年龄增长发病率逐渐降低,年龄大的儿童和少年少见。关于异食癖的流行病学研究较少,有调查显示 2 ~3 岁的婴幼儿中有 15% 出现异食行为。

虽然有一些理论解释异食癖的发病原因,但确切病因和发病机制目前还不清楚。现有的研究表明营养缺乏,体内铁、锌和钙缺乏,贫穷、混乱的家庭环境、缺乏父母有效监管、忽视和虐待、情感剥夺、对无营养物质的心理渴求、家庭功能有问题等与异食癖的发生有关。

主要临床表现为:患儿进食一些非营养物质如灰泥、纸张、油漆、衣服、头发、动物粪便、泥土、沙子、石头、污物等。一般年龄小儿童多进食灰泥、油漆、绳子、衣服、头发,而年长的儿童多进食纸张、动物粪便、沙子、石头、污物等。

常见的并发症包括贫血、腹泻、便秘、寄生虫感染、弓形体病、铅中毒、营养缺乏、肠梗阻等。进食的异物不同导致的并发症也不同,如进食油漆可导致铅中毒,进食粪便和泥土可导致寄生虫感染,进食黏土可导致贫血和缺锌,进食淀粉可导致缺铁,进食头发和石头可导致肠梗阻。

主要诊断要点为:

1. 患者经常吃一些非营养物质,如泥土、颜料碎屑、毛发等。

2. 反复多次异食,至少一周两次,持续 1 个月。

3. 异食行为不被患者所处社会接受。

4. 排除其他精神障碍所致的异食。

5. 可伴有贫血、寄生虫感染、铅中毒、营养缺乏、肠梗阻等并发症。

本病主要与精神发育迟滞、孤独症谱系障碍、器质性精神障碍、精神分裂症出现的异食行为鉴别。

治疗以心理治疗为主,同时要积极治疗贫血、寄生虫感染、铅中毒、肠梗阻等并发症。心理治疗主要包括心理健康教育和行为治疗。行为治疗能有效改善患者的异食症状,常用的方法包括厌恶疗法、阳性强化法、行为塑造法和矫枉过正法。能快速起效的方法为厌恶疗法,可采用轻微电刺激、不愉快的声音或催吐药物。

随着年龄的增长异食癖会逐渐缓解,多数持续数月,少数患者可持续到少年,甚至持续到成年。有的患者会出现心理发育延迟,约有半数少年会出现抑郁、人格障碍和物质滥用。对于有严重并发症的患者要及时治疗,否则可导致死亡。

第五节　排泄障碍

排泄障碍是指并非由器质性病变引起的儿童期常见的遗尿症(enuresis)以及不常见的遗粪症(encopresis)。遗尿症指年龄大于 5 岁的儿童反复出现不能自主控制的排尿,白天夜晚均可出现,以夜间居多。遗粪症指 4 岁以上儿童反复随意或不随意地在社会文化背景下不认可的地方大便,一般多发生在白天。

无论遗尿症还是遗粪症,随着年龄的增长,患病率逐渐下降。遗尿症在 5 岁儿童患病率最高,达到 16%,7 岁是 10%,9 岁 5%,0.5% ~2% 的患者可持续到成年。遗粪症在 10 岁儿童患病率最高,约 5.4%,10 ~16 岁为 2%,很少持续到成年。

目前确切的病因和发病机制还不清楚,可能与遗传因素、排便训练不良、心理创伤、生物学因素有关。

遗尿症分为原发性遗尿和继发性遗尿,前者多见。一般从出生一直持续到 5 岁从未间断过。继发性遗尿是指在完全自主排尿半年后再次出现遗尿现象。遗尿多发生在夜间,常发生在睡眠的前1/3阶段。

遗粪症也分为原发性遗粪和继发性遗粪,前者指儿童 5 岁以后每月至少有一次遗粪,后者指在完全自主控制大便 1 年以上后再次出现遗粪。遗粪多发生在白天,常在不适当的场所解出正常形状的大便,一般多解在内裤里。

遗尿症诊断要点:

1. 年龄≥5 周岁仍不能自主排尿。

2. 遗尿每周至少 2 次,连续至少 3 个月。

3. 排除器质性疾病引起的遗尿,如脊柱裂、尿道狭窄,泌尿系感染或结构异常等。

遗粪症诊断要点:

1. 年龄≥4 周岁仍不能自主控制排便。

2. 遗粪每月至少 1 次,连续至少 3 个月。

3. 排除其他原因引起的遗粪,如泻药、先天性巨结肠、甲状腺功能减退、结肠肿块、肠道感染性疾病等。

遗尿症需排除精神发育迟滞、尿路梗阻、泌尿系统感染或畸形引起的遗尿现象。遗粪症需要排除肠道感染性疾病、先天性巨结肠以及因精神症状或智力低下出现的遗粪。

治疗应首先寻找遗尿、遗粪的原因，多表扬鼓励孩子积极参与治疗，循序渐进掌握排尿排便技巧，养成良好的生活和排便习惯。夜间睡前少饮水，白天避免过度兴奋和疲劳。养成定期排便习惯，不食不易消化食物。指导家长创造温馨环境，切忌打骂责罚儿童。

针对遗尿症可给予去氨加压素、抗胆碱能药和三环类药物。去氨加压素和遗尿报警器可作为一线治疗。抗胆碱能药和三环类药物可出现口干、便秘等副作用，需要在专科医师指导下使用。遗粪症合并功能性便秘者可给予大便软化、导泻灌肠治疗。对于合并焦虑、抑郁的儿童，可给予小剂量抗焦虑、抗抑郁药物。

本病预后良好，随着年龄的增长遗尿、遗粪现象逐渐消失，仅少数遗尿症儿童可持续到成年。

（刘寰忠）

思 考 题

1. 神经性厌食的临床表现要点。
2. 神经性贪食与暴食障碍的异同点。
3. 神经性厌食的治疗原则。
4. 什么是排泄障碍?

第十六章　睡眠-觉醒障碍

　　人一生中三分之一的时间在睡眠中度过,睡眠与觉醒功能的调节是脑的基本功能之一。正常人对睡眠时间的需求因年龄及个体差异而不同。相对于睡眠时间长短而言,睡眠质量对健康的影响更为重要。睡眠-觉醒功能紊乱常常是精神病学、神经病学以及呼吸病学等相关疾病的临床症状,涉及多个临床学科。睡眠-觉醒障碍既可以是独立存在的原发性疾病,也可以继发于某种精神障碍或躯体疾病。

　　目前有关睡眠-觉醒障碍的疾病分类系统有世界卫生组织《国际疾病分类》第 10 版(ICD-10)以及即将发布的第 11 版(ICD-11)、美国精神医学学会的《精神障碍诊断与统计手册》第 5 版(DSM-5)、美国睡眠医学会的《睡眠障碍国际分类》第 3 版(ICSD-3)等。在 ICD-10 第五章"精神与行为障碍"分类中仅包括情绪因素为原发病因的睡眠障碍,即非器质性睡眠障碍(F51),具体包括非器质性失眠症、非器质性嗜睡症、非器质性睡眠-觉醒节律障碍、睡行症、睡惊症、梦魇等,而将器质性睡眠障碍多数归类于第六章"神经系统疾病"。在 ICD-11 中,将睡眠-觉醒障碍独立成章,排列在"精神与行为障碍"及"神经系统疾病"之间,具体包括失眠障碍、睡眠相关运动障碍、嗜睡障碍、睡眠相关呼吸障碍、异态睡眠、睡眠-觉醒节律障碍等。

　　本章主要介绍失眠障碍、嗜睡障碍、睡眠-觉醒节律障碍和异态睡眠。

第一节　失　眠　障　碍

　　失眠障碍(insomnia disorders)是以频繁而持续的入睡困难或睡眠维持困难并导致睡眠满意度不足为特征的睡眠障碍,常影响日间社会功能,为临床最常见的睡眠障碍。由于失眠定义、诊断标准、调查方法和调查人群各异,失眠患病率差异很大。依据不同的评估标准,失眠症状或失眠障碍的现患率在 4% ~50% 之间。长期严重失眠常给患者的躯体、心理、生活、工作等带来负面影响,甚至会导致恶性意外事故的发生。

一、病因及发病机制

(一) 病因

　　引起或促发失眠障碍的因素众多。常见因素包括:①心理社会因素,如生活和工作中的各种不愉快事件;②环境因素,如环境嘈杂、不适光照、过冷过热、空气污浊、居住拥挤或突然改变睡眠环境等;③生理因素,如饥饿、过饱、疲劳、性兴奋等;④精神疾病因素,如焦虑与抑郁障碍时;⑤药物与食物因素,如咖啡因、茶碱、甲状腺素、皮质激素、抗震颤麻痹药、中枢兴奋剂等的使用时间不当或过量,药物依赖戒断时或药物不良反应发生时等;⑥睡眠节律变化因素,如夜班和白班频繁变动等;⑦躯体疾病因素;⑧生活行为因素,如日间休息过多、睡前运动过多、抽烟等;⑨个性特征因素,如过于紧张、焦虑、强迫的人格特征。

(二) 发病机制

　　尽管尚未有被广泛接受的病理机制和假说,目前比较接受的有"过度觉醒假说"和"3P 假说"。"过度觉醒假说"认为失眠是一种过度觉醒的障碍,患者皮质和皮质下某些脑区存在结构、功能和代谢异常,这些脑区主要包括杏仁核、海马、扣带回、岛叶、额叶、顶叶,体现在躯体、情感、认知不同水平上,并且不仅仅是夜间睡眠的缺失,并且是横跨 24 小时的个体高觉醒状态。"3P 假说"的 3P 是指易感因素(predisposing factor)、促发因素(precipitating factor)、持续因素(perpetuating factor),假定三个因素累积超过了发病所需的阈值将会导致失眠的发生和维持;易感因素包括年龄、性别、遗传及性格特征等,使个体对失眠易感;促发因素包括生活事件及应激等,引起失眠的急性发生;维持因素包括应对短期失眠所导致的不良睡眠行为(如延长卧床时间)和由短期失眠所导致的焦虑和抑郁症状等,使失眠得以持续;该假说是用来解释失眠的发生、发展和持续的认知行为学假说,也是目前被广泛应用的认知行为治疗的理论基础。其他还有刺激控制假说、认知假说和快速眼动睡眠不稳定假说等。

二、临床表现

(一) 失眠症状

1. 入睡困难　在适当的睡眠机会和环境条件下,不能较快理想入睡。入睡快慢的临床意义有年龄差异。对于儿童和青少年入睡时间大于 20 分钟有临床意义,对于中老年人入睡时间大于 30 分钟有临床意义。

2. 睡眠维持困难　包括睡眠不实(觉醒过多过久)、睡眠表浅(缺少深睡)、夜间醒后难以再次入睡、早醒、睡眠不足等。早醒通常指比预期的起床时间至少提早 30 分钟并引起总睡眠时间减少,早醒的判定需要考虑平时的就寝时间。

在失眠症状中,以入睡困难最多见,其次是睡眠表浅和早醒等睡眠维持困难,两种情况可单独存在,但通常并存,并且两者可以相互转变。

(二) 觉醒期症状

失眠往往引起非特异性觉醒期症状,即次日日间功能损害,常表现为疲劳或全身不适感,日间思睡,焦虑不安,注意力不集中或记忆障碍,社交、家务、职业或学习能力损害等。

对失眠的恐惧和对失眠所致后果的过分担心常常引起焦虑不安,使失眠者常常陷入一种恶性循环,失眠→担心→焦虑→失眠,久治不愈。

(三) 临床类型

在国际睡眠障碍分类中,失眠障碍可分为慢性失眠障碍(chronic insomnia disorder, CID)、短期失眠障碍(short-term insomnia disorder, STID)和其他失眠障碍。CID 指失眠和日间功能损害每周至少出现 3 次,至少持续 3 个月。STID 指失眠和日间功能损害少于 3 个月并且没有症状出现频率的要求。许多 STID 患者的失眠症状可随时间而缓解,部分 STID 患者可逐渐发展为 CID。

三、诊断与鉴别诊断

(一) 诊断

诊断应依据失眠的病史、临床表现、睡眠的主观及客观评估,并结合失眠障碍的诊断要点或标准。详细临床评估是做出诊断以及制订合理治疗方案的基础。

1. 临床评估

(1) 基于问诊的评估:包括失眠形式、日间功能受损程度、睡前状况、失眠发生和加重缓解因素、失眠严重程度、昼夜睡眠觉醒节律、夜间症状、病程、治疗效果、伴随躯体或精神症状、睡眠环境因素、家族史等。

(2) 睡眠的主观评估:可以选择性使用睡眠日记、匹兹堡睡眠质量指数(Pittsburgh sleep quality index, PSQI)、失眠严重程度指数(insomnia severity index, ISI)等。

(3) 睡眠的客观评估:可以选择性使用多导睡眠监测(polysomnography, PSG)、多次睡眠潜伏期试验(multiple sleep latency test, MSLT)、体动记录检查(actigraphy)等。

美国睡眠医学研究会制定的成人失眠障碍的 PSG 量化参考标准为:睡眠潜伏期≥30 分钟表明存在入睡困难;睡眠总时间<390 分钟表明存在睡眠时间不足;觉醒次数≥2 次或总觉醒时间≥40 分钟

表明存在睡眠不实;非快速眼球运动睡眠(NREM)浅睡眠占睡眠总时间的百分比≥60%,或 NREM 深睡眠占睡眠总时间的百分比<10%,或快速眼球运动(REM)睡眠占睡眠总时间的百分比<20% 表明存在睡眠质量问题;整夜 PSG 一般不作为常规检查,用于失眠程度评估以及失眠障碍的鉴别诊断。

Box 16-1 多导睡眠监测及睡眠分期

多导睡眠监测(PSG)是在全夜睡眠过程中连续同步记录睡眠中生物电变化和生理活动、进行睡眠医学研究和睡眠疾病诊断的技术。监测涉及脑电图、眼动电图、心电图、肌电图、呼吸、氧饱和度等10余项指标,全部记录于次日由仪器自动分析后再经人工逐项校正。监测主要内容包括:①分析睡眠结构、进程和监测异常脑电;②监测睡眠呼吸功能,以发现睡眠呼吸障碍,分析其类型和严重程度;③监测睡眠心血管功能;④根据需要记录肢体活动或阴茎勃起情况等,以了解失眠某些原因和阳痿性质等。临床上 PSG 可用于记录和分析睡眠,正确评估和诊断失眠,发现睡眠呼吸障碍,确诊包括发作性睡病、周期性肢体运动障碍、不宁腿综合征、各种睡眠期行为障碍疾病。其中,PSG 是客观了解睡眠打鼾者有无呼吸暂停、暂停的次数、暂停的时间、发生暂停时最低动脉血氧值及对身体健康影响的程度,是国际公认的睡眠呼吸暂停综合征诊断的金标准。

多导睡眠监测或睡眠脑电图显示,正常成人睡眠呈周期性,每个周期由非快速眼球运动睡眠(NREM sleep)及其随后的快速眼球运动睡眠(REM sleep)组成,以有无快速眼球运动为鉴别特征。在一夜的睡眠中,NREM 睡眠和 REM 睡眠交替出现,由一个 NREM 睡眠到另一个 NREM 睡眠或由一个 REM 睡眠到另一个 REM 睡眠的阶段,称为一个睡眠周期。通常每晚有4~6个睡眠周期,每个周期持续90~100分钟。睡眠周期参数可用睡眠结构图表示,它由一个夜间时间及其对应的睡眠期组成,能提供整夜睡眠模式的细节。随着睡眠进程每个周期的睡眠结构有所变化,大部分 N3 期睡眠出现在前半夜,REM 期睡眠持续时间在后半夜更长,所以睡行症和睡惊症大部分发生在前半夜,REM 睡眠期行为紊乱和梦魇障碍多在后半夜发生。

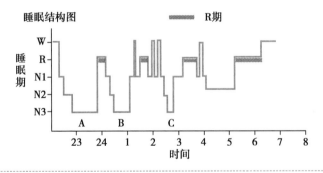

2. **诊断** ICD-10 中有关"非器质性失眠症"的诊断要点包括:①主诉是入睡困难、难以维持睡眠或睡眠质量差;②这种睡眠紊乱每周至少发生3次并持续1个月以上;③日夜专注于失眠,过分担心失眠的后果;④睡眠量和(或)质的不满意引起了明显的苦恼或影响了社会及职业功能。

(二)鉴别诊断

失眠可以作为独立疾病存在(失眠障碍),也可以与其他疾病共同存在(共病性失眠障碍)或是其他疾病的症状之一。许多精神障碍(如抑郁障碍、双相障碍、焦虑障碍等)、躯体疾病(神经、内分泌、呼吸等系统疾病)、精神活性物质或药物的使用均可伴有明显的失眠症状,若这些疾病是明确引起睡眠问题的唯一原因,则不应再诊断为失眠障碍;若失眠与这些疾病的起病和病情演变均相互独立或这些疾病经治疗显著缓解时失眠依然存在,则诊断共病性失眠障碍;若无上述疾病,失眠也不能以另一种睡眠疾病更好地解释,则作为独立的失眠障碍诊断。此处仅简要介绍与其他睡眠障碍性疾病的鉴别,以期临床上从以失眠为主诉的就诊者中鉴别出其他睡眠障碍性疾病。

1. **睡眠与觉醒节律障碍** 睡眠觉醒时相延迟障碍的患者在选择社会正常睡眠时间睡眠时会表

现为入睡困难、总睡眠时间减少及日间功能损害,应与入睡困难为主要表现的失眠患者相鉴别。睡眠觉醒时相提前障碍的患者会表现为早醒或睡眠维持困难,应与早醒为主要表现的失眠患者相鉴别。无论时相延迟障碍或时相提前障碍患者,当允许按照个人意愿安排作息时间时,其睡眠时间和质量正常。而失眠障碍患者无论如何安排作息时间,均存在入睡困难、早醒或睡眠维持困难。

2. 睡眠相关呼吸障碍　该类患者常由于打鼾、呼吸暂停、憋气等导致夜间睡眠片段化,无法进入有效深睡眠,自感睡眠质量差、日间困倦等。PSG 监测可以帮助鉴别。

3. 睡眠相关运动障碍　不宁腿综合征及周期性肢体运动障碍患者均可出现入睡困难、觉醒次数增多、自感睡眠不足或醒后无恢复感等。其特定的临床表现及客观睡眠监测均可以帮助鉴别。

【典型病例】

某女　50 岁　农民　以入睡困难、夜眠差 1 月余为主诉就诊。

1 个多月前无明显诱因出现入睡困难,需要 2 ~ 3 小时才能睡着,严重时整夜不眠。睡眠浅,易醒,醒后不易再次入睡,多梦。因不满意睡眠而心烦、急躁。次日精神差,乏力,注意力不集中,记忆力差,明显影响家务及田间劳动。

无明显焦虑、抑郁等精神健康问题。

诊断:失眠障碍

四、治疗

失眠障碍具有慢性、复发性或持续性倾向,一旦发生,应积极治疗。早期干预可有效防止短期失眠向慢性化发展。慢性失眠障碍彻底治愈较为困难,主要治疗目的为:改善睡眠质量;使总睡眠时间>6小时和(或)睡眠效率>80% ~ 85%;建立床与睡眠间良性而明确的联系;改善睡眠相关心理障碍;改善睡眠相关日间损害。

失眠障碍的治疗方法包括非药物治疗与药物治疗两大类。患者经常优先选择非药物治疗方法,部分患者还优先试验一些自助策略,但较多患者仍同时需要药物治疗。综合治疗通常是最常用的治疗方案。

（一）非药物治疗

非药物治疗包括心理行为治疗和补充/替代性治疗。

1. 心理行为治疗　改变失眠患者的不良心理及行为因素,增强患者自我控制失眠障碍的信心。包括睡眠教育、睡眠卫生教育、刺激控制疗法、睡眠限制疗法、矛盾意念法、放松疗法、生物反馈法、认知治疗以及专门针对失眠的认知行为治疗(cognitive-behavioral therapy for insomnia, CBT-I)等。上述治疗方法可以依据实际情况联合使用。此处仅简要介绍睡眠卫生教育、刺激控制疗法、睡眠限制疗法。

（1）睡眠卫生教育:通过对睡眠习惯和睡眠卫生知识的指导,减少或排除干扰睡眠的各种情况,以改善睡眠质量。如避免频繁打盹,尤其是在傍晚或睡前;午睡不超过半小时并在下午一点半前完成午睡;避免长时间卧床;床上不进行非睡眠相关活动;保持规律的就寝和起床时间;日间尤其是下午或晚间避免饮用茶、咖啡等兴奋性物质;临近就寝时避免烟酒及饱餐;临近就寝时避免从事兴奋性活动及妨碍睡眠的精神活动;睡前 3 小时避免剧烈的锻炼;睡眠中醒来不看钟表;调整卧室环境等。推荐与其他策略联合使用。

（2）刺激控制疗法:基于条件反射原理,指导患者建立正确的睡眠与床及卧室环境间的反射联系,建立稳定的睡眠觉醒规律。具体包括需要告知患者的 6 条指令:只有感到瞌睡时才上床;不在床上进行除睡眠和性生活以外的其他事情;躺床 20 分钟(仅凭感觉估计而非看表计时)不能入睡,则起床离开卧室进行放松活动,直至瞌睡时再上床;若再上床后还不能入睡则重复该步骤,若有必要可整夜重复该步骤;无论夜间睡了多久每天定时起床;避免日间打盹。

（3）睡眠限制疗法:减少夜间卧床觉醒时间,同时禁止日间打盹,使卧床时间尽量接近实际睡眠时间。当睡眠效率超过90%时(可通过失眠日记获得),可增加卧床时间15~30分钟,进而增加睡眠时间。

2. **补充/替代性治疗** 包括锻炼、身心干预(冥想、太极、瑜伽、气功等)、操作及躯体治疗(按摩、针灸、穴位按压、反射疗法等)、物理治疗(经颅电刺激、经颅磁刺激等)、光照治疗等。

(二)药物治疗

1. **药物治疗的原则** 在病因治疗、认知行为治疗、睡眠卫生教育的基础上酌情给予药物治疗;个体化;按需、间断、适量给药;疗程一般不超过4周,超过4周应每月评估;动态评估;合理撤药;特殊人群不宜给药等。

2. **治疗药物选择的考量因素** 失眠的表现形式;是否存在共患疾病;药物消除半衰期及其不良反应;既往治疗效果;患者的倾向性意见;可获得性;禁忌证;联合用药之间的相互作用等。如,通常仅入睡困难者首选短半衰期药物,而睡眠维持/早醒者首选半衰期较长的药物,半衰期适中(6~8小时)的药物可以帮助患者保持整夜睡眠而不发生宿醉。

3. **常用治疗药物**

(1)苯二氮䓬类药物(benzodiazepines,BZDs):艾司唑仑(1~2mg)、劳拉西泮(0.5~2mg)、奥沙西泮(15~30mg)、阿普唑仑(0.4~0.8mg)、地西泮(5~10mg)、氯硝西泮(0.5~2mg)等。

(2)非苯二氮䓬类药物(Non-BZDs,NBZDs):右佐匹克隆(1~3mg)、佐匹克隆(3.75~7.5mg)、唑吡坦(5~10mg)、扎来普隆(5~20mg)等。

(3)褪黑素受体激动剂:褪黑素缓释片(睡前2mg)、雷美替胺(睡前8mg)。

(4)镇静类抗抑郁药物:曲唑酮(睡前25~100mg)、米氮平(睡前7.5~30mg)、氟伏沙明(睡前50~100mg)、多塞平(睡前3~6mg)、阿米替林(睡前10~25mg)。

(5)食欲素受体拮抗剂:苏沃雷生(suvorexant)(睡前10~20mg)。

(6)镇静类抗精神病药物:针对难治性失眠障碍患者可试用喹硫平(睡前12.5~50mg)、奥氮平(睡前2.5~10mg)。

(7)中草药:可用中草药的单味药或复方制剂。

上述部分药物(如镇静类抗抑郁药物或镇静类抗精神病药物)获批的适应证并非失眠障碍,临床应用时必须评估药物使用的安全性。

4. **治疗药物的推荐顺序** 美国睡眠医学会对于失眠障碍患者,在单独或联合药物治疗时,推荐的一般顺序为:①短中效的BZDs和NBZDs或褪黑素受体激动剂;②其他BZDs和NBZDs或褪黑素受体激动剂;③具有镇静作用的抗抑郁药物,尤其适用于伴抑郁/焦虑障碍的失眠患者;④联合使用BZRAs和具有镇静作用的抗抑郁药物;⑤抗精神病药物不作为首选药物使用,仅适用于某些特殊情况和人群;⑥巴比妥类药物、水合氯醛等虽被美国FDA批准用于失眠的治疗,但临床上并不推荐应用;⑦非处方药抗组胺药物常被患者用于失眠的自我处理,临床上并不推荐应用;⑧食欲肽受体拮抗剂中的苏沃雷生已被FDA批准用于失眠的治疗。

第二节 嗜睡障碍

嗜睡障碍(hypersomnolence disorders)是以日间过度思睡及睡眠发作为主要特征的睡眠障碍,包括发作性睡病(narcolepsy)、特发性睡眠增多(idiopathic hypersomnolence disorder)、Kleine-Levin综合征、疾病相关过度思睡、药物或物质滥用所致过度思睡、睡眠不足综合征等。本节介绍发作性睡病和特发性睡眠增多的临床表现、诊断及治疗。

一、临床表现

(一)发作性睡病

以难以控制的思睡、发作性猝倒、睡眠瘫痪、入睡幻觉及夜间睡眠紊乱为主要临床特征。大约仅有 1/3 的患者具备上述所有症状。

1. **日间过度思睡和睡眠发作**   所有患者日间均感过度思睡,尤其在安静或单调环境下常发生不可抗拒的睡眠发作。睡眠发作可不分时间、地点及场合,多持续数分钟至数十分钟。小睡后可头脑清醒,但不能持久。一日可反复多次发作。

2. **猝倒发作**   60%~70% 的患者可发生无力发作甚至猝倒,为特征性表现。猝倒常于睡眠发作数月至数年后出现,常见于强烈情感刺激如发怒、大笑时。实质为强烈情感所诱发的躯体双侧肌张力突然完全或部分丧失。发作时意识清晰,历时短暂,常 <2 分钟。若发作地点不妥则有可能造成危险。

3. **睡眠瘫痪**   多出现于刚入睡或刚睡醒时,为患者从 REM 睡眠醒转时发生的一过性全身不能活动或不能讲话,实质是睡眠时出现的肌肉失张力发作。发作时意识清楚,持续数秒至数分钟,发作时若遭人触碰可提前终止睡眠瘫痪状态。

4. **入睡幻觉**   由觉醒至睡眠的转换期出现的视、触、听幻觉,也可表现为梦境样经历体验。

5. **夜间睡眠紊乱**   易醒多梦,醒后再入睡困难,夜间体动明显增多,早晨困倦而起床困难。

发作性睡病既往依据有无猝倒分为伴猝倒和不伴猝倒的发作性睡病,目前依据下丘脑分泌素 (hypocretin) 的降低与否分为伴(1 型)和不伴(2 型)下丘脑分泌素降低的发作性睡病。

(二) 特发性睡眠增多

特发性睡眠增多以日间过度思睡但不伴猝倒为基本特征。患者早晨或小睡后觉醒困难(宿醉睡眠),觉醒耗时过长、难以醒转、反复再入睡,伴易激惹、无意识行为和意识模糊。自我报告睡眠时间过长,通常夜间睡眠超过 10 小时,日间小睡超过 1 小时,醒后无精神恢复感。上述表现明显影响患者社会功能,或引起患者显著痛苦,不能用其他原因更好地解释。

二、诊断

诊断应依据病史、临床表现、必要的辅助检查,并结合嗜睡障碍的诊断要点或标准进行。在 ICD-10 中仅列出了"非器质性嗜睡障碍"的诊断要点:①白天睡眠过多或睡眠发作,无法以睡眠时间不足来解释;和(或)清醒时达到完全觉醒状态的过渡时间延长;②每日出现睡眠紊乱,超过 1 个月,或反复的短暂发作,引起明显的苦恼或影响了社会或职业功能;③缺乏发作性睡病的附加症状(猝倒、入睡前幻觉、睡眠瘫痪)或睡眠呼吸暂停的临床证据(夜间呼吸暂停、典型的间歇性鼾音等);④没有可表现出日间嗜睡症状的任何神经科及内科情况。

诊断非器质性嗜睡障碍时应与阻塞性睡眠呼吸暂停及其他器质性嗜睡障碍相鉴别。阻塞性睡眠呼吸暂停患者常伴嗜睡,但其常具有夜间呼吸暂停、间歇性鼾音、肥胖、高血压、夜间多动、多汗、晨起头痛等病史。器质性嗜睡障碍可通过临床表现及相应的辅助检查找到肯定的器质性致病因素。

必要时可进行多次睡眠潜伏期试验(MSLT)或多导睡眠监测(PSG)。MSLT 是测定日间思睡的客观方法。特发性睡眠增多患者 MSLT 显示:入睡期始发 REM 睡眠(SOREMP)少于 2 次,或在整夜 PSG 中无 SOREMP;平均睡眠潜伏期 ≤8 分钟,或 24 小时 PSG 显示总睡眠时间 ≥660 分钟。而发作性睡病患者 MSLT 显示:平均睡眠潜伏期 ≤8 分钟,出现 2 次或 2 次以上的 SOREMP;前夜 PSG 中睡眠起始 15 分钟内出现的 REM 睡眠可代替 MSLT 中的 1 次 SOREMP。

三、治疗

(一) 发作性睡病

1. **一般治疗**   保持有规律、充足的夜间睡眠;白天有计划安排小睡(午睡);在职业选择方面应避免驾驶、高空或水下等作业;及时有效地干预心理症状等。

2. **药物治疗**   针对日间思睡,可选择性地使用莫达非尼(modafinil)、咖啡因、苯丙胺(amphetamine)、哌甲酯(methylphenidate)、匹莫林(pemdine)等治疗。莫达非尼的使用从小剂量起始,50~100mg/d,每 4~5 天增加 50mg,直至最适剂量 200~400mg/d。

针对发作性猝倒,可选择性使用丙米嗪、氯米帕明、地昔帕明、SSRIs、SNRIs 等治疗;SSRIs 如氟西汀、帕罗西汀的治疗效果弱于三环类抗抑郁药物;在美国部分睡眠中心文拉法辛已成为一线治疗药物。以上药物使用低于抗抑郁的剂量即可发挥抗猝倒效应,并且应规律服用,骤然停药造成撤药性猝倒反跳。

针对夜间睡眠紊乱,γ-羟丁酸钠(GHB)被证实是目前唯一对思睡及猝倒均有较强疗效的药物;多在入睡前服用,起始剂量 3~4.5g,数周内递增至 6~9g;停药通常不会导致猝倒反跳,有药物依赖的可能性。

(二) 特发性睡眠增多

特发性睡眠增多的病因不明,仅为对症治疗;延长睡眠时间常无效,白天小睡也不能保持清醒。注意睡眠卫生、保持健康生活方式、限制卧床时间可能很有帮助。

可使用中枢神经兴奋剂来保持日间清醒。如哌甲酯或哌甲酯缓释片、莫达非尼(一线治疗药物)。若怀疑有抑郁症,应首选抗抑郁药治疗。

第三节　睡眠-觉醒节律障碍

睡眠-觉醒节律障碍(sleep-wake rhythm disorders)指由于内源性睡眠时钟的结构或功能调节紊乱,或与外部环境如光照明暗时相不一致,或与个体所需求的学习、工作及社会活动时间不匹配而引起的睡眠-觉醒紊乱。发病与遗传因素、环境因素、个体生活节律失常和心理社会压力等有关。

一、临床表现

睡眠-觉醒节律紊乱或反常,与个体所需求的学习、工作及社会活动时间不匹配,多伴忧虑或恐惧心理,引起精神活动效率下降,妨碍社会功能。睡眠-觉醒节律障碍包括睡眠-觉醒时相延迟障碍、睡眠-觉醒时相提前障碍、不规律型睡眠-觉醒节律紊乱、非 24 小时睡眠-觉醒节律障碍、倒班工作障碍及时差障碍等临床类型,本处主要介绍睡眠-觉醒时相延迟障碍和睡眠-觉醒时相提前障碍。

1. **睡眠-觉醒时相延迟障碍**　相对于常规或社会接受的作息时间,患者入睡和觉醒时间呈现习惯性延迟,通常延迟≥2 小时。典型患者在凌晨 2 点至 6 点入睡,无约束条件下偏爱觉醒时间在日间 10 点至 13 点。早睡早起困难,而晚睡晚起严重影响生活节奏。当允许按照个人意愿安排作息时间时,患者睡眠与觉醒时间虽然延迟,但相对稳定,可保持 24 小时睡眠觉醒周期,睡眠时间及质量正常。为最常见的临床类型,常见于青少年及年轻人。

2. **睡眠-觉醒时相提前障碍**　相对于常规或社会接受的作息时间,患者睡眠时段提前,通常提前≥2 小时。典型患者在晚上 6 点至 8 点入睡,凌晨 2 点至 5 点觉醒。由于长期早睡早起,下午或傍晚思睡或精神萎靡,难以正常参与学习、工作或社会活动。若患者按照前提的时间表作息,可提高睡眠时间和睡眠质量。常见于老年人。

Box 16-2　睡眠昼夜节律及其分子机制

觉醒、NREM 睡眠、REM 睡眠受脑内觉醒发生系统、NREM 睡眠发生系统、REM 睡眠发生系统控制。觉醒、NREM 睡眠、REM 睡眠所构成的周期性变化是脑内各相关系统相互作用的动态平衡结果。觉醒与睡眠的转换还受昼夜节律过程和睡眠稳态过程的调节。大量研究揭示,从低等生物到人类都存在昼夜节律起搏器,其节律性具有内源性的特征,能够独立于外界环境周期而自身维持,并且接近于 24 小时,称之为生物钟。生物钟能够接受环境信号调节或者重新设定。

现已明确,视交叉上核(SCN)是哺乳动物的昼夜节律中枢,参与调节睡眠与觉醒周期等多种节律性活动。昼夜节律信号可从 SCN 传到多个睡眠与觉醒脑区,进而调控睡眠阶段的位相转换以及睡眠与觉醒位相的转换。SCN 包含多种神经元,主要神经递质为 GABA。负责昼夜节律产生和调控的核心基因(时钟基因)主要包括 Period 基因、Crytochrome 基因、Clock 基因和Bmal1 基因、CKIε 基因、Rev-Erbα 基因、dbp 基因等。时钟基因 Clock 与 Bmal1 形成 Clock/Bmal1 异二聚体,通过与 Cry、Per、Rev-Erbα 基因启动子部位的 e 盒结合,激活这些基因的转录,而形成的 Per 及 Cry 蛋白反馈抑制了基因的继续转录,时钟基因就是通过这种核心反馈循环来调节生物节律的产生。

2017 年 10 月 2 日,诺贝尔委员会宣布,诺贝尔生理学或医学奖颁发给美国遗传学家 Jeffrey C. Hall、Michael Rosbash 与 Michael W. Young,正是基于三位科学家在"昼夜生物节律的分子机制方面的发现"。

二、诊断

诊断应依据病史、临床表现,并结合睡眠-觉醒节律障碍的诊断要点或标准进行。在 ICD-10 中列出了"非器质性睡眠-觉醒节律障碍"的诊断要点:①个体的睡眠-觉醒形式与特定社会中的正常情况及同一文化环境中为大多数人所认可的睡眠-觉醒节律不一致;②在主要的睡眠时段失眠,在应该清醒时嗜睡,该情况几乎天天发生并持续 1 个月以上,或在短时间内反复出现;③睡眠量、质及睡眠时序的不满意状态使患者深感苦恼,或影响了社会或职业功能。必要时选择使用睡眠日记、体动监测、早-晚问卷、昼夜时相标记物测定(微光褪黑素分泌试验或最低核心体温测定)、多导睡眠监测来协助诊断。

【典型病例】

某男 40 岁 作家 晚睡晚起 6 年就诊。

6 年前出现晚睡晚起,凌晨 3 点上床睡,下午 1 点醒来,起床醒来后有 1 小时感到头昏眼花,难以做事,但晚上精力充沛、思维活跃,效率很高。为此将工作安排在晚上,以提高效率。因其睡眠时间与他人完全脱节,所以基本上不能参加社交活动。为此感到苦恼,来求诊。

诊断:睡眠-觉醒时相延迟障碍

三、治疗

联合采用睡眠卫生教育及行为指导、调整睡眠时间、重置生物时钟(定时光照、定时服用褪黑素、定时运动)等多种方法尽快重置昼夜节律;同时进行必要的药物治疗,按需服用催眠剂与促觉醒药物。

第四节 异 态 睡 眠

异态睡眠(parasomnia disorders)是指在入睡、睡眠期间或从睡眠觉醒时发生的非自主性躯体行为或体验,包括睡眠相关的各种异常、复杂的躯体活动、行为、情绪、感知、梦境和自主神经系统活动,由此可导致自伤或伤及同寝者、睡眠中断、不良健康效应和不良心理社会效应。异态睡眠可发生于 NREM 睡眠、REM 睡眠或觉醒睡眠转换期间。异态睡眠包括 NREM 睡眠相关异态睡眠(意识模糊性觉醒、睡行症、睡惊症、睡眠相关进食障碍)、REM 睡眠相关异态睡眠(REM 睡眠期行为障碍、孤立出现的睡眠麻痹、梦魇)等。本节仅介绍睡行症、睡惊症、REM 睡眠期行为障碍和梦魇的临床表现、诊断及治疗。

一、临床表现

(一)睡行症

睡行症(sleep walking disorder)为发生在 NREM 睡眠期的觉醒障碍,系深睡眠中的不完全觉醒所致。起始于睡眠前1/3阶段(入睡的2~3小时内),以从睡眠觉醒后呈现持续性意识模糊同时伴有一系列下床复杂活动为基本特征。通常持续数分钟,也可持续更长时间。发作频率不定。活动形式既可简单也可复杂。可表现为入睡后不久突然起床四处走动,表情迷茫,双目向前凝视,不言语也不回答询问。有时可自言自语,可作单音节应答,可执行简单命令等。部分患者可做出一些复杂的行为,如大小便、穿衣、倒水、进食、打扫卫生、外出游荡、开车、避开障碍物等,但动作比较笨拙。发作时难以唤醒,可自行上床,或被人领回床上,再度入睡。次日醒来对睡行经过完全遗忘。若睡行过程中人为唤醒可能加重意识模糊和定向障碍。多见于儿童少年,一般在青春期后自然消失。

(二) 睡惊症

睡惊症(sleep terror disorder)为发生在NREM睡眠期的觉醒障碍,通常在夜间睡眠后较短时间内发作,在睡眠中突然尖叫或哭喊,表情惊恐,伴有心动过速、呼吸急促、皮肤潮红、出汗、瞳孔扩大、肌张力增高等自主神经兴奋表现。每次发作持续1~10分钟。难以唤醒,如强行唤醒,则出现意识和定向障碍。发作时通常不伴梦境,对发作通常不能回忆。

(三) REM睡眠期行为障碍

REM睡眠期行为障碍(REM sleep behavior disorder,RBD)以REM睡眠期间出现异常行为为基本特征。发作时常伴随鲜活恐怖或暴力的梦境以及与梦境内容一致的异常行为(梦境演绎行为),既可见伤人毁物行为,亦可见演讲、大笑、唱歌、叫骂、哭泣、奔跑等行为,发作后对上述行为通常无记忆。RBD发作时双眼呈闭合状态。就诊原因通常为自身或同寝者受伤,很少因睡眠受扰而就诊。RBD可继发于某些药物、躯体疾病以及神经系统变性疾病。特发性RBD也可能为神经系统变性疾病的早期症状和预警症状。

(四) 梦魇障碍

梦魇障碍(nightmare disorder)以REM睡眠期间反复出现恐怖不安或焦虑的梦境体验为基本特征,常常导致觉醒,并能详细回忆梦境。梦魇通常在夜间睡眠的后半段发作。典型者表现为广泛的、强烈的焦虑和记忆清晰的威胁生存、安全的恐怖梦境,使患者恐惧、紧张、呻吟、惊叫或动弹不得直至惊醒。醒来之后心有余悸,难以再入睡。梦魇发作频繁者可影响睡眠质量,日久后可引起焦虑、抑郁及各种躯体不适症状,导致明显痛苦及社会功能损害。

二、诊断

诊断应依据病史、临床表现,并结合相应的诊断要点进行。必要时可进行(视频)多导睡眠监测来协助诊断。诊断时应与睡眠期癫痫相鉴别。

三、治疗

(一) 睡行症

1. **一般治疗** 消除相关的诱发因素,如过度疲劳、压力过大、过度担心、睡眠不足、药物因素(镇静催眠药物)等;睡行症发作时不要试图唤醒,注意保护,避免危险与伤害等。

2. **药物治疗** 当患者的睡行行为有潜在危险或发作频繁且造成痛苦时应进行药物干预。可以使用中、长效制剂苯二氮䓬类药物(氯硝西泮或地西泮等)。也可以使用阿米替林、丙米嗪、氯米帕明、氟西汀、曲唑酮等抗抑郁药。

3. **心理行为治疗** 对年轻患者可采用包括自我催眠疗法和松弛练习等在内的心理行为治疗。合并药物治疗效果更佳。

(二) 睡惊症

睡惊症的治疗基本同睡行症。

(三) REM睡眠期行为障碍

1. **一般治疗** 提供安全的睡眠环境、避免可能发生的伤害为标准化非药物治疗手段。如在地板上放置床垫、将家具边角用软物包裹、对玻璃窗进行安全性保护、睡前移去潜在危险物品等。

2. 药物治疗　目前认为氯硝西泮是治疗 RBD 的有效药物,可使 90% 以上的患者症状缓解而很少出现耐受或滥用,可显著减少 RBD 行为和外伤的发生。建议使用方法为氯硝西泮 0.25～2.0mg 睡前 15 分钟服用。另外,睡前服用褪黑素 3～12mg 对于控制 RBD 症状效果显著,不良反应少而轻。佐匹克隆 3.75～7.5mg 睡前服用也可治疗 RBD。多巴及多巴胺受体激动剂、帕罗西汀、多奈哌齐等疗效不能确定。

(四) 梦魇障碍

梦魇通常不需要治疗,取决于患者是否有治疗要求以及梦魇是否为其他需要治疗的躯体疾病或精神疾病的一部分。原因明确者应积极进行病因治疗。若欲短期减少梦魇发作可使用减少 REM 睡眠的药物,如三环类抗抑郁药(阿米替林)、新型 5-HT 和 NE 再摄取抑制剂文拉法辛等。

(张瑞岭)

思 考 题

1. 失眠障碍的临床表现及其治疗方法。
2. 常见嗜睡障碍的临床表现及其治疗方法。
3. 常见睡眠-觉醒节律障碍的临床表现。
4. 常见异态睡眠的临床表现及其治疗方法。

第十七章　人格障碍及相关行为障碍

第一节　人　格　障　碍

人格(personality)或称个性(character),是一个人固定的行为模式及在日常活动中处事待人的习惯方式。人格障碍(personality disorder)是指明显偏离正常且根深蒂固的行为方式,具有适应不良的性质,其人格在内容上、质上或整个人格方面异常。由于这个原因,患者遭受痛苦和(或)使人遭受痛苦,或给个人或社会带来不良影响。人格的异常妨碍了他们的情感和意志活动,破坏了其行为的目的性和统一性,给人以与众不同的特异感觉,在待人接物方面表现尤为突出。人格障碍通常开始于童年、青少年或成年早期,并一直持续到成年乃至终生。部分人格障碍患者在成年后有所缓和。

人格障碍可能是精神疾病的易感素质因素之一。在临床上可见某种类型的人格障碍与某种精神疾病关系较为密切,如精神分裂症患者很多在病前就有分裂型人格的表现,偏执型人格容易发展成为偏执性精神障碍。

本章阐述的人格障碍主要指"一般人格障碍",没有明显的神经系统形态学病理变化,在儿童期或青春期发育过程中出现,延续到成年。人格改变也是一种持续性的人格障碍,但是与一般人格障碍不同,它是获得性的,通常出现在成年期,在严重的或持久的应激、极度的环境剥夺、严重的精神科障碍或脑部疾病或损伤之后发生。DSM-5 将其归于"其他人格障碍"。

一、流行病学

迄今为止,有关人格障碍患病率的资料较少。1982 年和 1993 年我国部分地区精神疾病的流行病学调查结果是人格障碍的患病率均为 0.1‰。目前国外所作的调查结果,人格障碍的患病率大部分在 2%~10%。从得到的有限资料来看,中国人格障碍的发病率与西方国家相比似乎特别低,这可能是中西方对人格障碍的理解和诊断工具的不一致及文化差异造成的。

成年后,部分人格障碍者的人格异常有所缓和。社会学习过程、社会化过程以及其他成熟过程可促使人格障碍者的人格障碍特征性行为逐渐减少。有研究发现反社会型人格障碍在 18~30 岁的患病率为 2.3%,而到了 65 岁其患病率低于 0.05%,总体减少了 98%。

二、病因及发病机制

人格障碍的病因及发病机制迄今尚未完全阐明,一般认为是在大脑先天性缺陷的基础上,遭受环境有害因素的影响而形成的。

(一) 生物学因素

1. 遗传因素　遗传因素与人格的发展和形成密切相关。双生子研究发现,同卵双生子人格障碍的同病率高达 67%,异卵双生子的同病率则为 31%。寄养子研究发现,有遗传背景的寄养子成年后与正常对照组相比,仍有较高的人格障碍发生率。有研究提示,边缘型人格障碍的遗传度为 0.69,表演型人格障碍的遗传度为 0.67。

部分人格障碍的行为特征具有攻击和冲动的特点,如反社会型人格障碍、冲动型人格障碍、边缘型人格障碍。双生子和收养子研究发现,攻击的遗传可能性在成人中为44%～72%;罪犯中染色体畸形呈XYY核型者的比例超过普通人群;调节神经递质如儿茶酚胺、单胺氧化酶A和神经肽活性的有关基因的多态性及等位基因变异与冲动攻击行为相关。一项研究显示,单胺氧化酶A基因多态性与反社会特质相关,这种特质包括攻击行为,但是仅仅当有儿童期虐待时才相关。这表明人格障碍可能是遗传及环境相互作用的结果。

2. 神经生化因素　边缘系统的γ-氨基丁酸能、谷氨酸能、胆碱能环路的过度反应可能介导情绪的不稳定,这种反应过度导致对环境情绪刺激反应和敏感性增加,情绪不稳定型人格障碍可能与之相关。杏仁核过度反应、前额叶抑制降低可能与边缘型人格障碍及反社会型人格障碍的冲动攻击性阈值较低相关。前额叶皮质的多巴胺能和去甲肾上腺能活性降低,可能与分裂样人格障碍患者的认知缺陷有关。

3. 病理生理因素　脑电图研究证明,人格障碍者的双亲中,脑电图异常率较高。50%人格障碍者的脑电图发现有慢波出现,与儿童脑电图近似。故有学者认为人格障碍是大脑发育成熟延迟的表现。大脑皮质成熟延迟在一定程度上说明其冲动控制和社会意识成熟延迟。感染、中毒、孕期及婴幼儿的营养不良,特别是缺乏充分蛋白质、脂类和维生素的供应,出生时或婴幼儿时的脑损伤和传染病、病毒感染等可能是大脑发育不成熟的原因。人格障碍者到中年以后情况有所改善,可能是大脑皮质成熟程度增加的结果,这与临床观察相一致。

(二) 心理社会环境因素

童年生活经历对个体人格的形成具有重要作用。幼儿心理发育过程中的重大精神刺激或生活挫折对幼儿人格的发育存在不利影响。如父母离异、父爱或母爱剥夺,儿童不能发展人际之间良好的温暖、热情和亲密无间的关系,不能发展对他人的共情,可能会形成反社会型人格。

教养方式不当也是人格发育障碍的重要因素。父母教育态度的不一致,反复无常,好恶、奖罚没有定规和原则,使小孩生活在矛盾的牵制之中,无所适从,不能发展明确的自我同一性感觉,导致成年后自我概念紊乱,可能形成边缘型人格。家庭成员所表现出来对事物的一贯的苛求、固执或"认真",让在发展和成长过程中的儿童始终处于标准化和极端化的信念系统包围之中,不能发展"变通"的人格特征,这也许与偏执型人格等人格障碍的形成有关。父母对孩子粗暴、放纵溺爱、过分苛求等,对人格发育均有不利影响。另外,父母的酗酒、吸毒、偷窃、淫乱、本身有精神疾病或人格障碍及犯罪记录等对儿童起到了不良的"示范"作用。

三、常见类型及临床表现

(一) 偏执型人格障碍

偏执型人格障碍(paranoid personality disorder)以猜疑和偏执为特点,男性多于女性。表现为:①对挫折与拒绝过分敏感,对他人对自己的"忽视"深感羞辱,满怀怨恨。②容易长久地记仇,不肯原谅侮辱、伤害或轻视。对自认为受到的轻视、不公平待遇等耿耿于怀,有强烈的敌意和报复心。③猜疑,把他人无意的或友好的行为误解为敌意或轻蔑。总认为他人不怀好意,无端怀疑别人要伤害、欺骗或利用自己,或认为有针对自己的阴谋。④好斗,容易与他人发生争辩、对抗,固执地追求不合理的利益或权利,意见多,常有抗议,单位领导常觉得这类人员难以安排。⑤常常病态嫉妒,毫无根据地怀疑配偶或性伴侣的忠诚,限制对方和异性的交往或表现出极大的不快。⑥自负、自我评价过高,对他人的过错不能宽容,给人以得理不饶人的感觉。

(二) 分裂型人格障碍

分裂型人格障碍(schizoid personality disorder)以情感冷漠及人际关系明显缺陷为特点,男性略多于女性。表现为:①几乎没有可体验到愉快的活动;②情绪冷淡,对人冷漠,缺乏热情和幽默感;③对他人表达温情,体贴或愤怒情绪的能力有限;④对于批评或表扬都无动于衷,对别人对他的看法等漠不关心;⑤对与他人发生性接触无兴趣;⑥几乎总是偏爱单独行动,回避社交,离群独处,我行我素而自得其乐;⑦过分沉湎于幻想和内省;⑧没有亲密朋友,与人不建立相互信任的关系(或者只有一位),也不想建立这种关系;⑨明显地无视公认的社会常规及习俗。常不修边幅、服饰奇特、行为怪异,其行为不合时宜,不符合当时当地风俗习惯或目的不明确。

(三)反社会型人格障碍

反社会型人格障碍(antisocial personality disorder),也称为社交紊乱型人格障碍(dissocial personality disorder),以不遵守社会规范和漠视或侵犯他人权利为特点,男性多于女性。表现为:①对他人感受漠不关心,往往缺乏正常的人间友爱,骨肉亲情,对家庭亲属缺乏爱和责任心,待人冷酷无情;②缺乏责任感,无视社会规范与义务,经常违法乱纪;③尽管建立人际关系并无困难,却不能长久地保持;④对挫折的耐受性极低,微小刺激便可引起攻击,甚至暴力行为;⑤无内疚感,不能从经历中特别是从惩罚中吸取教训;⑥易迁怒他人,或者当他们与社会相冲突时对行为作似是而非的合理化解释。

本组患者往往在童年或少年期(18岁前)就出现品行问题,如:①经常说谎、逃学、吸烟、酗酒、外宿不归、欺侮弱小;②经常偷窃、斗殴、赌博;③故意破坏他人或公共财物;④无视家教、校规、社会道德礼仪,甚至出现性犯罪行为;或曾被学校除名或被公安机关管教等。这些行为并非总是存在,如果有则更进一步支持本诊断。

反社会型人格和违法犯罪具有较密切的关系。罪行特别严重、作案手段残酷、犯罪情节恶劣的犯人中有相当比例属于反社会型人格障碍。30岁以后常有所缓和,但难以和家庭成员建立持久、尽责、热情的关系。

【典型病例】

李某,男,21岁,初中文化,未婚,无业。其父系某大学知名教授,其母系某公司经理,二人忙于事业,从小将其寄养于乡下爷爷奶奶家中并在农村集镇读完小学。爷爷奶奶从小对其管教不严,加之和农村学生相比经济条件优越。患者从小就挥霍无度、脾气暴烈、欺负同学、不听管教。曾在课堂上在女生屁股后面放鞭炮,在女生书包里放蜈蚣惊吓女生。小学四、五年级时和集镇上的不良少年混在一起抽烟喝酒并一起小偷小摸,学习成绩低下,经常和老师顶撞。13岁回省城上初中,和父母没有感情,常顶撞父母,数次和父母争吵后乘车回爷爷奶奶家。初中一年级尚能坚持上课,初二时结交了班上成绩最差的一些同学,并多次到一所小学附近敲诈勒索小学生,被小学生家长举报受到学校警告处分。初中毕业后到某中专成教班学习,经常旷课,不参加考试,在学生宿舍里经常欺负农村来的同学,曾邀约同伙到学校"教训"不服他管教的两个学生。读中专一年后自动退学。两年前交了一个女朋友,因女方家长反对,女方提出分手,但患者经常守候于女方住房附近纠缠,并打电话威胁其父母。楼上一位教授曾指责他不该深夜唱卡拉OK,他便于次日深夜将干粉灭火剂喷洒于该教授的大门上。其母因子宫肌瘤手术住院,他不曾到医院探视,令母亲极为伤心。最近一年沉溺于网吧,多次赖账,和老板发生冲突打伤老板被刑事拘留。

诊断:反社会型人格障碍

(四)边缘型人格障碍

边缘型人格障碍(borderline personality disorder)以极不稳定的情绪、行为、人际关系和自我形象为特点,女性多于男性。表现为:①情绪不稳定,能在上一刻好争论,而下一刻变得抑郁,强烈的愤怒爆发常导致暴力或"行为爆炸";当冲动行为被人评判或阻止时,极易诱发上述表现。②人际关系不稳定,强烈而时好时坏,要么与人关系极好,要么极坏,几乎没有持久的朋友;他们害怕被抛弃,不能忍受孤独,疯狂地寻找伴侣,无论自己是否满意,这种强烈及不稳定的人际关系,可能会导致连续的情感危机,并可能伴有一连串的自杀威胁或自伤行为(这些情况也可能在没有任何明显促发因素的情况下发生)。③自我形象、目的及内心的偏好(包括性偏好)常常是模糊不清的或扭曲的,缺乏持久的自我同一性。因而自尊心不足,常有持续的空虚感,挫折耐受性低。④行为不计后果,事先进行计划的能力很差,易冲动。

　　除以上特征外,边缘型人格障碍者有时会有短暂的应激性的精神病性症状。这种精神病性症状的发作和精神分裂症不同,一般比较轻微,历时短暂,容易被忽略,多发生在频繁的对真正的或想象的被抛弃的恐惧中,持续几分钟到几小时,表现为真实感和个体认同出现偏离所致的人格解体和非真实感,但同时现实检验能力又相对保存,也有一些患者出现偏执症状和分离症状。这种短暂的精神病性症状往往难以归类,推想其原因可能是对应激情景的一种急性反应,或系酒精或药物滥用的结果。对这些短暂的精神病症状的识别不足,往往易将边缘型人格障碍误诊为精神分裂症、心境障碍或神经症。

Box 17-1　边缘型人格障碍概念的历史演变

　　边缘型人格障碍概念的历史演变同精神分裂症、分裂型人格障碍有密切关系。1921 年,Kraepelin 注意到精神分裂症的不典型和边缘类型,他认为边缘类型介于疯癫和正常人的各种离奇表现之间。1928 年 Reich 强调,性格障碍,尤其是有冲动性格的人,都是边缘患者。1949 年,Hoch and Polatin 用"假性神经症性精神分裂症"来描述一组患者,后 Schmideberg 把他们命名为"边缘"者。1959 年,Schmideberg 首先提出边缘障碍实质上是性格障碍。20 世纪 50 年代末一直到 70 年代中期,对边缘状态的研究开始大规模展开,积累了很多的案例。精神分析师 Kernberg 总结了精神分析界的研究结果,提出了"边缘人格结构"术语。1980 年 DSM-Ⅲ 中把这类患者正式冠以"边缘人格障碍"的名称,患者的特点为极不稳定、易冲动,其人际关系、态度、情感常不可预料地突然发生改变,以及其他一些特征性的特点,并且此诊断一直延续到 DSM-Ⅳ 中,DSM-5 中仍保留有此诊断。国际精神障碍分类与诊断标准 ICD-10 系统将边缘型人格障碍和冲动型人格障碍归入情绪不稳型人格障碍。

　　边缘型人格障碍的病因可能与遗传、神经生物学及心理病理学因素有关。有关边缘型人格障碍的遗传学和神经生物学研究越来越多,但是目前还没有找到确切的证据。有关边缘人格障碍的心理病理学假说很多。

　　精神分析者提出的缺陷-冲突模式认为,童年期的负面经历使个体形成了脆弱的自我,具有缺陷自我的个体会遇到各种冲突。为了适应这些冲突,他们常使用"分裂"的防御机制,把事物要么分为"全是好的",要么"全是坏的",结果就不能将自己或他人的积极与消极方面综合为一个整体。不能理解自己和他人的矛盾性成分,导致他们很难调节情绪,时而认为这个世界"完美无缺",时而"糟糕至极"。

　　认知理论者提出的认知-图式模式认为,并不是应激事件本身引起了边缘型人格障碍,而是创伤事件发生后,个体处理它的方式、个体气质、年龄、情境、个体应对方式对照顾者负性反应的强化等多种因素,共同决定了边缘型的核心图式和核心认知。这些图式包括:"我是坏孩子""没有人会喜欢我""我一个人做不了"等。

（五）表演型人格障碍

　　表演型人格障碍(histrionic personality disorder)既往称之为癔症性人格障碍,以过分的感情用事、夸张言行吸引他人的注意为特点。患者情绪不稳定,暗示性、依赖性强,女性多于男性。表现为:①自我戏剧化、做作性、夸张的情绪表达,表情丰富但矫揉造作;②暗示性强,容易受他人或环境的影响;③情感体验肤浅,情感反应强烈易变,感情用事,喜怒哀乐皆形于色,爱发脾气;④不停地追求刺激、为他人赞赏及以自己为注意中心的活动,如过分地参加各种社交活动,爱表现自己,渴望别人注意;⑤外表及行为显出不恰当的挑逗性,夸张、做作,甚至于卖弄风情,给人以轻浮的感觉;⑥对自己的外观容貌过分计较;⑦自我中心,自我放任,感情易受伤害,为满足自己的需要常常不择手段。

（六）强迫型人格障碍

强迫型人格障碍（obsessive-compulsive personality disorder）以过分的谨小慎微、严格要求与完美主义及内心的不安全感为特征。男性多于女性 2 倍，约 70% 强迫症患者病前有强迫型人格障碍。表现为：①过分疑虑及谨慎，常有不安全感，往往穷思竭虑，对实施的计划反复检查、核对，唯恐疏忽或差错；②对细节、规则、条目、秩序、组织或表格过分关注，常拘泥细节，犹豫不决，往往避免做出决定，否则感到焦虑不安；③完美主义，对任何事物都要求过高，以致影响了工作的完成；④道德感过强，谨小慎微，过分看重工作成效而不顾乐趣和人际关系；⑤过分迂腐，拘泥于社会习俗，缺乏创新和冒险精神；⑥刻板和固执，不合情理地坚持要求他人严格按自己的方式行事，或即使允许他人行事也极不情愿；对别人做事很不放心，担任领导职务，往往事必躬亲，事无巨细。

（七）回避型人格障碍

回避型人格障碍（avoidant personality disorder）既往也称焦虑型人格障碍，以对拒绝的极其敏感和社会回避为特征，常常感到紧张、提心吊胆、不安全，及自卑。表现为：①持续和泛化的紧张感与忧虑；②自卑，相信自己在社交上笨拙，没有吸引力或不如别人；③在社交场合总过分担心被人指责或拒绝；④除非肯定受人欢迎，否则不肯与他人打交道；⑤出于躯体安全感的需要，在生活风格上有许多限制，惯性地夸大日常处境中的潜在危险，而有回避某些活动的倾向；⑥对拒绝和批评过分敏感，由于担心批评、指责或拒绝，回避那些与人密切交往的社交或职业活动。

（八）依赖型人格障碍

依赖型人格障碍（dependent personality disorder）以过分依赖，害怕被抛弃和决定能力低下为特征，女性多于男性。表现为：①请求或顺从他人为自己生活中大多数重要事情做决定；②将自己的需求附属于所依赖的人，过分顺从他人的意志，宁愿放弃自己的个人趣味、价值观；③不敢对所依赖的人提出即使是合理的要求，处处委曲求全；④由于过分害怕不能照顾自己，在独处时总感到不安或无助；⑤沉陷于被关系亲密的人所抛弃的恐惧之中，生怕孤立无援；⑥没有别人保证时，不能做出日常决定，缺乏自信，总认为自己无依无靠，没有能力。

四、诊断和鉴别诊断

人格障碍主要依据病史进行诊断，应尽可能从多方面采集病史资料，并采用临床访谈、标准的评估、自评问卷等手段辅助诊断。诊断要点如下：

1. 开始于童年、青少年或成年早期，没有明确的起病时间，不具备疾病发生发展的一般过程。

2. 不是由广泛性大脑损伤或病变以及其他精神科障碍所直接引起的，一般没有明显的神经系统形态学病理变化。

3. 人格显著、持久地偏离了所在的文化环境应有的范围，从而形成与众不同的行为模式。这一异常的行为模式是持久的、固定的、泛化的，不局限于精神疾患的发作期，并且与个人及社会的多种场合不相适应。

4. 主要表现为情感和行为的异常，个性上有情绪不稳、自制力差、与人合作能力和自我超越能力差等特征，但其意识状态、智力均无明显缺陷，一般没有幻觉和妄想，可与精神病性障碍鉴别。

5. 一般能应付日常工作和生活，能理解自己行为的后果，也能在一定程度上理解社会对其行为的评价，会感到痛苦，或导致其人际交往、职业和其他重要功能受损。但不会为自己适应不良性行为焦虑，一般没有求治的愿望。

6. 各种治疗手段效果欠佳，再教育效果亦有限。

在不同的文化中，需要建立一套独特的标准以适应其社会规则与义务。对于大多数亚型，通常要求存在至少三条临床描述的特点或行为的确切证据，才能诊断。

人格障碍一般早于大多数精神疾病,它的存在对疾病的病程、治疗,甚至一些精神障碍的发病都有重要的影响。诊断精神疾病的同时进行人格诊断,有利于治疗的选择。因此 DSM 和 ICD 疾病分类都建议多轴诊断。

人格障碍多在儿童后期或青春期出现,持续到成年并渐渐显著,因此在儿童和青少年期不应做人格障碍的诊断。分裂型人格障碍和偏执型人格障碍人际关系的亲密程度均存在缺陷,但分裂型人格障碍是退缩的、冷漠的,没有偏执型人格障碍的猜疑思维,后者社会的参与性更高,常有攻击性言行,更多的是将他们自己的感受投射到他人身上。分裂型人格障碍和回避型人格障碍都存在社会隔离,但是回避型人格障碍的人是期望参与活动的,这与分裂型人格障碍不同。边缘型人格障碍可能存在短暂的精神症状,但没有典型的、持续的精神病性症状,可与精神分裂症相鉴别。表演型人格障碍和边缘型人格障碍的鉴别存在一定困难,但是边缘型人格障碍,存在更多的自杀未遂、身份认同障碍和短暂的精神病症状。

五、治疗和预后

人格障碍的治疗较为困难。但有关的治疗手段对行为的矫正仍可发挥一定的作用。

1. **药物治疗**　一般而言药物治疗难以改变人格结构,但在出现异常应激、情绪反应和短暂精神病症状时少量用药仍有帮助。苯二氮䓬类药物可用于治疗激越和焦虑,可用于减少回避型人格障碍的人际交往焦虑;小剂量抗精神病药物如氟哌啶醇、利培酮等可用于控制愤怒、敌对和短暂的精神病症状发作,也可用于治疗表演型人格障碍的现实感丧失和幻想;5-HT 能抗抑郁药物能改善抑郁、焦虑情绪,也可能减少患者对拒绝的敏感性;抗癫痫药物可以用来控制冲动行为,特别是对于反社会型人格障碍脑电图有异常波幅的患者,也可以改善边缘型人格障碍的整体功能。β 受体阻滞剂如阿替洛尔,能缓解自主神经系统亢进,可用于治疗回避型人格障碍患者在恐惧状态下的情绪。但一般不主张长期应用和常规使用,因远期效果难以肯定。

2. **心理治疗**　人格障碍者一般不会主动求医,常常是在和环境及社会发生冲突而感到痛苦或出现情绪睡眠方面的症状时非常"无奈"地到医院就诊。医生与患者通过深入接触,与他们建立良好的关系,帮助其认识个性缺陷之所在,鼓励他们改变自己的行为模式并对其出现的积极变化予以鼓励和强化。可采用分析性治疗、认知治疗、行为治疗、家庭治疗等不同的心理治疗方法,治疗形式上也可以实施个别治疗或小组治疗。人格障碍治疗的目的之一就是帮助患者建立良好的行为模式,矫正不良习惯。

3. **教育和训练**　人格障碍特别是反社会型人格障碍者往往有一些程度不等的危害社会的行为,收容于工读学校、劳动教养机构对其行为矫正有一定帮助。

总体而言,人格障碍治疗效果有限,预后欠佳,因此在幼年时期培养健全的人格尤为重要。

第二节　对立违抗障碍和品行障碍

对立违抗障碍和品行障碍属于破坏性行为和反社会性行为障碍,以持续的行为问题为特点。对立违抗障碍(oppositional defiant disorder, ODD)是指一般在儿童发育过程中出现的,持久的对抗、不服从、消极抵抗、易激惹、挑衅和敌对等行为为特征的一类障碍,多见于 10 岁以下儿童。品行障碍(conduct disorder, CD)是指一般在儿童青少年时期出现的,反复、持续的反社会性、攻击性、对抗性等行为,这些行为侵犯他人的基本权利,违反了与年龄相适应的社会行为规范和道德准则,也影响了其自身的社交、学业和职业功能。对于两者的关系,既往有学者们认为不能把两者分开,应视为一种精神障碍,其依据是两者之间有许多共同的危险因素,如社会经济地位低、父母的反社会型人格障碍和不良教养方式等,且品行障碍患儿同时满足对立违抗障碍诊断的比例很高。如 ICD-10 分类中将对立违抗障碍归于品行障碍中的一种。然而近年来,学者们考虑到两者具体不良行为的发生、发展有明显不同,如对立违抗行为往往先出现,其后才严重违反与年龄相称的行为规范,一些患儿会发展为品行障碍,而另一些并不发生,因而逐渐将两者分开。DSM-5 分类中将对立违抗障碍和品行障碍分别命名,归于破坏性行为、冲动控制和品行障碍一类,而 ICD-11 也将两者分别命名,归于破坏性行为和反社会障碍一类。但是,考虑到两者部分内容确有交叉,如病因和治疗部分,本章部分内容一并叙述,部分内容分开叙述。

一、流行病学

由于不同国家、区域、社会风俗、人口、社会经济背景及所使用的定义和诊断标准、测量工具等不同,加之不同年龄段和性别差异,对立违抗障碍和品行障碍的流行病学资料存在较大差异。据 DSM-5 估计,对立违抗障碍的患病率为 1% ~ 11%,平均患病率约 3.3%,青春期之前,男女比为 1.4 : 1;品行障碍一年的人群患病率为 2% ~ 10%,平均为 4%,青少年期患病率高于儿童期患病率,男性患病率高于女性。青少年起步的品行障碍患者中,男性所占的比例不如儿童期起病高。

二、病因和发病机制

对立违抗障碍和品行障碍均由生物学因素、家庭因素和社会环境因素相互作用所致。

(一) 生物学因素

1. 遗传　对立违抗障碍和品行障碍均有着明显的家族聚集性。有学者通过家系及双生子研究发现,同卵双生子品行障碍的同病率(35%)明显高于异卵双生子(13%),寄养子研究发现若亲生父母有违法或犯罪,孩子寄养到社会经济地位低下家庭或由自己抚养,孩子反社会性行为出现率高。若亲生父母之一有犯罪史,被寄养孩子的犯罪危险性是其他人群的 1.9 倍。有研究发现对立违抗障碍与遗传相关,且是多基因遗传。

2. 神经生化　研究显示单胺类神经递质与情感的表达、调节及冲动控制有关。在有关品行障碍和对立违抗障碍的研究中,发现男童的脑脊液 5-HT 与攻击性行为呈负相关,6 ~ 17 岁患者的脑脊液 5-HTAA 水平和其冲动行为呈负相关。

3. 病理生理　对立违抗障碍和品行障碍患者的皮肤电导反应较低,静息平均心率慢,雄性激素水平高的男性儿童出现攻击和破坏行为的倾向增加。有关情感调节和加工的脑区(如前额叶皮质、杏仁核)的结构和功能异常,以及智商低、围生期并发症等因素也与这两种障碍发生有关。

(二) 社会心理因素

1. 家庭因素　不良的家庭因素是重要病因。这些因素包括:父母患精神疾病、物质依赖、精神发育迟滞;频繁更换照顾者,父母与子女之间缺乏亲密感情联系,对待孩子冷漠或忽视、挑剔、粗暴,甚至虐待孩子,或者对孩子过分放纵,不予管教;父母之间不和睦、经常争吵或打斗、分居或离异;父母有违法犯罪行为。

2. 社会环境因素　经常接触暴力或黄色媒体宣传,接受周围人的不正确的道德观和价值观,结交有抽烟、酗酒、打架斗殴、敲诈、欺骗、偷窃等行为的同伴等都与品行障碍的发生有关。

三、临床表现

(一) 对立违抗障碍

1. 消极、愤怒、易激惹的心境　情绪不稳定,内心时常感到无助,对挫折耐受力差,常因一点小事而发脾气。经常是敏感的,有时曲解别人的意思,一句善意的话也容易惹得他恼怒。经常怨恨,发脾气时怨恨他人,怀恨在心或心存报复,因而常与父母、老师、同伴产生冲突,甚至出现攻击行为。这种攻击是由于愤怒或挫折激发的冲动性攻击,过后又会内疚和悔恨。通常不认为自己有心理问题,而认为自己的行为是对无理要求或境遇的正当反应。

2. 争辩的、对抗的行为　很难服从管教,受到批评时,总是强调客观,经常与权威人士,如家长、老师等成人争辩。不服从、不理睬或拒绝成人的要求或规定。由于行为不断受到父母、老师、同伴的批评、阻止,会激发敌对情绪,对成人不尊重,对同伴充满敌意,经常故意打扰、言语攻击,甚至违反校规或集体纪律,来惹恼他人。当自己有错误或不当行为造成不良后果时,常常归咎于他人,甚至指责他人。对抗挑衅的行为一般有一个循序渐进的发展过程。开始他们试探着通过不理睬指令或发脾气、争论,迫使父母改变家庭对其的"限制"。由于父母的退让,使其行为得到强化而愈演愈烈。

（二）品行障碍

1. 攻击性行为　经常攻击人或动物。在 2 ~ 3 岁,攻击性行为的表现形式是暴怒发作和吵闹,以后逐渐变为违抗或拒绝服从成人的命令,推拉或动手打其他小孩。到学龄期后,攻击性行为更加明朗化,常以言语伤人,扰乱课堂纪律;对抗老师,恃强凌弱,威胁或恐吓他人;索要或抢劫、敲诈财物,经常挑起打架,残忍地伤害、虐待他人和动物,使用可能引起严重躯体伤害的武器,如棍子、砖块、破瓶子、刀、枪等;强迫他人与自己发生性行为。

2. 破坏性行为　破坏他人或公共财物。年幼时,多半出于好奇而摆弄、砸坏东西,多破坏自己家中的物品。学龄期后则表现为蓄意破坏家中或别人的东西,甚至故意纵火以意图造成严重的损失。

3. 欺诈或盗窃　经常说谎以获得物品或好处或规避责任。偷窃行为往往开始于学龄期,最初是拿家中的钱物或把家中的东西拿到外面去,逐渐发展为将别人的东西占为己有,少年期以后主要表现为行窃,甚至破门闯入他人的房间、建筑或汽车盗窃,走向犯罪的道路。

4. 严重违反规则　13 岁之前开始,经常旷课逃学、外出游荡不回家,甚至夜不归宿。逃学和离家而外出游玩的刺激会给他们带来愉快和满足感,因而极易形成习惯。

品行障碍常常合并注意缺陷与多动障碍、抑郁、焦虑、情绪不稳或易激惹,也可伴有发育障碍,如语言表达和接受能力差、阅读困难、运动不协调、智商偏低等。

四、诊断与鉴别诊断

（一）诊断

需要从父母、老师、大家庭成员、同伴以及同事,多方面详细了解患者长期的生长发展病史。如果患者的行为特征符合对立违抗障碍和品行障碍的临床表现,持续 6 个月以上,明显影响社交、学业、职业或其他重要功能,行为问题不是心理发育障碍、其他精神障碍或神经系统疾病所致,即可诊断。

（二）鉴别诊断

1. 对立违抗障碍的鉴别诊断

（1）儿童青春期正常的违抗行为:由于生理、心理的发育,大多数青少年都会出现发脾气、与父母争执、容易激惹等行为。他们常对权威提出质疑,而引起父母的困扰。Robin 认为,首先正常青少年的对抗行为可能每月发生几次或每周 1 ~ 2 次;而对立违抗障碍患者的对抗行为可以达到每周 5 ~ 7 次或每天发生;其次对立违抗行为使其社会功能受损。

（2）注意缺陷多动障碍:只出现亲子冲突问题但没有学习问题一般是对立违抗障碍,而不是注意缺陷多动障碍。注意缺陷多动障碍患者在完成任务、组织性、计划性、善始善终、等待等方面均有困难,而单纯的对立违抗障碍患者一般没有这些问题,他们做不好作业,多是违抗行为的一部分。然而在临床上,两者经常同时存在。

（3）品行障碍：品行障碍和对立违抗障碍均存在于成人和其他权威（如父母、老师和上级）对抗的行为问题，但是前者远比后者严重。品行障碍存在攻击人或动物、破坏他人财产、说谎、盗窃和严重违反规则的行为。而且，对立违抗障碍患者存在明显的情绪失调，如发怒、易激惹，而行为障碍者不显著。

2. 品行障碍的鉴别诊断

（1）注意缺陷多动障碍：尽管注意缺陷多动障碍患者由于多动和冲动行为造成破坏，但是患者本身没有违反社会规范或侵害他人利益的意图，性质与品行障碍不同，因此不难鉴别。但是两种障碍共病率高，若同时符合诊断标准，可作出两个诊断。

（2）心境障碍：抑郁症、双相障碍或破坏性心境失调障碍患者也会出现易激惹、攻击和行为问题，需要与品行障碍鉴别。鉴别要点是：①心境障碍为发作性病程，而品行障碍为持久的行为模式；②心境障碍患者的攻击或对抗行为，有明确的情感高涨或低落，行为异常只是临床表现的一部分；③心理障碍患者经过相应药物治疗后，攻击或对抗行为随情绪症状的改善而消失。

五、治疗和预后

由于病因和共患病的多样性，造成了治疗方法的复杂性。有效的治疗需要充分考虑患者多方面的问题，采用心理治疗以及家庭、学校和社区共同参与的心理社会干预为主的综合性个体化治疗方案。并且，只有尽量在儿童青少年出现行为障碍早期及时发现家庭和社会的相关危险因素，采用积极的干预措施，并持续足够的时间，才能取得较好效果，反之则疗效较差，预后不良。药物治疗仅用于共病其他精神障碍的患者。

1. 家庭治疗 治疗师运用家庭成员间的互动影响，改善家庭的结构与功能，使家庭朝健康方向发展。家庭治疗围绕以下内容进行：协调家庭成员之间，特别是亲子间的关系；纠正父母对子女不良行为采用熟视无睹或严厉惩罚的处理方式；训练父母学习用适当的方法与子女进行交流，用讨论和协商的方法、正面行为强化辅以轻度惩罚的方法对子女进行教育；减少家庭内的生活事件及父母自己的不良行为。

2. 行为治疗 主要针对患者进行，根据患者的年龄和临床表现，可选用阳性强化法、消退法和游戏疗法等。治疗目的是逐渐消除不良行为，建立正常的行为模式，促进社会适应行为的发展。

3. 认知治疗 重点在于帮助患者发现自己的问题、分析原因、考虑后果，并找到解决问题的办法。认知治疗与行为治疗相互结合，可很好地起到促使儿童少年的认知、情感及行为发生变化的效果。

4. 药物治疗 尚无特殊药物治疗，仅为短暂性对症治疗以及对共患疾病的治疗。例如，合并注意缺陷与多动障碍者可选用哌甲酯、托莫西汀。对伴有抑郁、焦虑者可服用抗抑郁药物或抗焦虑药物。小剂量抗精神病药物可用于治疗急性或慢性攻击行为者，心境稳定剂，如锂盐对冲动攻击行为也有效，而丙戊酸盐对有暴怒和情绪不稳定的青少年有效。

对立违抗障碍通常始于学龄前期，一些儿童和青少年逐渐发展为品行障碍，或更为严重的进展为反社会性人格，而另一些最终没有发展为品行障碍。发病越早，预后越差，早发者较晚发者最终发展为品行障碍的风险高3倍。随着年龄的增长，对立违抗障碍共病注意缺陷多动障碍、焦虑、情感障碍的情况也逐渐增多。

品行障碍的预后差异较大，有的患者随着年龄的增长，或者经过适当的教育与治疗，可逐渐恢复，但有些患者的行为异常可以持续到少年期，甚至成年期，出现不良后果，致使成年期就职、婚姻、人际关系等方面的困难，其中约半数在成年期有违法犯罪行为或反社会型人格障碍。品行障碍预后的影响因素包括：①病情严重程度：轻症者大部分完全恢复正常，重症者多发展为慢性过程；②发病年龄：一般发病年龄越早，预后越差；③行为类型：攻击型比非攻击型预后差，违法型比非违法型差，多动型比单纯型差,同时有多种反社会行为、多个场合存在紊乱性行为者预后差,有纵火、智力低下、神经系统受损体征、药物依赖和其他精神症状者预后差,而智商高和学业成就高者预后好;④家庭环境:家庭矛盾冲突多、缺乏家庭温暖及存在家庭暴力者预后差。

(王高华)

思 考 题

1. 人格障碍的概念是什么？人格障碍有什么共同特征？

2. 哪一种人格障碍和违法犯罪有较为密切的关系？其特点如何？

3. 对立违抗障碍和品行障碍的临床表现有哪些？

第十八章 性心理障碍和性功能障碍

第一节 性心理障碍

性心理障碍（psychosexual disorder）既往称性变态（sexual deviation），泛指两性行为的心理和行为明显偏离正常，并以此作为性兴奋、性满足的主要或唯一方式为主要特征的一组精神障碍。其正常的异性恋受到全部或者某种程度的破坏、干扰或影响，一般的精神活动并无其他明显异常。临床上，性心理障碍包括两种类型：①性身份障碍，如易性症；②性偏好障碍，如恋物症、异装症、露阴症、窥阴症、摩擦症、恋童症、性施虐与性受虐症等。

各类型性心理障碍患者往往具有下述性格特征：内向、怕羞、安静少动、不喜交往；或孤僻、温和、具有女性气质。性心理障碍和人格障碍既有区别又有联系。性心理障碍在寻求性对象及满足性欲的方式方法方面与常人不同，他们大多性格内倾，但多数患者对社会生活适应良好，除了性心理障碍所表现的异常性行为之外，并无其他与社会适应不良行为，更没有反社会行为，有不少患者还是社会知名和成功人士，不具备人格障碍所具有的特征。

性心理障碍患者触犯社会规范，不应一概认为他们道德败坏、流氓成性或性欲亢进。其实，大多数患者性欲低下，甚至不能进行正常的性生活，家庭关系往往不和谐，甚至破裂。他们具备正常人的道德伦理观念，对寻求性欲满足的异常行为方式，自己有充分地辨认能力。事后多有愧疚之心，但往往难以控制自己。

性心理障碍不能等同于性犯罪。性犯罪是司法概念，当然其中包含有性心理障碍的违法行为，但它所包含的范围更广，诸如侮辱妇女、强奸、乱伦、卖淫、宿娼等。性行为障碍者如果将其歪曲的冲动予以实施，干扰社会秩序时，应予追究责任。

一、病因及发病机制

性心理障碍表现形式多种多样，关于其形成原因目前并无一致看法。

（一）生物学因素

目前仍不能证明生物学原因的存在。有学者认为遗传或体质上的细微因素有可能会影响本病的发生，如胎儿的雄激素水平会影响到成年后大脑对性生活的控制能力，如果该发育过程受到干扰，可导致个体性生理和性心理发育更容易受到环境的有害影响而出现性心理障碍，但该假设也尚未得到更多的研究结果支持。

（二）心理因素

心理因素可能在性心理障碍的病因学中占主导地位。精神动力学理论认为，性变态在其性心理发展过程中遇到挫折，退行到儿童早期幼稚的性心理发育阶段。性心理发育障碍的性行为表现为一种幼稚的、不成熟的儿童性取乐行为，如玩弄生殖器、暴露阴茎、偷看异性洗澡等。行为学理论认为，一些无关刺激通过某种偶然的机会与性兴奋结合，由于性快感的强烈体验，使其主动回忆当时情景时仍会出现性快感，如此通过对性快感情景的回忆和性幻想强化了无关刺激，因而形成了条件联系。此外，父母对子女的性教育失当与社会不良影响也具有重要意义。有些父母出于自身的喜好和期待，有意无意地引导孩子向异性发展，如将男孩打扮成女孩或将女孩打扮成男孩。自幼生长于异性的包围圈中容易导致儿童心理朝异性化方向发展。

（三）社会因素

性心理障碍的产生与文化背景有一定的关系。如社会道德文化影响,使少女儿童最初的性欲过分压抑,使性欲改变发泄方向,可能与异常性行为方式出现有关。

有人认为不正确的性生物学知识教育,不同价值体系社会的性伦理、性道德和性社会学知识的不当教育,也会促成各种性心理障碍发生。

二、常见类型

（一）性身份障碍

性身份障碍,主要指易性症(transsexualism),DSM-5 称为性别烦躁(gender dysphoria),指患者对自身性别的认定与解剖生理上的性别特征呈持续厌恶的态度,并有改变本身性别的解剖生理特征以达到转换性别的强烈愿望(如使用手术或异性激素)。

易性症患者少见,估计其发生率为1/10 万。其中又以男性多见,男女之比约为3∶1。患者往往为自己的性别而深感痛苦,为自己不是异性感到遗憾。病情严重者渴望自己是异性或坚持自己是异性。女性患者明确表明厌恶女装并坚持穿男装,否定自己的女性解剖结构,有的表示即将长出阴茎,不愿意乳房发育或月经来潮,有的偷偷地甚至公开上男厕所并取站立位排尿。而男性期望自己将长成女人,明确表示阴茎和睾丸令人厌恶或即将消失。男性患者约有1/3 结婚,即使结婚,离婚比例亦较高。

（二）性偏好障碍

性偏好障碍,DSM-5 称之为性欲倒错障碍(paraphilic disorder)。

1. 恋物症(fetishism) 在强烈的性欲望和性兴奋的驱使下反复收集异性所使用的物品,所恋物品均为直接与异性身体接触的东西。抚摸嗅闻这类物品伴手淫或在性交时由自己或由性对象手持此物可以获得满足,即所恋物体成为性刺激的重要来源或获得性满足的基本条件。

该症初发于青少年性成熟期,个别起源于儿童期。几乎仅见于男性,有相当部分是单身或孤独的男人。正常人对心上人所用之物偶尔也有闻一闻、看一看、摸一摸等念头和想法,不能视为恋物症;有人所迷恋的物品是作为提高以正常方式获得性兴奋的一种手段,不能视为恋物症;只有当所迷恋的物体成为性刺激的重要来源或达到满意的性反应的必备条件或作为激发性欲的惯用和偏爱的方式,方可诊断为本症。

本症患者所眷恋的妇女用品常有胸罩、内衣、内裤、手套、手绢、鞋袜、饰物。患者接触所偏爱的物体时可导致性兴奋甚至达到性高潮,体验到性的快乐。因此他们采取各种手段甚至不惜冒险偷窃妇女用品并收藏起来,作为性兴奋的激发物。一般说来,他们对未曾使用过的物品兴趣不大,往往喜欢用过的甚至于是很脏的东西,且一般并不试图接近物品的主人,对异性本身并无特殊的兴趣,一般不会出现攻击行为。

有些恋物症患者表现为对女性身体的某一部分如手指、脚趾、头发、指甲迷恋。有的在拥挤的公共场所抚摸女人的头发,甚至将头发剪下收藏作为性刺激物。国内有报道一名患者偷剪 20 余个女性的头发。

2. 异装症(transvestism) 是恋物症的一种特殊形式,表现为对异性衣着特别喜爱,反复出现穿戴异性服饰的强烈欲望并付诸行动由此引起性兴奋。当这种行为受到抑制时,可引起明显的不安情绪。

异装症患者并不要求改变自身性别的解剖生理特征,对自身性别的认同并无障碍。大多数人有正常的异性恋关系,性爱指向是正常的。同性恋患者中有些也喜穿着异性服装,但同性恋患者是为了取悦于性伙伴,增加自身的性吸引力,或者认为只有这样才符合他们的性取向和他们的内在性格。而异装症患者以异装行为作为性唤起物并取得性满足。其内在动机和出发点不同于同性恋。另一方面,同性恋穿着异性服装是一种一贯倾向,而异装症患者一经性唤起达到性高潮便脱去异性服装。

3. **露阴症(exhibitionism)** 该症特点是反复多次在陌生异性毫无准备的情况下暴露自己的生殖器以达到性兴奋的目的,有的继以手淫,但无进一步性侵犯行为施加于对方。该症几乎只见于男性,如在中老年首次出现,应疑及器质性原因。患者个性多内倾,露阴之前有逐渐增强的焦虑紧张体验。时间多在傍晚,并与对方保持安全距离,以便逃脱。当对方感到震惊、恐惧或耻笑辱骂时而感到性的满足。情景越惊险紧张,他们越感到刺激,性的满足也越强烈。露阴行为的受害者一般为 16 岁以上的妇女。有些年纪大的妇女对露阴者的露阴行为表现出冷淡和无动于衷,反倒令露阴者大为扫兴。

露阴症通常由女性受害者报案而发现。女性害怕露阴行为之后遭强奸,其实强奸并不多见。大部分露阴者性功能低下或缺乏正常性功能,有的明确表示对性交不感兴趣。

【典型病例】

张某,男,20 岁,某大学大三学生,来自于山区农村,性格内向,不善于和女生交往。在天黑前或早锻炼,张某多次在较偏僻的校园林荫小道上对正在读书或路过的女生露出生殖器,女生受到惊吓而自感快乐。某日 10 时课间操他一人爬上教学楼见楼顶上仅有一名女生便掏出生殖器,该女生惊呼,张某被校方抓获,经司法精神病学鉴定诊断为性心理障碍(露阴症)。

4. **窥阴症(voyeurism)** 一种反复多次地窥视他人性活动或亲昵行为或异性裸体作为自己性兴奋的偏爱方式,有的在窥视当时手淫,有的事后通过回忆与手淫,达到性的满足,他们对窥视有强烈追求。窥阴症以男性多见,且其异性恋活动并不充分。他们往往非常小心,以防被窥视的女性发现。大部分窥阴症者不是被受害人报告而是被过路人发现。

窥视者通过厕所、浴室、卧室的窗户孔隙进行这些活动。有的长时间潜伏于厕所等肮脏地方,蚊虫叮咬、臭气熏天,但患者控制不住冲动,依然铤而走险。有的借助于反光镜或望远镜等工具偷窥。但他们并不企图与被窥视者性交,除了窥视行为本身之外,一般不会有进一步的攻击和伤害行为。他们并非胆大妄为之徒,多不愿与异性交往,有的甚至害怕女人害怕性交。与性伴侣的活动难以获得成功,有些伴有阳痿。

很多人都有童年偷看异性上厕所的经历,但随着年龄的增长会自然消失。有的由于偶然的机会偷看异性洗澡、上厕所不属于此症。有的爱看色情影片、录像、画册同时伴有性兴奋或作为增强正常性活动的一种手段,也不能诊断为窥阴症。

5. **摩擦症(frotteurism)** 指男性在拥挤的场合或乘对方不备,伺机以身体的某一部分(常为阴茎)摩擦和触摸女性身体的某一部分以达到性兴奋之目的。

摩擦症患者没有暴露生殖器的愿望,也没有与摩擦对象性交的要求。有的男青年在公共汽车、电影院或其他人多拥挤的地方,特别在夏天无意中触摸女性的臀部自发阴茎勃起甚至射精,不能诊断摩擦;有进一步的性侵犯动作甚至于企图强奸对方是流氓行为而不是摩擦症。

6. **性施虐症(sadism)与性受虐症(masochism)** 在性生活中,向性对象同时施加肉体上或精神上的痛苦,作为达到性满足的惯用和偏爱方式者为性施虐症。相反,在性生活的同时,要求对方施加肉体上或精神上的痛苦,作为达到性满足的惯用与偏爱方式者为性受虐症。

性施虐症绝大多数见于男性,有鞭打、绳勒、撕割对方躯体,在对方的痛苦之中感受性的快乐,甚至于施虐成为满足性欲所必需的方式。有些人童年曾有虐待动物的历史。成年后在性生活中不断虐待对方甚至造成对方死亡,有的患者因妻子不配合,继而在妓女中寻求满足。

动物行为学家研究发现性行为和攻击行为可有重叠。在正常性活动中可能表现出一些攻击倾向。夫妻之间在性活动中挤压、撕咬或给对方施以一定的痛苦,偶尔为之,大多没有"攻击"本意,主要作为一种调情的方式,不能诊断为性施虐症和性受虐症。

在一对配偶中,很少双方同时出现,往往是应一方要求对方被迫配合。

Box 18-1　恋童症

恋童症(pedophilia)指性偏好指向儿童,通常为青春期前或者青春初期的孩子,患者通常为男性。患者一般仅对儿童有强烈的性兴趣,而对成年期的异性缺乏必要的性兴趣或正常的性活动,他们通过猥亵儿童来达到自己的性兴奋或性高潮,如眼观、手摸、手指插入等,但不一定与儿童发生真正的性行为。受害儿童既可能与患者有血缘关系,也可以是其他非血缘关系的儿童。患者在猥亵儿童后,通常会对儿童施以威胁,以阻止自己的暴行外泄,从而导致一系列犯罪行为的出现。恋童癖本身不属于性犯罪,但是如果行为人对儿童实施了性侵害行为,法律上为保障儿童身心健康,一般都根据受害儿童的年龄和性别给罪犯不同程度的法纪惩处。公众注意的受害者多是女孩,而实际上国外罪犯调查显示,大多数受害者是男孩,约达到60%。

三、诊断

关于性心理障碍的确切发病比例难以估计,诊断主要依据详细的病史、生活经历和临床表现。但在诊断某一类型性心理障碍之前排除躯体器质性病变,检查有关性激素及有无染色体畸变是完全必要的。

性心理障碍的共同特征如下:

1. 与正常人不同,即性冲动行为表现为性对象选择或性行为方式的明显异常,这种行为较固定和不易纠正,且不是境遇性的。

2. 行为的后果对个人及社会可能带来损害,但不能自我控制。

3. 患者本人具有对行为的辨认能力,自知行为不符合一般社会规范,迫于法律及舆论的压力,可出现回避行为。

4. 除了单一的性心理障碍所表现的变态行为外,一般社会适应良好,无突出的人格障碍。

5. 无智能障碍。

四、治疗和预后

性心理障碍治疗较为困难,患者自身及其家人往往感到非常痛苦,但对症支持治疗仍有帮助。

1. **正面教育**　明确指出某些行为的危害性,有些行为违反现行法律、单位制度,不符合所在文化的风俗习惯,而且就业、升学等各方面面临严重问题,教育患者通过意志克服其性偏离倾向。

2. **心理治疗**　使患者回顾自身的心理发展过程,理解在何时、何阶段、由哪些因素导致走向歧途,使患者正确理解和领悟并进行自我心理纠正。心理治疗的疗效取决于患者的治疗愿望是否强烈、患者是否为自己的性心理偏离感到不安或痛苦。治疗愿望强烈并为自己的性心理偏离感到不安或痛苦的患者疗效较好。若性心理障碍发生早、持续时间长,患者年龄已超过40岁者则疗效欠佳。专家们还指出,在治疗时若不考虑或处理好异性恋的问题,往往难于取得稳定的疗效。总体而言心理治疗效果有限。

3. **行为矫正**　恋物症的患者可采取厌恶治疗,如给患者所恋物品的图像,随即给予厌恶性刺激。

4. **其他**　性指向障碍患者多为男性,对有些患者,降低雄激素是心理治疗的辅助手段。因此,在欧洲通常使用一种睾酮拮抗剂——环丙孕酮来降低患者的雄激素水平,而在美国多使用甲羟孕酮。但是缺乏足够的证据来判定其效用。

易性症者多要求通过手术改变其性别,但变性手术复杂,难度较大,费用较高,特别是亲友往往坚决反对,有些出现心因性抑郁及自杀。手术效果也不肯定,且手术后激素替代治疗有诸多不良反应。从心理学方面来讲,手术前患者自己不能接受自己,手术后社会又难以接纳他们。有些人手术后不得不隐姓埋名异地生活。因此手术应慎重,并履行相应的法律手续。

没有可靠的随访症状显示各种性心理障碍的预后。临床经验提示,青春期与成年早期的恋物症者在建立满意的异性性关系后,其恋物行为可以减轻或消失。与女性交往时害羞的、没有性伴侣的独居单身男子同较年轻的、社会适应较好的男性相比,其预后较差。异常性行为频繁,经常破坏社会习俗、违反法律者的预后通常较差。

第二节 性功能障碍

性功能障碍,又称性功能失调(sexual dysfunction),是一组与心理社会因素密切相关的性活动过程中的某些阶段发生的生理功能障碍。性功能障碍的表现必须是持续存在或反复发生的,并因此不能进行自己所希望的性生活,对日常生活或社会功能造成影响,给患者带来明显痛苦。至于偶尔的、一过性的性功能问题不可诊断为性功能障碍。根据出现的时间分为:①终身性性功能障碍:即自个体有性活动时就持续存在,往往与躯体先天解剖结构异常有关或神经系统原发性损害有关,治疗非常困难;②获得性性功能障碍:即个体在出现性功能障碍前有一段时间的相对正常性功能。根据是否受特定刺激、情境或伴侣影响分为:①广泛性性功能障碍;②情境性性功能障碍,与性环境、性伴侣、性行为时的情绪状况、性的创伤经历等心理社会因素相关。

国外流行病学调查发现,女性性功能障碍发病率为 20%～50%,男性性功能障碍 35 岁以下者占 1.3%,50 岁以下者占 6.7%,60 岁以下者占 18.4%,75 岁以下者占 55%。据统计,我国的男性性功能障碍发病率达 10%。性功能障碍患者常合并其他精神障碍,如抑郁症、焦虑症、人格障碍或精神分裂症。

一、病因及发病机制

性功能障碍的病因比较复杂,包括器质性、功能性、药源性等多种因素。本章主要介绍非器质性的性功能障碍,这类障碍通常由患者的个性特点、生活经历、应激事件、心理社会因素等相互作用所致。如:①伴侣关系因素,婚姻生活失协造成夫妻感情不和而产生的厌恶、反感的负性情绪,婚外性行为造成的疏离或负罪感等;②个体因素,不正确的性观念,性虐待史或情感虐待史或长期、负性生活事件及沉重压力造成持续疲劳;③文化或宗教因素,如文化和宗教有关的性禁忌等。这些因素不仅影响性功能障碍的发生,同时也影响其治疗和预后。

二、常见性功能障碍的临床表现

(一) 性兴趣和性唤起障碍

1. **性欲减退(hypoactive sexual desire disorder)** 指持续存在性兴趣和性活动降低,甚至丧失。表现为性欲望、性爱好及有关的性思考或性幻想缺乏。缺乏发动与性伴侣或独自手淫活动的兴趣,导致性活动的频率比实际年龄及背景因素所期望的水平明显下降,或比既往明显降低。性欲减退不等于性能力低下。一些性欲减退者性反应能力并未受到影响,可有正常的阴茎勃起和阴道润滑作用,性交时仍可体验到性高潮。

2. **勃起障碍(erectile disorder)** 又称阳痿(impotence),是指成年男性在性活动的场合下有性欲,但难以产生或维持满意的性交所需要的阴茎勃起或勃起不充分或历时短暂,以至不能插入阴道完成性交过程。但在手淫时、睡梦中、早晨醒来等其他情况下可以勃起。阳痿往往使人感到挫败或自我否定以致影响社会功能。

【典型病例】
某男,26 岁,教师,结婚 3 个月来,虽有性兴奋,但因阴茎不能勃起而无法成功性交。对此,患者十分沮丧,并已影响夫妻感情。患者自述在初中时阅读有关性知识的书,上面说到手淫有害健康,并会影响未来正常性生活甚至会损害生殖功能。但那时其无法克服手淫习惯,并为此深感恐惧和不安。

婚后,其始终担忧年轻时的手淫可能影响自己的性功能。在初次性生活失败后,自己感到问题严重,妻子也反复抱怨,使其病情越来越严重。婚后患者仍保持手淫的习惯。

诊断:勃起障碍

（二）性高潮障碍

1. **女性性高潮障碍(female orgasm disorder)**　指持续或反复的女性性高潮抑制,即在正常的性兴奋阶段后,持续或反复发生性乐高潮延迟或缺乏,手淫或性交均不能性高潮。

2. **延迟射精(delayed ejaculation)**　指男性在有适当的性刺激和射精的欲望时,仍显著地延迟或不能成功射精。一般出现在合作性性行为中,很少发生在手淫中。这种延迟并没有确切的时限,一般是患者自身的感受。因为多长时间到达性高潮是合理的或多长时间是大部分男性及其性伴侣能接受的,还没有一致共识。50岁以后,似乎患病率显著增加,这可能与年龄相关的快速传导周围感觉神经丧失和类固醇激素分泌减少有关。

3. **早泄（premature ejaculation）**　指持续的或反复的发生性交时,射精过早导致性交不满意,或阴茎未插入阴道时就射精。在阴茎插入前、插入时或插入后短时间受到微弱刺激即发生射精,无法控制,早于本人的意愿。临床上应考虑影响性兴奋持续时间的因素,如年龄、性伴侣的状态或情境的新异性及近期性活动的频度等。

（三）性疼痛障碍

1. **生殖器-盆腔痛/插入障碍(genito-pelvic pain/penetration disorder)**　主要指表现以下几种情况:①阴道插入困难,性交、妇科检查或使用卫生棉塞时都有可能发生,有时在所有情况下都插入困难,也有可能一种情况下可以,而其他情况下不行。②在阴道性交或企图插入时,显著的外阴阴道或盆腔疼痛。疼痛可能出现在插入时的外阴阴道表浅处,也有可能出现在插入较深后的骨盆处,可能在性交完成之后仍持续一段时间,也有可能在排尿时发生。③在阴道插入之前、期间或之后,对外阴阴道或盆腔疼痛的显著的害怕或焦虑。一般发生于有过性交疼痛经历的女性。④企图插入阴道时,显著的紧张或盆底肌肉紧张。有可能是对阴道插入的反射性盆底反射性痉挛,也有可能是对既往疼痛或焦虑恐惧经验的无意识的肌肉保护性反应。后者在放松的情况下可以成功被插入。

2. **性交疼痛(dyspareunia)**　指男性或女性持续或反复地出现性交前、性交时或性交后的生殖器疼痛。这种情况不是由于局部病变引起,也不是阴道干燥或阴道痉挛引起。但是阴道痉挛的反复发作可能导致性交疼痛,反之亦然。

3. **阴道痉挛(vaginismus)**　指性交时环绕阴道口外1/3部位的肌肉非自主痉挛或收缩,致使阴茎插入困难或引起疼痛。性唤起多无困难,阴道润滑作用正常,性高潮反应正常。患者并无性欲低下,常因不能性交而苦恼,可发生于任何年龄有性活动的女性。

Box 18-2　性　　癮

19世纪,Krafft-Ebing报道了几例性欲望异常增加的案例。一例是36岁男性,常当着孩子的面在桌子旁反复手淫,而之后会忏悔和充满羞感。他沉迷于性交,一天3~4次,还包括反复的手淫。另一个案例是,一个年轻女性几乎不停地手淫,而无法控制自己的冲动,她频繁地与很多男性性交,但是手淫和性交对她来说都不够。她最终处于一种,Krafft-Ebing称之为"性神经过敏"的状态。他认为这种情况有可能发生于其他的正常人。这些案例引起了性治疗师的注意,发展出"性癮"的概念。性癮(sexual addiction)概念发展了20多年,指患者强制性地寻求性经历,当无法满足自己的性冲动,则会出现行为受损。性癮的概念来自物质成瘾如海洛因,或成瘾行为模式如赌博成瘾。成瘾意味着心理和生理的依赖,如物质不可用或行为受挫,可能会出现戒断综合征。性癮者的生活中,围绕着寻求性行为和活动,花费了大量的时间在这种行为中,而且经常尝试停止这种行为,但是他们无法控制自己的性冲动,包括性幻想和性行为。一般这种情况是较长时间的行为模式,个人反复地想停止,却无法成功。尽管患者在行为之后又自责和悔恨,但不足以阻止再发生。在应激期间或当愤怒、抑郁、焦虑或烦躁不安等时,患者更易出现此类行为。最终,性活动影响患者的社交、职业或婚姻生活。在 DSM-5,性成瘾和强迫性行为,还没有普遍被认为或被接受是一种精神障碍。

　　性瘾的症状:①失控的行为;②性行为导致严重不良后果(医学、法律、人际关系);③持续寻求自我毁灭的或高风险的性行为;④反复试图限制或停止性行为;⑤性迷恋和幻想是主要的应付机制;⑥增加性活动的需要;⑦与性活动相关的严重情绪改变;⑧无节制地花时间在寻求性、性行为和从性经历中恢复;⑨性行为干扰了社交、职业或娱乐活动。

三、诊断与鉴别诊断

(一)诊断

非器质性性功能障碍的诊断应首先排除器质性因素,要详细采集病史,进行全面的体格检查和有关的实验室检查,诊断符合以下要点:

1. 患者不能参与他(她)所希望的性活动。

2. 这一功能障碍持续或反复存在。

3. 这一障碍存在至少6个月。

4. 这一障碍患者有临床意义的痛苦,如个人苦恼或人际关系困难。

5. 这一障碍不能完全归于其他非性功能障碍的精神障碍、躯体疾病或某种物质或药物的效应等。

性功能障碍有多种表现形式,互相之间有一定程度的关联,多某位具体的患者可以存在一种以上的性功能障碍,可以多种诊断并列。

(二)鉴别诊断

1. **躯体疾病所致性功能障碍**　应当由妇科医师或泌尿科医师进行医学检查,排除需要治疗的躯体疾病。这些躯体因素可以是生殖器局部病变、血管疾病、神经系统疾病、内分泌失调或系统性疾病。如创伤性手术损伤腰交感神经、腰交感神经切除术或腹腔腹膜手术及多发性硬化、糖尿病和酒精性神经病变使生殖器相关的神经受损可能会导致射精延迟或不能。内分泌失调导致睾酮水平不足、血管和神经性疾病等均可导致阳痿。尤其具有诊断意义的是夜间阴茎勃起检测(NPT),具有明确诊断的意义。

2. **物质或药物因素所致性功能障碍**　许多物质或药物都对性功能有影响。某些抗抑郁药物、抗精神病药物、抗雄性激素药物或长期酗酒可能导致性欲低下、射精延迟或勃起障碍,α-交感神经药物、阿片类物质等可能导致射精延迟。通过搜集用药史及停药后症状的缓解可予鉴别。

四、性功能障碍的治疗

1. **心理治疗**　认知疗法、家庭治疗、婚姻治疗、行为治疗、精神分析治疗等均可应用于性功能障碍的治疗。认知疗法旨在改善患者从小建立起来的性是肮脏的、不道德的、见不得人等错误认知。家庭治疗则着重调整家庭中各成员之间的人际关系。婚姻治疗以夫妻关系为主线,调整夫妻二人的相互关系。而行为训练中的性感集中训练则较为知名,由夫妻双方共同参加治疗。精神分析治疗则着力于处理患者的恋父或恋母情结。

2. **药物治疗**　西地那非,又称万艾可(viagra),治疗阳痿有效。它的作用是在有性欲及性刺激的情境下发挥的。万艾可不能增强性欲,也不能解决心理问题,所以它只能是心理治疗的辅助方法。

3. **其他治疗**　激素替代疗法用于治疗内分泌异常。如果病因是源于正在服用的药物就要寻找既对原发病有效又对性功能没有影响的替代药物。对于某些因躯体疾病而出现性功能障碍的患者，原发病的治疗可直接使患者的性功能得到改善。

（王高华）

思　考　题

1. 性心理障碍有哪些类型？临床表现如何？
2. 性功能障碍有哪些类型？诊断需要排除哪些情况？

第十九章　神经发育障碍

神经发育障碍(neurodevelopmental disorders)指儿童从胎儿期到 18 岁心理发展成熟以前,各种有害因素损害神经系统,导致儿童心理发展的各个方面,包括认知、情感、行为等心理活动以及能力、性格等心理特征,不能遵循儿童心理发展的规律健康地发展,出现迟缓、倒退或偏离正常的现象,即心理发育实际水平不能达到相应年龄阶段的水平。这些发育问题影响儿童的社会功能,如人际交往困难、学习能力低下等。

在 ICD-10 精神病学分类和诊断系统中,儿童少年期起病的精神障碍主要有精神发育迟滞、心理发育障碍(特定性发育障碍和广泛性发育障碍)、行为障碍(注意缺陷与多动障碍、品行障碍、抽动障碍等)、情绪障碍(分离性焦虑障碍、特定性恐惧障碍,童年社交焦虑障碍等)。ICD-11 精神病学分类中,将 ICD-10 分类中的精神发育迟滞、心理发育障碍以及部分行为障碍等纳入到神经发育障碍大类之中。儿童少年期的其他行为障碍和情绪障碍分别合并到成人精神障碍相应章节。例如,品行障碍划分到本书第十七章人格障碍与相关行为障碍;情绪障碍归入到本书第十章焦虑与恐惧相关障碍。综上所述,ICD-11 神经发育障碍包括智力发育障碍、交流障碍、孤独症谱系障碍、注意缺陷多动障碍、特殊学习技能障碍、运动障碍等,本章主要讲述临床常见神经发育障碍。

第一节　智力发育障碍

智力发育障碍(disorders of intellectual development)又称智力障碍,或智力残疾(intellectual disabilities),临床特征是患者的智力低于实际年龄应该达到水平,并导致患者社会适应困难。

一、流行病学

智力障碍患病率因国家和地区、调查方法和诊断标准不同而各异。根据发展中国家的人口而估计患病率为 1.0% ~1.5%,西方国家报道的时点患病率为 1% ~3%。男性患病率是女性的 1.5 倍。我国 29 个省市智力残疾调查显示智力残疾患病率为 1.268%,其中男性为 1.315%,女性为 1.220%。全国 8 省市 0~14 岁智力障碍流行病学调查显示患病率为 1.2%。

二、病因与发病机制

从胎儿到 18 岁以前影响中枢神经系统发育的因素都可能导致智力障碍,主要有遗传和环境因素两个方面。儿童暴露到有害因素时的年龄、持续时间以及对脑损害的严重程度与儿童智力障碍相关。在重度智力发育障碍患者中约 75% 能确定具体病因,但在轻度智力障碍患者中仅 50% 能发现病因。研究显示智商 70~80 儿童中四分之三都难以发现确切病因。目前已明确的病因主要有以下几个方面。

(一) 遗传因素

1. **染色体异常**　常染色体和性染色体的单体型、三体型、多倍体等染色体数目异常。染色体的倒位、缺失、易位、重复、环形染色体和等臂染色体等结构异常。导致智力障碍的疾病有:唐氏综合征(Down's syndrome,先天愚型),G 组第 21 对染色体三体型;先天性卵巢发育不全(Turner's syndrome),女性缺少 1 条 X 染色体;先天性睾丸发育不全(Klinefelter's syndrome),男性 X 染色体数目增多;脆性 X 染色体综合征(fragile X syndrome),患者 X 染色体长臂末端 Xq27 和 Xq28 上有脆性位点。在导致中度以上智力障碍的疾病中,唐氏综合征和脆性 X 染色体综合征是最常见的疾病。

2. 基因异常　DNA 分子结构异常使机体代谢所需酶的活性不足或缺乏,导致遗传代谢性疾病,有智力障碍临床表现。其中苯丙酮尿症、半乳糖血症、戈谢病(Gaucher's syndrome,高雪病)、家族性黑矇性痴呆、脂质沉积症、黏多糖病、脑白质营养不良等常见。Rett 综合征患者 X 染色体 MECP2 基因的外显子 3 和外显子 4 突变,除表现神经系统症状以外,也伴随智力障碍。少数智力障碍是在多个基因的累积效应基础上,加上环境因素的影响所致,如结节性硬化、神经纤维瘤、Sturge-Weber 综合征、萎缩性肌强直症、先天性甲状腺功能低下、着色性干皮病等疾病。

3. 先天性颅脑畸形　如家族性小脑畸形、先天性脑积水、神经管闭合不全等疾病都可能导致智力障碍。

（二）围生期有害因素

1. 感染　母孕期各种病毒、细菌、螺旋体、寄生虫等感染,如巨细胞病毒、风疹病毒、流感病毒、肝炎病毒、HIV 病毒、弓形虫、梅毒螺旋体等。

2. 药物　很多药物可导致智力障碍,特别是作用于中枢神经系统、内分泌和代谢系统的药物,以及抗肿瘤和水杨酸类药物。

3. 毒物　环境、食物和水被有害物质污染,如铅、汞等。

4. 放射线和电磁波。

5. 妊娠期疾病和并发症　孕妇患各种疾病,如糖尿病、严重贫血、肾脏病、甲状腺疾病等,先兆流产、妊娠高血压、先兆子痫、多胎妊娠等。

6. 分娩期并发症　前置胎盘、胎盘早期剥离、胎儿宫内窘迫、脐带绕颈、产程过长、产伤、早产等使胎儿颅脑损伤或缺氧。

7. 母亲妊娠年龄偏大、营养不良、抽烟、饮酒,遭受强烈或长期的心理应激产生持续的情绪抑郁、焦虑等都可能与智力障碍有关。

8. 新生儿疾病　未成熟儿、低出生体重儿、母婴血型不合所致核黄疸、新生儿肝炎、新生儿败血症、胎儿颅缝早闭等。

（三）出生后不良因素

1. 脑损伤　脑炎、脑膜炎等中枢神经系统感染,颅内出血,颅脑外伤,脑缺氧(溺水、窒息、癫痫、一氧化碳中毒、长时间呼吸困难),甲状腺功能低下,重度营养不良等。

2. 听觉或视觉障碍　儿童接受环境中的听觉和视觉刺激少,影响智力发展。

3. 家庭和社会环境　贫困、与社会隔离等因素使儿童缺乏接受文化教育或人际交往机会,影响智力发育。

三、临床表现

主要表现为不同程度的智力低下和社会适应困难。WHO 根据智商(intelligence quotient,IQ)将智力障碍分为以下四个等级(表 19-1)。

（一）轻度

智商在 50~69 之间,成年以后可达到 9~12 岁儿童的心理年龄,在全部智力障碍中占 85%。患者在幼儿期即可表现出智能发育较同龄儿童迟缓,如语言发育延迟,词汇不丰富,理解能力和分析能力差,抽象思维不发达。就读小学以后学习困难,学习成绩经常不及格或者留级,最终勉强完成小学的学业。一般在上小学以后教师发现患者学习困难,建议到精神科就诊而被确诊。

患者社会交往能力不足,虽然能进行日常的简单语言交流,但对语言的理解和使用能力差。自我调整情绪和行为存在困难,对社交过程中所存在的风险预测能力不足,可能容易受骗上当。

患者能完成简单的日常生活料理,但在完成复杂的日常生活任务时需要帮助。通过职业训练成年后能从事简单非技术性工作,有谋生和家务劳动能力。

（二）中度

智商在35～49之间,成年以后可达到6～9岁的心理年龄,在全部智力障碍中占10%。患者从幼年开始智力和运动发育都明显比正常儿童迟缓,语言发育差,表现为发音含糊不清,虽然能掌握日常生活用语,但词汇贫乏以致不能完整表达意思。在小学期间阅读、书写、计算、理解、把握时间和金钱等方面显著落后于同年儿童。计算能力仅达到个位数加、减法的水平,不能适应普通小学的就读。

因口语能力差,社交活动依赖家庭和朋友相助,不能准确感受和理解社交线索,缺乏发展友谊能力。判断能力和做出决定能力差,需要照料者协助。

经过长期训练,在帮助下能自理吃饭、穿衣、排泄和个人卫生等简单生活,做简单劳动,但质量差、效率低。

（三）重度

智商在20～34之间,成年以后可达到3～6岁的心理年龄,在全部智力障碍中占3%～4%。患者在出生后即可出现明显的发育延迟,几乎不能理解书面语言或涉及数字、数量、时间和金钱的概念。无到学校学习的能力。

经过训练最终能学会单词和短语,言语和交流仅限于此时此地的事情和日常事件,理解简单的语言和手势交流。

日常生活的吃饭、穿衣、排泄和个人卫生等每个方面都需照料者协助,无社会行为的能力和劳动能力,极少数可能出现自伤行为。

（四）极重度

智商在20以下,成年以后可达到3岁以下的心理年龄,在全部智力障碍中占1%～2%。

在交流时理解语言和手势的能力差,只能理解简单的指令和手势。完全没有语言能力,通过非语言的方式,如哭闹、尖叫等原始性情绪,表达自己的需求和情感。

日常生活各个方面都不能自理,不会躲避危险。常合并严重脑部损害或伴有躯体畸形。极少数可能出现自伤行为。

表 19-1　**智力发育障碍的严重程度**

严重程度	智商	接受教育和康复训练能力	生活能力
轻度	69～50	初级教育或特殊教育	可独立生活
中度	49～35	特殊教育和训练	掌握简单生活技能,半独立生活
重度	34～20	简单训练	生活自理能力差,需要监护
极重度	<20	无能力	无生活自理能力,需要监护

部分智力障碍患者可能伴随一些精神症状,如注意缺陷、情绪易激惹、冲动行为、刻板行为或强迫行为、自伤行为、幻觉等。

有的患者同时存在一些躯体疾病的症状和体征。如先天性卵巢发育不全、先天性睾丸发育不全患者有第二性征发育障碍的症状和体征,结节性硬化患者有皮脂腺瘤、白斑、甲周纤维瘤和颗粒状斑等皮损,80%～90%患者可伴有癫痫发作。

四、病程与预后

围生期病因所致的患者在出生以后即表现出躯体和智力不同程度的发育迟缓,智力障碍程度较轻者多在入学以后才被确诊。在出生以后的心理发育过程中有害因素所致智力障碍者,病前智力发育正常。

因为各种致病因素往往造成脑结构性或功能性不可逆损害,所以智力损害一旦发生,一般都不可能减轻或恢复到正常智力水平。经过教育和康复训练,患者社会适应能力能够随年龄的增长而增强。

五、诊断与鉴别诊断

（一）确定诊断及其严重程度

需要全面采集病史、精神检查和躯体检查,其中详细的生长发育史特别重要,据此可对儿童生长发育情况做出全面的临床评估。同时,根据年龄和智力损害的程度选择适用于患者的标准化智力测验、心理发育评估工具、社会适应能力评估工具。常用韦氏智力测验评估智商,儿童社会适应行为评定量表评估社会适应能力。

若儿童18岁以前有智力低下和社会适应困难的临床表现,智力测验结果智商低于70,则可诊断为智力障碍。再根据智商和社会适应能力确定智力障碍的严重程度。智商在70~90者为智力障碍与正常之间的边缘智力状态。

（二）病因学诊断

对所有确诊为智力障碍的患者,应通过病史和躯体检查,遗传学、代谢、内分泌等实验室检查以及颅脑特殊检查,尽量寻找病因,做出病因学诊断,有利于治疗和康复,也为患者家庭的优生、优育提供有用的资料和指导。

（三）鉴别诊断

1. **暂时性发育迟缓**　各种心理或躯体因素,如营养不良、慢性躯体疾病、学习条件不良或缺乏,视觉、听觉障碍等都可能影响儿童心理发育,包括智力的正常发育,使儿童的智力发育延迟。当这些原因去除或纠正以后,心理发育速度在短期内加速,赶上同龄儿童的智力水平,据此与智力障碍鉴别。

2. **特定性发育障碍**　特定性言语和语言、学校技能或运动技能发育障碍都可能影响儿童在学习和日常生活中智力水平的发挥,表现为学习困难、人际交往困难和社会适应能力下降。通过对儿童心理发育水平的全面评估可发现特定性发育障碍患者除了特定的发育障碍以外,心理的其他方面发育完全正常,在不涉及这些特定技能的时候,可以完成学习任务。例如:有语言发育障碍的儿童,能够通过书面方式学习,达到与智力水平相当的学习成绩。与之不同,智力障碍患者在任何情况下,智力水平和学习成绩都始终保持一致。

3. **精神分裂症**　儿童精神分裂症患者的精神症状可影响到正常学习、生活、人际交往等社会功能。精神分裂症患者病前智力正常,有起病、症状持续及演变等疾病的发展过程,存在确切的精神病性症状,根据这些特点与智力障碍相鉴别。

4. **孤独症谱系障碍**　见本章第二节。

5. **注意缺陷多动障碍**　见本章第三节。

六、预防与治疗

智力障碍一旦发生难以逆转,因此重在预防。例如,对碘缺乏患地方性甲状腺功能低下症的地区,可推广碘化食盐进行预防。预防措施还有:产前遗传性疾病监测和遗传咨询,围生期保健和积极治疗围生期并发症,产前先天性疾病的诊断,新生儿遗传代谢性疾病筛查,高危儿童的健康筛查,预防和尽早治疗中枢神经系统疾病。此外,加强全社会的健康教育和科普宣传,提倡非近亲结婚、科学健康的生活方式等,都是预防智力低下的重要方法。

智力障碍的治疗原则是以教育和康复训练为主,辅以心理治疗,仅少数需要药物对伴随的精神症状进行对症治疗。

（一）教育和康复训练

由学校教师、家长、康复训练师和临床心理治疗师相互配合进行。教师和家长的任务是使患者能够掌握与其智力水平相当的文化知识、日常生活技能和社会适应技能。目前国内还缺乏专业康复训练师为智力障碍患者提供服务。临床心理治疗师针对患者的异常情绪和行为采用相应的心理治疗,常用的方法是行为治疗。在对患者进行教育和康复训练时,要根据患者的智力水平因材施教。对各种程度的智力障碍患者的教育和康复训练内容如下所述。

轻度智力障碍患者一般能够接受小学低年级到中年级的文化教育,最好在普通小学接受教育,但如果患者不能适应普通小学的学习也可以到特殊教育学校就读。目前国内绝大多数城市已开设了特殊教育学校,或者在普通小学设立了特殊教育班。教师和家长在教育过程中应采用形象、生动、直观的方法,同一内容反复强化。日常生活能力和社会适应能力的培养和训练包括辨认钱币、购物、打电话、到医院就诊、乘坐公共交通工具、基本的劳动技能、回避危险和处理紧急事件的方法等。当患者到少年期以后开始对他们进行职业训练,使其成年后具有独立生活、自食其力的能力。

对中度智力障碍患者着重康复训练,主要内容是生活自理能力和社会适应能力。如洗漱、换衣,人际交往中的行为举止和礼貌,正确表达自己的要求和愿望等内容,同时进行人际交流中需要的语言训练。

对重度智力障碍患者的主要康复训练内容是患者与照料者之间的协调配合能力、简单生活能力和自卫能力。如进餐、如厕、简单语言交流以表达饥饱、冷暖、避免受外伤等。可采用将每一种技能分解成几个步骤,再逐步反复强化训练的方法。

对极重度智力障碍患者几乎无法实施任何教育和康复训练。

（二）心理治疗

行为治疗能够使患者建立和巩固正常的行为模式,减少攻击行为或自伤行为。心理教育和家庭治疗使患者的父母了解疾病的相关知识,减轻焦虑情绪,有助于实施对患者的教育和康复训练。

（三）药物治疗

1. 病因治疗　适合于病因明确者。例如,对半乳糖血症和苯丙酮尿症给予相应饮食治疗,对先天性甲状腺功能低下给予甲状腺激素替代治疗,对先天性脑积水、神经管闭合不全等颅脑畸形可考虑相应外科治疗。随着医学技术的进步,对一些单基因遗传性疾病可以开展基因治疗。

2. 对症治疗　智力障碍患者30%~60%伴有精神症状,导致接受教育和康复训练的困难。因此,可根据不同的精神症状选用相应药物治疗。

若患者伴有精神运动性兴奋、攻击行为或自伤行为,可选用利培酮、氟哌啶醇、奋乃静。药物的治疗剂量视患者的年龄和精神症状的严重程度而定。每日剂量范围:利培酮0.5~4mg,氟哌啶醇12岁以上1~16mg,12岁以下1.5~6mg;奋乃静2~20mg。从小剂量开始用药,逐渐增加到有效剂量,当症状控制以后逐渐减量,直到停药。若患者口服药物困难,短暂使用氟哌啶醇2~5mg,肌内注射,每天1~2次。若疗效不佳,其他新型抗精神病药物也可酌情使用,如喹硫平、奥氮平、氯氮平等。

对于合并明显注意缺陷多动障碍症状,并且这些症状严重干扰了患者接受教育和康复训练,可选用托莫西汀和哌甲酯等药物治疗(见本章第三节)。

若患者合并严重抑郁症状或强迫症状,可选用SSRIs类抗抑郁药。

【典型病例】

患者女性,8岁,小学二年级学生。因学习成绩差就诊。患者7岁入学,老师发现患者上课时能安静听课,但反应速度慢,记忆力差,经常不能独自完成课堂作业,需要老师辅导。家庭作业也需要母亲辅导才能完成。考试成绩不及格。在学校尊敬老师,与同学和睦相处,遵守纪律。在家性格温顺,听从父母的教育,能做整理被子、扫地等简单家务。患者系第一胎,母孕期正常,分娩时脐带绕颈。2岁开始学步,2岁半开始学喊"爸爸,妈妈"。4岁时进幼儿园,但自我照顾能力比其他同龄儿童差。过去无重大疾病史。父母非近亲结婚。无精神和神经疾病家族史。躯体检查无阳性体征。精神检查时合作,安静,能认真回答问题,语言表达简短。韦氏儿童智力测验智商63,言语智商61,操作智商64。

**　　诊断:轻度智力发育障碍**

第二节　孤独症谱系障碍

孤独症谱系障碍(autism spectrum disorder)在以往的诊断和分类系统中被称为广泛性发育障碍(pervasive developmental disorder,PDD)。该病起病于婴幼儿期,主要表现为不同程度的社会交往障碍、语言发育障碍、兴趣狭窄和行为方式刻板三组症状,多数患者伴有智力障碍,预后差。

一、流行病学

国内区域性流行病学调查儿童孤独症谱系障碍患病率1‰～2‰。国外20项流行病学调查患病率中位数(median prevalence)0.48‰。英国广泛性发育障碍患病率9.1‰。孤独症谱系障碍患病率有增高趋势,美国最新数据显示孤独症谱系障碍患病率约为1%。男性患病率显著高于女性,男女患者比例为2.3∶1～6.5∶1。

二、病因和发病机制

遗传与环境的多种病因综合作用于中枢神经系统所致精神障碍。有关因素如下:

(一) 遗传

遗传因素对孤独症谱系障碍的作用已明确。家系研究发现在孤独症谱系障碍患者的同胞孤独症谱系障碍患病率为50%,孤独症谱系障碍同卵双生子和异卵双生子的同病率分别为96%和27%,常染色体2号和7号上有孤独症谱系障碍相关基因,约15%患者存在基因突变。

(二) 神经递质

多种神经递质功能失调与孤独症谱系障碍有关。例如,研究发现5-羟色胺(5-HT)神经递质和γ-氨基丁酸抑制系统异常。

(三) 影像学

脑结构磁共振研究发现不同年龄阶段的孤独症谱系障碍患者脑体积与正常对照组有差异,推测患者在大脑发育可塑性关键期存在异常。功能磁共振研究发现孤独症谱系障碍患者与社会认知、情绪性推理、语言加工等活动有关的脑区存在功能活动异常。

(四) 免疫系统异常

孤独症谱系障碍患者免疫系统可能存在缺陷,如有研究发现胎儿的淋巴细胞对母亲抗体产生反应,导致胎儿神经系统受损的可能性增加。

三、临床表现

孤独症谱系障碍主要表现为以下三个方面的核心症状:

(一) 社会交往障碍

患者不能与别人建立正常的人际交往方式。没有目光对视,表情贫乏,缺乏期待父母和他人拥抱、爱抚的表情或姿态,或拒绝父母的拥抱和爱抚。在患者得到别人的关爱时也没有流露出愉快和满足感。分不清人际之间的亲疏关系,对待亲人和其他人都是同样的态度。不能与父母建立正常的依恋关系。例如,当遇到不愉快的事情或受到伤害时不会寻求父母的安慰,与父母分离时没有尾随等表示依恋的行为。患者与同龄儿童之间难于建立正常的伙伴关系,在幼儿园多独处,不与同伴一起玩耍,没有观看其他儿童做游戏的兴趣,也缺乏参与其中的愿望。即使被迫与同伴在一起玩耍,也不会主动接触别人,更不能全身心地投入到集体活动之中。

(二) 语言交流障碍

语言发育明显落后于同龄儿童,这是多数患者就诊的主要原因。一般在两、三岁时还不能说出有意义的单词和最简单的句子,不可能用语言进行人际交流。四五岁开始能说单词,然后说出简单句子,但仍然不会使用代词,或者错用代词,尤其是你、我、他等人称代词。患者可能突然讲出一些语句,但内容与当时的环境、与别人正在谈论的主题完全不相关。患者讲话时也毫不在意别人是否在听,好像是在自言自语。说话时语句单调平淡,缺乏抑扬顿挫和感情,很少注视对方的目光。不会主动地找人交谈,也不会向他人提出问题。常有模仿语言或刻板重复语言,如模仿曾经从电视里听到的句子,重复别人刚说过的话,或反复询问同样一个简单的问题。

当患者还不会使用语言时,往往以动作来表达自己的愿望和要求。例如,用手指向需要的东西,或脱裤子示意需要上厕所。患者的身体语言,如点头、摇头、手势、面部表情的变化也明显少于正常同龄儿童。

(三) 兴趣范围狭窄、动作行为刻板

患者对于正常儿童所热衷的活动、游戏、玩具都不感兴趣,却喜欢玩耍一些非玩具性的物品,如一段废铁丝、一个瓶盖,或观察转动的电风扇、下水道的流水等,可以持续数十分钟,甚至几小时而不厌倦。对玩具独有的特点不感兴趣,却十分关注玩具的某一个非主要特征。例如:拿到一个玩具熊,不是欣赏整个玩具的体态可爱,而只注意玩具熊的绒毛,反复用手触摸,或用鼻子去闻。经常固执地保持日常活动的程序。如每天吃同样的饭菜;在固定的时间和地方解大小便,解便时一定要完全脱去裤子,甚至上衣;定时上床睡觉,只用同样的被子和枕头,入睡时必须将一个手帕盖住眼睛;上学时要走相同的路线等。若这些行为活动程序被改变,患者则焦虑不安、不愉快、哭闹,甚至有反抗行为。部分患者还有重复刻板的拍手、捶胸、转圈、舔墙、跺脚等动作。

其他伴随症状有:

1. **智力障碍**　75% ~ 80%患者伴有不同程度的智力障碍。其中,1/3 为轻度到中度智力低下,其余为重度到极重度智力障碍。患者的智力障碍具有特征性,即智力的各方面发展不平衡,操作智商高于言语智商,在智力测验时运用机械记忆和空间视觉能力来完成的题目所得成绩较好,而依靠把握意义的能力来完成的题目所得成绩较差。由于代偿的机制,一些患者具有良好的机械记忆、空间视觉能力。例如:对日历、公交车时刻表、各种汽车名称等记忆力很好。患者的最佳能力与最差能力之间的差距非常大,但多数患者的最佳能力仍然低于同龄儿童。智力水平正常或接近正常者被称为高功能型孤独症谱系障碍,有明显智能损害者被称为低功能型孤独症谱系障碍。

2. **精神症状**　多数患者有注意缺陷和多动症状,约20%合并抽动症状,其他合并症状有:强迫行为,自伤行为,攻击和破坏行为,违拗,作态,性自慰行为,拔毛发行为,偏食、拒食、反刍及异食等进食问题,焦虑,恐惧,惊恐发作,幻觉,睡眠障碍。

3. **癫痫**　孤独症谱系障碍患者中发生率12% ~ 20%,以大发作类型居多,低智能型患者的发生率较高。

四、病程及预后

一般儿童年龄在12 ~ 24 个月时被发现症状,患者对社交缺乏兴趣,语言发育延迟。症状比较轻的患者可能36 个月才被发现。少数患者24 个月以前发育正常,起病后发育停滞不前或出现倒退现象。例如,2 岁时能说一些简单的词、句,起病后这些语言逐渐消失,3 岁时仍不会说任何单词。

孤独症谱系障碍并非退行性病程,随年龄增长语言逐渐发展,对语言的理解能力和会话能力提高,但语言发育始终低于同龄人的水平。幼儿期重复刻板动作突出,随年龄增长兴趣狭窄、刻板动作等症状也可减轻,社会交往能力和兴趣改善不明显。青春期患者容易出现抑郁、焦虑情绪和强迫症状,少数患者有自伤行为、攻击行为。估计2/3 患儿成年后在社会适应能力、工作能力和独立性方面较差,在日常生活和工作中仍需要支持和协助。

5 岁时语言发育水平对预后影响很大,若仍缺乏有意义语言,不能会话,则预后很差。患者的智力水平也是预后相关的重要因素,智力正常患者预后良好,若伴有智力低下则预后较差。尽早接受良好的康复训练和教育有助于改善预后。

五、诊断与鉴别诊断

（一）诊断

儿童持续性存在社会交往障碍，言语发育迟缓，兴趣范围狭窄和刻板重复的行为模式等典型症状，排除儿童精神分裂症、智力障碍和其他广泛性发育障碍以后，可做出孤独症谱系障碍诊断。若患者智力障碍明确，诊断为孤独症谱系障碍合并智力障碍。

临床评定量表有助于诊断、了解症状严重程度、评估治疗效果。常用评定量表有：孤独症谱系障碍行为评定量表（Autism Behavior Checklist，ABC），儿童期孤独症谱系障碍评定量表（Childhood Autism Rating Scale，CARS），克氏孤独症谱系障碍行为量表（Clancy Autism Behavior Scale，CABS），孤独症诊断观察量表（（Autism Diagnostic Observation Schedule，ADOS），孤独症诊断访谈量表修订版（Autism Diagnostic Interview-Revised，ADI-R）。

（二）鉴别诊断

1. 智力障碍   多数孤独症谱系障碍伴有智力低下，临床上可能只发现了智力低下的临床表现，而忽略了孤独症谱系障碍的症状，容易误诊。鉴别要点是：孤独症谱系障碍突出的语言发育障碍，明显的社会交往问题，与智力发育水平不相称，智力障碍的语言和社会交往能力与智力水平相称；孤独症谱系障碍智力各方面发展不平衡，智力测验各分量表的得分高低不一，而智力障碍则是智能全面发育低下，智力测验各分量表的得分都普遍性低下。

2. 精神分裂症   孤独症谱系障碍患者可伴有一些精神病性症状，两者容易混淆。鉴别要点在于孤独症谱系障碍3岁前起病，有的出生后即有心理发育迟滞，主要临床表现是社会交往障碍、语言发育迟滞，药物治疗效果不明显。精神分裂症患者起病年龄在学龄期以后，病前的语言和智力发育正常，主要表现幻觉、思维破裂、妄想等精神病性症状，抗精神病药物治疗有效。

3. Rett 综合征   临床表现与孤独症谱系障碍类似的广泛性发育障碍。与孤独症谱系障碍的鉴别要点在于 Rett 综合征主要是女性患病，有明显的共济失调、肌张力异常、脊柱侧凸或后凸、生长发育迟迟等躯体及神经系统症状和体征。

六、干预和治疗

（一）康复训练和教育

国内外公认康复训练是改善儿童孤独症谱系障碍核心症状、提高患者社会适应能力和生活质量的最有效方法。训练目标是促进患者的语言发育，提高社会交往能力，掌握基本生活技能和学习技能。在早期应该接受行为和发育方面的一对一强化训练，学龄前患者多数不能适应幼儿园的教育，可在康复机构或特殊教育学校接受康复治疗师和特殊教育教师等提供的康复训练和特殊教育。学龄期患者的语言交流能力和社交能力有所提高以后，部分患者可以到普通小学与同龄儿童一起接受教育，但仍有部分患者需要继续特殊教育。

目前国际和国内推荐的主要康复训练和教育方法有：应用行为分析法（applied behavioral analysis，ABA）作为理论基础的技术和方法，这些技术和方法融合了强化干预、互动式干预、手把手辅助、示范、练习与反馈等模式，并且强调家庭、学校、医疗机构或社区有效结合，以达到训练模式和策略的持续性和最终的成功。具有结构化教育特点的治疗和教育课程，该方法以孤独症和社会交往方面存在缺陷的患者为对象实施康复训练（treatment and education of autistic and communication related handicapped children，TEACCH）。人际关系发展干预法（relationship development intervention，RDI）也是可选用的康复方式。

（二）心理治疗

多采用行为治疗。主要目的是强化已经形成的良好行为，对影响到接受教育和训练、社会交往或危害自身的异常行为，如刻板行为、攻击性行为、自伤或自残行为等予以矫正。认知行为治疗适用于智力损害不严重、年长的患者,目的是帮助患者认识自己与同龄人的差异,自身存在的问题,激发自身的潜力,发展有效的社会技能。家庭治疗可以使患者的父母了解患者存在的问题,与治疗人员相互支持和协作,全力参与治疗。

（三）药物治疗

目前还缺乏能够改变孤独症谱系障碍的病程、改善核心症状的药物。若患者伴随的精神神经症状明显,或威胁到自身或他人安全,或严重干扰患者接受教育和康复训练、影响日常生活,可使用相应药物对症治疗。

1. **第二代抗精神病药物**　利培酮、阿立哌唑获得美国食品和药品管理局批准治疗孤独症谱系障碍患者的易激惹和行为障碍。药物能改善患者的自伤、攻击和破坏行为,以及幻觉、妄想等精神病性症状。利培酮适用于 5 岁以上孤独症谱系障碍患者。初始剂量 0.25 ~ 0.5mg,每日 2 次,以后根据病情调整剂量,剂量范围 0.5 ~ 6mg/d。阿立哌唑的剂量范围 5 ~ 15mg/d。药物常见镇静和锥体外系副作用(参见抗精神病药物相关章节)。

2. **治疗注意缺陷多动障碍药物**　适用于合并注意缺陷和多动症状的孤独症谱系障碍患者。常用药物哌甲酯和托莫西汀(用法见本章第三节)。

3. **抗抑郁药**　所有抗抑郁药均未获准治疗孤独症谱系障碍。对于抑郁、焦虑、强迫症状明显的 12 岁以上患者,酌情对症治疗。可选用药物:舍曲林 12.5 ~ 200mg/d,氯米帕明 100 ~ 250mg/d。

【典型病例】

患者男性,6 岁,因语言表达能力差就诊。围生期及身体发育正常。2 岁时不会说完整句子,3 岁进幼儿园后很少与其他儿童一起玩耍。平时到公园或上街时从不关注周围的同龄儿童,见到其他儿童在一起玩耍时,没有参与其中的愿望。与亲人和周围的人很少有目光的接触,客人来访时从来没有表示迎接的行为或感到高兴的情感反应。当需要东西时不会用语言说出来,而是拉着大人的手走到自己想要的东西跟前。喜欢玩纸盒或排列麻将牌,有时一个人可以玩耍两、三个小时,在玩耍时父母呼唤他或与他讲话都不予理睬。曾因此而怀疑为先天性耳聋,到耳科就诊并接受听力检查,但未发现异常。精神检查见患者只会说妈妈、爸爸,或说一些物品的名字,认识 100 多个汉字,但不能说出完整的一句话。无重大疾病史、精神和神经疾病家族史。

诊断:孤独症谱系障碍

第三节　注意缺陷多动障碍

注意缺陷多动障碍(attention deficit hyperactive disorder,ADHD)主要临床表现是明显的注意力不集中和注意持续时间短暂,活动过多和冲动,导致学习效率低下和人际交往困难。

一、流行病学

国内调查发现患病率 1.5% ~ 10%,国外报道学龄儿童中患病率 3% ~ 5%,男性多于女性,性别比 4:1 ~ 9:1。美国儿童少年精神病学会(American Academy of Child and Adolescent Psychiatry,AACAP)最近的流行病学研究结果显示患病率在小学生中男性 10%,女性 5%,成人期患病率 2.5%。

二、病因和发病机制

本病的病因和发病机制尚不清楚,目前认为是遗传和环境等多因素相互作用所致。相关病因和发病机制如下:

（一）遗传

ADHD 具有家族聚集现象,患者双亲患病率 20%,一级亲属患病率 10.9%,二级亲属患病率 4.5%。同卵双生子同病率 51% ~ 64%,异卵双生子同病率 33%。寄养子研究发现患者血缘亲属中患病率高于寄养亲属的患病率。遗传度（heritability）平均0.8。

（二）神经解剖学

磁共振成像发现患者额叶发育异常,胼胝体和尾状核体积减小。功能磁共振研究报道本病患儿尾状核、额区、前扣带回代谢减少。正电子发射断层成像研究发现患者中枢对注意和运动的控制有关的运动前区及前额叶皮质灌流量减少,提示代谢率降低。

（三）神经生理学

患者脑电图异常率高,慢波活动增加。脑电图功率谱分析显示慢波功率增加,α波功率减小、平均频率下降。提示患者中枢神经系统成熟延迟和大脑皮质的觉醒不足。

（四）神经生化

目前公认有多巴胺、去甲肾上腺素及5-羟色胺（5-HT）假说,发现患者中枢神经系统多巴胺和去甲肾上腺素神经递质的功能低下,5-HT功能亢进。

（五）其他相关危险因素

患者的母亲在围生期并发症发生率高。与发病或症状持续有关的危险因素还有:家庭破裂,父母教养方式不当,父母性格不良,母亲患抑郁症或分离障碍,父亲有反社会行为或物质依赖,家庭经济困难,住房拥挤,童年与父母分离、受虐待,学校的教育方法不当等因素。

三、临床表现

（一）注意障碍

是本病的最主要症状。表现在听课、做作业或其他活动时注意难以持久,容易因外界刺激而分心,或常常不断从一种活动转向另一种活动。患者在活动中不能注意到细节,经常因为粗心发生错误。在与成人交谈时心不在焉,似听非听。经常有意回避或不愿意从事需要较长时间持续集中精力的任务,如课堂作业或家庭作业,也不能按时完成这些作业或指定的其他任务。患者平时容易丢三落四,经常遗失玩具、学习用具或其他随身物品,忘记日常的活动安排。

（二）活动过多和冲动

患者经常显得很不安宁,小动作多,在座位上扭来扭去,在教室或其他要求安静的场合擅自离开座位,到处乱跑或攀爬,难以从事安静的活动或游戏,仿佛精力特别旺盛。在采取行动前缺乏思考、不顾及后果、凭一时兴趣行事,为此常与同伴发生打斗或纠纷,造成不良后果。在任何场合说话特别多,在别人讲话时插嘴或打断别人的谈话,在老师的问题尚未说完时便迫不及待地抢先回答,也会轻率地去扰乱同伴的游戏,或不能耐心地排队等候。情绪不稳定,容易过度兴奋,也容易因受挫折而情绪低沉或出现反抗和攻击性行为。要求必须立即满足,否则就哭闹、发脾气。

（三）学习困难

因为注意缺陷和多动症状影响了患者在课堂上的听课效果、完成作业的速度和质量,致使学业成绩低于其智力所应该达到的水平。

（四）神经和精神的发育异常

患者的精细动作、协调运动、空间位置觉等发育较差。如翻手、对指运动、系鞋带和扣纽扣都不灵便,左右分辨也困难。少数患者伴有语言发育延迟、语言表达能力差等问题。智力测验显示部分患者的智商偏低,言语智商高于操作智商,注意集中分量表得分较低。

此外,患者常共患其他精神障碍。其中,共患品行障碍40%、焦虑障碍31%、抽动障碍11%、心境障碍4%。

四、病程和预后

一些患者于3岁时被观察到多动症状,但难以准确区分是疾病还是正常行为。很多患者上小学以后因注意缺陷导致学习困难,或者因为活动过多和冲动不能遵守学校行为规范而就诊。青春期和成年后患者的活动过多症状减轻,但仍有明显注意缺陷,多数患者的症状持续到成人。

预后良好的相关因素是智商较高,家庭有良好支持系统,人际关系好,被同伴接纳,老师关心和鼓励。相反,智商低于平均值或边缘智力,家庭缺乏良好的支持系统,人际关系差,被同伴排斥,缺乏老师的关心和鼓励,共病各种其他精神障碍,有遗传病史则预后不良。

Box 19-1　成人 ADHD 的诊断

儿童 ADHD 已为大家所熟悉,成人是否患 ADHD? 从20世纪70年代初开始儿童精神病学家就关注到这个问题,研究显示对儿童 ADHD 不管治疗与否,其中60%~70%到了成人仍然有症状存在,目前成人 ADHD 已经得到精神病学界的认可。成人 ADHD 的临床表现与儿童相似,以注意缺陷和多动-冲动为主要表现,但症状表现有以下特点:

1. 持续性活动过多　不能安静,不能放松,"神经质"(不能安静下来,但不是预期性焦虑),不能坚持安静活动(如看电视、读报),经常处于活动状态,不活动则感到烦躁。

2. 注意缺陷　在交谈时不能集中注意,注意力容易分散(很容易关注其他刺激,即使有意试图排除外界刺激),难以集中精力在阅读资料或工作上,经常"健忘",丢失东西或忘记东西所放的地方,忘记事先的计划、钥匙、钱包,"走神"。

3. 无条理性,不能完成工作　在做工作、家务、作业时无计划、无条理性,经常不能完成工作,为图新鲜从一项事情转到另一项事情,在各种活动、解决问题、安排时间等方面无条理,无明确方向。

4. 情绪不稳定　被他人评价为像"青少年"一样情绪容易变化,如从情绪正常很快发展到抑郁,或者高兴,甚至兴奋。描述自己经常为"崩溃了""烦恼""不满"。这些心境突然改变而不伴有相应的生理变化,心境变化可能是对一些刺激的反应,或没有原因的自发变化。

5. 情绪爆发　突然发脾气,自己也为此感到可怕;容易被激惹或经常处于容易被激惹状态。这些情绪方面的问题影响到患者的人际交往。

6. 情绪反应过度　对刺激的反应强度和持续时间上超出正常,过分抑郁、捉摸不定、焦虑和发怒。情绪的过度反应影响了处理问题的能力。在面对和处理问题时经常感到危机感,难以去应对,好与人争论。

7. 冲动　轻者在未思考成熟前即发言、打断他人的谈话、无耐心、冲动性购物。工作能力差,建立人际关系轻率而过快(如多次结婚、分居或离婚)。反社会行为,如驾车兜风、在商场偷东西。做事时图一时快乐而不顾及后果,如疯狂购物、愚蠢投资、危险驾驶等。

在 DSM-5 诊断标准中,明确指出儿童和成人 ADHD 共用相同的诊断标准。诊断成人 ADHD 的首要条件是童年期的症状必须达到诊断标准,但成人患者难以准确回顾自己儿童期的症状,所以需要求助于其父母等抚养人提供病史才能做出比较准确的诊断。

五、诊断与鉴别诊断

(一) 诊断

患者儿童期开始(12岁以前)出现明显的注意缺陷和活动过多,并且在学校、家庭和其他场合都有这些临床表现,症状持续6个月以上,对患者的社会功能(如学业成绩、人际关系等)产生不良影响,则可诊断为注意缺陷与多动障碍。学习困难、神经和精神发育异常等临床表现不是诊断依据,但有助于明确诊断。

临床评定量表既有助于诊断,也可了解病情严重程度以及评估治疗效果。常用 Conners 儿童行为量表,包括父母问卷、教师用评定量表和简明症状问卷三种形式。

（二）鉴别诊断

1. 智力障碍 患者可伴有注意缺陷和活动过多,轻度智力障碍患者在入读小学之初,尚未明确智力障碍诊断以前,很容易被误认为注意缺陷与多动障碍。鉴别要点是注意缺陷与多动障碍患者通过治疗,注意缺陷改善以后,学业成绩能够提高,达到与智力相当的水平。而智力障碍患者的学业成绩始终与智力低下的程度相符合,还同时有语言和运动发育迟滞,判断能力、理解能力和社会适应能力普遍性偏低等特点。

2. 破坏性行为和反社会行为障碍 这些患者多在少年期起病,怀有对他人的蔑视、挑战、敌对而表现反抗行为、破坏行为,甚至违反社会规范的行为,病因与不良的家庭和社会环境相关。注意缺陷多动障碍儿童期起病,多数都以注意缺陷症状为主,虽然有多动和冲动行为,但一般不具有敌对性,且到少年期多动和冲动症状有所减轻。

3. 心境障碍 儿童在抑郁或躁狂的情况下都会表现注意力不集中,躁狂发作还有活动过多;注意缺陷与多动障碍患者也可能因为经常受到老师和家长的批评,或因为要求没有满足而产生焦虑、抑郁情绪。两者的区别在于心境障碍患者的首发和主要症状是情绪问题,病程呈发作形式,间歇期正常。注意缺陷与多动障碍表现为长期持续性注意缺陷和活动过多。

4. 抽动障碍 患者主要表现为头面部、四肢或躯干肌群不自主的快速、短暂、不规则的抽动,如挤眉弄眼、耸肩、歪颈、挥手、蹬足和扭动等,也可以伴有不自主的发声抽动,易被误认为多动。通过仔细的精神检查可发现抽动症状的临床特点,容易与注意缺陷与多动障碍相鉴别。但需要了解抽动障碍患者约20%合并注意缺陷与多动障碍。

5. 精神分裂症 在精神分裂症早期患者可能表现为不遵守学校纪律、活动过多、上课注意力不集中、学习成绩下降等,容易与注意缺陷与多动障碍相混淆。但精神分裂症患者逐渐出现精神分裂症的特征症状,如幻觉、妄想、情感淡漠、孤僻离群、行为怪异等,而注意缺陷与多动障碍不会出现这些症状,据此相鉴别。

6. 孤独症谱系障碍 孤独症谱系障碍患者多数伴有多动、冲动和注意障碍等症状。但孤独症谱系障碍患者还同时表现人际交往和沟通困难,言语发育障碍,兴趣和活动内容局限等症状,据此与注意缺陷与多动障碍相鉴别。

六、治疗

根据患者及其家庭的特点制订综合性治疗方案。药物治疗能够短期缓解症状,对于疾病导致患者及其家庭的一系列不良影响则更多地依靠非药物治疗方法。

（一）心理治疗

主要采用行为治疗和认知行为治疗。患者通常缺乏恰当的社会交往技能,如不知怎样去开始、维持和结束人与人之间的交流,同伴关系不良,对别人有攻击性语言和行为,自我控制能力差等。行为治疗利用操作性条件反射的原理,及时对患者的行为予以正性或负性强化,使患者学会适当的社交技能,用新的有效的行为来替代不适当的行为模式。认知行为治疗主要解决患者的冲动性问题,主要内容有:让患者学习如何去解决问题,预先估计自己的行为所带来的后果,克制自己的冲动行为,识别自己的行为是否恰当,选择恰当的行为方式。心理治疗形式有个别治疗或小组治疗。小组治疗的环境对患者学会适当的社交技能更有效。

（二）药物治疗

药物能改善注意缺陷,减轻活动过多症状,在一定程度上提高学习成绩,改善患者与同学和家长的不良关系。

1. 哌甲酯（methylphenidate） 为中枢兴奋剂,能抑制脑内突触前膜多巴胺转运体,提高脑内突触间隙多巴胺水平。有效率75%～80%。有助于改善注意缺陷、多动、冲动症状,减少其他行为问题。

速释剂哌甲酯:初始剂量每日5mg,剂量范围每日5～40mg。每日早晨上学前口服,剂量增加后分2次于早晨和中午口服,下午4时以后禁止使用。一般在用药45分钟后显效,最佳效果出现在用药后1.5～3小时,血中有效成分可维持2～4小时。

控释剂哌甲酯:初始剂量18mg,每日一次,最大推荐量54mg/d,每日早晨一次整粒吞服,每次服药后疗效持续8～12小时。

在治疗早期可能出现食欲降低、胃痛、头痛、入睡困难等副作用。其他药物不良反应有情绪不稳、烦躁易怒、心率增快和血压增高等。至今的研究提示在治疗早期出现体重下降,长期治疗对儿童生长发育没有显著影响。在保证儿童营养摄入,定期监测身高和体重的情况下用药,一般不会出现生长发育受阻。对有潜在心功能不全猝死危险性升高,在用药过程中应警惕。心脏结构性损害患者禁用。采用药物假期的使用方法,即每周六、日及节假日停用,可以减少药物副作用,但可能会降低疗效。

2. 托莫西汀（tomoxetine） 能抑制脑内突触前去甲肾上腺素(NE)转运体,增加突触间隙NE水平,同时也能抑制脑某些部位,如前额叶皮层多巴胺转运体。该药可用于治疗7岁以上儿童及成人ADHD。疗效与哌甲酯相当。

用法:体重小于70kg患者,每日初始剂量为10mg,或0.5mg/(kg·d),早晨一次服用。一周后逐渐增加至目标剂量每日25～40mg,或1.2mg/(kg·d),早晨一次服用,或分二次服用。最大剂量不可超过每日80mg或1.2mg/(kg·d)。一次服药疗效持续18～24小时。一般在用药2～3周后开始显效。体重大于70kg的儿童、青少年及成人患者,每日初始量可为40mg,每日最大剂量不可超过100mg。

托莫西汀的耐受性较好,不良反应少见。常见不良反应有食欲减退、恶心、疲劳、眩晕和情绪不稳。少数有失眠、嗜睡等不良反应。同时,还需要监测自杀风险。药物在短期内对患者的身高和体重增长有一定负面影响,但也有5年随访研究发现托莫西汀不影响患者的最终身高和体重。在使用过程中应当监测患者的生长发育情况。

（三）家长培训及学校干预

可采取单个家庭或多个家庭参与的小组形式,内容主要有:给父母提供良好的支持性环境,让他们学习和掌握解决家庭问题、与孩子共同制订明确的奖惩协定、有效地避免与孩子之间的矛盾和冲突等技巧,掌握使用阳性强化方式鼓励孩子的良好行为,使用惩罚方式消除孩子的不良行为的正确方法。

教师需要针对患者的特点进行教育,避免歧视、体罚或其他粗暴的教育方法,恰当运用表扬和鼓励的方式提高患者的自信心和自觉性,通过语言或中断活动等方式否定患者的不良行为,课程安排时要考虑到给予患者充分的活动时间。

【典型病例】

患者男性,12岁,5年级学生。因好动,上课注意力不集中就诊。患者幼儿期活动多,喜欢与小朋友追逐打闹,经常主动挑起事端、好冒险,不顾后果,不能安静下来看图书或听故事。进入小学后上课不能安静听讲,不停玩弄文具、下座位、大声说话,不能按时完成课堂作业。家庭作业时拖拉,边做边玩耍,有始无终,需要大人督促才能完成。考试时不能完成试卷的内容,做题粗心大意,学习成绩差。经常遗失书本和其他物品。不受同学欢迎,不时与同学发生摩擦及打架事件。出生时因母亲宫缩乏力而行产钳助产,新生儿评分7分。父亲常年酗酒,对患者训斥和打骂较多。精神检查合作,但随着接谈时间的延长,患者开始不安静,翻弄桌上的病历纸,踢翻凳子,也不能静心听医生讲话。韦氏智力测验智商102,言语智商109,操作智商89。

诊断:注意缺陷与多动障碍

第四节　抽 动 障 碍

抽动障碍(tic disorders)是发病于18岁前,症状表现为运动肌肉和发声肌肉抽动的一组疾病。根据发病年龄、病程、临床表现分为短暂性抽动障碍、慢性运动或发声抽动障碍、Tourette障碍三种临床类型。

一、流行病学

多数起病于学龄期,运动抽动常在 7 岁前发病,发声抽动多在 11 岁以前发生。国外报道学龄儿童抽动障碍的患病率 3% ~16%。学龄儿童中曾有短暂性抽动障碍病史者占 5% ~24%,慢性抽动障碍患病率 1% ~2%,Tourette 障碍 3‰~8‰,终身患病率 1‰。国内报道 8~12 岁人群中抽动障碍患病率 2.42‰。男性学龄儿童患病危险性最高,男女性患病比率为 2∶1~4∶1。

二、病因和发病机制

抽动障碍的具体病因不清,Tourette 障碍、慢性运动或发声抽动障碍以生物学因素,特别是遗传因素为主要病因。短暂性抽动障碍可能以生物学因素或心理因素之一为主要发病原因,也可能两者皆有。若以生物学因素为主,则容易发展成慢性抽动障碍或 Tourette 障碍;若以心理因素为主,则可能是暂时性应激或情绪反应,在短期内自然消失。

(一)遗传

研究已证实遗传因素与 Tourette 障碍病因有关。家系调查发现 10% ~60% 患者存在阳性家族史,双生子研究证实同卵双生子的同病率(75% ~90%)明显高于同卵双生子(20%)。寄养子研究发现其寄养亲属中抽动障碍的发病率显著低于血缘亲属。确切的遗传方式不清,目前大多学者认为该病是多基因遗传,研究发现常染色体 13q31 可能是病因的候选基因。研究还发现 Tourette 障碍患者亲属中慢性抽动障碍、强迫症、注意缺陷多动障碍患病率显著增高。

(二)中枢神经系统损伤及病理改变

部分患者有围生期并发症,如产伤、窒息、早产、低出生体重,少数有头部外伤史。Tourette 障碍与多巴胺过度释放或突触后多巴胺 D_2 受体的超敏、中枢去甲肾上腺素能系统功能亢进、内源性阿片肽、5-HT 等有关。50% ~60% 脑电图异常,表现为 β 慢波和棘波增多,出现在额叶中部。有的患者常规脑电图正常,但在诱发实验时异常。CT 发现少数 Tourette 综合征患者脑萎缩、左侧基底节缩小及胼胝体减小,提示患者可能存在皮质-纹状体-丘脑-皮质通路的异常。PETCT 研究提示双侧基底节、额叶皮质、颞叶对葡萄糖的利用率高,代谢过度。功能磁共振研究显示抽动发生前 2 秒到发生后边缘系统和感觉联合区域活跃。

(三)心理因素

儿童在家庭、学校以及社会中遇到的各种心理因素,或者引起儿童紧张、焦虑情绪的原因都可能诱发抽动症状,或使抽动症状加重。

(四)免疫

有研究报道 Tourette 障碍可能与 β 溶血性链球菌感染引起的自身免疫有关。

(五)药物

中枢兴奋剂、某些抗精神病药也可诱发或加重该病。

三、临床表现

(一)基本症状

抽动主要症状是运动抽动和发声抽动,两类抽动症状又可分别表现为简单或复杂性抽动两种形式,抽动症状发生在单个部位或多个部位。运动抽动的简单形式是眨眼、耸鼻、歪嘴、耸肩、转肩或斜肩等,复杂形式如蹦跳、跑跳和拍打自己等。发声抽动的简单形式是清理喉咙、吼叫声、嗤鼻子、犬叫声等,复杂形式是重复语言、模仿语言、秽语(骂脏话)等。

抽动症状的特点是不随意、突发、快速、重复和非节律性,受意志控制在短时间内可以暂时不发生抽动症状,但却不能较长时间地控制自己不发生抽动症状。在受到心理刺激、情绪紧张、躯体疾病或其他应激情况下发作较频繁,睡眠时症状减轻或消失。

（二）临床类型

1. **短暂性抽动障碍（transient tic disorder）**　又称抽动症（tics），为最常见类型。主要表现为简单的运动抽动症状。多首发于头面部，如眨眼、耸鼻、皱额、张口、侧视、摇头、斜颈和耸肩等。少数表现为简单的发声抽动症状，如清嗓、咳嗽、吼叫、嗤鼻、犬叫或"啊"、"呀"等单调的声音。也可见多个部位的复杂运动抽动，如蹦跳、跑跳和拍打自己等。部分患者的抽动始终固定于某一部位，另一些患者的抽动部位则变化不定，从一种表现形式转变为另一种。例如，开始为眨眼，持续一、两个月后眨眼消失，继之以斜颈。还有部分患者可能表现为多个部位的运动抽动症状，如有皱额、斜颈和上肢抽动等。这类抽动障碍起病于学龄早期，4～7岁儿童最常见，男性为多。抽动症状在一天内多次发生，持续2周以上，但不超过1年。

2. **慢性运动或发声抽动障碍（chronic motor or vocal tic disorder）**　多数患者症状为简单或复杂的运动抽动，少数患者症状为简单或复杂的发声抽动，在病程中不会同时有运动抽动和发声抽动。抽动部位除头面部、颈部和肩部肌群外，也常发生于上下肢或躯干肌群，且症状表现形式一般持久不变。某些患者的运动抽动和发声抽动在病程中交替出现。例如，首发为简单的皱额和踢腿，持续半年后这些症状消退，继之以清嗓声的发声抽动。抽动的频度可能每天发生，也可能断续出现，但发作的间隙期不会超过2个月。慢性抽动障碍病程持续，往往超过1年以上。

3. **Tourette障碍（Tourette's disorder）**　又称发声与多种运动联合抽动障碍，或抽动-秽语综合征。以进行性发展的多部位运动抽动和发声抽动为主要特征。一般首发症状为简单运动抽动，以面部肌肉的抽动最多，呈间断性，少数患者的首发症状为简单的发声抽动。随病程进展，抽动的部位增多，逐渐累及肩部、颈部、四肢或躯干等部位，表现形式也由简单抽动发展为复杂抽动，由单一运动抽动或发声抽动发展成两者兼有，发生频度也增加。其中约30%出现秽语症（coprolalia）或猥亵行为。部分患者伴有重复语言和重复动作，模仿语言和模仿动作。40%～60%合并强迫性格和强迫症状，50%～60%合并注意缺陷与多动障碍。多数患者每天都有抽动发生，少数患者的抽动呈间断性，但发作间隙期不超过2个月。病程持续迁延，对患者的社会功能影响很大。

四、病程与预后

抽动障碍一般起病于4～6岁，10～12岁症状最明显。病程中症状时轻时重，有时症状完全缓解。短暂性抽动障碍预后良好，症状在一年以内消失。慢性运动或发声抽动的病程迁延一年以上，多数患者的症状在青春期缓解，对日常生活、学习和人际交往等社会功能影响不大。Tourette障碍病程较长，多数患者在少年后期症状逐渐减轻或消失，少数患者的症状可能持续到成年期，甚至终身。部分Tourette障碍患者的治疗效果不好，需要较长时间服药才能控制症状。一旦停止治疗，症状又会复现，再次用药可以再度减轻症状。若合并注意缺陷与多动障碍、惊恐障碍、品行障碍、抑郁症和阅读困难等问题，对患者的日常生活、学业和社会适应能力造成较大不良影响。

五、诊断与鉴别诊断

（一）诊断

若18岁前开始出现运动抽动或发声抽动，排除其他原因所致，可诊断为抽动障碍。再根据病程、临床表现形式确定抽动障碍的临床类型。

（二）鉴别诊断

1. **神经系统疾病**　舞蹈症、肝豆状核变性、癫痫性肌阵挛等神经系统疾病都表现运动障碍，但这些疾病除了肢体或躯干的运动异常以外，多有相应的神经系统症状、体征、实验室检查的阳性发现，而且一般没有发声抽动。

2. **强迫障碍**　强迫动作与抽动障碍的运动抽动相似。但是，强迫症状的患者尽管主观上知道重复动作无意义、不必要，有克服的愿望，但是仍然主动做出重复动作。抽动障碍患者的重复动作是非主动的,据此鉴别。

3. 分离障碍　儿童分离障碍发作时可表现为抽动样或痉挛样的行为异常。但是,分离障碍患者有确切的强烈的心理因素作为病因,症状变化与心理因素有关,消除心理因素,经过相应的心理治疗以后症状可完全缓解。抽动障碍虽然在应激的情况下症状加重,但在没有心理因素的情况下同样有抽动症状发生。

4. 急性肌张力障碍　为抗精神病药物的锥体外系不良反应,表现为局部肌群的张力增高,持续一段时间后缓解,以颈面部为多,运动障碍是不随意的,患者不能克制,并有明确抗精神病药物用药史。抽动障碍是突发、快速的肌肉抽动,受意志控制在短时间内可以暂不发生,根据两者的特点容易做出鉴别。但是,当抽动障碍患者在使用抗精神病药物治疗过程中出现急性肌张力障碍的药物不良反应时,需要仔细检查和鉴别,以免将药物所致的急性肌张力障碍误认为抽动症状的加重而增加药物剂量,导致更严重的药物不良反应。

六、治疗

根据临床类型和严重程度选用治疗方法。对短暂性抽动障碍,或症状较轻者的慢性抽动障碍采用心理治疗。对于症状较重的慢性抽动障碍和 Tourette 障碍,当严重影响了患者的正常生活和学习时,以药物治疗为主,结合心理治疗。

(一) 心理治疗

选用支持性治疗、家庭治疗、行为治疗、认知治疗等方法,调整家庭系统,减轻患者因心理应激因素所产生的抑郁、焦虑等不良情绪,并使患者掌握对心理应激事件的应对方式,提高患者的社会适应能力。其中,关于抽动障碍的行为治疗方法,文献报道有集结消极练习(massed negative practice)、习惯反向训练(habit reversal training)、自我监督法(self-monitoring)、放松练习、生物反馈等,但是这些方法的有效性还需要进一步充分的评估和证实。

对家长进行心理教育,使家长理解抽动障碍相关知识、掌握恰当养育技巧,有助于减轻患者的抽动症状。

(二) 药物治疗

1. 硫必利(tiapride)　有效率为76% ~87%,其特点是锥体外系不良反应较少,适用于7岁以上患者。常用剂量50 ~100mg, 每日2~3次,推荐剂量范围每日100~400mg。药物副作用较轻,少数出现嗜睡、乏力、头昏、胃肠道不适、失眠等。

2. 氟哌啶醇(haloperidol)　有效率为60% ~90%。首次剂量0.5~1mg,每天1~2次, 3~7天若不良反应不明显,且效果欠佳则增加剂量。推荐剂量范围每日1~4mg。主要有镇静和锥体外系作用。

3. 可乐定(clonidine)　有效率为50% ~86%。有口服和贴片两种治疗剂型。

(1) 口服:0.075mg/片,起始剂量1/3 片,逐渐增加。推荐剂量范围0.05 ~0.3mg/d。按患者体重计算的剂量为3μg/(kg·d),分2~3次服用。

(2) 透皮贴片:每周使用一次,初始剂量1.0mg/(片·周),按体重逐渐增加到治疗剂量。常用治疗剂量是体重20 ~40kg 1.0mg/(片·周);40 ~60kg 1.5mg/(片·周);体重>60kg用2.0mg/(片·周)。每周的最大剂量不超过2.0mg/片×3 片。

可乐定不良反应有皮疹、嗜睡、低血压、头昏、失眠、白细胞减少、血小板减少、心电图异常等。有心脏疾病者可能出现心律失常或加重心律失常。在使用过程中应定期监测血压和心电图。

4. 非典型抗精神病药物　最近这类药物在抽动障碍治疗中的应用较多。其中,具有循证依据证明疗效较好的药物主要有阿立哌唑、利培酮、喹硫平、奥氮平、齐拉西酮等。抗精神病药物的使用必须从小剂量开始,逐步加量,若抽动症状依然明显,可以维持同一剂量1~2周后再逐步加量。由于患者的治疗反应逐渐出现,因此药量的增减也要逐步进行,若突然停药可能导致症状的加重。

　　非典型抗精神病药物出现迟发性运动障碍药物不良反应的风险明显低于典型抗精神病药物,但有些药物也可能产生急性肌张力障碍、静坐不能、烦躁不安等不良反应。在使用利培酮、奥氮平时还有体重增加等不良反应。齐拉西酮则可能出现心功能异常(如 QT 间期的延长)。因此,使用药物过程中必须监测心电图的变化。

　　针对共患病患者的治疗:

　　1. 共患强迫障碍　可选用氯米帕明、舍曲林、氟伏沙明等药物,一般需要与治疗抽动症状的药物联合应用。

　　2. 共患注意缺陷多动障碍　首选托莫西汀治疗,也可用可乐定。对于注意障碍多动症状较重、单用托莫西汀治疗效果较差者,文献报道可用合用氟哌啶醇或利培酮治疗。

【典型病例】

　　患者男性,9 岁,3 年级学生。因不自主发出清嗓声和耸肩 1 年半就诊。患者于 1 年半前无原因出现无法克制的清嗓声,持续 3 个月后自行缓解。2 个月前开始不自主耸肩、点头、歪嘴、清嗓声、叫喊声。因在课堂上无法克制而十分苦恼和自责。在考试或参加围棋比赛前,或家长特别关注时发生频率明显增加,严重时每 1~4 分钟发生 1 次。患者系早产,分娩时胎膜早破,新生儿评分 9 分,幼年生长发育正常。无神经精神疾病家族史。躯体检查无其他阳性发现。

　　诊断:Tourette 障碍

(郭兰婷)

思　考　题

　　1. 智力障碍的诊断依据。

　　2. 儿童孤独症谱系障碍的临床表现及其与智力障碍的鉴别。

　　3. 注意缺陷多动障碍的主要临床表现。

　　4. 抽动障碍三种临床类型的治疗方法。

第二十章　精神科急诊及危机干预

精神科急诊的主要任务是对于各类急性精神障碍作出迅速、准确的评估,依据病史、体格检查、精神检查、实验室检查结果,尽快判断精神障碍的性质、严重程度及危险性,及时作出相应的处置。急性精神障碍的处置既要充分考虑可能存在的器质性病因、合并的躯体疾病状况、创伤性事件及药物与物质使用情况等,也要注意可能涉及的精神障碍患者合法权益保障等法律问题。自杀及攻击行为是精神科常见的高风险行为,对自杀和攻击行为风险快速评估和干预是精神科急诊的首要任务。危机干预是对处于心理失衡状态的个体进行短程和紧急的心理治疗,使他们度过心理危机,恢复生理、心理和社会功能水平。危机干预的时机以个体面临危机的急性阶段最为适宜,一般不涉及当事人的人格塑造。

第一节　精神科急诊

一、概述

精神科急诊(psychiatric emergency)的临床工作存在于急诊医学和精神病学的交叉领域,也是综合医院联络会诊的核心内容之一。急诊精神病学的范畴既包括精神疾病处理的核心技能,也包含其他专业化技能,相比较综合医院急诊,遇到的问题更为复杂,甚至更为严重。一方面,精神科急诊患者可能表现为极度抑郁、焦虑、激越、躁狂、急性认知改变和意识状态改变等,存在自伤或伤人风险,这些紧急状态不仅常常需要从躯体的、心理的、人际的、社会的层面来处理,必要时还需要多个部门共同合理应对,甚至要由公安和行政管理部门参与,以求将危险和损失降低到最低程度,乃至转危为安;另一方面,部分急性精神障碍往往继发于/伴发严重躯体疾病或由强烈的社会心理因素诱发,精神科急诊的诊治需要充分考虑到可能涉及的诱发因素及合并的躯体疾病。综上所述,精神科急诊医师不仅须具备快速、准确处理严重精神疾病的核心技能,如具有评估和处理自杀行为、冲动或伤人行为、激越、谵妄、物质中毒或戒断反应的能力,同时还须具备评估和治疗伴有精神症状的躯体疾病问题的能力。近年来,精神科急诊在灾难及突发事件中的重要作用也日益彰显。

(一)精神科急诊范围

通常情况下精神科急诊范围主要包括门急诊、住院患者的应急处理、急会诊。

1. 门急诊紧急处理　2007年美国调查数据显示,精神专科治疗机构中精神科急诊的患者,29%为精神病性障碍、25%为物质滥用、23%为重性抑郁症、13%为双相障碍、22%为人格障碍,且共病现象非常常见,其中自杀企图者占患者总数的1/3～1/2。精神科常见的门诊急诊工作主要有:

(1)各种急性精神障碍的处理:如危及患者自身或他人生命的异常行为,包括自伤、自杀、暴力冲动行为、伤人毁物等,以及急性应激障碍(acute stress disorder)的急诊。

(2)脑器质性和躯体疾病所致精神障碍:如中枢神经系统感染、脑血管病、颅脑外伤、脑肿瘤、躯体感染、内脏器官疾病、内分泌疾病和代谢性疾病、免疫性疾病、恶性肿瘤等所致精神障碍等。

(3)精神药物过量和中毒:如精神障碍患者误服或因企图自杀而过量服药、锂中毒(lithium intoxication)等。

(4)精神药物不良反应:如严重的锥体外系反应、低钾所致的麻痹性肠梗阻、氯氮平所致的粒细胞缺乏症、药物性肝损伤及恶性综合征等。

（5）与精神活性物质滥用有关的精神障碍和行为问题：如阿片类、大麻、中枢神经系统兴奋剂等所致精神病性障碍，药物（镇静催眠药物等）或成瘾物质（如酒精）滥用及戒断等相关的精神障碍和行为问题。

（6）儿童和青少年的心理问题：如网络成瘾、早恋失恋、适应不良、逃学，以及性心理问题等。

（7）其他社会心理危机问题：如重大自然灾害发生、重大事故发生、严重传染疾病的流行等。

2. 住院患者的应急处理 精神科住院患者常常有需要紧急处理的急诊情况，如自伤、自杀、暴力冲动、精神运动性兴奋、震颤、急性焦虑或惊恐发作、紧张或恐惧症状、谵妄及木僵状态等，以及突发严重躯体疾病或药物不良反应，如心力衰竭、高热、哮喘、体位性低血压、严重心律失常、严重的水电解质失衡、急性肌张力障碍、严重的静坐不能、锂中毒、5-HT综合征、恶性综合征及肠梗阻等，都需要精神科急诊医师作紧急有效地处理或请相关科室联络会诊干预。

3. 急会诊 综合性医院各科患者的躯体疾病和脑器质性疾病常会伴有精神障碍，如谵妄状态、人格改变、急性焦虑或紧张症状、失眠、恐惧、严重幻觉和妄想、自伤自杀或攻击性行为等。因此，临床各科都有可能请精神科医师急会诊和作出相应处理。

综合性医院急会诊涉及精神障碍的常见问题：

（1）脑器质性、躯体疾病或严重传染性疾病所致精神障碍，如谵妄状态、严重幻觉和妄想、抑郁、自杀等。

（2）合并躯体疾病且病情不稳定的精神疾病，尤其是伴有自伤自杀或冲动等高风险行为。

（3）精神药物过量和中毒。

（二）急诊评估

1. 精神科急诊评估 急诊精神科评估是为获取诊断、处理急性症状和归入合适医疗级别而进行的简洁而有针对性的评估。评估的基础是详细的病史采集、躯体检查、精神检查及辅助检查，多方面信息采集完成后才有助于做出全面、准确地处理决定。

（1）病史采集：首先是精神症状相关病史的详细采集，主要包括：

1）本次就诊相关症状及症状之间的关系。

2）可能的病因和诱发因素、起病形式、病程特点。

3）主要的诊治经过（包括重要的检查结果、诊断情况、住院情况、治疗的疗效及安全性等）。

4）用药史（包括对药物的依从性、疗效、有无药物过敏及不良反应）。

5）药物酒精滥用史。

6）自伤、自杀、冲动、伤人、拒食等高风险行为。

7）既往躯体病史及简要诊治情况，目前仍合并的不稳定躯体疾病情况。

8）智力发育、学习能力、工作能力、人际状况。

9）个人成长经历、人格特征及家庭环境。

由于大部分精神科急诊患者不能或不愿提供准确的病史，故多途径的病史采集（包括家属、朋友、医生、警察或转运患者的工作人员等）是评估的重要组成部分。

（2）相关检查：全面的体格检查与神经系统检查、精神检查、实验室检查、神经电生理技术和影像学检查。

（3）回顾躯体症状：尤其重点回顾及评估可能与目前精神症状及治疗相关的躯体情况。

（4）病情严重程度的评估：即判断重性还是轻性精神障碍，可从以下几个方面来判断：

1）有无精神病性症状如幻觉、妄想等。

2）现实检验能力是否受到损害，对精神症状有无自知力。

3）社会功能是否明显受损，如工作、学习和承担家庭义务等方面的社会功能。

4）病史中和就诊时有无自杀意念和行为，以及是否有暴力冲动行为等。

（5）安全程度的评估：精神科急诊评估除了包含病情严重程度的评估，也应包括患者安全程度的

评估,如有以下情况,应建议留院观察:

1)病情严重(幻觉、妄想突出等)或躯体情况较差的患者。

2)具有严重自杀意念和自杀行为的患者,以及具有冲动、攻击倾向和行为的患者。

3)拒食、违拗、不合作、亚木僵、木僵的患者。

4)治疗依从性差的患者。

5)诊断不明的患者。

(6)基本社会功能评估:精神科急诊评估还需要包括对患者基本社会功能的评估,此外还需要了解包括居住条件、患者的医疗保险在内的社会支持情况,以帮助决策后续的治疗方式和措施。

2. 伴发精神症状的器质性疾病的急诊评估　对于任何一名急诊患者,如果发现患者存在认知、思维、情绪、行为等精神活动改变,首先必须排除躯体或脑器质性疾病,特别是谵妄或痴呆的患者。一项对急诊科以精神症状为首发症状患者的研究发现,近2/3患者的精神症状是由于躯体疾病引发的。由于许多精神专科医院对于躯体疾病或脑器质性疾病的诊疗条件有限,因此需要格外地关注患者引起精神症状的躯体因素,以防漏诊。

伴发精神症状的躯体疾病或脑器质性疾病患者的急诊评估应该包括全面的病史采集、全面的体格检查和实验室检查等。尤其需要注意某些具有躯体疾病或脑器质性疾病高危因素的群体,如老年患者、既往有躯体疾病病史、急性起病且生命体征不稳定或意识障碍、静脉使用毒品者、流浪或无家可归者等。

伴发精神症状的躯体疾病或脑器质性疾病的常规医学检查项目有:①血常规;②电解质;③血糖;④肝功能、血氨;⑤肾功能;⑥甲状腺功能;⑦血、尿毒物学筛查;⑧药物浓度;⑨脑电图;⑩头颅 CT 或 MRI 等。

（三）诊断与处理原则

1. 诊断　主要基于从病史、体格检查、精神检查、相关的辅助检查等方面获得的临床线索,对照精神疾病分类诊断标准,如《国际精神疾病分类和诊断标准》(ICD-11)、美国《精神障碍诊断与统计手册》(DSM-5),快速作出初步印象或诊断。

2. 处理原则　在决策处理措施之前,需要注意是否是躯体疾病或脑器质性疾病所致精神障碍(如颅内感染、肿瘤、脑血管病、躯体疾病等);要注意是否合并躯体疾病,如冠心病、高血压、糖尿病、癫痫等;还要考虑患者年龄因素,女性患者还要注意是否妊娠或哺乳。

（1）具有兴奋躁动、冲动和暴力行为患者:如无颅内感染、颅脑占位性病变和脑血管病,以及严重躯体疾病,特别是心血管疾病等,应尽快控制患者兴奋冲动以避免不良后果。经处理仍不能控制病情者,须收入院进一步治疗。上述处理的同时,要注意纠正水电解质紊乱和酸碱平衡失调,以及补足能量,还要注意积极治疗原发疾病。

（2）有严重消极意念和行为的患者:要高度重视并向患者的看护者交代可能存在的自伤、自杀风险,并作好必要的书面沟通和签字。除了以下紧急处理之外,还应建议入院治疗。针对继发于不同疾病的消极意念及行为,应采取不同的处理措施。

1)严重幻觉、妄想的精神分裂症患者:应及时应用抗精神病药有效控制幻觉妄想,同时要采取适当的保护患者的措施,必要时考虑行无抽搐电休克治疗,以防自杀及冲动暴力行为。

2)抑郁发作的患者:抑郁障碍的患者可适当予以抗抑郁药、苯二氮䓬类治疗,但需谨慎使用且密切评估自杀风险,特别是儿童、青少年患者或伴有混合特征的抑郁障碍患者;双相抑郁的患者存在高自杀风险时要慎用抗抑郁药物,可首先选择锂盐、抗惊厥药物或部分新型抗精神病药物;应加强看护,并建议尽快入院作进一步治疗;必要时可考虑行无抽搐电休克治疗。

3)急性应激障碍的患者:除作相应危机干预和应激因素处理外,可酌情予以苯二氮䓬类药物或抗抑郁药物,视病情可适当配合心理干预,并加强看护措施,必要时可建议住院进一步治疗。

（3）具有严重躯体疾病或脑器质性疾病的患者:如有颅内感染、颅脑占位性病变、脑血管病等脑器质性疾病,以及具有严重躯体疾病患者,应及时请相应科室会诊协同诊治,着重于病因的治疗。精神症状较重的患者可适当予抗精神病药物治疗,但由于这类患者药物在体内的吸收、分布、代谢、排泄都有所改变,用量宜从一般剂量的 1/3~1/2 开始,缓慢加量,症状好转后即应逐渐减量直至停用。同时应做好一般护理和心理护理,注意患者的营养、饮食及睡眠情况。必要时转入相应科室进一步诊疗。

(4)精神科急诊如遇到涉及精神障碍患者合法权益保护等法律问题,如非自愿住院等,应根据我国有关法律予以正确处理,避免发生法律纠纷。

二、自杀行为

(一)概述

自杀(suicide)是指故意采取结束自己生命的行为。据世界卫生组织(WHO)2012 年统计数据,每年有 80 万以上的人死于自杀,是排在第 15 位的死亡原因,也是 15~29 岁年龄人群中第二位的致死原因,10~14 岁年龄人群中第三位的致死原因。

根据自杀发生的情况,一般将自杀分为自杀意念(suicide idea)、自杀未遂(attempted suicide)和自杀死亡(committed suicide)三种形式。自杀意念系有寻死的意向,但没有采取任何实际行动;自杀未遂是有意毁灭自我的行动,但并未导致死亡;自杀死亡则为采取有意毁灭自我的行动,并导致了死亡。自杀未遂的发生率是自杀死亡的 10~20 倍,常引起不同程度的功能残疾,给家庭和社会带来沉重的影响。

2013 年第 66 届世界卫生大会通过的 WHO 有史以来的第一个精神卫生行动计划中提出了到 2020 年实现各国自杀率下降 10% 的目标。我国曾是高自杀率国家之一,但 2002 年以来我国城市人群、农村人群、男性以及女性人群的自杀率均呈现下降趋势,其中城市居民的自杀率下降幅度高于农村居民,而女性自杀率的下降幅度高于男性,近年来均已低于同年龄同地区男性的自杀率。据 WHO2017 年 4 月公布的数据,我国的自杀率为 8.5/10 万,排在所有国家的第 115 位,自杀方法多选择服毒(药)、自缢和跳楼。虽然我国已不是高自杀率国家,但由于人口基数庞大,每年还是有约 13 万人死于自杀,自杀的防治工作仍任重道远,具有重要的临床意义和社会意义,精神科医生必须熟悉对自杀风险的评估与干预措施。

(二)自杀的危险因素

危险因素是指当人群暴露于该因素下,会导致某个结局(往往是不良的)发生风险增高。多年的研究结果显示,我国自杀行为的危险因素与国外类似,其危险因素涉及心理学因素、社会学因素、生物学因素、精神或躯体疾病因素等多个方面。

1. 心理学因素

(1)应激:重大的负性生活事件常成为自杀的直接原因或诱因。研究发现,自杀者在自杀行动前的 3 个月内,生活事件的发生频率明显多于对照组,且自杀与一周内生活事件的关系更为密切。这些生活事件多具有“丧失”的特征,常引起个体明显的情绪反应,如人际冲突、被拒绝、工作或财政问题、社会地位改变、名誉受损及多重生活事件等。这些应激事件常起“扳机”作用,触发自杀。

(2)心理特征:自杀未遂者常有某些共同的心理特征。

1)认知方式:自杀者一般存在不良的认知模式,如非此即彼、以偏概全、易走极端等,在挫折和困难面前不能对自身和周围环境做出客观评价;易从宿命论的角度看待问题,相信问题所带来的痛苦是不能忍受的、无法解决的和不可避免的;对人、对事、对己、对社会均倾向于从负面看问题,自卑或自尊心过强,心存偏见和敌意;缺乏洞察、分析、处理问题的能力。

2)情感:自杀者通常有各种慢性的痛苦、焦虑、抑郁、愤怒、厌倦和内疚的情绪特征,他们对这种负性的情绪体验难于接受,缺乏精神支柱,绝望感(hopelessness)尤为明显,多数自杀者表现为情绪不稳定、不成熟的神经质倾向。

3）意志行为:具有冲动性、盲目性和不计后果等特点,常缺乏持久而广泛的人际交往,回避社交,难于获得较多的社会支持资源,适应性差,对新环境适应困难,可具有一定的攻击性。冲动性是亚洲国家自杀的重要危险因素。

4）人格特征:自杀者大多性格内向、孤僻、敏感、自我中心,难以与他人建立正常的人际关系。

2. 社会学因素

(1) 年龄:总的来说,自杀率是随年龄而增加的,进入老年后上升更加明显,14 岁以下儿童自杀死亡者少见,但近年来自杀有低龄化趋势。在年龄段的分布上,多数国家呈现 15 ~ 35 岁及 65 岁以上两个高峰。老年男性是自杀率最高的人群,但近年来,约有三分之一的国家,青壮年成为自杀率最高的人群。在老年人的死因构成比中,自杀所占的比例可能因躯体疾病的增加而降低。自杀未遂的高发年龄明显低于自杀死亡者,据估计,31.0% ~69.0% 自杀未遂者的高发年龄在 30 岁以下。

(2) 婚姻家庭:独居、离婚、丧偶者中自杀率高于婚姻状况稳定者,混乱或冲突性的家庭关系自杀率高,关系和睦、气氛融洽的家庭自杀率低。在已婚者中,无子女者的自杀率高于有子女者。

(3) 职业与社会阶层:根据 WHO 的研究报告,失业者、贫困、无固定职业、非技术工人及高社会阶层的自杀率较高。美国相关资料显示,蓝领工人的自杀率最低,而从事专门职业的医生、律师、作家、音乐家、经理阶层及行政管理人员的自杀率较高。

(4) 地域与信仰:世界各国的自杀率具有一定的地域性,欧洲的斯堪的纳维亚半岛及原苏联自杀率较高,而地中海地区较低。在城乡之间,一般情况下城市高于农村,但在我国,农村自杀率高于城市。宗教对死亡的认识态度及教徒与社会的整合程度,会影响教徒对自杀的态度。

(5) 应对与社会支持:在面对负性生活事件时,个体既有的应对机制和所能接触到的社会支持是非常重要的两个影响因素。比如,乐观评估、寻求帮助、积极行动等应对技巧,良好的家庭和社会支持系统(包括物质、经济、精神等方面的支持)对于自杀而言是强有力的保护因素,而消极应对方式、不良的社会支持系统则是自杀的危险因素。

(6) 其他:教育年限、社会经济状况和媒体对自杀的报道等。

3. 生物学因素

(1) 性别:一般情况下,自杀死亡者中,男女性别比约为 3∶1,且近 50 年来,男性自杀率的上升快于女性。我国女性自杀率曾高于男性,但 2002 年以来我国女性自杀率的下降幅度高于男性,农村和城市的育龄妇女自杀率均已低于同年龄同地区男性的自杀率。需要指出的是,对于自杀未遂,无论是我国还是西方,其发生率都是女性高于男性,男女性别比大致约为 1∶3。

(2) 神经生物学因素:对自杀死亡者脑组织的研究揭示,大脑前额叶皮质 5-HT 活动降低,尤以腹侧前额叶最为明显。大量的研究发现,自杀未遂者脑脊液(CSF)中 5-HT 的代谢产物 5-羟吲哚乙酸(5-HIAA)及前额叶 5-HT 转运体密度降低,且下降程度与致死性或自杀未遂的严重性成正相关。其他神经递质如多巴胺、去甲肾上腺素等也可能与自杀行为有关。这种神经递质功能的改变可能与冲动性及攻击性有关,而这往往是自杀的素质基础。

(3) 遗传:家系调查和双生子研究表明,自杀行为确有一定的遗传学基础,家系中有自杀者自杀风险较高,多达 7% ~14% 自杀企图的人有自杀家族史。遗传学相关研究结果显示,5-羟色胺能、GABA 能、DA 能、BDNF、HPA 轴相关基因多态性及表达改变可能与自杀行为、冲动性有一定的关系。这种遗传学特征可能与增加自杀的易感性有关,自杀往往是环境因素和遗传易感性共同作用的结果。

4. 疾病因素

(1) 精神障碍:在所有自杀的危险因素中,患有精神障碍是最重要的危险因素之一。综合国外多项流行病学研究显示,自杀死亡者中患有精神疾病的比例高达 90% 以上,并且约 50% 的自杀者死前曾看过精神科医生;在所患的精神病中,最主要的是心境障碍(30% ~70%),其次是酒精滥用和依赖(15% ~27%)、精神分裂症(2% ~12%);此外,人格障碍也被视作自杀的一个独立危险因素(约5%)。除了以上提到的几种重性精神疾病外,焦虑障碍患者一旦严重到需要住院治疗的程度,也是自杀的高危因素之一,尤其是当抑郁症共病焦虑障碍时,其自杀风险显著高于不伴有焦虑的抑郁症患者。临床上其他共病的情况,比如抑郁症合并酒精依赖或其他精神活性物质滥用、人格障碍都将增加个体的自杀风险。

(2) 躯体疾病:在自杀死亡者中患有各种躯体疾病者占25.0%~75.0%。大量研究表明,患有慢性和(或)难治的躯体疾病,如脑损伤、癫痫、帕金森病、癌症、AIDS、糖尿病、慢性肾脏疾病、慢性肝脏疾病等慢性疾病患者的自杀率明显高于一般人群。长期患某种躯体疾病或反复发作、病情不稳定的内外科状况,可能导致个体心理承受能力下降,较正常人群更容易产生抑郁、焦虑甚至否定自我、悲观绝望的负面情绪,这些负性体验引起自杀风险升高。另外,关于躯体疾病者自杀的原因,还推测与下述因素有关:①因疾病导致的功能受限,不能参加正常的职业和社交活动;②疾病导致的难以耐受的慢性疼痛;③毁容带来的痛苦;④因疾病系"不治之症"导致的悲观、绝望情绪;⑤其他如经济负担、累及他人等。

(三) 自杀风险评估与识别

自杀的危险因素涉及很多方面,需要从自杀的动机、自杀前的心理特点、自杀风险的基本线索等多个方面全面评估自杀风险。

1. 自杀的动机　曾有学者描述过各种各样的自杀动机,包括:摆脱痛苦、逃避现实、实现精神再生;通过死后进入天堂以获得人世间得不到的东西;为了某种目的或信仰牺牲自己;惩罚自己的罪恶行为(现实的或想象的);保持自己道德上和人格上的完美;作为一种表达困境,向外界寻求帮助和同情的行为;影响、操纵别人的手段等。

2. 自杀前的心理特点　自杀实施前常具有一些共同的心理特征,表现为:①大多数自杀者的心理活动呈矛盾状态,处于想尽快摆脱生活的痛苦与求生欲望的矛盾之中,"生存还是死亡?"此时他们常常提及有关死亡或自杀的话题,其实并不真正地想去死,而是希望摆脱痛苦;②自杀行为多具有冲动性,跟其他冲动性行为一样,常被日常的负性生活事件所触发,且自杀冲动常常仅持续几分钟或几小时;③自杀者在自杀时的思维、情感及行动明显处于僵化之中,常常以悲观主义的先占观念看待一切,拒绝及无法用其他方式考虑解决问题的方法。

3. 自杀风险的基本线索　自杀行为的发生并非完全是突然的和不可预测的,大多数自杀行为的发生存在一定的预兆,可以通过对有关因素的分析和评估,提高对自杀行为的预测和防范。提示有自杀风险的基本线索有:

(1) 通过各种途径流露出消极、悲观的情绪,表达过自杀意愿者:自杀者在自杀前曾流露出相当多的征象,用他们自己的方式表达过自杀的意愿,如反复向亲友、同事或医务人员打听或谈论过自杀方法,在个人日记等作品中频繁谈及自杀等。另外,不愿与别人讨论自杀问题,有意掩盖自杀意愿亦是一个重要的危险信号。

(2) 近期遭受了难以弥补的严重丧失性事件:"丧失性事件"常是自杀的诱发性事件,在事件发生的早期,容易自杀,在经过危机干预后自杀的风险虽然有所下降,但绝望感仍可能使他们采取自杀行动,而等到他们逐步适应以后,风险会逐步减少。

(3) 近期内有过自伤或自杀行动:既往行为是将来行为的最佳预测因子。当患者采取自杀并没有真正解决其问题后,再次自杀的风险将会大大增加。此外,在自杀行为多次重复后,周围人常会认为患者其实并不想死而放松警惕,此时自杀的成功率将大大增加。

(4) 性格改变:如易怒、悲观、自卑和冷漠,内向、孤僻的行为,不与家人和朋友交往,出现自我憎恨、负疚感、无价值感和羞愧感,感到孤独、无价值、无助和无望,突然整理个人事物或写个人遗愿等。

(5) 情绪改变:慢性难治性躯体疾病患者突然不愿接受医疗干预,或突然出现"反常性"情绪好转,与亲友交待家庭今后的安排和打算时。

(6) 精神障碍:抑郁症、精神分裂症、酒精及药物依赖患者是公认的自杀高危人群。有自责自罪、被害、虚无妄想,或有命令性幻听、强制性思维、抑郁、焦虑或惊恐等症状者;有抑郁情绪的患者,如出现情绪的突然"好转",应警惕自杀的可能。住院治疗期间,患者的自杀率较高,约1/4发生于住院的第1周,1/3发生于计划出院时,1/4发生于出院后的前3个月。对抑郁症患者进行追踪调查发现,出院6个月内有42.0%患者自杀,出院1年内为58.0%、2年内为70.0%。因此,抑郁症导致的自杀并不一定只出现在疾病的高峰期,在疾病的缓解期同样有较高的自杀风险。

(四) 自杀的预防与治疗

自杀行为重在预防,预防自杀的指导方向是提高人群的心理素质,使社会结构尽量合理,减少消极面,加强精神卫生服务。自杀问题既是个人的精神卫生问题,也是影响国家经济和社会发展的公共卫生及社会问题,对自杀行为的预防应采取综合的三级预防。

1. 一级预防——宣传教育精神卫生相关知识　针对一般人群及潜在人群,主要内容有:

(1) 普及知识:普及心理健康知识,矫正不良的认知及行为,增强应对及环境适应能力。

(2) 提高识别与认知:提高对抑郁症、精神分裂症、物质滥用、人格障碍及应激性障碍等精神障碍的识别与防治,避免讳疾忌医,丧失早诊、早治的良机。

(3) 减少自杀工具的获得:如加强农药和灭鼠药等有毒物质的管理;加强对精神药品的管理,控制药店出售,严格掌握适应证和处方量,精神障碍患者的药品应由家属保管;加强枪支、易燃易爆物品的管理;煤气去毒化、高楼防范,对某些自杀多发的场所进行巡逻、管理等。

(4) 引导媒体正确报道自杀事件:规范新闻媒体、影视文艺作品等报道自杀事件的形式和内容,通过对自杀事件进行"合理""有节制""负责任"的报道,引导公众更多地关注如何预防自杀而不是自杀事件本身。

2. 二级预防——针对高危人群早发现、早处理　对有自杀危险的人员进行早期发现、早期诊断和早期治疗,包括为患者提供一个安全的环境、决定合适的治疗场所、提出包括适当的躯体和心理治疗干预的一套治疗计划及重新评估安全性、自杀风险、精神状态以及对患者当前治疗反应的持续评估等,具体措施:

(1) 对相关医务人员和心理咨询工作者进行培训:提高识别自杀危险信号和正确处理的能力;以点带面,推广普及,积极预防自杀;改善精神卫生服务的可及性。

(2) 加强对高危人群的心理健康维护:提高心理健康水平,必要时可建立自杀监控预警系统,加强对自杀行为的防范。

(3) 加强防范:由于照料者的忽视、讳疾忌医等,常常导致有强烈自杀企图的人员自杀成功。因此,提醒和教育照料者提高对自杀的防范意识、加强社会支持,采取必要的措施可以有效阻止自杀行为的发生。

(4) 及时干预:由于自杀者在自杀前多处于矛盾状态,思维僵化,情绪及行为具有冲动性,避免"扳机"作用、及时干预常可以有效阻止自杀行为发生。应建立自杀预防机构,加强对自杀及自杀预防的研究和有效措施的推广,如建立危机干预中心和热线电话等,对处于心理危机的人员提供支持和帮助。

(5) 对精神障碍患者的自杀预防:如对处于精神分裂症急性发作期、中重度抑郁症、酒精和药物依赖或戒断状态、急性情绪危机状态下的患者,应住院治疗或留观察室观察,并加强防范;制订系统、有效的治疗方案;评估患者的自杀风险,并采取必要的观察、防范措施;加强对出院患者的随访和防范等。

3. 三级预防——善后处理、预防复发　降低死亡率及善后处理,包括:

(1) 建立自杀急诊救治系统:以提高对自杀者的救治水平,降低死亡率。

(2) 预防再次自杀:发现和解决自杀未遂者导致自杀的原因,必要时采取药物和心理治疗,消除原因,预防再次自杀。

(3) 同情和理解有自杀未遂者:提高社会宽容度,帮助自杀未遂者重新树立生活的勇气和信心,重新适应社会。

（4）减少不良环境因素:适当解决环境不良因素的影响,避免不断受到影响而再度自杀。

三、攻击行为及危险评估

攻击行为(aggressive behavior)又名侵犯行为,广义的攻击行为指有目的、有意图对人(包括自身)、动物或其他目标进行伤害或破坏的行为。狭义的攻击行为则指对自身以外目标的伤害或破坏,暴力行为是攻击行为的极端形式。此处仅讨论医学领域内攻击行为的相关因素、评估及处置。

攻击行为在很大程度上存在对人身安全的威胁。人类的攻击行为形式多样,可以通过多种方式进行分类:从攻击动机上分为敌意性攻击与手段性攻击,主动性攻击与反应性攻击;从攻击方式上分为躯体攻击、言语攻击和关系攻击(指意图通过操纵、威胁或者损害关系来伤害他人的行为),其中关系攻击又称间接或心理攻击。然而,使用最广泛的和对临床指导意义最大的分类就是预谋性攻击和冲动性攻击,预谋性攻击(通常是目标取向)通常与挫折和即刻的威胁无关,而冲动性攻击是对感知到的压力或威胁的反应。当攻击性行为与实际的压力源不相称时,被认为是病理性的,但病理性攻击与尚可接受的攻击之间的界限往往并不明确。

由于攻击行为的定义和分类不同,关于攻击行为发生率的研究结果差异很大,跨度从20%至70%。据世界卫生组织统计,每年约有143万人死于暴力行为(不包括战争);更多人在非致命性暴力行为中受伤。大多数暴力行为是冲动性攻击的产物。在18岁以上人群中,1/4的男性和1/2的女性是冲动性攻击行为的受害者。2012年,我国因各种伤害年龄标准化死亡率是50.4/10万人。

（一）与攻击行为相关的危险因素

目前,有关攻击性行为的危险性研究大多集中于现象学总结,少有发生机制的研究。攻击行为有关的影响因素有:

1. 生物学因素

（1）性别:普通人群中男女发生攻击行为的比例为9∶1,但在精神障碍患者中这种性别差异不明显。女性的攻击对象以家人为多,且相对频繁,但相对而言,男性攻击的危害较女性大。

（2）遗传:攻击、暴力行为存在一定的家族聚集现象,且符合多基因遗传特点;XYY型超雄结构、单胺氧化酶A基因表达异常者等可能更具有攻击性。

（3）神经递质:以往很多研究结果表明,多巴胺、5-羟色胺和去甲肾上腺素能神经元参与调控攻击性行为,5-羟色胺能神经元功能抑制增加了冲动性暴力攻击行为发生风险,易发生攻击行为的人群中去甲肾上腺素代谢产物的水平高于健康人群,降低去甲肾上腺素的水平能降低攻击行为的发生,普通人群服用苯丙胺提高多巴胺功能也会导致更多的攻击行为,降低多巴胺的水平如应用抗精神病药物,可能会减少攻击行为发生。边缘系统的乙酰胆碱刺激了动物的攻击性。此外,边缘系统谷氨酸与γ-氨基丁酸活性的不平衡可能导致攻击性行为增加。

（4）内分泌:雄性激素、血糖、抗利尿激素、催产素、内源性阿片类物质浓度、睾酮、类固醇水平和促肾上腺皮质激素的水平变化可能与攻击行为有关。

（5）脑结构与功能:左右大脑半球的均衡性发展与协调功能、额叶和颞叶功能、脑电图慢波活动以及前额叶、杏仁核、海马在情绪唤醒时反应增高等与攻击行为可能有关。

2. 心理学因素

（1）情绪稳定性及成长阶段:情绪不稳者容易发生攻击性,青春期是攻击行为高发阶段,几乎是成年人的2倍,30岁以后开始下降。

（2）人格特征:Shoham等发现暴力犯罪者多具有多疑、固执、缺乏同情心与社会责任感、情绪不稳定、喜欢追求刺激、不愿意延迟满足自己的欲望、缺乏自信与自尊、应付现实及与社会交往的能力差等特点。

（3）认知与归因:常出现攻击行为的人归因方式倾向于外部归因,可能存在内隐性认知加工过程偏差。

（4）应激：严重、持续和难以应对的应激性事件可能成为攻击行为的促发因素。

（5）智能：智力水平低下者易发生攻击行为。

3. 社会学因素

（1）社会经济地位：低收入、社会底层、失业和职业不稳定等社会经济地位较低的群体攻击行为的发生率明显较高。

（2）家庭环境：早年不良的家庭环境，如父母离异或分居、遭遇父母虐待等与成年后的攻击行为关系密切。

（3）受教育程度：攻击行为的发生与受教育年限成反比。

（4）社会舆论：身陷暴力宣传环境与氛围中，不当的社会传媒和舆论常常具有诱导和"榜样"作用。

（5）社会支持：婚姻稳定性差、缺少社会支持者等易发生攻击行为。

（6）其他：存在环境触发因素、社交困难、被误解、受到歧视、失去原有的地位及势力等易导致攻击性行为。

4. 疾病相关因素

（1）精神障碍：精神分裂症、人格障碍（尤其是反社会型、边缘型人格障碍）、药物和酒精滥用等精神障碍患者较一般人群更易发生攻击行为，未获得恰当治疗的患者发生攻击的可能性更大；其他精神病性障碍、双相障碍、颅脑外伤后患者等也常伴有攻击行为；此外，焦虑性障碍、心境恶劣、抑郁症、冲动性障碍、对立违抗型人格障碍、精神发育迟滞等也有出现攻击性行为的可能。

（2）症状特点：被害妄想、被控制体验、被跟踪感、产生不良体验的命令性幻听、绝望状态、病理性嫉妒、激越状态、缺乏自我控制、治疗依从性差、认知功能损害等与攻击性行为关系较大。

5. 其他
①既往有过一次以上的暴力行为或有过多次冲动、攻击行为史；②物理环境中的某些因素（如气温、铅中毒等）等可能增加攻击性行为。

（二）攻击行为危险性评估

攻击行为的预防建立在对其危险性的准确评估基础之上，危险性评估是分析评估对象对自己及他人存在伤害的可能性，评估包括伤害的广度、可能性、急切性、频率及与伤害行为有关的环境等。

精神障碍患者攻击行为的危险性评估具有重要的临床意义和社会意义。因为攻击行为不仅会对自身、他人及物品造成伤害，同时也是强制性住院、延长住院治疗时间、增加疾病负担等的主要原因。在住院情境下，对危险性行为的评估还关系到职业伤害、对患者的隔离与约束、是否可以出院等。在司法精神病学领域，也常常涉及危险性行为的评估。各国的精神卫生法均有强制性入院的规定，而强制性入院的前提就是对危险性的评估与判断。

1. 攻击行为危险性评估的目的   攻击行为评估的目的是对攻击行为严重性、可能性作出判断，以此制订恰当的应急处置计划，以尽可能确保患者和其周围人的安全。遇到有潜在暴力风险的患者时，安全是首要考虑因素，没有适当的安全机制，就不可能有充分的评估，必须对患者和环境进行控制，以防止患者对工作人员和自己的伤害；对冲动行为潜在的精神症状、物质滥用或躯体情况的诊断会给治疗提供具体的指导，如果没有医学或精神科的诊断问题，那么就需要司法机关适当介入到冲动行为的处理中；必要时的药物治疗（抗精神病药物或苯二氮䓬类药物，或同时使用）和隔离或约束措施有时对确保患者和工作人员的安全是必要的，也有助于评估人员对病情进行准确的评估。

2. 攻击行为危险性评估的方法   危险性的预测与评估大致可以分成三种方法：

（1）临床经验性评估（clinical approach）：临床医护人员从专业角度出发，依靠自身知识和临床经验，通过观察，综合考虑患者的临床表现和各种环境因素，对患者可能发生攻击行为做出预测的过程。这是一种个体化非常强的评估方法，其显著优势是它的灵活性，评估者可以从具体情境出发综合考虑各种因素，及时评估患者攻击行为的发生风险。但由于存在较大的评定者偏倚、主观性强等问题，使得经验性评估的准确度较低。

（2）精细性评估（actuarial approach）：精细性评估是指评估者根据一系列已知的、明确的危险因素，将这些因素按影响程度的大小划分出等级或分值，使其系统化和机构化，以供评估者们在临床实践中加以应用，并形成多种评估工具，如危险行为评定量表（Dangerous Behavior Rating Scale，DBRS）、临床风险量表（Historical Clinical Risk-20，HCR-20）、外显攻击行为量表（Modified Overt Aggression Scales，MOAS）等。与经验性评估相比，精细性评估对攻击行为预测的准确率显著提高。但这种评估方法未考虑那些对患者攻击行为产生影响而尚未被验证的危险因素及潜在危险因素。其次，如年龄、性别、攻击行为史和诊断分型等静态因素的存在，使得被评估者仍处于被动地位。此评估方法对特定人群某段时间内攻击行为发生风险预测效果较好，但在不同情境中的预测结果仍待探讨，适用性及准确性亦同样受到质疑。

（3）结构化临床评估（structured clinical judgment）：主张一致性和个体化并重，强调使用工具进行系统化评估的同时兼顾灵活性，即在使用统一工具评估具体对象时应具体分析，进行个体化评估。这种方法对攻击行为的风险评估是动态的、连续的，需根据环境的改变而不断调整。评估时，评估者根据工具中列出的影响因素进行具体分析，以确定各个因素是否会对评估对象的攻击行为产生影响、判定其影响大小，最后从专业角度出发对被评估者的攻击风险做出总体评价。病态人格诊断清单（Psychopathy Checklist，PCL-R）、暴力风险评定指南（Violence Risk Appraisal Guide，VRAG）和复合分级系统（Multiple Iterative Classification Tree，MICT）是其中的代表。

3. 攻击行为危险性评估的基本内容　精神障碍患者攻击行为的相关因素很多，危险性评估的基本内容主要包括（图 20-1）：

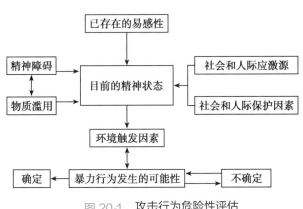

图 20-1　攻击行为危险性评估

（1）既往攻击性行为的历史及相关特点：如以前有过一次或多次暴力行为、多次冲动行为，以及存在难以应对的应激性事件、反社会特点与缺乏社会支持等易感性等。研究表明既往暴力史是预测未来发生暴力行为最有效的独立影响因素。

（2）人格特征：如：离奇的暴力行为、事先缺乏刺激诱因、事后缺乏后悔、对主要事实持续否认、易冲动、不能接受批评和挫折、精力旺盛、自我中心和为人轻浮等。

（3）精神状态：如病态嫉妒、偏执观念、欺骗性、缺乏自我控制、治疗依从性差、酒精或药物滥用等。研究证实精神活性物质的使用是相关性最高的危险因素，而处于精神障碍急性期、躁狂状态、偏执状态发生暴力行为的危险性较大。

（4）环境因素：如精神刺激或突发事件再出现的可能、社交困难和缺乏支持等。

4. 攻击行为危险性评估的注意事项　虽然危险性评估对临床工作的安全性及减少暴力事件和犯罪等非常有帮助，但是，我们要清醒地认识到目前对攻击行为危险性评估的局限性，评估并非想象中那样准确，实际上远未达到"精确"的程度。首先，攻击暴力行为是低概率事件，预测困难；其次，影响攻击暴力危险性的因素是多层次的，是遗传及后天生理、心理发育，与社会、环境因素相互作用的结果。目前的评估多仅涉及个体及精神病理学特点等现象学变量，较少涉及神经生物学基础及损害、神经认知功能状态及损害，缺少攻击行为发生机制的理论支持，未完全阐明攻击行为与风险因素间的关系。所以，虽然技术在不断地完善，但评估的准确性及科学性仍有待进一步提高。

在风险评估及制定策略时，须注意以下几点：

（1）应区分静态与动态、近期与远期的风险：静态风险是指不能通过干预改变的，如人口学特征、既往暴力等，动态风险是指可通过干预改变的，如非法持有武器、精神症状、物质滥用等。近期风险主要是指当时的应激状态、精神症状等，远期风险主要是指人格特征、社会支持及环境等。这对于制定应对、干预及预防策略非常有帮助。

（2）注重评估工具与临床观察的结合：危险性评估工具尽管标准化程度、一致性、准确率在不断提高，但与其他评估一样，目前的评估工具依然不能替代临床观察。

（3）评估须综合多方意见：尽管专业人员对危险性评估的准确率高于患者的自我报告，但专业人员的正确评估在一定程度上依赖于患者的依从性。有些患者，如反社会型人格障碍、精神发育迟滞，常对治疗缺乏反应及对评估的依从性较差。另外，所有评估者都有可能仅完成了横断面的评估，如有些人仅仅是扬言要实施某种暴力行为，而时过境迁后并未发生，实际评估中，评估者需要从多方面获得纵向的患者病情信息。因此，危险性评估应综合考虑其他工作人员、家属、社会工作者和临床心理学家等多方意见。

（4）明确评估的目的：虽然预测的目的是为了预防，但目前的研究大多集中于预测，对预防的关注不够。

（三）攻击行为的处理

1. 攻击行为的处理原则

（1）求助：攻击行为发生时，可要求安全保卫人员到场，必要时可寻求警察或其他能制服攻击暴力患者的人员帮助。

（2）展示权威：控制局面，让攻击者知道应该如何做。

（3）与攻击者保持恰当的距离，保持门路畅通。

（4）解除凶器：处理或治疗前，要解除攻击者的凶器，如不合作，可强制解除。

（5）隔离：尽快带离公共场所，尽量减少攻击目标，避免外界刺激。

（6）约束：当语言不能制止攻击冲动时，可采取保护性约束。

（7）药物干预：明显兴奋激越或情绪焦虑时，可给予抗精神病药物或苯二氮䓬类药物肌注或口服。

2. 攻击行为的治疗

（1）住院治疗：精神分裂症、心境障碍、各种脑器质性精神障碍等重性精神病患者，当存在明显的攻击暴力倾向或行为，将危及他人或自身时，应及时给予短期封闭式住院治疗。住院治疗过程中，除遵循上述原则外，应以治疗原发疾病为主。

（2）门诊治疗：品行障碍、人格障碍、器质性人格改变、精神发育迟滞等精神障碍往往伴有明显的攻击倾向。对于这类患者由于原发病治疗效果不确切，可考虑门诊治疗，包括心理治疗和药物治疗。当这类患者涉案犯罪时，刑事惩罚等社会控制手段会有一定效果。

（3）药物及物理治疗：精神病患者在治疗原发疾病过程中，尽可能选择镇静作用强、抗攻击作用好的药物，如抗精神病药物中的氯氮平、奥氮平、氟哌啶醇等，必要时联合无抽搐电休克治疗。对抑郁症患者，可在抗抑郁药基础上联用碳酸锂治疗等。脑电图有改变者可使用抗癫痫药物。酒精和药物滥用者可采取有步骤的戒断。此外，普萘洛尔等 β 受体阻滞剂对治疗脑器质性损伤导致额叶功能受损引起的攻击行为有效。苯二氮䓬类药物虽有镇静作用，但有时也发挥脱抑制作用，从而促发暴力行为，有研究表明，苯二氮䓬类药物可致"反常愤怒反应"和易激惹症状，但这种情况毕竟少见。

3. 定期评估
对有攻击行为的精神疾病患者定期评估其攻击行为发生风险，有利于评估原发疾病治疗效果，预防攻击行为再发生。在判断出院时机、社会危害性，预测社会适应等方面起到重要作用。

4. 对家属等照顾者的宣教
家属等照顾者的支持与配合是酒精、精神活性药物等物质滥用者进行戒断治疗和精神疾病社区康复的重要环节，对减少攻击行为发生有确切效果。可向家属或其他照顾者宣教精神疾病相关知识，告知攻击行为的普遍性及可预测、可治疗性，有条件可组织特定人群进行攻击行为应对演练等。

<hr />
Box 20-1　约束和隔离
<hr />

约束和隔离是在患者出现危及自身或他人安全的情况下实施的最后一种方法,必须在综合评估危险性的基础上,最低限度地使用约束和隔离。

所有参加约束和隔离措施的工作人员需要进行严格培训以防范可能出现的危险行为。在进行约束和隔离前,应首先使用言语劝慰、环境支持等降低激越风险的措施。药物应在激越和冲动的早期应用。如果上述方法尚暂未起效,或无效,患者仍存在危及自身或他人的风险时,隔离是可考虑的治疗措施。如果患者仍然存在攻击、激越等现象,那么躯体约束可以是最后采用的保护患者和他人的方法。

一般是由治疗者开约束和隔离的医嘱,治疗团队应清楚约束的原因和流程,并且有责任维护患者和其他人员的安全。

处于隔离和约束中的患者必须时刻受到监护,以免受到伤害。应在病历资料中如实记录患者的病情、治疗措施、用药情况、实施约束、隔离措施等内容,详细说明医学保护性措施的原因、持续时间以及为尽快终止该手段而采取的治疗措施,并于书面医嘱后的 24 小时内如实告知患者监护人,做好交接班。患者被约束是有时间限制的,应该尝试尽早解除约束。几乎所有需要约束和隔离的患者都可以通过药物减轻激越、攻击症状。

第二节　危机干预

世界上每天都会发生各种各样如战争、交通事故、地震与火灾、风暴海啸等人为的和自然的灾难。同时,每一个人也会由于疾病、人际矛盾、工作压力、家庭冲突或上述灾难而处于痛苦、恐慌,甚至自杀等急性心理干扰状态。为了更有效地帮助处在危机中的人们尽快渡过难关,恢复心理的平衡状态,许多精神病和心理学家经过不断努力,逐渐发展和形成了一种针对遭遇"灾难"人群的心理干预方法——危机干预。

一、危机的概念

危机(crisis)是指个体面临突然或重大负性生活事件(如至亲死亡、婚姻破裂或自然灾害等)时,在一段时间内以个人的资源和应对机制无法解决,导致个体出现的心理失衡状态。一般来说,定义为危机需要满足以下三个标准:①事件往往突发,并对心理造成重大影响;②引起个体出现急性情绪困扰并在认知、行为甚至躯体反应等方面出现功能失调,但其表现不足以诊断为任何精神障碍;③个体运用平常解决问题的方法和技巧难以应付或应对失效,可能造成其社会功能下降或角色混乱。

人与环境之间始终处于一种动态平衡中,任何人都可能会在其一生中的某个阶段遭遇困难、应激,或遭受心理创伤。当个体面临逆境,超过了自己的应付能力,缺乏应对策略,缺少社会支持,导致急性情绪、认知及行为上的功能紊乱,即进入危机状态。如果这种状态持续下去,就有可能造成当事人剧烈的心理痛苦及社会功能损害,严重时会发展到精神崩溃或自杀的程度。因此,正确处理危机、进行必要的危机干预显得极其重要。

二、危机的类型与结局

(一) 危机的类型
1. **发展性危机**　人成长和发展过程中,急剧的变化和转变,如就业、移民、退休等。
2. **境遇性危机**　遭遇罕见或异乎寻常的事件,如交通事故、空难、洪水、地震和火灾等。

3. **存在性危机** 人生的重大问题,如目的、责任、独立性、自由、价值和意义等。

(二)危机的结局

危机的发生可能经过冲击、防御、解决及成长几个阶段。危机的结局可以分为:

1. **有效地应付和渡过** 从而获得经验和成长。

2. **暂时度过危机** 但并没有真正将危机造成的影响解决好,而是遗留下来一些认知、行为、人格问题等,以后在一定条件下会再次出现。

3. **心理、生理崩溃** 导致物质依赖与滥用、自杀、攻击或精神障碍等。

三、危机干预的概念与方法

危机干预(crisis intervention)是对处于心理失衡状态的个体进行简短而有效的帮助,使他们度过心理危机,恢复生理、心理和社会功能水平。危机干预是短程和紧急心理治疗,本质上属于支持性心理治疗,是为解决或改善当事人的困境而发展起来的,以解决问题为主,一般不涉及当事人的人格塑造。危机干预的时机以危机急性阶段最为适宜。

危机干预的措施与步骤如下述:

1. **危机干预的目的和方式** 危机干预的目的是通过适当释放蓄积的情绪,改变对危机性事件的认知态度,结合适当的内部应付方式、社会支持和环境资源,帮助当事人获得对生活的自主控制,渡过危机,预防发生更严重而持久的心理创伤,恢复心理平衡。危机干预的方法有以下几种:热线电话、现场干预、紧急事件应急晤谈、咨询门诊、家庭和社会干预、信函及网络等。

2. **危机干预的步骤**

(1)实现接触、保持联系:干预者应充分利用各种条件,尽量用当事人能够接受的方式尽快与当事人建立一定的联系,让当事人确信并非单独应对,鼓励当事人开口描述危机发生经过及目前感受,并进行自我及干预目的介绍,表明给予帮助的意愿,取得当事人的信任。要有一定的持续性及连贯性,任何浅尝辄止的做法可能非但无效,反而有害。

(2)危机评估:迅速确定事件、危机的严重程度;当事人对目前危机的应付状况、资源和支持系统;是否需要用药等其他医学措施;确定需要紧急处理的问题,提供必要的保证和支持;确保当事人的生理、心理安全。

评估内容:①认知状态:对危机认识的真实性和一致性,范围、解释的合理性,是否存在夸大,持续存在的时间,改变的可能和动机;②情绪状态:情绪表现的形式和强度,情绪状态与环境是否协调一致,情绪表现的普遍性与特殊性,情绪与危机解决的关系,如否认、逃避等;③意志行为:社会功能、社会接触面和频率、能动性水平、自我控制力、危险性行为、确定对自我及他人伤害的危险性;④应对方法、资源和支持系统:什么行动和选择有助于当事人,当事人会采纳的行动是什么,其社会支持资源如何;⑤评价创伤性事件的含义,创伤对当事人生活的影响,当事人在恢复过程中可能面临的问题;⑥了解是否以前有过类似的经历,是如何进行控制的等。在了解了上述情况后,应回顾所有问题,判断什么是最重要的、什么是需要紧急处理的等,为下一步制订干预计划做准备。

(3)制订干预目标:干预的最高目标是帮助当事人度过危机,恢复心理健康,并实现促进成长。但在具体制订干预目标时,应根据当事人的个体情况,制订切合实际的、可操作的、可实现的目标。

(4)干预措施:在具体实施干预之前,需要当事人充分理解,问题的解决和渡过危机需要当事人的积极配合与共同努力。在激发动机的前提下,帮助当事人了解接受创伤性事件的含义、干预需要的时间及可能面临的各种困难等。

具体可实施的干预措施包括:以共情、真诚、尊重、不偏不倚和关心的态度进行倾听、观察、理解和做出反应;向当事人解释情感活动是对危机的正常反应;鼓励当事人讨论目前感受,诸如否认、内疚、悲痛、生气;鼓励当事人谈述过去和现在;帮助当事人理智地面对现实、接受现实及痛苦;增进当事人对现实世界的了解,分清幻想与事实;教会当事人呼吸放松、肌肉放松、想象放松等放松技术;提供应对的策略,帮助当事人探索可以利用的解决方法,促使当事人积极地搜索可以获得的环境支持、可以利用的应付方式,发掘积极的思维方式,帮助当事人建立新的支撑点,转向其他领域,从丧失性情绪问题中走出来;强调当事人对行为和决定的责任心等。

(5)实现目标与随访:经过积极有效的干预,大多数当事人可以顺利地度过危机,恢复心理健康水平。在实施干预时要根据不断了解到的情况、当事人的反应及干预的进程对干预目标进行验证和必要调整,同时调整干预策略。在当事人取得一定进步时,要善于及时地总结回顾。在结束之前,还应不断强化当事人对应对方式、资源利用及适应技能的使用,尽可能使当事人接受、适应变化,熟练地掌握新的技能和利用资源,帮助预测和对未来进行必要的准备,增强对处理将来应激事件的自信心。

此外,对实施干预的人也要及时进行干预,以保护他们免受强烈的心理痛苦。可采用系统的、通过交谈来减轻压力的方法——紧急事件应激晤谈(critical incident stress debriefing,CISD)实现保护性干预。CISD的目标是在危机群体中公开讨论内心感受;给予支持和安慰;调动一切可能的资源;帮助当事人在心理上(包括认知上和情绪上)消化创伤体验。

(姚志剑)

思 考 题

1. 精神科急诊的评估及处理原则。
2. 自杀的危险因素有哪些? 评估原则是什么?
3. 如何进行自杀预防?
4. 冲动行为危险性评估的方法与基本内容是什么?
5. 危机干预的步骤和方法。

第二十一章 会诊-联络精神病学

医学模式从传统的生物医学模式向生物-心理-社会综合模式的转变,促进了会诊-联络精神病学的迅猛发展。会诊-联络精神病学已经成为精神病学的一个重要分支,推动了综合医院精神病学服务水平的提高。本章首先简要地描述了会诊-联络精神病学的历史,并介绍了精神医学联络-会诊的基本原则与工作模式;其次,本章还概述了综合医院请求精神科联络会诊常见的精神症状及情绪、行为问题,例如,焦虑/抑郁、激越、自杀风险、精神病性症状、睡眠障碍、疼痛、疑病、查无实据的躯体症状以及谵妄。希望读者通过本章的阅读,理解会诊-联络精神病学的基本概念以及临床意义,熟悉会诊-联络精神病学的基本原则和工作流程并能够掌握综合医院常见的请求会诊的精神症状的性质、临床特征及干预方法。

第一节 概 述

一、躯体疾病与精神疾病的身心统一观

对于疾病本质的理解以及相应的治疗观和健康观,即所谓医学模式,一直随着时代的进步而发生变化。不同时代的医学模式影响了人们对疾病的认识并左右着医学工作者的思维方式及医疗行为。传统的生物医学模式基于自然科学的分析还原论的哲学思想,倾向于把身体视为一架复杂而精密的仪器,其运作方式以机械动力学作为基本原理,疾病以及相应的治疗则被等同于对这部机器的修理与维护。然而,在近代医学史上,有两个重要的理论流派为突破这种生物医学模式提供了切入点,其一是以坎农等生理学家为代表的所谓心理生理学派,他们提出的应激理论,率先阐述了应激对身体的影响,为认识身体与心理的相互作用机制打开了大门。另一方面,精神分析理论则强调心理冲突对躯体的影响,促使我们进一步思考心理与躯体的内在关系。在此基础上,身体与心理的关系逐渐受到重视,心理社会因素对躯体疾病影响的相关机制也获得了广泛而深入的研究。自20世纪70年代始,生物-心理-社会医学模式的理念开始被广为接受,并形成了医学心理学、心身医学、行为医学等从生物、心理和社会文化的整体观、多元观来理解所谓心身疾病的发病机制以及治疗和康复的医学流派。

近半个世纪以来,心身相互作用的生理、病理学机制的研究取得了长足的进步,特别是近几十年来,神经科学的进步与发展,不仅让我们更好地了解了以大脑为中介的心理社会因素对躯体疾病的影响,也逐步阐明了神经生物学因素在精神疾病的发病过程中所扮演的重要角色。最近十几年来,人们发现,除了大脑神经生物学的病理生理机制以外,精神疾病可能与整个身体系统的功能调节失衡有关。例如,对肠-脑轴、免疫失调对精神疾病的影响、躯体疾病与精神疾病共病的共同病理机制等的研究与认识,进一步肯定了生物-心理-社会综合医学模式在阐明疾病的病因以及在指导临床实践中的重要意义。

Box 21- 1 心身医学的发展脉络及相关概念

东西方医学都很早关注心身关系,但"心身医学"这个术语较晚才出现于德语词汇中。1818 年,Johann Heinroth 合成"心身性的(psychosomatic)"这个词。20 世纪 20 年代初,Felix Deutsch 首创"心身医学(psychosomatic medicine)"一词。1939 年,*Psychosomatic Medicine* 杂志创刊;1942 年,美国心身医学学会成立。

心身医学既有内科学、神经精神病学渊源，又有精神动力学的始动推力。在心身医学发展的早期，精神分析家发现，一些躯体疾病的发生、发展及转归与心理因素有较明显的关系。他们提出的精神动力学假说认为，特定的心理冲突可能导致某种疾病结局。

心身医学诞生于欧洲德语国家，后来在英语世界得到发展。随着研究领域逐步扩大，早已超出处理上述狭义"心身疾病"的范围，逐渐形成了一个内涵丰富、外延广泛的学术领域。今日的心身医学概念包括以下三个方面的含义：①心身医学是一种基本的医学态度和思维方法，提倡用系统-整体思想观察、处理医学问题，提倡"生物-心理-社会医学模式"；②心身医学是一个交叉边缘学科性质的研究领域，涉及医学、心理学、社会人文多个学科，研究躯体与心理社会因素之间的互动关系对于疾病和健康的意义；③心身医学是精神卫生领域的一个专科或亚专科，综合应用心理、躯体以及社会的方法，向患者提供预防、治疗、康复服务。

如上所述，现代的心身医学研究的是广义的心身关系，涉及大多数人类疾病。广义的心身疾病是指心理社会因素在疾病的发生、发展过程中起重要作用的躯体疾病和躯体功能障碍，例如，冠心病、糖尿病等。而现在的趋势是淡化心身疾病的诊断，强调应用广义的心身医学思想，对患者进行综合性的分析和处理，因为所有疾病的患者都应该得到躯体、心理乃至文化、社会诸个层面的整体对待。

目前在德国，"心身医学与心理治疗学"是医学教育的必修课程，也是临床服务的重要部门。心身医学科与精神病学地位相当，诊治除重性精神病、痴呆、精神发育迟滞、物质滥用等以外的其他"轻性精神障碍"。心身医学科医生与精神科医生一道，为其他所有临床科室提供会诊联络服务。

2001年以来，心身医学在美国成为精神科的第七个亚专科，并有了执业资格证书考试、专科医师培训制度。精神科医生在综合医院对各科患者提供会诊联络精神医学（consultation-liaison psychiatry）服务，使精神病学紧跟主流医学，赢得了社会的认可和地位。最值得借鉴的例子是哈佛大学医学院附属麻省总医院（MGH），其精神科仅有24张床位，但对整个医院的住院患者会诊比例高达12.5%，为医院周转、患者服务及安全做出了重要贡献。

我国的临床科室设置与国际上稍有不同，精神科之下没有心身医学科亚专科，但有部分医院开设了临床心理科作为精神科的亚专科，二者工作内容有相似之处。

赵旭东　内部资料

医学模式的转变不仅影响了人们对疾病的认识，也对医学工作者的思维方式以及工作模式产生了重要的影响。联络会诊精神医学就是在新的医学模式指导下应运而生的具体的临床实践方式之一。在综合医院，诊断和治疗躯体疾病的医生不可避免地要面对躯体疾病所伴发的精神心理症状，同时，他们也意识到患病和就诊过程本身产生的行为和情绪反应同样影响着躯体疾病的治疗与转归。概括地说，躯体疾病与精神症状（或精神障碍）之间可能存在以下几种关系：①躯体疾病直接导致的精神症状，如脑炎患者出现的精神症状；②患者对躯体疾病产生的心理反应，如癌症后焦虑、抑郁反应；③躯体疾病的精神科并发症，如卒中后抑郁；④精神疾病的躯体症状，如焦虑症和抑郁症中的躯体症状、转换性障碍；⑤躯体疾病与精神疾病共病。从临床实践的角度，综合医院的精神科医生需要与非精神科医生紧密合作，在疾病的生物-心理-社会综合模式的指导下，共同处理上述各种临床问题，全面地治疗患者的躯体和精神、生理和心理两方面的病症与病痛，促进疾病的全面康复。

二、精神科联络会诊的定义、历史发展及现状

会诊-联络精神病学（consultation-liaison psychiatry，CLP）是精神病学的一个分支，其核心工作是精神科医生在综合医院的非精神科科室针对患者的精神症状及心理问题进行相关的临床咨询、诊断、

干预和治疗。除了临床诊疗工作外,会诊-联络精神病学的工作内容还包括旨在促进精神科以及非精神科医生更好地理解躯体疾病与精神疾病(或精神症状)的关系以及掌握相应的诊断和处理方法的教学培训,另外,广义的会诊-联络精神病学还包括针对相关问题进行的基础和临床研究工作。

　　会诊-联络精神病学的起源可以追溯到 20 世纪 20~30 年代的美国,其背景是精神医学的快速发展以及美国很多综合医院精神科的设立。在这之后的几十年中,尽管许多国家综合医院中的会诊-联络精神病学的服务需求逐渐增加,相应的机构设置以及服务工作逐渐展开。但是,在 20 世纪 70 年代以前,会诊-联络精神病学还远没有形成规模,在精神科的学术会议上,也鲜有此方面的讨论议题,住院医生的培训项目中,这方面的内容也仅占很小的比例。20 世纪 70 年代以后,由于临床需求的进一步增加,相关的专业培训教育工作得到了加强;此外,美国初级保健医生对会诊-联络精神病学的兴趣日益增加,加之精神科医生在神经精神病学研究迅猛发展的基础上,逐渐认识到精神科临床工作的独特性,获得了更多的自信并且更加积极地试图参与会诊-联络工作;再者,非精神科医生也逐渐认识到传统医学模式的局限性,希望精神科医生更多地帮助他们解决临床治疗中患者出现的精神症状和心理问题;最后,也是由于疾病谱系的改变,心理社会因素在更多的慢性疾病(如所谓生活方式病,糖尿病、冠心病等)中所扮演的角色逐渐被重视,非精神科医生也开始认识到心理干预和行为方式的调整对于慢性疾病康复的重要性。总之,上述因素共同促进了会诊-联络精神医学的发展。之后,欧美各国在全国范围内大力推进和扩大会诊-联络精神病学的展开,并将相关培训列入精神科住院医生和主治医师的培养计划中,同时还出版了《综合医院精神病学》《心身医学》等相关杂志。1997 年,欧洲多国还成立了"欧洲会诊-联络精神病学及心身医学联合会(EACLPP)",旨在促进欧洲国家综合医院会诊-联络精神病学工作的开展、教育培训以及专业管理。如今,会诊-联络精神病学已经成为精神病学的一个重要分支,有力地推动了综合医院精神病学服务的质量和水平,获得了非精神科医生以及患者的认可和好评。

　　我国会诊-联络精神病学工作的开展起步较晚,尽管三级以上医院基本上都设立了精神科或临床心理科,但是相关工作内容的规模、质量仍有很大的差距。精神科医生缺乏联络会诊的积极性、医院对相关工作重视不够、资源配置不到位、部门之间沟通不畅、非精神科医生缺乏对精神心理问题的重视甚至抱有偏见、精神科医生缺乏基本的躯体疾病诊治的技能、患者对精神疾病抱有病耻感等,所有这些因素,都限制了我国综合医院会诊-联络精神病学的发展。尽管如此,近年来随着整个社会对精神疾病的重视以及医学研究的飞速进步,会诊-联络精神病学在我国正逐渐展示出健康发展的势头,越来越多的非精神科医务人员认识到精神心理因素对躯体疾病的影响,把患者作为一个完整的人而不是仅仅作为一个患病的器官的认识已经逐渐成为大部分医务工作者的共识,许多有益的尝试也已经在许多综合医院展开,例如"双心门诊""阳光医院"等,我们预期,中国的会诊-联络精神病学将会在未来的十几年中有一个迅猛的发展。

三、精神科联络会诊的基本原则与工作模式

(一)基本原则

　　从身心统一的角度理解疾病是精神科联络会诊的基本指导思想。如前所述,躯体疾病与精神疾病的关系错综复杂、相互作用,患有躯体疾病并在医院接受诊断和治疗,也会诱发患者正常或异常的生理心理反应。患病本身作为一个应激事件,就足以促发各种心理情绪问题并恶化躯体疾病本身。因此,精神科会诊首先要求会诊医生除了了解一般疾病病理学方面的知识以外,还应该熟悉那些容易产生精神症状的常见躯体疾病;另外,精神科会诊医生还应该特别熟悉精神药理学的相关专业知识,了解精神类药物药代动力学以及药效动力学的相关机制,从而能够更好地避免由精神科药物与治疗躯体疾病药物之间的相互作用而导致的不良反应,理解特殊人群的患者(如老人或小孩以及孕期女性等)服用精神科药物需要注意的相关问题;再有,会诊精神科医生还应该具备基本的心理治疗的技巧和能力,并将心理干预的技巧贯穿到整个会诊过程中。会诊医生应该时刻牢记被会诊的患者是一个

完整的个体,除了给予充分的理解、共情和支持以外,会诊医生还应该能够对患者的人格倾向、疾病角色、情绪状态、认知水平以及行为方式予以理解和把握,并善于通过语言进行与患者的沟通和交流。

会诊医生有时候需要更广阔的视野来看待患者就医并接受诊疗的行为。例如,理解患病给患者本人及患者家庭带来的影响,有的时候,患病可能成为一种获益行为,这涉及患者与周围人的人际关系的冲突。环境对疾病的影响是重要的,如果不能改变环境或行为模式,很多慢性疾病无法获得满意的改善。尽管会诊能够解决的问题有限,但是保持对患者生活环境与疾病关系的关注和警觉是必要的,能够为治疗提供有价值的参考。

尽管会诊的工作很重要,但是精神科医生还是应该明确,治疗应该以请求会诊科室的躯体治疗为主,精神科医生主要是为对方提供服务(通常是有限的),而不是喧宾夺主。精神科医生应该充分理解躯体治疗的重要性,同时通过耐心细致的沟通把自己对精神疾病专业的理解(诊断和治疗)传达给请求会诊的医生,并制订切实可行的治疗计划。会诊精神科医生还需要具有高度的责任心,在非精神科医生缺乏对精神疾病的了解和关注、患者对被施与精神科的诊断和治疗抱有戒心以及精神科医生资源匮乏、工作繁忙人手不足的现实状况下,克服困难,积极配合请求会诊科室的医生,帮助患者解决问题。

(二)综合医院精神科联络会诊流程

精神科会诊应该是一个完整的过程,包括从会诊申请的提出到会诊医生的随访观察。会诊可能是一次性的,也可能是多次的。理想的情况下,多次会诊应该始终由一个医生担任,以便在熟悉病情发展的基础上展开适当的干预与治疗。以下参考《麻省总医院精神病学手册》一书的相关内容,并根据我国综合医院的实际情况,简单归纳一下会诊的流程。

1. **与申请会诊医生的沟通** 要求会诊的医生通常会提出会诊的目的,这些目的包括诸如患者不配合治疗、攻击冲动、严重失眠、存在抑郁情绪、焦虑不安或者出现谵妄以及不能从器官病理学的角度解释患者的不适主诉,等等。然而,请求会诊的医生未必能够准确地把握患者问题的实质,在很多情况下,请求会诊科室的医生工作繁忙,或者缺乏从精神医学的角度理解患者身心问题的知识和训练,因此,请求会诊解决的问题和患者实际存在的心身问题出入很大,这就要求精神科会诊医生能够主动与请求会诊医生进行沟通和交流,有必要尽快明确患者存在的真正问题。让请求会诊医生简短地概况一下患者本次住院的病史、治疗状况以及存在的问题。另一方面,精神科会诊涉及几乎所有的内外科室,精神科医师不可能掌握所有的躯体疾病的相关内容,此时会诊医师可能面临着自尊心的挑战,不愿意就自己不懂的问题进行提问,会诊医生必须克服这种心态,在存在困惑或不懂的时候,明确地告知请求会诊医生并让其简单讲解一下患者躯体疾病的病因学与治疗学方面的知识是有必要的。

2. **了解患者的现病史和既往史** 可以从患者的住院记录中直接了解患者躯体疾病的病史和既往病史,加上请求会诊医生的总结和概况,会诊医生通常能够对患者的病史勾勒出一个大致的轮廓。护理记录能够了解患者住院期间的行为表现,通过家属或者陪护人员提供的信息,能够更全面地把握患者的人格特点、对患病的态度、患病对患者的家庭功能和社会功能的影响以及可能参与或加重躯体疾病的生活事件。诸如患者内在的抑郁、焦虑情绪、谵妄的表现以及患者对治疗的愿望等,家属或陪护提供的信息往往比请求会诊医生了解的更加详细和准确。特别是对那些不配合治疗、存在记忆障碍等认知功能的问题以及存在意识障碍的患者,家属及陪护者所提供的信息尤为重要。对于患者共病精神疾病的既往史的询问,是精神科医生的强项,诸如物质滥用、是否正在服用精神科药物、病态的人格特点以及生活事件的影响等等,都有可能或多或少地影响患者的疾病行为以及躯体疾病本身。理想的情况下,会诊医生应该详细阅读患者的住院病史,并对一些相关的要点进行确认。

3. **与患者面谈,进行相关检查** 第一,在可能的情况下,应该与患者进行亲切友好的交流,告知患者来会诊的目的,确认患者自己最希望迫切解决的问题。很多患者对精神科医生前来会诊抱着抵抗的态度,因为他们不愿意被视为具有精神问题的人,也不能够很好地理解躯体疾病与精神心理之间的关系。交流还包括倾听患者对患病以及对住院治疗、对医护人员的服务等方面的感受,同样重要的是,会诊医生应该对患者由于患病带来的痛苦、担忧和焦躁表示共情并给予恰当的安慰和鼓励。第二,精神科医生应该把重点放在以下几个方面的检查上:首先,如下所述,焦虑、抑郁以及精神病性症状(如幻觉和妄想和行为紊乱)等,是综合医院最常见的请求会诊的原因,精神科医生应该能够娴熟地掌握对这些症状的识别以及给予相应的诊断;其次,考虑到谵妄也是常见的请求会诊的原因,同时,老年患者也不同程度地存在着认知功能的损害,因此,认知功能的检查,包括定向力、注意力、记忆力以及执行功能和语言表达等方面进行评估也是必要的。使用一些量表(如 MMSE)通常是有帮助的,其余的一些简易的认知功能检查如画钟试验等,能够帮助会诊医生发现潜在的神经心理问题。此外,基本的神经系统的检查也是必要的,包括肌张力以及各种生理反射和病理反射等。最后,相当一部分患者需要继续进行实验室相关检查。一般情况下,患者在各科住院后,都已经进行了相应的实验室检查,但是,与精神症状密切相关的中枢神经系统的检查也经常容易被忽视,例如,脑影像学的检查、脑电图等常规检查对于确定精神症状的病因常常是必要的。如果需要,精神科会诊医生应该建议请求会诊科室对患者进行相应检查。

4. **了解患者躯体治疗状况**　很多药物都可能引起精神方面的症状。尽管会诊的精神科医生不可能掌握所有非精神科药物导致的精神症状方面的不良反应,但是开始服用药物或突然撤药与精神症状产生的时间关系,常常可以提醒医生。必要的时候,可以更详细地了解该药物是否可能与现在的精神症状有关。一些患者正在服用的精神科药物常常被患者本人隐瞒,也容易被忽视。另外一些患者会突然停掉正在服用的精神科药物(如住院后服用不便或需要手术等),也有些患者会在住院后自行服用一些药物如镇静催眠药而没有告知医生。此外,一些具有物质滥用史的患者因为住院而出现戒断症状,这些都有可能是患者出现精神症状的原因或诱发因素。

5. **进行诊断并制订治疗方案**　抑郁障碍、焦虑障碍、创伤及应激相关障碍、躯体症状及相关障碍、睡眠-觉醒障碍、神经认知障碍以及"物质/药物所致的精神障碍"也是通常的诊断,但很多精神症状没有达到足以诊断为"障碍"的程度,也可以暂且先以"状态"字样来描述。

治疗基本上以对症治疗为原则,大多数情况下,根本的治疗需要等待躯体疾病状况的改善。会诊医生应该熟悉欲使用的精神科药物的不良反应对躯体本身的不良影响,尽量避免使用那些不良反应较大的药物。例如,能够加剧老年患者认知功能损伤以及加重消化功能不良的抗胆碱能药物、那些容易引起心脏毒性和血压波动的药物、那些可能加重意识障碍的药物、那些容易引起运动障碍从而导致患者跌倒的药物以及那些可能加重患者肝肾损伤的药物,等等。药物的滴定应该从小剂量开始,并密切观察可能出现的不良反应并予以及时调整。精神科会诊医生应该向请求会诊的医生介绍使用的精神科药物的作用机制与可能存在的不良反应,如果可能,应该留下自己的联系方式,以便出现问题能够及时予以指导。

此外,适当的心理干预和支持性治疗也是非常必要的。帮助患者正确认识自己的疾病,以积极的心态配合医生的治疗,教给患者在住院期间适当的情绪(如如何应对面对手术等带来的紧张、焦虑、对术后疼痛的恐惧等)或睡眠等方面的管理,都能够帮助患者更好地调整自己的疾病角色、应对患病所带来的人生危机。对于那些能够自如走动的患者,在允许的情况下,可以直接到精神科门诊进行短期就诊,让长期住院的患者家属或陪护来精神科,与医生共同讨论护理等方面的问题也是有益的。

6. **书写会诊记录**　会诊记录应该简明扼要,包括对精神症状及精神检查结果的描述,以及可能的诊断和治疗方案。需要避免使用精神科专业术语。由于大部分精神科药物的使用都需要有一个滴定的过程,会诊医生应该详细写明药物服用的时间以及加药或减药的具体剂量和时间过程。大部分情况下,精神科的用药应该是短期的,因此,在患者精神症状得到缓解后,会诊医生还应该告知患者减药和撤药的方法。有些患者即使在躯体疾病好转后也需要长期用药,这样的患者可以建议在其出院后继续接受精神科门诊的治疗。

7. **随访**　通常情况下,单次会诊并不能彻底解决患者的问题。患者病情的变化、药物的调整都需要多次会诊才能有效地达到目的。但是,鉴于综合医院的精神科通常人手不够,常常很难保证会诊的连续性。精神科医生为了减少工作负担,有可能不去主动跟踪患者的病情和治疗状况。除了增加会诊医生的责任心外,综合医院应该从行政上给予精神科会诊以更大的支持,如果可能,精神科应该设立专门的会诊小组,即使会诊医生不能持续为一个患者追踪会诊,也应该能够让后续会诊的医生了解患者的情况,这需要会诊小组能够定期对全院会诊的患者有一个简单的记录并进行组内的沟通和讨论。

第二节　综合医院提请会诊常见的精神
症状及情绪、行为问题

一、焦虑、抑郁

在综合医院接受诊疗的患者中,有相当一部分存在不同程度的焦虑/抑郁症状。例如,国内的一项研究显示,可以诊断为焦虑障碍的比例,在以下不同的科室分别为:神经内科 11.7%,消化内科 9.4%,心内科 7.8% 以及妇科 5.4%。另外,在上述这些科室中,可以诊断为抑郁障碍的比例分别为: 15.6%,14.4%,10.6% 和 7.86%。显而易见,如果把那些尽管没有达到诊断标准但仍然存在焦虑或抑郁情绪困扰并给其躯体疾病的诊治带来不良影响的患者群体考虑在内,这些问题会更显凸出。

尽管焦虑/抑郁问题可以出现在所有综合科室中,但是由于涉及大脑的病理性改变,神经内科的焦虑/抑郁以及出现的精神症状问题似乎更为突出。例如,一项研究表明,在神经内科的几个主要常见疾病中,帕金森病患者、癫痫患者以及卒中患者共患焦虑/抑郁的比例分别为:24.1%、21.9% 和 19.5%。

导致综合医院就诊患者出现焦虑/抑郁的原因可能有以下两个方面:

第一,是由于罹患躯体疾病本身给患者带来的情绪影响以及诊疗过程中出现的心理应激。前者包括患病本身所产生的痛苦,家庭、学业以及职业功能缺损或丧失,经济负担增加等;后者包括患者在进入疾病角色后,在一系列的诊疗过程中所遭遇到的环境的负面影响以及生活状况的改变,例如悬而未决的诊断、烦琐复杂的医疗检查、不良的医患关系、住院的隔离、对治疗的恐惧、治疗所产生的不良反应等,通常会短期地诱发患者的焦虑/抑郁症状,但随着治疗的展开,这些问题会逐渐消失。另外,这些与患病及诊疗相关的应激事件也会作为重要诱因从而导致焦虑障碍或抑郁障碍的发病或复发。

第二,某些躯体疾病可以和焦虑抑郁共病,其原因是一些尚不明确的内在生理病理学机制。躯体疾病可能通过全身的免疫系统作用于大脑,从而改变大脑的功能,促发精神障碍或精神症状的产生。

不论上述何种原因,躯体疾病共病焦虑抑郁既增加了患者的主观痛苦感也可能恶化躯体疾病的病理学过程,例如,焦虑和抑郁可以增加心梗发作的死亡率。共病焦虑/抑郁可以影响躯体疾病的预后,给躯体疾病的治疗增加难度;同时,焦虑/抑郁也容易导致一些慢性躯体疾病的反复发作;再有,如果患者共病较严重的焦虑/抑郁情绪,也可能影响医患关系以及治疗的依从性。

二、自杀企图与行为

综合医院的自杀相关问题,涉及以下两种情境:一个是住院的患者出现自杀的观念或企图,另一个是在医院外已经采取自杀行为的患者被送到急诊室抢救。前一种情况需要临床医生对潜在的自杀风险进行恰当的识别与评估,后一种情况需要与精神专科医生合作,在成功进行抢救之后如何将患者转诊到精神科医生那里进行干预或治疗,从而找到导致自杀的原因、治疗相关的精神疾病并最大可能地降低再自杀的风险。

在所有精神疾病中,情感障碍、物质或酒精滥用以及精神分裂症的自杀比例排在前三位。此外,患有惊恐障碍、严重的焦虑、摄食障碍以及严重失眠的患者,所患疾病也会作为短期危险因素增加自杀风险。因此,如果临床医生能够了解住院患者是否存在上述精神疾病,将有利于对该患者可能存在的自杀风险予以评估,并在必要时请求精神科医生进行更详细的会诊评估及干预。

　　除精神疾病外,严重的内科疾病,特别是慢性疾病也与自杀风险的增加有关。例如,艾滋病、各种癌症、脑外伤、癫痫、消化性溃疡、多发性硬化、脑器质性综合征、库欣综合征以及类风湿关节炎和卟啉症等。其他的一些增加自杀风险的因素包括:自杀家族史、既往自杀企图史、生活状况(丧偶、离婚或分居等)、严重的应激性生活事件、人格障碍等。

　　对自杀风险的评估是预防自杀的第一步。自杀的评估应该包括以下几个方面:

　　第一,要与患者建立良好的医患关系、获取患者的信任。在与患者沟通时,要保持客观、共情、关切和支持性的态度。在询问患者是否存在自杀观念或自杀企图时,没必要遮遮掩掩。委婉的表述(如"活着没意思")可能会让沟通变得容易一些,但开放、直接的询问也能够让患者坦率地表述自己的想法。有研究表明,当患者发现他们可以把自己的自杀想法说出来时,自杀观念就会减轻。如果患者回答存在自杀观念或打算采取自杀行为时,进一步的询问患者自杀的具体计划、打算(包括时间、地点、方式)是非常必要的。

　　第二,对自杀风险进行评估。系统的评估包括使用各种自杀风险评估量表。例如,自杀可能性评估量表(SASP)、波士顿自杀观念评估量表(BASIC)等。如果不能使用量表评估,医生也应该了解以下方面的内容:患者目前的精神状况以及精神疾病的诊断、患者自杀的决心、主观痛苦的程度、准备自杀的相关细节、个体可获得的内在和外在的资源(保护性因素)、患者所面临的压力与应激的性质、既往存在的自杀企图以及家族自杀史等。在上述信息的基础上,确定患者存在的自杀风险的等级(通常以轻、中、高来表示)。如果临床医生无法准确判断,或者明确判断后不能有效地予以干预,应该及时请求精神科医生进行会诊。

　　综合医院涉及自杀相关问题的第二个情境是患者采取自杀行为后被送到急诊进行抢救。对具有生命危险的自杀患者进行抢救应该由综合医院的急诊科医生实施,然而,如果精神科医生也能够参与抢救过程,对于发现患者的精神心理问题并给以日后的预防性干预是非常必要的。现实状况是,急诊科的医生缺乏识别患者精神心理问题的训练和意识,不去主动询问患者与自杀相关的精神心理问题;另外,缺乏自杀干预训练的非精神科医生通常会出现一些情绪性反应,诸如对患者的自杀行为感到困惑、焦虑,也可能出于心理上的防御而不愿意过度地牵扯到患者的心理和家庭关系中,因而表现出过于理性,甚至冷漠的态度。很多自杀患者的家属或保护人因为自杀问题的耻辱感,也不去主动暴露患者可能存在的精神问题及精神科治疗史。其结果,大部分自杀患者被抢救过来后便离开医院,并没有获得进一步的追踪和相关精神疾病的治疗。因此,精神科专业医生应该与急诊科医生建立紧密的合作关系,在出现自杀抢救的情况时,应该及时"到位",详细地从患者家属或保护人那里获得相关病史资料,特别是精神类药物的使用状况,以便为急诊科医生提供相关信息,并在患者脱离生命危险后,及时将患者转诊到精神科门诊或病房继续进行治疗。

三、精神病性症状

　　精神病性症状主要指幻觉、妄想以及兴奋、躁动,思维、言语及行为紊乱。代谢紊乱、感染、中毒、脑外伤、脑血管障碍等多种躯体疾病以及药物戒断和药物不良反应等均可引起精神病性症状,因此,也是请求精神科医生会诊的常见原因。据统计,幻觉、妄想和行为紊乱占综合医院精神科急会诊的35%～50%。

　　可能引起幻觉妄想状态的躯体疾病包括:神经系统疾病,如肿瘤、脑血管疾病、亨廷顿病、多发性硬化症、癫痫、听或视觉神经的损伤或损害,耳聋、偏头痛以及中枢神经系统感染;内分泌疾病,如甲状腺功能亢进或低下、甲状旁腺功能亢进和低下、肾上腺皮质功能亢进和低下等;代谢性疾病,如低氧、高碳酸、低血糖等,体液或电解质失衡;肝或肾脏疾病;自身免疫性疾病伴中枢神经系统损伤,如红斑狼疮等。

　　诊断躯体疾病所致的精神病性障碍,应该满足以下诊断标准:存在显著的幻觉或妄想;从病史、体格检查或实验室检查发现的证据表明,该障碍是其他躯体疾病的直接的病理生理性结果;这种障碍不能用其他精神障碍来更好地解释;而且,这种障碍并非仅仅出现于谵妄时,最后,这种障碍引起有临床意义的痛苦,或导致社交、职业或其他重要功能方面的损害。

关于躯体疾病所致精神病性症状的治疗,请参见本书精神疾病治疗的相关章节。

四、激越

激越被描述为:"明显的坐立不安和过多的肢体活动,并伴有焦虑"(ICD-10),临床上,激越表现为一系列思维活动、情绪和行为从低到高不同程度的兴奋过程,且无法平静,严重时可表现为兴奋冲动、对他人有躯体威胁,并发生攻击他人及自身的暴力行为等,是精神科常见的一种急性综合征,也是综合医院请求会诊的常见问题。根据《激越精神科处置专家共识》,激越的原因包括:第一,脑器质性疾病和其他躯体疾病,前者包括高热、感染、脑炎/脑膜炎、脑外伤、脑血管病、脑部占位性病变、缺氧性脑病、痴呆等,后者包括代谢及内分泌疾病,如甲状腺功能亢进、嗜铬细胞瘤、低钠/钙血症、低血糖等。第二,精神活性物质中毒或戒断。例如,如可卡因或苯丙胺(拟交感兴奋剂)可引起严重激越,或诱发精神病性症状;酒精戒断可能加剧急性激越症状。第三,精神障碍,如严重焦虑的焦虑激越、激越性抑郁或双相情感障碍抑郁发作的精神运动性激越,以及精神病性障碍患者的精神病性激越等。其中,精神病性激越常见于包括精神分裂症、分裂情感性障碍及双相情感障碍躁狂发作,患者可因思维及情感紊乱导致个体对现实世界的错误感知,进而引起严重激越;而幻觉(尤其是评论性和命令性幻听)、偏执观念(如被害妄想、被动体验)及强烈的易激惹/愤怒/高涨心境成为急性激越的诱发因素。

会诊的目的是要尽快缓解患者的激越行为,降低和防止攻击和暴力行为对患者自身及他人造成伤害。当患者因为激越行为而被请求会诊时,精神科医生应该尽快赶到现场,不得拖延,在进行简单的评估后,尽快地采取综合治理的方法。首先,要尽可能先采取言语安抚的手段,并与患者保持一定的空间距离避免让患者感到人身威胁,应该采取灵活的应对方式,包括适当的妥协,让家属一起参与与患者的沟通是有效的;其次,如果言语安抚不能奏效,可以考虑药物治疗,包括口服非典型抗精神病药物和(或)苯二氮䓬类药物以及典型或非典型抗精神病药物或苯二氮䓬类药物的肌注治疗,肌注治疗通常起效快,能够有效且快速地降低风险。最后,在不得已的情况下,可以考虑医学保护性约束,即使在无法与患者达成共识的情况下,也应该进行口头告知并开写医嘱,同时遵循相应的操作流程避免对患者产生伤害,并根据情况在最短的时间内解除约束。

五、睡眠障碍

按照 ICD-11,非器质性睡眠障碍包括:非器质性失眠症,非器质性嗜睡症,非器质性睡眠-觉醒节律障碍,睡行症(夜游症),睡惊症(夜惊),梦魇等。这里仅讨论综合医院最常见的失眠障碍。因为睡眠存在着个体差异,睡眠障碍需要考虑的要点除了患者自身对睡眠不满意的主诉外,还要考虑睡眠问题是否给患者的身体、心理以及社会功能带来影响。

失眠是许多精神疾病的症状表现。失眠是指当事人存在入睡困难或维持睡眠困难,并具有对睡眠数量或质量的主观不满意。很多躯体疾病或症状也可以伴发失眠,对于躯体疾病的治疗药物也可能诱发失眠。此外,综合医院住院患者由于患病所导致的焦虑、抑郁情绪以及睡眠环境的改变,也会增加失眠的问题。

为了便于理解,综合医院常见的失眠原因可以以 4 个"P"来表示:①physiological(生理的)或Physical,前者包括既往睡眠规律的打乱,白天长时间卧床、缺少运动、病房环境的嘈杂等,后者包括各种与呼吸相关的睡眠障碍,最常见的为阻塞性睡眠呼吸暂停低通气,此外,咳嗽、不宁腿综合征、夜间心绞痛、夜间尿频、内分泌疾病、透析以及各种疾病引起的疼痛、瘙痒等;②psychological(心理的),例如,焦虑、抑郁的情绪,对于失眠的预期恐惧等;③psychiatric(精神医学的),例如,各种精神疾病,也包括阿尔茨海默病、脑血管障碍、脑肿瘤等脑器质性病变导致的睡眠中枢和生物钟功能紊乱;④pharmacological（药理的），除咖啡因、麻黄碱等中枢神经刺激物以外，降压药、类固醇类药物、口服避孕药、抗结核药、消炎药、抗癌药物以及干扰素等都可能导致失眠。此外，突然停用镇静催眠药物或某些抗抑郁药也会产生失眠，再有，长期用酒精代替睡眠药物者可能产生依赖从而引起维持睡眠困难或睡眠质量下降。

六、疼痛

疼痛被定义为由组织损伤导致的不愉快的感官及情感体验，因此涉及精神和心理因素的参与与影响，需要由精神科医生协助处理。精神科医生在综合医院处理患者持续性疼痛问题时，可能要面临以下几个方面的工作：首先，帮助非精神科医生区别疼痛的器质性因素和功能性因素，鉴别那些与躯体损害不一致或躯体障碍阙如的疼痛症状和主诉；其次，对那些可能由于精神疾病，如抑郁症、焦虑症、躯体忧虑障碍、药物滥用等引起的疼痛进行诊断并给以相应的治疗。在进行疼痛相关的会诊时，在会诊请求医师提供信息的前提下，精神科医师应该明确以下相关问题：是否存在着持续的躯体疾病，如感染和癌症；是否有因吗啡类强镇痛剂使用或戒断反应而引起的疼痛问题；是否存在相关精神疾病（如上），例如，疼痛的主诉是原发的还是继发于精神疾病，如抑郁症或妄想性障碍；是否存在滥用、成瘾问题，以及人格问题、诈病、转换性障碍以及遭受躯体或性虐待等问题。

如果可能，精神科医师应该进行相应的躯体检查，包括疼痛的位置（激痛点）、感觉反应等，这些检查既有助于区分器质性和功能性问题，也有助于建立良好的医患关系，避免让患者认为医师将其疼痛仅仅视为心理问题。精神科医师应该详细询问患者慢性疼痛的病史，了解疼痛的时间和类型，患者曾经接受过的治疗以及患者和医师的关系，特别是，医师应该对患者目前的精神状态予以把握并详细了解患者以前是否罹患过精神疾病。

慢性持续性疼痛本身也可能是精神障碍的一种，在 ICD-11 的诊断分类中主要为躯体忧虑障碍、疑病症等。为了便于理解，临床医师可以将疼痛症状分为三个亚型：心理性的、非精神病性的和混合型。在第一种情况下，心理因素在疼痛的发作、维持以及恶化中扮演了重要角色；第二种情况下，躯体疾病是疼痛的主要原因，即使存在心理因素，所起的作用也不大；第三种类型则包括了大部分疼痛的状况，事实上，疼痛通常都包含了躯体疾病和心理因素的相互作用和影响。

疼痛的药物治疗（包括抗抑郁药物治疗）非本节所要讲述的内容，这里只简述非药物治疗的相关问题。首先，医师应该保持对疼痛患者的共情，尽管很多疼痛的原因不明，但患者的痛苦感受仍然是真实存在的。在与慢性疼痛患者的沟通和交流过程中，应该给予足够的倾听和理解，同时也要避免患者对医师的治疗产生不切合实际的期望，另外，允许患者表达由于长期的疼痛而产生的恐惧、愤怒和怨恨。医师应该和患者建立一种同盟关系，鼓励患者主动地参与到治疗中来。除了催眠治疗、认知行为治疗、心理动力性治疗外，指导患者采取放松技术，如瑜伽、针刺疗法、皮电神经刺激以及按摩等康复治疗也能够帮助患者增加对疼痛的自控感，减少疼痛。

目前，多数综合医院已经设立疼痛门诊，然而，多学科合作，特别是精神科医师的参与仍有待加强，除了药物治疗以外，精神科医师能够在诊断和治疗慢性疼痛的患者中发挥更重要的作用。

七、缺乏客观检查所见的躯体症状主诉

根据 ICD-11，这一类患者被诊断为"躯体忧虑障碍"，指一类以持续存在的躯体症状为特征的精神障碍。由于躯体症状产生的痛苦，使患者过度关注，产生反复就医行为，并引起相应的功能损害。然而，患者的痛苦主诉缺乏相应的器质性病变的基础，或者，患者对疾病的关注程度明显超过躯体疾病本身的性质及其进展的程度。换言之，患者的不适感受或过度关注不能被适宜的医学检查，以及来自医学方面的解释所缓解或消除。躯体忧虑障碍涉及多种躯体症状，且可能随时间的推移而发生变化。在个别情况下，患者可存在单个症状，通常是疼痛或疲劳。

ICD-11 的躯体忧虑障碍（bodily distress disorder, BDD）是一个新类别，不仅包括 ICD-10 的躯体形

式障碍(somatoform disorder)、未分化的躯体形式障碍、躯体形式的自主神经功能紊乱、持续的躯体形式的疼痛障碍等,还包括内科医生常使用的肌纤维痛(fibromyalgia)、慢性疲劳综合征(chronic fatigue syndrome)、过度换气综合征(hyperventilation syndrome)、肠易激惹综合征(irritable bowel syndrome)、非心脏性胸痛(noncardiac chest pain)、疼痛综合征(pain syndrome)等。这些疾病常被称为功能性躯体综合征(functional somatic syndromes),或医学无法解释的躯体症状(medically unexplained somatic symptoms)。考虑到疑病障碍(ICD-10 的亚型分类)的强迫特点,将之归为强迫性障碍的分类中。

值得一提的是,ICD-10 与此相关的诊断分类和用语的改变,主要是参照了 DSM-5 相关的思路。下面进行简要梳理,以便更好地理解在联络-会诊精神医学工作中具有重要意义的相关问题。

在综合医院,患有此类障碍的患者所占的比例很大,也是请求精神心理科会诊的常见原因。其特点是患者具有症状体验和相应的不适及痛苦感,但没有相应器官病变的病理性检查所见。此类患者的诊疗通常存在两个方面的困难:首先,因为缺乏躯体检查的证据,患者可能被非精神科医师简单地推到精神心理科。然而,没有客观检查的证据并不等于患者的问题就一定是精神心理问题。如果缺乏医师充分的解释,患者通常会感到不满甚至愤怒,认为医师不能理解、缺乏重视或缺乏能力来处理自己的"躯体疾病",从而反复转换医师就诊,导致大量医疗资源的浪费,甚至对医师建议转诊至心理科产生耻辱感。其次,患者即使来精神心理科就诊,精神科医师仍然对患者是否具有潜在的躯体疾病而感到担忧,担心仅仅采用精神科的诊断和治疗方法会贻误"真正的"躯体疾病的诊治,因而反复要求患者回到相关非精神科科室进行检查。很显然,这种将躯体疾病和精神心理问题"一分为二"的观念不利于解决患者的问题。旧的躯体形式障碍的概念,过度强调医学上的症状的无法解释性,强化了心身二元论。事实上,仅仅因为不存在可证明的器质性病理证据就给患者下精神障碍的诊断也是草率的,同时,有躯体疾病也不能排除个体可以同时患有精神疾病共病的可能性。

为了解决这个问题,ICD-11 将此类疾病称之为躯体忧虑障碍,就是出于这种考虑。另外,DSM-5 将"躯体形式障碍"改称为"躯体症状及相关障碍",并将亚型细分为:躯体症状障碍、疾病焦虑障碍(相当于疑病障碍)、转换障碍、影响其他躯体疾病的心理因素、做作性障碍以及其他特定的或未特定的躯体症状及相关障碍。根据定义,躯体症状障碍具有以下共同特征:突出的躯体症状,伴随着由此导致的明显的痛苦与功能受损,多见于非精神科医疗机构;诊断基于阳性症状和体征(躯体症状加上对这些症状的病态的思维、情感以及行为反应)而非对这些躯体症状的医学解释的缺如。许多有躯体症状障碍的个体的特征不在于躯体症状本身,而是由于他们具有特殊的症状表现方式以及对症状的解释方式。值得一提的是,在 DSM-5 中,"疑病症"的诊断已经被取消,研究表明,大部分过去被诊断为"疑病症"的患者,可以被归入"躯体症状障碍"或"疾病焦虑障碍"中。

关于躯体忧虑障碍的在各器官系统中的常见临床表现,可参见第十三章"躯体忧虑障碍"。

八、谵妄

谵妄(delirium)被定义为以注意力障碍(指向、集中、维持以及注意的转移)和意识障碍为特征,在短时间内产生并在一天内症状呈现波动变化的一组综合征,通常伴随着其他认知、行为、情绪等精神症状,如记忆障碍、定向力障碍、言语紊乱、视觉空间知觉感知障碍(主要表现错觉、幻觉和妄想)、行为紊乱、激越、退缩,以及睡眠觉醒周期的改变等。与痴呆障碍相比,谵妄因通常起病较急且具有可逆性,也被称之为急性脑综合征(acute brain syndrome)。

谵妄虽然表现为一过性的精神和行为异常,但基本病因是躯体性的,通常也是严重躯体疾病的信号。在综合医院,谵妄是仅次于抑郁症的第二位被要求会诊的原因。研究表明,在一般住院患者中,谵妄的发生率可高达 30%,癌症患者为 25%,术后患者为 10% ~50%,ICU 则为 15% ~20%,即使一般疾病在入院的急性期,也有 5% ~15% 的患者出现谵妄症状。

引发谵妄的原因可以分为直接原因、诱发因素和背景因素。直接原因大体包括脑部疾病、导致脑功能低下的全身性疾病以及药物导致的不良反应或戒断症状;诱发因素包括疼痛、失眠、感觉剥夺或感觉刺激过度、长期卧床以及心理社会应激等;而高龄、慢性躯体疾病常常是谵妄的背景因素。

很多躯体疾病可导致谵妄,例如:中枢神经系统疾病,如脑血管病、变性疾病、颅内感染、脑肿瘤及脑外伤等;急性代谢障碍,如肝、肾衰竭,血糖异常、电解质紊乱、营养不良导致的维生素缺乏、酸或碱中毒等;内分泌疾病,如甲状腺以及甲状旁腺功能增强或减退、肾上腺皮质功能增强或减退、脑垂体功能低下等;胶原病;血液系统疾病,如贫血;呼吸及循环系统疾病,如心衰、肺功能障碍、低氧血症;金属代谢障碍;全身性疾病,如感染;药物及成瘾性物质等。

此外,某些药物也可以导致谵妄,如:抗心律失常药物、抗生素、抗胆碱能药物,三环类抗抑郁药,抗惊厥药(苯妥英),抗高血压药,抗病毒药,巴比妥类药物,β 受体阻断剂,西咪替丁、雷尼替丁,洋地黄制剂,戒酒药双硫仑,利尿剂,多巴胺激动剂,麦角胺,GABA 激动剂,免疫抑制剂,单胺氧化酶抑制剂,麻醉镇痛剂,非甾体抗炎药,拟交感神经药物,类固醇、ACTH 以及包括精神科药物如氯氮平、锂盐、曲唑酮等精神类药物。

谵妄可以分为三种类型,第一种为激越型(或过度活动型),第二种为安静型(或低活动型),第三种为混合型。第一种类型的特点为:活动量的增加、控制活动的能力降低、坐立不安以及徘徊。第二种即安静型谵妄的特点为:活动量减少、行为的速度减慢、环境识别的能力下降、语量减少、语速下降、疲乏以及觉醒度下降或自闭。值得一提的是,第二种类型的谵妄更具有隐蔽性,不容易识别,也很容易被简单地误认为是焦虑、抑郁,从而被忽视或误诊,研究表明,安静型的谵妄仍然是严重躯体疾病病理性改变的预兆。

由于谵妄的症状表现复杂多变,所以在临床上是最容易被误诊的精神症状之一。例如,安静型谵妄通常表现出情感退缩、淡漠,容易被误诊为抑郁症,谵妄的激越、意识蒙眬等症状容易也被误诊为躁狂症,而幻觉和妄想症状则容易被误诊为精神病性障碍,其认知损伤的症状常被误诊为痴呆。因此,准确地识别谵妄的症状是寻找潜在的躯体病因的前提。

鉴于谵妄诊断困难,目前已经开发出很多筛查谵妄的工具,其中,谵妄分级量表-98 修订版(DRS-R-98)具有良好的信、效度,是应用最为广泛的谵妄评估的工具之一。该量表包括 13 个项目用来评估症状的严重程度,3 项用来诊断。此外,其他的评估工具包括记忆谵妄评定量表(Memorial Delirium Assessment Scale ,MDAS),意识模糊评估法(Confusion Assessment Model,CAM),重症监护谵妄筛查表(the Intensive Care Delirium Screening Checklist,ICDSC)等。

为了能够正确地诊断鉴别和诊断谵妄,精神科会诊医师需要详细地向负责患者躯体疾病治疗的非精神科医师确认患者的病史以及目前的疾病状态。因为谵妄症状通常急性起病,症状出现之前相对短暂的时间内躯体病理学的改变常常可能是诱发谵妄的直接原因,如药物突然戒断、发热、缺氧、感染、低血糖、高血压脑病、败血症等。另外,对于可疑谵妄的患者,应该进行全面系统的精神检查,这些检查应该包括患者的意识状态、定向力、思维及言语、情感以及行为等。使用公认且有效的精神检查工具可以增加识别的准确性,例如,简易精神状态检查量表(Mini-Mental State Examination,MMSE)、蒙特利尔认知评估(Montreal Cognitive Assessment,MoCA)等都能够帮助会诊对患者的意识状态及认知功能水平进行鉴别,特别是 MoCA,具有更好的敏感性,且方便易行。画钟试验(要求患者在一个圆圈中画上如同钟表一样的数字和指针)被认为能够较好地反映额叶功能的损伤。此外,除了精神检查以外,可能发现中毒、药物不良反应以及感染和代谢障碍的实验室检查也能够提供相关信息。再有,神经影像学的检查,特别是脑电图检查对于诊断谵妄具有非常重要的价值,而且,不同的脑电图波形改变可能有助于鉴别不同原因导致的谵妄。

如果能找到确切的原因,首先要纠正或去除导致谵妄的病因。但是,当谵妄的病因尚不明确时,控制谵妄的症状直到发现病因非常重要。除了药物治疗以外,一些非药物的手段也能在一定程度上对谵妄症状给予控制和干预。这些非药物干预的方法如下:认知功能的维护,例如,经常提醒患者照料者的姓名和日程的生活时间安排,经常与患者对话保持患者对环境的定向力,跟患者交流近期发生的事情,帮助患者回忆过去的事情,玩一些语言游戏等;保障患者的睡眠,如,睡觉前喝一杯热牛奶,播放舒缓的音乐,按摩身体,减少病房的噪音,使用柔和的灯光调整给药和医疗处置的时间;每天进行三次走步锻炼,避免身体约束;使用放大镜或尽量用大字让患者能够看清楚;使用助听器;防止脱水和电解质异常等。

抗精神病药物在治疗谵妄中扮演了重要角色。尽管越来越多的证据支持第二代抗精神病药物在谵妄治疗中的有效性,但是第一代抗精神病药物因为积累了丰富的经验,仍然在治疗谵妄中发挥较重要的作用。特别是静注氟哌啶醇,因为对血压、心率、呼吸以及排尿的影响较小,对于心肺功能损伤的患者具有更好的安全性。在新一代抗精神病药物中,小剂量利培酮的治疗证据最多,尤其适合于那些患有糖尿病或存在代谢综合征的患者。此外,小剂量的奥氮平、喹硫平以及阿立哌唑等新型抗精神病药物的临床证据也逐渐增多,为治疗提供了新的、更多的选择。

(李晓白)

思　考　题

1. 会诊联络精神病学的内容和意义是什么?
2. 简述综合医院会诊联络精神病学的基本原则与流程。
3. 在综合医院中,需要精神科会诊的主要精神症状有哪些?
4. 如何理解心身统一观?

第二十二章 躯体治疗

精神障碍的躯体治疗(somatotherapy)主要包括药物治疗和物理治疗。药物治疗是改善精神障碍,尤其是严重精神障碍的基本措施。物理治疗在精神障碍治疗中占有一席之地,尤其是电痉挛治疗和经颅磁刺激,而曾经广泛应用过的胰岛素休克治疗和神经外科疗法等已很少使用。

第一节 概　述

精神障碍的药物治疗是指通过应用精神药物来改变病态行为、思维或心境的一种治疗手段。由于对大脑及其障碍的了解有限,精神障碍的药物治疗仍然以对症性、经验性为主要特点。目前精神障碍的药物治疗学是临床医学领域内发展最为迅速的学科之一,品种繁多、结构各异以及靶点新异的各类新型精神药物正在不断开发上市。精神药物(psychotropic drugs)在传统上按其临床作用分为:①抗精神病药物(antipsychotic drugs);②抗抑郁药物(antidepressant drugs);③心境稳定剂(mood stabilizers)或抗躁狂药物(antimanic drugs);④抗焦虑药物(anxiolytic drugs)。此外,还有用于儿童注意缺陷和多动障碍的精神振奋药(psychostimulants)和改善脑循环和神经细胞代谢的脑代谢药(nootropic drugs),将在相应章节中介绍。

精神药物是亲脂性化合物,易于肠道吸收和通过血脑屏障,最终到达脑部而起作用。除锂盐外,多数精神药物血浆蛋白结合率高,过量中毒不易通过血液透析方法清除。精神药物主要通过肝脏代谢,导致极性增强、亲水性增加,有利于肾脏排泄。精神药物也可通过乳汁排泄,故服药的哺乳期妇女常需停止哺乳。肝脏的药物代谢酶(如细胞色素 P450 酶,英文缩写 CYP,有不同的亚型,如 CYP1A2、CYP2C19、CYP2D6 和 CYP3A4 等)的活性存在个体和种族差异,并且会受到某些合用药物的抑制或诱导,因此剂量的个体化和药物间的相互作用是临床合理用药的关键。一般来说,精神药物的半衰期较长,尤其在疾病稳定期或维持治疗期间,往往采用一日一次的给药方式即可。儿童和老年人代谢和排泄药物的能力低,药物清除半衰期可能延长,药物剂量应比成人适当减少。

除锂盐外,大部分精神药物的靶蛋白是内源性神经递质的受体或转运体。多数精神药物治疗指数高,用药安全,但锂盐的治疗指数低,安全性小,需要密切监测血中药物浓度。长期应用某些精神药物如苯二氮䓬类可导致耐受性,使药效下降。药物的药效学相互作用可以引发毒性不良反应。例如,单胺氧化酶抑制剂与三环类抗抑郁药或选择性 5-羟色胺再摄取抑制剂合用,可以促发 5-羟色胺综合征;抗精神病药物、抗胆碱能药物和三环类抗抑郁药合用,可以引起胆碱能危象。

物理治疗(physical therapy)包括电痉挛治疗(electroconvulsive therapy,ECT)、经颅磁刺激(transcranial magnetic stimulation,TMS)、迷走神经刺激(vagus nerve stimulation,VNS)、深部脑刺激(deep brain stimulation,DBS)、磁痉挛治疗(magnetic seizure therapy,MST)、经颅直流电刺激(transcranial direct current stimulation,tDCS)等。国际上应用各种形式的脑刺激技术治疗精神障碍已有悠久的历史,电痉挛治疗应用于临床已有 70 余年,改良电痉挛治疗目前仍广泛应用于精神障碍的治疗;经颅磁刺激越来越多地被使用;深部脑刺激有难治性抑郁的适应证;亦有磁痉挛治疗和经颅直流电刺激的临床应用研究。迷走神经刺激主要作为辅助治疗。其他治疗包括胰岛素治疗(胰岛素休克疗法和胰岛素低血糖疗法)、发热疗法已罕用,精神外科治疗(psychosurgical therapy)已限制使用或严格适应证下使用。

第二节　抗精神病药物

抗精神病药物(antipsychotic drugs)主要用于治疗精神分裂症、躁狂发作和其他具有精神病性症状的精神障碍。抗精神病药物不宜称为抗精神分裂症药物。

一、历史和分类

20世纪50年代初,在临床实践中偶然发现了第一个治疗精神障碍的合成药物氯丙嗪(chlorpromazine),此后氯丙嗪被用作抗精神病药,开创了现代精神药物治疗的新纪元。氯丙嗪是在寻找异丙嗪类吩噻嗪化合物过程中被合成出来的,最初用于麻醉,1952年法国外科医生Henri给手术前的患者服用氯丙嗪,发现其能显著减轻患者的紧张和焦虑,随后法国的精神病学家Delay和Deniker首次将其试用于治疗精神病和兴奋激越患者并取得突出的效果。之后又不断引入了其他以多巴胺受体拮抗作用为主的经典抗精神病药,随着对精神障碍的病因学及生物学研究的深入探讨,抗精神病药治疗迅速发展,研发出来更多不同作用机制的精神药物,20世纪90年代后,逐渐推出了其他一些新型非典型抗精神病药物。至今已有上百种抗精神病药物曾先后应用于临床,目前较为常用的大约有二三十种。其中1959年合成的氯氮平受体作用最为复杂,临床疗效强、安全性相对较差,该药一直在新型抗精神病药开发过程中作为化学结构或治疗靶标的最佳参照。考虑抗精神病药物出现的时间顺序和药理学作用特点,目前主要分为第一代抗精神病药物和第二代抗精神病药物。

(一)第一代抗精神病药物

第一代抗精神病药物(first-generation antipsychotics,FGAs)又称神经阻滞剂(neuroleptics)、传统抗精神病药、典型抗精神病药,或称多巴胺受体阻滞剂。其主要药理作用为阻断中枢多巴胺D_2受体,治疗中可产生锥体外系副作用和催乳素水平升高。代表药为氯丙嗪、氟哌啶醇等。第一代抗精神病药物可进一步分为低、中、高效价三类。低效价类以氯丙嗪为代表,镇静作用强、抗胆碱能作用明显、对心血管和肝脏毒性较大、锥体外系副作用较小、治疗剂量较大;中效价类和高效价类分别以奋乃静和氟哌啶醇为代表,抗幻觉妄想作用突出、镇静作用较弱、对心血管和肝脏毒性小、锥体外系副作用较大、治疗剂量较小。

(二)第二代抗精神病药物

第二代抗精神病药物(second-generation antipsychotics,SGAs)又称非传统抗精神病药、非典型抗精神病药、新型抗精神病药等。第二代药物在治疗剂量时,较少产生锥体外系症状,但少数药物催乳素水平升高仍明显。按药理作用分为四类:①5-羟色胺和多巴胺受体拮抗剂(serotonin-dopamine antagonists,SDAs),如利培酮、奥氮平、喹硫平、齐拉西酮、哌罗匹隆、布南色林、鲁拉西酮等;②多受体作用药(multi-acting receptor targeted agents,MARTAs),如氯氮平;③选择性多巴胺D_2/D_3受体拮抗剂,如氨磺必利;④多巴胺受体部分激动剂,如阿立哌唑。

抗精神病药物的化学结构分类对药物开发和临床应用均有意义。如果某个抗精神病药物在充足剂量、充足疗程下效果不佳,则可以换用不同化学结构的药物。化学结构分类见表22-1。

表22-1　常用抗精神病药物的分类和剂量范围

分类及药名	剂量范围 (mg/d)*	氯丙嗪等效剂量 (mg)**	半衰期 (小时)
第一代抗精神病药物			
吩噻嗪类(phenothiazines)			
氯丙嗪(chlorpromazine)	300~600	100	24
硫利达嗪(thioridazine)	300~600	100	24

续表

分类及药名	剂量范围 （mg/d）*	氯丙嗪等效剂量 （mg）**	半衰期 （小时）
奋乃静（perphenazine）	16~64	10	10
三氟拉嗪（trifluoperazine）	15~50	5	24
氟奋乃静（fluphenazine）	5~20	2	33
癸氟奋乃静（fluphenazine decanoate）	12.5~50mg/2周	(5)	
硫杂蒽类（thioxanthenes）			
氯普噻吨（chlorprothixene）	300~600	100	30
丁酰苯类（butyrophenones）			
氟哌啶醇（haloperidol）	5~20	2	21
癸氟哌啶醇（haloperidol decanoate）	50~200mg/4周	(20)	
五氟利多（penfluridol）	20~120mg/周	(10)	
苯甲酰胺类（benzamides）			
舒必利（sulpiride）	600~1200	200	8
二苯氧氮平类（dibenzoxazepine）			
洛沙平（loxapine）	30~100	10	4
第二代抗精神病药物			
苯异噁唑类（benzisoxazole）			
利培酮（risperidone）	2~8	(1)	24
利培酮微球（risperidone for depot suspension）	25~50mg/2周		
帕利哌酮（paliperidone）	3~12	(1.5)	（缓释片）
棕榈帕利哌酮（paliperidone palmitate）	39~234mg/4周		
伊潘立酮（iloperidone）	12~24		18
苯异硫唑类（benzisothiazole）			
齐拉西酮（ziprasidone）	80~160	(40)	7
苯异噻唑类（benzothiazole）			
哌罗匹隆（perospirone）	12~48		2.5
鲁拉西酮（lurasidone）	40~120		18
二苯二氮䓬类（dibenzodiazepines）			
氯氮平（clozapine）	150~600	(50)	12
奥氮平（olanzapine）	10~20	(5)	33
阿塞那平（asenapine）	10		24
二苯硫氮䓬类（dibenzothiazepine）			
喹硫平（quetiapine）	300~750	(100)	6
苯甲酰胺类（benzamides）			
氨磺必利（amisulpride）	400~1200	(200)	12
喹喏酮类（quinolinone）			
阿立哌唑（aripiprazole）	10~30	(5)	75
苯基吡啶类（phenylpyridine）			
布南色林（blonanserin）	8~24		12

　*剂量范围主要参考美国精神病学会 *Practice Guidelines for the Treatment of Patients With Schizophrenia*, *Second Edition* (2010)。** 相对于氯丙嗪 100mg 的等效剂量，即效价的通俗表述，括号内为估计值供参考。

二、作用机制

　　目前可用的抗精神病药物几乎都是阻断脑内多巴胺受体（尤其是多巴胺 D_2 受体）而具有抗精神

病作用。大致地说,传统抗精神病药(尤其是吩噻嗪类)主要有 4 种受体阻断作用,包括多巴胺能的 D_2、肾上腺素能的 α_1、胆碱能的 M_1 和组胺能的 H_1 受体。新一代抗精神病药在阻断多巴胺 D_2 受体基础上,还通过阻断脑内 5-羟色胺受体(主要是 $5\text{-}HT_{2A}$ 受体),增强抗精神病作用、减少多巴胺受体阻断的副作用。

抗精神病药物的几个主要受体的阻断作用特点分述如下:①多巴胺受体阻断作用:主要是阻断 D_2 受体。脑内多巴胺能系统有四条投射通路,其中中脑边缘通路与抗幻觉妄想等抗精神病作用有关;中脑皮质通路与药源性阴性症状和抑郁有关;黑质纹状体通路与锥体外系副作用有关;下丘脑至垂体的结节漏斗通路与催乳素水平升高导致的副作用有关。②5-羟色胺受体阻断作用:主要是阻断 $5\text{-}HT_{2A}$ 受体。5-HT 阻断剂具有潜在的抗精神病作用,$5\text{-}HT_2/D_2$ 受体阻断比值高者,锥体外系症状发生率低并能部分改善阴性症状。③肾上腺素受体阻断作用:主要是阻断 α_1 受体。可产生镇静作用以及体位性低血压、心动过速、性功能减退、射精延迟等副作用。④胆碱受体阻断作用:主要是阻断 M_1 受体。可产生多种抗胆碱能副作用,如口干、便秘、排尿困难、视物模糊、记忆障碍等。⑤组胺受体阻断作用:主要是阻断 H_1 受体。可产生过度镇静和体重增加的副作用。此外,多巴胺受体部分激动剂如阿立哌唑,对于多巴胺功能亢进的脑区发挥拮抗作用,而对于多巴胺功能低下的脑区则起到一定的激动作用。

抗精神病药物的药理作用广泛,除了上述与受体阻断有关的作用外,还具有加强其他中枢抑制剂的效应、镇吐、降低体温、诱发癫痫以及对心脏和血液系统造成影响等作用。

Box 22-1　起源于吩噻嗪的精神药物开发

吩噻嗪类药物的母核在 19 世纪后期合成,20 世纪 30 年代用作驱虫兽药。人们发现其衍生物异丙嗪具有抗组胺和镇静作用。在寻找其他抗组胺药物过程中,氯丙嗪由法国 Rhone-Poulenc-Specia 实验室合成出来。它的抗组胺作用弱,但在麻醉和外科中发现其具有强镇静作用。它引起人工冬眠,即安静、对环境和创伤明显的漠视、失去体温调控但保留意识和精神功能。1952 年,精神病学家把氯丙嗪试用于躁狂表现的精神病患者,发现该药具有独特的镇静作用以及不影响意识的抗精神病活性,不久被专门应用于精神分裂症患者。此后,其他具有抗精神病作用的吩噻嗪类药物相继被合成、开发和上市。这类药物的多巴胺受体阻断特点与抗精神病及致锥体外系反应作用有关,但同时具备的抗胆碱能、抗肾上腺素能及抗组胺能等作用,除了与非特异性镇静作用有关外,还导致多种药物不良反应,如胆碱能副作用、体位性低血压、过度镇静、肥胖以及对心脏、肝脏的毒性作用等。

第一个合成的三环类抗抑郁药丙米嗪是在吩噻嗪的化学结构基础上改造而来,最早用于精神分裂症的治疗,结果是精神分裂症未得到改善,却提高了情绪,1957 年开始应用于抑郁症的临床治疗。其他具有抗抑郁活性的三环或四环类抗抑郁药随后陆续开发上市。三环类抗抑郁药是通过抑制 5-羟色胺和去甲肾上腺素再摄取起到抗抑郁作用。与吩噻嗪类似,它同时具有抗胆碱能、抗肾上腺素能及抗组胺能活性,临床上也表现出胆碱能副作用、体位性低血压、过度镇静、肥胖以及对心脏、肝脏的毒性作用,甚至比吩噻嗪更为多见和严重。如果这两类药物合用,会大大增加相关副作用的出现,并且更易于导致严重的心脏、肝脏毒性。

在开发新的三环类抗抑郁药的过程中,合成出氯氮平,最初试用于抑郁症的治疗,发现其抗抑郁作用不强,却有强的抗精神病活性。由于化学结构上的渊源和相似,氯氮平也具有强的抗胆碱能、抗肾上腺素能及抗组胺能等作用所导致的相关不良反应。现有的抗精神病药中,氯氮平受体阻断作用最为复杂,安全性差,但抗精神病疗效方面是设计和开发新一代抗精神病药的化学结构或治疗靶点的最佳参照,并且已经成功开发出安全性更好、疗效相当的新型抗精神病药利培酮、奥氮平和喹硫平等。随着对氯氮平作用机制的进一步探明,将来有可能开发出更为安全有效的抗精神病药物,从而造福于精神病患者。

氯丙嗪、丙米嗪和氯氮平的化学结构见下图：

Chlorpromazine   Imipramine   Clozapine

三、临床应用

抗精神病药物的治疗作用可以归于三个方面：①抗精神病作用，即抗幻觉、妄想作用（治疗阳性症状）和激活作用（治疗阴性症状和认知缺陷）；②非特异性镇静作用；③预防疾病复发作用。

（一）适应证与禁忌证

抗精神病药物主要用于治疗精神分裂症和预防精神分裂症的复发、控制躁狂发作，还可以用于其他具有精神病性症状的精神障碍。

严重的心血管疾病、肝脏疾病、肾脏疾病以及有严重的全身感染时禁用。甲状腺功能减退和肾上腺皮质功能减退、重症肌无力、闭角型青光眼、既往同种药物过敏史也禁用。在重症监护条件下可酌情慎用。白细胞过低、老年人、孕妇和哺乳期妇女等应慎用。每一药物的应用应参照药品说明书中的禁忌证。

（二）用法和剂量

1. 药物的选择　药物的选择主要取决于不良反应的差别，第一代药物锥体外系反应多见，第二代药物中部分药物体重增加更为突出，见表22-2。在剂量充足情况下，抗精神病药物间的治疗效应没有多少差异。常用抗精神病药物的剂量范围见表22-1。兴奋躁动者宜选用镇静作用强的抗精神病药物或采用注射制剂治疗。如果患者无法耐受某种药物，可以换用其他类型的药物。长效制剂有利于解决患者的服药不依从问题，从而减少复发。目前，第二代抗精神病药物在临床应用中有取代传统药物的趋势。

表 22-2　常用抗精神病药物的主要不良反应

药名	锥体外系反应	催乳素升高	体重增加	血糖异常	血脂异常	QTc延长	镇静作用	低血压	抗胆碱作用
第一代抗精神病药物									
氯丙嗪（低效价）	+	++	++	+	+	++	++	+++	+++
奋乃静（中效价）	++	++	+	+	+	0	+	++	++
氟哌啶醇（高效价）	+++	+++	0	0	0	0	0	+	0
第二代抗精神病药物									
利培酮	+	+++	++	++	++	+	+	++	+
帕利哌酮	+	+++	++	+	++	+	+	++	+
齐拉西酮	+	++	+	+	0	++	+	+	+
氯氮平	0	0	+++	+++	+++	+	+++	+++	+++
奥氮平	+	+	+++	+++	+++	+	++	+	++
喹硫平	+	+	++	+++	++	++	++	++	+
氨磺必利	+	+++	+	+	+	++	+	0	0
阿立哌唑	+	0	0	0	0	0	+	+	+
阿塞那平	+	+	+	++	++	++	+	+	+

0＝可忽略或不存在，＋＝罕见，＋＋＝较常见，＋＋＋＝常见。主要参考澳大利亚与新西兰皇家精神科医师学会 *Royal Australian and New Zealand College of Psychiatrists clinical practice guidelines for the management of schizophrenia and related disorders*（ANZJP，2016）、美国精神病学会 *Practice Guidelines for the Treatment of Patients with Schizophrenia*，Second Edition（2010）和 Garder DM 等 *Modern antipsychotic drugs：a critical overview*（CMAJ，2005）。

2. 急性期的治疗　用药前必须排除禁忌证,做好常规体格和神经系统检查以及血常规、血生化(尤其是血钾和肝肾功能)和心电图检查。首次发作、首次起病或复发、病情加剧患者的治疗,均应视为急性期治疗。此时患者往往以兴奋躁动、幻觉妄想、联想障碍、行为怪异以及敌对攻击等症状为主。

对于合作的患者,给药方法以口服为主。多数情况下,尤其症状较轻者,通常采用逐渐加量法。一般1周内逐步加至有效治疗剂量。急性症状在有效剂量治疗2~4周后可开始改善,多数患者4~8周症状可得到充分缓解。如剂量足够,治疗4~6周无效或疗效不明显者,可考虑换药。在症状获得较为彻底缓解的基础上,仍要继续以急性期有效剂量巩固治疗至少6个月,然后可以缓慢减量进入维持治疗。以利培酮为例,多从1mg每日1次开始,逐渐增加剂量,如无严重不良反应,1周内加至治疗剂量2~6mg/d,复发患者多需较大剂量。出现疗效后,如药物不良反应能够耐受则继续原有效剂量巩固治疗。待病情充分缓解至少6个月后,部分患者再以每6个月减1/5的速率缓慢减至维持剂量,最终利培酮维持剂量不低于2mg/d。剂量应结合每个患者的具体情况实行个体化治疗。门诊患者的用药原则,应注意加量缓慢、总日量相对小。老年、儿童和体弱患者的用量参照药物剂量范围酌情减少。

对于兴奋躁动较严重、不合作或不肯服药的患者,常采用注射给药。注射给药应短期应用,注射时应固定好患者体位,避免折针等意外,并采用深部肌内注射。通常使用氟哌啶醇或氯丙嗪。一般来说,肌注氟哌啶醇5~10mg或氯丙嗪50~100mg,必要时24小时内每6~8小时重复一次,很少采用静脉注射或静脉滴注给药。患者应卧床护理,出现肌张力障碍可以注射抗胆碱能药物东莨菪碱0.3mg来对抗。

由于治疗的目的是使患者安静,也可以应用苯二氮䓬类药物如氯硝西泮或地西泮肌内注射或静脉缓慢注射给药,可与抗精神病药物注射交替进行,从而可以减少合用的抗精神病药物剂量。

3. 维持治疗　抗精神病药物的长期维持治疗可以显著减少精神分裂症的复发。有资料表明,持续2年的维持治疗可以将精神分裂症患者的复发率降至40%,而2年的安慰剂对照治疗却有80%的精神分裂症患者复发。维持剂量通常比治疗剂量低,传统药物的维持剂量可以缓慢逐渐减至治疗剂量的1/2或不少于300mg的氯丙嗪等效剂量;除氯氮平外,新一代药物安全性提高,可以采用急性期有效剂量或略低剂量维持治疗。临床研究表明,过低的维持剂量与安慰剂一样仍有较高的复发率。由于典型的精神分裂症是一种慢性持续性疾病,多数患者尤其是反复发作、经常波动或缓解不全的患者需要无限期或终身治疗。对于首发的、缓慢起病的患者,维持治疗时间至少5年;急性发作、缓解迅速彻底的患者,维持治疗时间可以相应较短。最终,只有不足1/5的患者有可能停药。

长效制剂在维持治疗上有一定的优势,只要1~4周,甚至3个月给药一次,从而减轻了给药负担,并且肌内注射能保证药物进入体内起到治疗作用。

四、不良反应和处理

鉴于抗精神病药物作用于不同的靶点,具有许多药理作用,所以不良反应较多,特异质反应也常见。处理和预防药物的不良反应与治疗原发病同等重要。

1. 锥体外系反应　系传统抗精神病药物治疗最常见的神经系统副作用,包括4种表现:

(1)急性肌张力障碍(acute dystonia):出现最早。男性和儿童比女性更常见。呈现不由自主的、奇特的表现,包括眼上翻、斜颈、颈后倾、面部怪相和扭曲、吐舌、张口困难、角弓反张和脊柱侧弯等。常去急诊部门就诊,易误诊为破伤风、癫痫、分离障碍等,服抗精神病药物史常有助于确立诊断。处理:肌注东莨菪碱0.3mg或异丙嗪25mg可即时缓解。有时需减少药物剂量,加服抗胆碱能药如盐酸苯海索,或换服锥体外系反应低的药物。

(2)静坐不能(akathisia):在治疗1~2周后最为常见,发生率约为20%。表现为无法控制的激越不安、不能静坐、反复走动或原地踏步。易误诊为精神病性激越或精神病加剧,故而错误地增加抗精神病药剂量,而使症状进一步恶化。处理:苯二氮䓬类药和β受体阻滞剂如普萘洛尔等有效,而抗胆碱能药通常无效。有时需减少抗精神病药剂量,或选用锥体外系反应低的药物。

（3）类帕金森症（parkinsonism）:最为常见。治疗的最初1~2个月发生,发生率可高达56%。女性比男性更常见,老年患者常见并因淡漠、抑郁或痴呆而误诊。表现可归纳为:运动不能、肌张力高、震颤和自主神经功能紊乱。最初始的形式是运动过缓,体征上主要为手足震颤和肌张力增高,严重者有协调运动的丧失、僵硬、佝偻姿势、慌张步态、面具脸、粗大震颤、流涎和皮脂溢出。处理:服用抗胆碱能药物盐酸苯海索,抗精神病药物的使用应缓慢加药或使用最低有效剂量。

没有证据表明常规应用抗胆碱能药物会防止锥体外系症状发展,反而易发生抗胆碱能不良反应,包括记忆功能减退。因此,应避免抗胆碱能药物的过度使用。如果给予抗胆碱能药物,应该在2~3个月后逐渐停用。常用的抗胆碱能药物是盐酸苯海索（安坦）,剂量范围2~12mg/d。

（4）迟发性运动障碍（tardive dyskinesia,TD）:多见于持续用药几年后,极少数可能在几个月后发生。用药（特别是高效价药物）时间越长,发生率越高。女性稍高于男性,老年和脑器质性病变患者中多见。TD是以不自主的、有节律的刻板式运动为特征。其严重程度波动不定,睡眠时消失、情绪激动时加重。TD最早的体征常是舌或口唇周围的轻微震颤或蠕动。由于剂量调整不如口服药及时,长效制剂发生迟发性运动障碍可能性较大,第一代药物比第二代药物更为明显。处理:关键在于预防、使用最低有效剂量或换用锥体外系反应低的药物。异丙嗪和银杏叶提取物可能具有一定改善作用。抗胆碱能药物会促进和加重TD,应避免使用。早期发现、早期处理有可能逆转TD。

2. 其他神经系统不良反应

（1）恶性综合征（malignant syndrome）:是一种少见的、严重的不良反应。临床特征是:意识波动、肌肉强直、高热和自主神经功能不稳定。最常见于氟哌啶醇、氯丙嗪和氟奋乃静等药物治疗时。药物加量过快、用量过高、脱水、营养不足、合并躯体疾病以及气候炎热等因素,可能与恶性综合征的发生、发展有关。可以发现肌酸磷酸激酶（CPK）浓度升高,但不是确诊的指征。处理是停用抗精神病药物,给予支持性治疗。可以使用肌肉松弛剂硝苯呋海因（dantrolene）和促进中枢多巴胺功能的溴隐亭治疗。

（2）癫痫发作:抗精神病药物能降低抽搐阈值而诱发癫痫,多见于氯氮平、氯丙嗪和硫利达嗪治疗时。阿立哌唑、氨磺必利、利培酮和氟哌啶醇等治疗伴有癫痫的精神病患者可能较为安全。

3. 自主神经的不良反应　抗胆碱能的不良反应表现为:口干、视力模糊、排尿困难和便秘等。硫利达嗪、氯丙嗪和氯氮平等多见,氟哌啶醇、奋乃静等少见。严重反应包括尿潴留、麻痹性肠梗阻和口腔感染,尤其是抗精神病药物合并抗胆碱能药物及三环类抗抑郁药物治疗时更易发生。α肾上腺素能阻滞作用表现为:体位性低血压、反射性心动过速以及射精的延迟或抑制。体位性低血压在治疗的头几天最为常见,氯丙嗪肌内注射时最容易出现。患者由坐位突然站立或起床时可以出现晕厥无力、摔倒或跌伤。嘱咐患者起床或起立时动作要缓慢。有心血管疾病的患者,剂量增加应缓慢。处理:让患者头低脚高位卧床;严重病例应输液并给予去甲肾上腺素、间羟胺等升压,禁用肾上腺素。

4. 代谢内分泌的不良反应　体重增加多见,与食欲增加和活动减少有关。机制较复杂,包括组胺受体阻断以及通过下丘脑机制中介的糖耐量和胰岛素释放的改变。患者应节制饮食。氯氮平、奥氮平等体重增加最为常见,并能影响体内的糖脂代谢,甚至诱发糖尿病,因此需要定期监测体重、血糖和血脂。氟哌啶醇、奋乃静、阿立哌唑、齐拉西酮等的体重增加作用较少。

催乳素分泌增加多见,雌激素和睾酮水平的变化也有报道,妇女中常见泌乳、闭经和性快感受损。吩噻嗪可以产生妊娠试验假阳性。男性较常见性欲丧失、勃起困难和射精抑制。生长激素水平降低,但在用吩噻嗪或丁酰苯维持治疗的儿童中未见生长发育迟滞。抗利尿激素异常分泌也有报道。

5. 精神方面的不良反应　许多抗精神病药物产生过度镇静,这种镇静作用通常很快因耐受而消失。头晕和迟钝常由于体位性低血压引起。舒必利、奋乃静、三氟拉嗪、氟奋乃静、利培酮和阿立哌唑有轻度激活或振奋作用,可以产生焦虑、激越。抗胆碱能作用强的抗精神病药物如氯氮平、氯丙嗪等较易出现撤药反应,如失眠、焦虑和不安,应予注意。

药物对精神分裂症患者认知功能的影响与疾病本身的认知缺陷交织在一起。镇静作用较强的吩噻嗪类倾向于抑制精神运动和注意,但一般不影响高级认知功能。如果加上抗胆碱能药物,记忆功能可能暂时受影响。

抗精神病药物引起的抑郁主要表现为快感缺失,尤其见于多巴胺阻断作用强的传统药物。但是,不论是否用药,精神分裂症患者都可以出现明显的情感波动。精神分裂症发病初期和恢复期均可出现抑郁症状,自杀在精神分裂症中并不少见。锥体外系副作用,如运动不能可能被误认为是抑郁。

6. 心脏相关不良反应　某些抗精神病药尤其是硫利达嗪可导致心电图的 QT 间期延长(奎尼丁样作用)等,罕见的严重者可出现尖端扭转性心律失常,极少数可能发展成为室颤或猝死。机制可能是改变心肌层中钾通道的结果。在老年人中,药物引起的心律失常更易危及生命。密切关注心电图QT 间期的变化以及及时发现和纠正低钾血症[尤其是兴奋激越和(或)进食进水少的新入院患者],有可能降低抗精神病药物的猝死风险。近年报道显示,服用抗精神病药人群的心源性猝死风险是未用药人群的 2 倍,年猝死率达 2.9‰。精神分裂症患者的死亡构成比中,大约 2/3 是因心血管疾病死亡,其风险也是普通人群的 2 倍。精神分裂症患者中,肥胖、代谢综合征、糖尿病和心血管病的患病率是一般人群的 2~3 倍。患者不良的生活方式以及遗传素质引发的糖脂代谢紊乱是心血管疾病的危险因素,服用抗精神病药物引起的体重增加、糖脂代谢异常和 QT 间期延长加重了以上风险。

7. 其他不良反应　抗精神病药物还有许多不常见的不良反应。抗精神病药对肝脏的影响常见的为谷丙转氨酶(ALT)升高,多为一过性、可自行恢复,一般无自觉症状,轻者不必停药,合并护肝治疗;重者或出现黄疸者应立即停药,加强护肝治疗。胆汁阻塞性黄疸罕见,有时可以同时发生胆汁性肝硬化。其他罕见的变态反应包括药疹、伴发热的哮喘、水肿、关节炎和淋巴结病。严重的药疹可发生剥脱性皮炎,应立即停药并积极处理。氯丙嗪等吩噻嗪类药物可以在角膜、晶状体和皮肤上形成紫灰色素沉着,阳光地带和女性中多见。

粒细胞缺乏罕见,氯氮平发生率较高,氯丙嗪和硫利达嗪有偶发的病例。其他抗精神病药物尚未见报道。如果白细胞计数低,应避免使用氯氮平、氯丙嗪、硫利达嗪等,并且应用这些药物时应常规定期监测血象。

8. 过量中毒　部分精神分裂症患者可能企图服过量抗精神病药物自杀。意外过量见于儿童。抗精神病药物的毒性比巴比妥和三环类抗抑郁药低,死亡率低。过量的最早征象是激越或意识混浊。可见肌张力障碍、抽搐和癫痫发作。脑电图显示突出的慢波。常有严重低血压以及心律失常、低体温。抗胆碱能作用(尤其是硫利达嗪)可使预后恶化;毒扁豆碱可用作解毒药。由于过量药物本身的抗胆碱能作用,锥体外系反应通常不明显。治疗基本上是对症性的。大量输液,注意维持正常体温,应用抗癫痫药物控制癫痫。由于多数抗精神病药物蛋白结合率较高,血液透析作用有限。抗胆碱能作用使胃排空延迟,所以过量数小时后都应洗胃。由于低血压是 α 和 β 肾上腺素能受体的同时阻断,只能用作用于 α 受体的升压药如间羟胺和去甲肾上腺素等升压,禁用肾上腺素。

五、药物间的相互作用

抗精神病药物可以增加三环类抗抑郁药的血药浓度、诱发癫痫、加剧抗胆碱副作用;可以加重抗胆碱药的抗胆碱副作用;可以逆转肾上腺素的升压作用;可以减弱抗高血压药胍乙啶的降压作用,增加 β 受体阻断剂及钙离子通道阻断剂的血药浓度而导致低血压;可以加强其他中枢抑制剂如酒精以及利尿剂的作用。

抗酸药影响抗精神病药物吸收。吸烟可以降低某些抗精神病药如氯氮平的血药浓度。卡马西平通过诱导肝脏药物代谢酶,明显降低氟哌啶醇、氯氮平血浆浓度而使精神症状恶化;或增加氯氮平发生粒细胞缺乏的危险性。某些选择性 5-羟色胺再摄取抑制剂(SSRIs),如氟西汀、帕罗西汀和氟伏沙明抑制肝脏药物代谢酶,增加抗精神病药物的血药浓度,导致不良反应发生或加剧。

六、常用抗精神病药物

药物的使用频率在不同时期和不同地区有所区别。目前,新一代抗精神病药物的使用在发达国家和我国的发达地区已占据主导地位。

（一）第一代抗精神病药

1. 氯丙嗪（chlorpromazine）　多为口服给药,也有注射制剂用于快速有效地控制患者的兴奋和急性精神病性症状。较易产生体位性低血压、锥体外系反应、抗胆碱能反应（如口干、便秘、心动过速等）、催乳素水平升高以及皮疹。

2. 奋乃静（perphenazine）　自主神经不良反应较少。适用于老年或伴有脏器（如心、肝、肾、肺）等躯体疾病患者。主要副作用为锥体外系症状。

3. 氟哌啶醇（haloperidol）　注射剂常用于处理精神科的急诊问题。也适用于老年或伴有躯体疾患的兴奋躁动的精神病患者。小剂量也可用于治疗儿童抽动秽语综合征。主要不良反应为锥体外系症状。长效制剂锥体外系不良反应较口服用药轻。

4. 五氟利多（penfluridol）　为口服长效制剂,每周给药一次。该药碾碎后易溶于水,无色无味,给药方便,在家属协助下常用于治疗不合作患者。主要不良反应为锥体外系症状,少数患者可发生迟发性运动障碍和抑郁。

5. 舒必利（sulpiride）　治疗精神分裂症需要较高剂量。静脉滴注可以用于缓解患者的紧张症性精神运动迟滞。主要不良反应为引起高催乳素血症等内分泌变化,如体重增加、泌乳、闭经、性功能减退,锥体外系反应少见。

（二）第二代抗精神病药

1. 氯氮平（clozapine）　推荐用于治疗难治性、伴自杀或无法耐受锥体外系反应的精神分裂症患者。易出现体位性低血压、过度镇静,故起始剂量宜低。粒细胞缺乏症发生概率大约为1%,国外报道的死亡率为0.13‰。体重增加、心动过速、便秘、流涎等多见。此外还可见体温升高、癫痫发作、心肌炎和恶性综合征。该药几乎不引起锥体外系反应及迟发性运动障碍。临床使用中应进行血常规、体重、血糖和血脂监测。目前,尽管氯氮平在国内使用仍广泛,但国内外专家主张慎用。

2. 利培酮（risperidone）和帕利哌酮（paliperidone）　利培酮是氟哌啶醇与5-HT$_{2A}$阻滞剂利坦色林化合而成的新型药物,有口服片剂和水剂以及长效注射剂。其活性代谢物9-羟利培酮即帕利哌酮已作为新型抗精神病药开发上市,并有长效注射剂。对精神分裂症疗效较好。主要不良反应为激越、失眠以及高催乳素血症等,较大剂量可出现锥体外系反应。

3. 奥氮平（olanzapine）　化学结构和药理作用与氯氮平类似,但对血象无明显影响。对精神分裂症疗效较好。主要副作用为体重增加、思睡、便秘等,锥体外系反应少见。临床使用中应进行体重、血糖和血脂监测。

4. 喹硫平（quetiapine）　与奥氮平类似也是由氯氮平化学结构改造而来。对精神分裂症阳性症状的治疗作用相对较弱,对情感症状也有一定疗效。几乎不引起锥体外系反应及迟发性运动障碍。主要副作用是嗜睡、体位性低血压等。

5. 齐拉西酮（ziprasidone）　对精神分裂症疗效肯定,可能对精神分裂症阴性症状和情感症状的疗效略有优势。几乎不引起体重增加,锥体外系反应少见。临床应用中应注意监测心电图QT间期。需与食物同服提高生物利用度。

6. 阿立哌唑（aripiprazole）　目前唯一用于临床的多巴胺D$_2$受体的部分激动剂。治疗精神分裂症的疗效与氟哌啶醇相当,其激活作用有利于改善阴性症状和精神运动性迟滞,但用药初期易导致激越、焦虑不良反应。几乎不影响体重,较少发生锥体外系症状。

7. 氨磺必利（amisulpride）　舒必利的衍生物,不良反应与其类似。改进了血脑屏障透过率和受体亲和力,对精神分裂症的疗效得以提高,低剂量改善阴性症状,高剂量对幻觉妄想等效果明显,但催乳素水平升高和心电图 QT 间期延长较多见。

8. **哌罗匹隆（perospirone）**　对多巴胺和 5-羟色胺系统引起的行为异常有效，可缓解精神分裂症的阳性和阴性症状，并激动 5-羟色胺受体使前额叶皮层多巴胺释放增加，进而改善认知功能。不良反应有锥体外系反应和失眠、困倦等神经精神症状。

9. **鲁拉西酮（lurasidone）**　对多巴胺 D2、5-HT$_{2A}$ 及 5-HT$_7$ 受体均具有高度亲和力。对 α$_2$ 受体、5-HT$_{1A}$ 受体具有中度亲和力，是 5-HT$_{1A}$ 受体的部分激动剂，故对精神分裂症的阳性症状、阴性症状及认知症状有改善，且对情感症状效果较好。心脏 QT 间期延长相对少见。

10. **布南色林（blonanserin）**　对多巴胺 D$_2$、D$_3$ 受体和 5-HT$_{2A}$ 受体有较强的亲和力，治疗精神分裂症的阳性及阴性症状的同时也产生显著的锥体外系不良反应。

11. **阿塞那平（asenapine）**　为 5-HT 受体、α-肾上腺素受体、多巴胺 D 受体及组胺 H 受体的拮抗药，对 M 胆碱受体没有亲和力，能改善精神病性阳性及阴性症状，躁狂及双相障碍混合发作。有过度镇静和头晕的不良反应。

12. **伊潘立酮（iloperidone）**　具有多种受体亲和作用，具有新型非典型抗精神病药的重要特征高 5-HT$_{2A}$/D$_2$ 拮抗比率，对多巴胺 D$_3$ 受体也有很高的亲和力，不仅能降低大脑边缘系统的多巴胺能活性而减轻阳性症状，而且能增加额叶皮层的多巴胺能活性故能改善患者的阴性症状及认知缺陷。

第三节　抗抑郁药物

抗抑郁药物（antidepressant drugs）是一类治疗各种抑郁状态的药物，但不会提高正常人情绪。这类药物不仅能治疗各类抑郁症，而且对焦虑、惊恐、恐惧、强迫、疑病及慢性疼痛等都有一定疗效。

抗抑郁药物根据化学结构及作用机制的不同分为以下几类：①选择性 5-羟色胺再摄取抑制剂（selective serotonin reuptake inhibitors，SSRIs）；②5-羟色胺和去甲肾上腺素再摄取抑制剂（serotonin norepinephrine reuptake inhibitors，SNRIs）；③去甲肾上腺素和多巴胺再摄取抑制剂（norepinephrine-dopamine reuptake inhibitors，NDRIs）；④选择性去甲肾上腺素再摄取抑制剂（noradrenaline reuptake inhibitors，NRIs）；⑤5-羟色胺阻滞和再摄取抑制剂（serotonin antagonist and reuptake inhibitors，SARIs）；⑥α$_2$ 肾上腺素受体阻滞剂或去甲肾上腺素能及特异性 5-羟色胺能抗抑郁药（noradrenergic and specific serotonergic antidepressant，NaSSA）；⑦褪黑素能抗抑郁药（melatonergic antidepressant）；⑧三环类抗抑郁药（tricyclic antidepressants，TCAs），包括在此基础上开发出来的杂环或四环类抗抑郁药；⑨单胺氧化酶抑制剂（monoamine oxidase inhibitors，MAOIs）；⑩治疗抑郁的植物药或中成药。TCAs 和 MAOIs 属传统抗抑郁药物，其他均归类为新型抗抑郁药物。

抗抑郁药物的作用机制，除褪黑素受体激动剂外，均以增强中枢单胺神经递质系统功能为主。中枢单胺神经递质包括吲哚胺类的 5-羟色胺（5-HT）以及儿茶酚胺类的去甲肾上腺素（NE）和多巴胺（DA）。TCAs、SSRIs、SNRIs、NDRIs、NRIs 和 SARIs 是阻滞一种或两种单胺神经递质的胞体膜和突触前膜上的转运体，增加胞体间隙和突触间隙相应递质浓度；这些抗抑郁药物阻滞 5-HT、NE 和 DA 再摄取的作用是有差异的。进一步的研究发现，抗抑郁药物对递质再摄取的抑制作用是立即发生的，而长期用药后则可以降低受体的敏感性（下调作用），这与抗抑郁药物的临床效应滞后（用药 2~3 周后起效）密切相关。如 5-HT 再摄取的抑制首先是增加胞体部位突触间隙内源性 5-HT 浓度，通过下调突触前胞体膜上的 5-HT$_{1A}$ 受体，增加末梢释放 5-HT，进而下调突触后膜受体，最终达到抗抑郁作用。此外，MAOIs 是抑制单胺氧化酶，减少突触前膜以及突触间隙的单胺递质失活；α$_2$ 肾上腺素受体阻滞剂则是阻滞突触前 α$_2$ 自身受体，促进神经末梢 NE 和 5-HT 的释放。

传统抗抑郁药物 TCAs 和 MAOIs 由于毒副作用使其应用受到一定限制；新型抗抑郁药物与传统药物相比疗效相当，毒副作用小，使用安全。除 MAOIs 只作为二线药物外，SSRIs、其他递质机制的新型抗抑郁药以及 TCAs 均可作为一线抗抑郁药。常用的抗抑郁药物见表 22-3。抗抑郁药物经常需要与其他药物联合使用,因此药物间相互作用是临床合理用药的关键问题,抗抑郁药物对细胞色素 P450 酶的影响见表 22-4。

表 22-3　常用抗抑郁药物的分类和剂量范围

分类和药名	起始剂量 (mg/d)	剂量范围 (mg/d)
选择性 5-羟色胺再摄取抑制剂(SSRIs)		
氟西汀(fluoxetine)	20	20~60
帕罗西汀(paroxetine)	20	20~60
舍曲林(sertraline)	50	50~200
氟伏沙明(fluvoxamine)	50~100	100~300
西酞普兰(citalopram)	20	20~60
艾司西酞普兰(escitalopram)	10	10~20
5-羟色胺和去甲肾上腺素再摄取抑制剂(SNRIs)		
文拉法辛(venlafaxine)	37.5~75	75~375
度洛西汀(duloxetine)	60	60~120
米那普仑(milnacipran)	50	50~100
去甲肾上腺素和多巴胺再摄取抑制剂(NDRIs)		
安非他酮(bupropion)	150	300~450
选择性去甲肾上腺素再摄取抑制剂(NRIs)		
瑞波西汀(reboxetine)	4	8~12
5-羟色胺阻滞和再摄取抑制剂(SARIs)		
曲唑酮(trazodone)	150	150~300
伏硫西汀(vortioxetine)	5~10	5~20
α₂肾上腺素受体阻滞剂		
米安色林(mianserine)	30	30~90
米氮平(mirtazapine,NaSSA)	15	15~45
褪黑素受体激动剂		
阿戈美拉汀(agomelatine)	25	25~50
三环类抗抑郁药(TCAs)		
丙米嗪(imipramine)	25~50	100~300
氯米帕明(clomipramine)	25~50	100~300
阿米替林(amitriptyline)	25~50	100~300
多塞平(doxepin)	25~50	100~300
马普替林(maprotiline)	75	100~225
单胺氧化酶抑制剂(MAOIs)		
吗氯贝胺(moclobemide)	150	300~600

主要参考美国精神病学会 *Practice Guidelines for the Treatment of Patients With Major Depressive Disorder*, Third Edition(2010)。

表 22-4　抗抑郁药物对细胞色素 P450 酶的抑制

	1A2	2C9	2C19	2D6	3A4
氟西汀	++	+	++	+++	+
帕罗西汀	+	+	+	+++	+
舍曲林	+	+	++	++	++
氟伏沙明	+++	++	++	+	++
西酞普兰	+		+	+	
艾司西酞普兰				++	
文拉法辛				+	+
度洛西汀				++	

续表

	1A2	2C9	2C19	2D6	3A4
安非他酮				+++	
米氮平	+				+
丙米嗪	+		+	+	+
阿米替林	+	+			

+++=强抑制,++=中度抑制,+=弱抑制。主要参考美国精神病学会 *Practice Guidelines for the Treatment of Patients With Major Depressive Disorder*, Third Edition(2010)。

一、新型抗抑郁药物

目前常用的新型抗抑郁药物包括:①选择性5-羟色胺再摄取抑制剂(SSRIs);②5-羟色胺和去甲肾上腺素再摄取抑制剂(SNRIs);③去甲肾上腺素和多巴胺再摄取抑制剂(NDRIs);④选择性去甲肾上腺素再摄取抑制剂(NRIs);⑤5-羟色胺阻滞和再摄取抑制剂(SARIs);⑥α_2肾上腺素受体阻滞剂或去甲肾上腺素能及特异性5-羟色胺能抗抑郁药(NaSSA);⑦褪黑素受体激动剂;⑧治疗抑郁的植物药或中成药。

(一)选择性5-羟色胺再摄取抑制剂

选择性5-羟色胺再摄取抑制剂(SSRIs)是20世纪80年代陆续开发并试用于临床的一类新型抗抑郁药物。目前常用于临床的SSRIs有6种:氟西汀、帕罗西汀、舍曲林、氟伏沙明、西酞普兰和艾司西酞普兰。这类药物选择性抑制胞体膜和突触前膜对5-HT的回收,对NE影响很小,几乎不影响DA的回收。其中的帕罗西汀、氟伏沙明有轻度的抗胆碱能作用。

适应证包括抑郁症、强迫症、惊恐症和贪食症等,但不同的SSRIs对不同靶症状的剂量、起效时间、耐受性和疗效不同,在强迫症和贪食症的治疗中剂量应相对较大。临床特点还有:抗抑郁作用与TCAs相当,但对严重抑郁的疗效可能不如TCAs;半衰期长,多数只需每日给药1次,疗效在停药较长时间后才逐渐消失;心血管和抗胆碱不良反应轻微,过量时较安全,前列腺肥大和青光眼患者可用。不良反应主要包括恶心、腹泻、失眠、不安和性功能障碍,多数不良反应持续时间短、一过性、可产生耐受;与其他抗抑郁药合并使用常常增强疗效,但应避免与MAOIs等合用,否则易致5-HT综合征。

1. **氟西汀(fluoxetine)**　适用于各种抑郁症、强迫症和贪食症等患者。半衰期最长,其活性代谢产物的半衰期可达7~15天。最理想的剂量是20mg/d,随着剂量增加不良反应也有所增加。对肝脏CYP2D6酶抑制作用较强,与其他有关药物合用时有所禁忌。

2. **帕罗西汀(paroxetine)**　对伴焦虑的抑郁症以及惊恐症较适合。初始剂量为20mg,根据情况每次加10mg,间隔时间应不少于1周。停药太快有撤药反应,因此撤药应缓慢进行。和氟西汀一样,帕罗西汀对CYP2D6等酶的抑制作用也较强。

3. **舍曲林(sertraline)**　适用于各种抑郁症和强迫症患者,包括儿童青少年患者。用药早期易产生焦虑或激活惊恐。抗抑郁的开始剂量为50~100mg/d,可酌情加量。舍曲林对肝脏细胞色素P450酶抑制作用弱,故很少与其他药物发生配伍禁忌。

4. **氟伏沙明(fluvoxamine)**　适用于各种抑郁症和强迫症患者,包括儿童青少年患者。有一定的睡眠改善作用,性功能障碍发生较少。日剂量大于100mg时可分为2次服用。氟伏沙明对肝脏CYP1A2等酶的抑制作用强,应注意相应的药物配伍禁忌。

5. **西酞普兰(citalopram)和艾司西酞普兰(escitalopram)**　艾司西酞普兰是外消旋西酞普兰的左旋对映体,治疗作用相对于西酞普兰明显增强。适用于各种抑郁症或伴惊恐的抑郁症。常用剂量西酞普兰20mg/d、艾司西酞普兰10mg/d。两药对肝脏细胞色素P450酶的影响在SSRIs中最小,因此几乎没有药物配伍禁忌,安全性较强。

(二)选择性5-羟色胺和去甲肾上腺素再摄取抑制剂

1. **文拉法辛(venlafaxine)**　该药具有剂量依赖性单胺药理学特征,低剂量仅有5-HT再摄取阻滞,中至高剂量有 5-HT 和 NE 再摄取阻滞,非常高的剂量有 5-HT、NE 和 DA 再摄取阻滞。起效较快。中至高剂量用于严重抑郁和难治性抑郁患者,低剂量时与 SSRIs 没有多大差别,可用于非典型抑郁。低剂量时不良反应与 SSRIs 类似,如恶心、激越、性功能障碍和失眠;中至高剂量时不良反应为失眠、激越、恶心以及头痛和高血压。撤药反应常见,如胃肠反应、头晕、出汗等。

2. 度洛西汀(duloxetine)　和文拉法辛一样属于 5-HT 和 NE 双重再摄取抑制剂。中枢镇痛作用机制不明。除适用于严重抑郁外,还能改善慢性疼痛如糖尿病性周围神经痛。主要不良反应包括胃部不适、头痛、口干、睡眠障碍、多汗、便秘、尿急和性功能障碍等,可见撤药反应。慢性酒中毒和肝功能不全者慎用,未经治疗的窄角型青光眼患者避免使用。

3. 米那普仑(milnacipran)　可同时抑制神经元对 5-HT 和 NE 的再摄取,从而使突触间隙的递质浓度增高,对 α-肾上腺素受体、毒蕈碱受体和 H_1 组胺受体无亲和力,对单胺氧化化酶活性也没有影响。主要用于治疗抑郁症,同时也用于纤维肌痛的治疗,常见不良反应为头晕、多汗、面部潮红、排尿困难等。

(三)　去甲肾上腺素能和特异性 5-羟色胺能抗抑郁药

米安色林(mianserine)和米氮平(mirtazapine)的药理作用主要是拮抗突触前 $α_2$ 肾上腺素受体,以增加去甲肾上腺素能和 5-羟色胺能的传递,还对 5-HT_2 和 H_1 受体具有阻断作用。因此,除抗抑郁作用外,还有较强的镇静和抗焦虑作用。有体重增加、过度镇静不良反应,少有性功能障碍或恶心腹泻。米安色林有引起粒细胞减少的报道,应监测血象。米氮平单用或与其他抗抑郁药联用可用于严重抑郁和难治性抑郁患者。

(四)　去甲肾上腺素和多巴胺再摄取抑制剂

安非他酮(bupropion)系 NE 和 DA 双重再摄取抑制剂。既有 DA 再摄取抑制作用,又具有激动 DA 的特性,长期大剂量服用可使 β 肾上腺素受体下调。适用于双相抑郁、迟滞性抑郁、睡眠过多、用于认知缓慢或假性痴呆及 5-HT 能药物无效或不能耐受者,还可用于注意缺陷障碍、戒烟、兴奋剂的戒断和渴求。常见的不良反应有坐立不安、失眠、头痛、恶心和出汗。大剂量有诱发癫痫的报道。

(五)　选择性去甲肾上腺素再摄取抑制剂

瑞波西汀(reboxetine)系选择性 NE 再摄取抑制剂。尤其 SSRIs 治疗无效者可选用。主要不良反应为口干、便秘、多汗、失眠、勃起困难、排尿困难、不安或体位性低血压等。老年患者对该药个体差异大、剂量不易掌握,因此不推荐用于老年患者。与抑制 CYP3A4 酶药物合用需慎重,青光眼、前列腺增生、低血压以及新近心血管意外者禁用。

(六)　5-羟色胺阻滞和再摄取抑制剂

1. 曲唑酮(trazodone)　药理作用既阻滞 5-HT 受体又选择性地抑制 5-HT 再摄取。该药通过 CYP2D6 酶介导生成代谢物 m-氯苯哌嗪(mCPP)。适用于伴有焦虑、激越、睡眠以及性功能障碍的抑郁患者。5-HT 阻滞所致的不良反应为嗜睡、视像存留(少见)和乏力。CYP2D6 缺乏或抑制时,mCPP 生成增多,导致头晕、失眠、激越、恶心等。初始用药出现激越和流感样症状,表明致焦虑的 mCPP 产生较多。镇静作用较强,还可引起阴茎异常勃起。换用或加用 SSRIs 需谨慎,缺乏 CYP2D6 酶者慎用。

2. 伏硫西汀(vortioxetine)　通过两种不同的作用模式,即抑制 5-HT 转运体的再摄取和调节 5-HT 受体,后者包括拮抗 5-HT_3、拮抗 5-HT_7、拮抗 5-HT_{1D}、部分激动 5-HT_{1B}、激动 5-HT_{1A},发挥抗抑郁疗效。可改善抑郁及相关认知症状,有助于减少与 5-HT 能再摄取抑制相关的恶心、呕吐、失眠、性功能障碍等副作用。且对老年患者有效。与安非他酮合用时应关注恶心、腹泻及头痛的风险。肾功能损害者无须调整剂量,轻中度肝功能损害者也无须调整剂量,严重肝功能损害者应用证据不足。

(七)　褪黑素受体激动剂

阿戈美拉汀(agomelatine)为褪黑素能 M_1 和 M_2 受体的激动剂以及 5-HT_{2C} 受体的阻滞剂,是全新机制的新一代抗抑郁药。适用于成人抑郁症或严重抑郁的患者。起效较快,能改善睡眠质量和日间功能。没有撤药反应,不影响性功能、体重、心率或血压。禁用于肝功能损害或与 CYP1A2 酶强抑制剂如氟伏沙明和环丙沙星等联用。常见不良反应为头痛、头晕、思睡或失眠、胃肠反应和转氨酶升高。

（八）植物药或中成药

植物贯叶连翘（即圣约翰草）提取物、巴戟天寡糖胶囊以及一些中成药如疏肝解郁胶囊等抗抑郁药也用于临床。

二、传统抗抑郁药

传统抗抑郁药物包括：三环类抗抑郁药（TCAs）和在此基础上开发出来的杂环或四环类抗抑郁药；以及单胺氧化酶抑制剂（MAOIs）。

（一）三环类抗抑郁药

三环类抗抑郁药（tricyclic antidepressants，TCAs）曾是临床上治疗抑郁症的首选药之一，因为不良反应问题，目前多作为二线用药。其中，丙米嗪是最早发现的具有抗抑郁作用的化合物，1957 年开始应用于临床。除了阻滞 NE 和 5-HT 再摄取起到治疗作用外，TCAs 作为吩噻嗪类传统抗精神病药的衍生物也具有胆碱能 M_1、去甲肾上腺素能 α_1 和组胺能 H_1 受体阻断作用，而且对心脏和肝脏的毒性增大。由于 TCAs 的治疗指数较为狭窄，药物间相互作用较为突出，治疗药物监测必要性较大。

1. 临床应用

（1）适应证和禁忌证：适用于治疗各类以抑郁症状为主的精神障碍，如内因性抑郁、恶劣心境障碍、反应性抑郁以及器质性抑郁等。对精神分裂症患者伴有的抑郁症状，治疗宜谨慎，TCAs 可能使精神病性症状加重或明显化。还可以用于治疗焦虑症、惊恐发作和恐惧症。小剂量丙米嗪可用于治疗儿童遗尿症，氯米帕明则常用于治疗强迫症。

严重心肝肾疾患、粒细胞减少、青光眼、前列腺肥大、妊娠头 3 个月禁用。癫痫和老年人慎用。

（2）药物的选择：丙米嗪（imipramine）镇静作用弱，适用于迟滞性抑郁以及儿童遗尿症。氯米帕明（clomipramine）和选择性 5-HT 再摄取抑制剂一样，既能改善抑郁也是治疗强迫症的有效药物。阿米替林（amitriptyline）镇静和抗焦虑作用较强，适用于激越性抑郁。多塞平（doxepin）抗抑郁作用相对较弱，但镇静和抗焦虑作用较强，常用于治疗恶劣心境障碍和慢性疼痛。马普替林（maprotiline）心肝毒性较少，以往常用于老年抑郁患者。

（3）用法和剂量：从小剂量开始，并根据不良反应和临床疗效，用 1~2 周的时间逐渐增加到最大有效剂量。服用抗抑郁药物以后，患者的睡眠首先得到改善，抗抑郁疗效要在用药 2~4 周后出现。例如，丙米嗪应以 25~50mg/d 开始治疗，每日（甚至在更长时间内）增加 25mg，直到日剂量达到 100mg 左右。在决定进一步加大剂量前，患者应维持这一剂量大约 1 周。如果患者没有或只有轻微疗效，应在下一周把剂量增加到 100~200mg/d。如果仍没有进一步改善，应检测血药浓度，如剂量足够，治疗 6~8 周无效或疗效不明显者，可考虑换药。由于三环类抗抑郁药在体内的半衰期长，一般可以每日 1 次睡前服或以睡前剂量为主方式给药。这样可以避免白天患者的过度镇静和抗胆碱能不良反应。

经过急性期的抗抑郁治疗，抑郁症状已缓解，此时应以有效治疗剂量继续巩固治疗 4~6 个月。随后进入维持治疗阶段。维持剂量通常低于有效治疗剂量，可视病情及不良反应情况逐渐减少剂量，一般维持 6 个月或更长时间。最终，缓慢逐步减、停药物。反复频繁发作者应长期维持，起到预防复发作用。

2. 不良反应及其处理　TCAs 大多数不良反应较新型药物重，有时足以影响治疗。发生的频度及严重程度与剂量和血药浓度呈正相关，同时与躯体状况亦有关。

（1）抗胆碱能不良反应：TCAs 治疗中最常见的不良反应。出现的时间早于药物发挥抗抑郁效果的时间。表现为口干、便秘、视物模糊等。患者一般随着治疗的延续可以耐受，症状将会逐渐减轻。严重者可出现尿潴留、肠麻痹。处理：原则上应减少抗抑郁药物的剂量，必要时加拟胆碱能药对抗不良反应。

（2）中枢神经系统不良反应：多数TCAs具有镇静作用，与其组胺受体结合力相平行。出现震颤可以减少剂量或换用其他抗抑郁药物或采用β受体阻滞剂如普萘洛尔治疗。在癫痫患者或有癫痫病史的患者中，TCAs容易促发癫痫发作，特别是在开始用药或加量过快和用量过大时。TCAs导致的药源性意识模糊或谵妄，老年患者中易出现，并且与血药浓度密切相关。TCAs诱导的脑电图异常也与血药浓度密切相关。TCAs还能诱发睡前幻觉、精神病性症状及躁狂。

（3）心血管不良反应：是主要的不良反应。α肾上腺素能受体的阻断可发生体位性低血压、心动过速、头晕等，老年人和患有充血性心力衰竭的患者更多见。TCAs所致QT间期延长（奎尼丁样作用）可诱发心律失常。TCAs还可引起P-R间期和QRS时间延长，引起危险的二度和三度传导阻滞，因而禁用于具有心脏传导阻滞的患者。临床应用中应监测心电图。

（4）性方面的不良反应：因抑郁症本身和抗抑郁药物均可引起性功能障碍，故应详细询问病史，弄清是疾病的表现还是药物的不良反应。与三环类抗抑郁药物有关的性功能障碍包括阳痿、射精障碍、性兴趣和性快感降低。性功能障碍会随抑郁症状的好转和药量的减少而改善。

（5）体重增加：可能与组胺受体阻断有关。另外，有些患者出现外周性浮肿，此时应限制盐的摄入。

（6）过敏反应：轻度皮疹，经过对症治疗可以继续用药；对于较严重的皮疹，应当逐渐减、停药物。进一步的治疗，应避免使用已发生过敏的药物。偶有粒细胞缺乏发生，一旦出现应立即停药，且以后禁用。

（7）过量中毒：超量服用或误服可发生严重的毒性反应，危及生命。死亡率高，一次吞服丙米嗪1.25g即可致死。临床表现为昏迷、癫痫发作、心律失常三联征，还可有高热、低血压、肠麻痹、瞳孔扩大、呼吸抑制、心搏骤停。处理：试用毒扁豆碱缓解抗胆碱能作用，每0.5~1小时重复给药1~2mg。及时洗胃、输液，积极处理心律不齐、控制癫痫发作。由于三环类药物的抗胆碱能作用使胃内容物排空延迟，即使过量服入后数小时，仍应采取洗胃措施。

3. 药物间的相互作用　某些药物对TCAs的血药浓度有影响。西咪替丁、哌甲酯、氯丙嗪、氟哌啶醇、甲状腺素、雌激素、奎宁等可抑制TCAs的代谢，使其血浆浓度增高。而卡马西平、酒精、吸烟、口服避孕药、苯妥英、苯巴比妥可诱导药物代谢酶，增加TCAs代谢，使其血浆浓度下降。

TCAs对其他药物的影响表现为：拮抗胍乙啶、可乐定的抗高血压作用，加重酒精、安眠药等的中枢抑制，与拟交感药合用导致高血压、癫痫发作，增强抗胆碱能药、抗精神病药的抗胆碱不良反应，促进单胺氧化酶抑制剂的中枢神经毒性作用。

（二）单胺氧化酶抑制剂

MAOIs主要分为两大类型。一类称为不可逆性MAOIs，即以肼类化合物及反苯环丙胺为代表的老一代MAOIs，因不良反应大，禁忌较多，国内临床上已基本不用；另一类为可逆性MAOIs，是以吗氯贝胺（moclobemide）为代表的新一代MAOIs。

MAOIs作为二线药物主要用于新型抗抑郁药、三环类或其他药物治疗无效的抑郁症。此外，对伴睡眠过多、食欲和体重增加的非典型抑郁或轻性抑郁或焦虑抑郁混合状态效果较好。吗氯贝胺的禁忌较老一代MAOIs少。治疗初始时剂量为300~450mg/d，分3次服用。从第2周起，逐渐增加剂量，最大可达到600mg/d。

第四节　心境稳定剂

心境稳定剂（mood stabilizers），又称抗躁狂药物（antimanic drugs），是治疗躁狂以及预防双相障碍的躁狂或抑郁发作，且不会诱发躁狂或抑郁发作的一类药物。主要包括锂盐（碳酸锂）和数种抗癫痫药物，常用的是丙戊酸盐、卡马西平、拉莫三嗪和加巴喷丁（gabapentin）等。传统抗精神病药物如氯丙嗪、氟哌啶醇等可用于躁狂发作急性期治疗，但因可能诱发抑郁发作，不能称之为心境稳定剂；新一代抗精神病药奥氮平、利培酮、喹硫平、齐拉西酮和阿立哌唑等,可以用于躁狂或双相障碍的急性期治疗和维持期治疗,诱发抑郁的报告罕见。为了使患者情绪尽快稳定,治疗最初几周也可合用苯二氮䓬类药物。本节仅介绍前两类药物。

一、碳酸锂

碳酸锂(lithium carbonate)是锂盐的一种口服制剂,也有口服缓释剂型,为最常用的心境稳定剂。

(一) 体内处置和作用机制

锂盐的普通制剂在 1~2 小时内达峰浓度,缓释制剂在 4~5 小时达峰浓度。锂不与蛋白结合,它均衡分布于体内全部含水空间,不需生物转化,最终经过肾脏排除。锂的排泄受渗透因子的控制,需要肾功能的完好。锂的清除半衰期大约 22 小时,4~5 天之内达到稳态浓度。

锂盐作用机制业已阐明。锂通过抑制肌醇单磷酸酶和糖原合成酶激酶,起到肌醇耗竭和 Wnt 信号激活作用,进而降低蛋白激酶 C 的活动,再经第二信使系统的 G 蛋白偶联,影响脑内主要神经递质系统,如谷氨酸全面减少、γ-氨基丁酸水平恢复正常、去甲肾上腺素和 5-羟色胺功能提高。锂还拮抗 $5\text{-}HT_{1A}$ 和 $5\text{-}HT_{1B}$ 自身受体,增强 5-羟色胺释放。此外,锂可使控制昼夜节律的下丘脑振子再同步,从而改善睡眠觉醒节律的紊乱。

(二) 临床应用

1. 适应证和禁忌证　主要适应证是躁狂症和双相障碍,它是目前的首选药物,对躁狂症以及双相障碍的躁狂发作或抑郁发作均有治疗和预防复发作用。分裂情感性精神病也可用锂盐治疗。对精神分裂症伴有情绪障碍和兴奋躁动者,可以作为抗精神病药物治疗的增效药物。

急慢性肾炎、肾功能不全、严重心血管疾病、重症肌无力、妊娠头 3 个月以及缺钠或低盐饮食患者禁用。帕金森病、癫痫、糖尿病、甲状腺功能低下、神经性皮炎、老年性白内障患者慎用。

2. 用法和剂量　常用碳酸锂每片 250mg,饭后口服给药,一般开始每次给 250mg,每日 2~3 次,逐渐增加剂量,有效剂量范围为 750~1500mg/d,偶尔可达 2000mg/d。锂盐充分治疗的情况下,总有效率 70%。一般至少 1 周才能起效,6~8 周可以完全缓解,此后应以有效治疗剂量继续巩固治疗 2~3 个月。可以停药的患者应逐步缓慢进行。

锂盐的治疗窗狭窄,中毒剂量与治疗剂量接近,有必要监测血锂浓度,可以据此调整剂量、确定有无中毒及中毒程度。在治疗急性病例时,血锂浓度宜为 0.6~1.2 mmol/L,超过 1.4mmol/L 易产生中毒反应,尤其老年人和有器质性疾病患者易发生中毒。为尽快控制急性躁狂症状,可在治疗开始时与抗精神病药或苯二氮䓬类药物合用。待兴奋症状控制后,应逐渐将苯二氮䓬类药物和抗精神病药物撤去,否则较长时间合用可掩盖锂中毒的早期症状。

3. 维持治疗　锂盐的维持治疗适用于双相障碍及躁狂症的反复发作者。锂盐能减少复发次数和减轻发作的严重程度。维持治疗在第二次发作缓解后给予,维持时间可考虑持续到病情稳定达到既往发作 2~3 个循环的间歇期或持续 2~3 年。维持治疗量为治疗量的一半,即每日 500~750mg,保持血锂浓度为 0.4~0.8mmol/L。躁狂首次发作治愈后,一般可以不用维持治疗。

(三) 不良反应

锂在肾脏与钠竞争重吸收,缺钠或肾脏疾病易导致体内锂的蓄积中毒。不良反应与血锂浓度相关。一般发生在服药后 1~2 周,有的出现较晚。常饮淡盐水可以减少锂盐蓄积和不良反应。根据不良反应出现的时间可分为早期、后期不良反应以及中毒先兆。

(1) 早期的不良反应:无力、疲乏、嗜睡、手指震颤、厌食、上腹不适、恶心、呕吐、稀便、腹泻、多尿、口干等。

(2) 后期的不良反应:由于锂盐的持续摄入,患者持续多尿、烦渴、体重增加、甲状腺肿大、黏液性水肿、手指细震颤。粗大震颤提示血药浓度已接近中毒水平。锂盐干扰甲状腺素的合成,女性患者可引起甲状腺功能减退。类似低钾血症的心电图改变亦可发生,但为可逆的,可能与锂盐取代心肌钾有关。

（3）锂中毒先兆：表现为呕吐、腹泻、粗大震颤、抽动、呆滞、困倦、眩晕、构音不清和意识障碍等。应即刻检测血锂浓度，如血锂超过 1.4 mmol/L 时应减量。如临床症状严重应立即停止锂盐治疗。血锂浓度越高，脑电图改变越明显，因而监测脑电图有一定价值。

（4）锂中毒及其处理：引起锂中毒的原因很多，包括肾锂廓清率下降、肾脏疾病的影响、钠摄入减少、患者自服过量、年老体弱以及血锂浓度控制的不当等。中毒症状包括：共济失调、肢体运动协调障碍、肌肉抽动、言语不清和意识模糊，重者昏迷、死亡。一旦出现毒性反应需立即停用锂盐，大量给予生理盐水或高渗钠盐加速锂的排泄，或进行人工血液透析。一般无后遗症。

二、丙戊酸盐

丙戊酸盐（valproate）常用的有丙戊酸钠和丙戊酸镁，并有双丙戊酸钠缓释制剂，也有丙戊酸钠口服溶液剂型。

（一）临床应用

丙戊酸盐对躁狂症的疗效与锂盐相当，对混合型躁狂、快速循环型双相障碍以及锂盐治疗无效者可能疗效更好。可与锂盐合用治疗难治性患者。肝脏和胰腺疾病者慎用，孕妇禁用。初始剂量400 ~ 600mg/d，分 2 ~ 3 次服用，每隔 2 ~ 3 天增加 200mg，剂量范围 800 ~ 1800mg/d。治疗浓度应达 50 ~ 120mg/L。老年患者酌情减量。与氟哌啶醇和吩噻嗪类抗精神病药物、三环类抗抑郁药物及单胺氧化酶抑制剂合用时，可降低丙戊酸的效应。与卡马西平合用时可导致药物代谢加速，使二者血药浓度和半衰期降低。

（二）不良反应

总体而言不良反应发生率较低，较少引起认知功能损害。常见不良反应为胃肠刺激症状，比如恶心、呕吐、畏食、腹泻等，以及镇静、共济失调、震颤、脱发等。转氨酶升高较多见，造血系统不良反应少见，偶见过敏性皮疹、异常出血或瘀斑、白细胞减少等，极少数患者尤其是儿童曾出现罕见的中毒性肝炎和胰腺炎，是罕见的特异质性反应。药物过量的早期表现为恶心、呕吐、腹泻、厌食等消化道症状，之后出现肌无力、四肢震颤、共济失调、嗜睡、意识模糊或昏迷。应立即停药，并对症支持治疗。

三、卡马西平/奥卡西平

卡马西平（carbamazepine）对治疗急性躁狂和预防躁狂发作均有效，尤其对锂盐治疗无效的、不能耐受锂盐不良反应的以及快速循环发作的躁狂患者，效果较好。卡马西平与锂盐合用预防双相患者复发，其疗效较锂盐与抗精神病药物合用要好。青光眼、前列腺肥大、糖尿病、酒依赖者慎用，白细胞减少、血小板减少、肝功能异常以及孕妇禁用。初始剂量 400mg/d，分 2 次口服，每 3 ~ 5 日增加 200mg，剂量范围 400 ~ 1600mg/d，血浆水平应达 4 ~ 12mg/L。剂量增加太快，会导致眩晕或共济失调。卡马西平具有抗胆碱能作用，治疗期间可出现视物模糊、口干、便秘等不良反应。皮疹较多见，严重者可出现剥脱性皮炎。偶可引起白细胞和血小板减少及肝损害。应监测血象的改变。奥卡西平（oxcarbazepine）是卡马西平结构变化的产物，比卡马西平不良反应少，耐受性好。

四、拉莫三嗪

拉莫三嗪（lamotrigine）不仅是一种心境稳定剂，而且具有较明显的抗抑郁作用，特别是对双相抑郁、快速循环、混合发作等均有良好疗效，而且对双相抑郁有预防复发的效果。拉莫三嗪是唯一对双相抑郁相比对躁狂或轻躁狂相更为有效的心境稳定剂，并能增强锂盐的疗效。此外，拉莫三嗪对精神分裂症的难治性阳性症状治疗亦有一定增效作用。推荐的滴定速度为前 2 周 25mg/d，之后 2 周 50mg/d，再增加到75 ~ 100mg/d，单药治疗的目标剂量为 200mg/d，与丙戊酸盐合用时的目标剂量为 100mg/d，与酶诱导剂（除丙戊酸钠之外）合用时的目标剂量为 400mg/d，分 1 ~ 2 次服用。治疗期间可出现眩晕、头痛、复视、恶心和共济失调。药疹在 5% ~ 10% 的拉莫三嗪治疗患者中出现,包括剥脱性皮炎(Stevens-Johnson 综合征)和中毒性表皮坏死。合用丙戊酸盐或者超出拉莫三嗪的起始推荐剂量或加药速度过快时,药疹的风险增加。

第五节　抗焦虑药物

抗焦虑药物(anxiolytic drugs)的应用范围广泛,种类较多,具有中枢或外周神经系统抑制作用的药物都曾列入此类,并用于临床。目前,应用最广的为苯二氮䓬类,其他还有 5-HT$_{1A}$ 受体部分激动剂丁螺环酮和坦度螺酮、β 肾上腺素受体阻滞剂如普萘洛尔。多数抗抑郁药以及部分抗精神病药(小剂量使用)均有抗焦虑作用。苯二氮䓬类除了抗焦虑作用外,常作为镇静催眠药物使用,因此被滥用现象较严重,如何合理应用还是值得注意的问题。本节主要介绍苯二氮䓬类药物以及 5-HT$_{1A}$ 受体部分激动剂。

一、苯二氮䓬类

苯二氮䓬类(benzodiazepines)目前有 2000 多种衍生物,国内常用的只有十余种,见表 22-5。苯二氮䓬类药物作用于 γ-氨基丁酸(GABA)受体、苯二氮䓬受体和氯离子通道的复合物。通过增强 GABA 的活性,进一步开放氯离子通道,氯离子大量进入细胞内,引起神经细胞超极化,从而起到中枢抑制作用。具体表现为四类药理作用:①抗焦虑作用,可以减轻或消除患者的焦虑不安、紧张、恐惧情绪等;②镇静催眠作用,对睡眠的各期都有不同程度的影响;③抗惊厥作用,可以抑制脑部不同部位的癫痫病灶的放电不向外围扩散;④骨骼肌松弛作用:系抑制脊髓和脊髓上的运动反射所致。

表 22-5　常用的苯二氮䓬类药物

药　名	半衰期 (小时)	适应证	常用剂量 (mg/d)
地西泮(diazepam)	30 ~ 60	抗焦虑、催眠、抗癫痫、酒替代	5 ~ 15
氯氮䓬(chlordiazepoxide)	30 ~ 60	抗焦虑、催眠、抗癫痫、酒替代	5 ~ 30
氟西泮(fludiazepam)	50 ~ 100	催眠	15 ~ 30
硝西泮(nitrazepam)	18 ~ 34	催眠、抗癫痫	5 ~ 10
氯硝西泮(clonazepam)	20 ~ 40	抗癫痫、抗躁狂、催眠	2 ~ 8
阿普唑仑(alprazolam)	6 ~ 20	抗焦虑、抗抑郁、催眠	0.8 ~ 2.4
艾司唑仑(estazolam)	10 ~ 24	抗焦虑、催眠、抗癫痫	2 ~ 6
劳拉西泮(lorazepam)	10 ~ 20	抗焦虑、抗躁狂、催眠	1 ~ 6
奥沙西泮(oxazepam)	6 ~ 24	抗焦虑、催眠	30 ~ 90
咪达唑仑(midazolam)	2 ~ 5	快速催眠、诱导麻醉	15 ~ 30

1. **适应证和禁忌证**　苯二氮䓬类既是抗焦虑药也是镇静催眠药。临床应用广泛,用于治疗各型神经症、各种失眠以及各种躯体疾病伴随出现的焦虑、紧张、失眠、自主神经系统紊乱等症状,也可用于各类伴焦虑、紧张、恐惧、失眠的精神病以及激越性抑郁、轻性抑郁的辅助治疗。还可用于癫痫治疗和酒精急性戒断症状的替代治疗。

凡有严重心血管疾病、肾病、药物过敏、妊娠头 3 个月、青光眼、重症肌无力应禁用。阿片等滥用、酒精及中枢抑制剂中毒时呼吸抑制等风险较大应加强关注或禁用。老年、儿童、分娩前及分娩中慎用。

2. **药物的选择**　选择药物时,既要熟悉不同药物的特性,又要结合患者的特点。如患者有持续性焦虑和躯体症状,则以长半衰期的药物为宜,如地西泮、氯氮䓬。如患者焦虑呈波动形式,应选择短半衰期的药物,如奥沙西泮、劳拉西泮等。阿普唑仑具有抗抑郁作用,伴抑郁的患者可选用此药。对睡眠障碍常用氟西泮、硝西泮、艾司唑仑、咪达唑仑等。氯硝西泮对癫痫有较好的效果。戒酒时,地西泮替代最好。缓解肌肉紧张可用劳拉西泮、地西泮、硝西泮。两种甚至三种苯二氮草类药物同时合用是应当避免的。在国内精神科临床实践中,氯硝西泮较为常用,但多为非适应证使用。

3. 用法和剂量 多数苯二氮草类的半衰期较长,所以无须每日3次给药,每日1次即可。或因病情需要,开始可以每日2~3次,病情改善后,可改为每日1次。苯二氮草类治疗开始时可用小剂量,3~4天加到治疗量。急性期患者开始时剂量可稍大些,或静脉给药,以控制症状。

4. 维持治疗 部分患者,病情常因心理社会因素而波动,症状时重时轻。因此,苯二氮草类药物控制症状后,无须长期应用,长期应用也不能预防疾病的复发,且易导致依赖性。撤药宜逐渐缓慢进行,缓慢减药后仍可维持较长时间的疗效。对于病情迁延或难治性患者,应考虑合并抗抑郁药或丁螺环酮或坦度螺酮等药物长期治疗。

5. 不良反应 苯二氮草类药物的不良反应较少,一般能很好地耐受,偶有严重并发症。最常见的不良反应为嗜睡、过度镇静、智力活动受影响、记忆力受损、运动的协调性减低等。上述不良反应常见于老年或有肝脏疾病者。血液、肝和肾方面的不良反应较少见。偶见兴奋、梦魇、谵妄、意识模糊、抑郁、攻击、敌视行为等。妊娠头3个月服用时,有引起新生儿唇裂、腭裂的报道。

苯二氮草类药物的毒性作用较小。严重躯体疾病患者、年老体弱患者以及同时服用其他精神药物或吗啡类药物或酒精等,更易出现中枢呼吸抑制甚至死亡。作为自杀目的服入过量药物者,如果同时服用其他精神药物或酒精易导致死亡。单独服药过量者常进入睡眠,可被唤醒,血压略下降,在24~48小时后醒转。处理主要是洗胃、输液等综合措施。血液透析往往无效。

6. 耐受与依赖 苯二氮草类可产生耐受性,应用数周后需调整剂量才能取得更好疗效。长期应用后可产生依赖性,包括躯体依赖和精神依赖,与酒精和巴比妥可发生交叉依赖。躯体依赖症状多发生在持续3个月以上者,并且短半衰期药物较易产生依赖。突然中断药物,将引起戒断症状。戒断症状多为焦虑、激动、易激惹、失眠、震颤、头痛、眩晕、多汗、烦躁不安、耳鸣、人格解体及胃肠症状(恶心、呕吐、厌食、腹泻、便秘)。严重者可出现惊厥,此现象罕见但可导致死亡。因此,苯二氮草类药物在临床应用中要避免长期应用,最好持续使用时间不超过一个月,停药宜逐步缓慢进行。

二、5-羟色胺$_{1A}$受体部分激动剂

丁螺环酮(buspirone)和坦度螺酮(tandospirone)是非苯二氮草类抗焦虑药物,化学结构属于阿扎哌隆类(azapirones),系5-HT$_{1A}$受体的部分激动剂。通常剂量下没有明显的镇静、催眠、肌肉松弛作用,也无依赖性报道。主要适用于各种神经症所致的焦虑状态以及躯体疾病伴发的焦虑状态,还可用于抑郁症的增效治疗。对惊恐发作疗效不如三环类抗抑郁药。起效一般比苯二氮草类慢。与其他镇静药物、酒精没有相互作用。不会影响患者的机械操作和车辆驾驶。孕妇、儿童和有严重心、肝、肾功能障碍者应慎用。不良反应较少,如口干、头晕、头痛、失眠、胃肠功能紊乱等。丁螺环酮抗焦虑治疗的剂量范围15~45mg/d,分3次口服;坦度螺酮抗焦虑治疗的剂量范围30~60mg/d,分3次口服。

第六节 物 理 治 疗

物理治疗(physical therapy)是治疗精神疾病的主要方法之一。经典的脑刺激治疗方式,如电痉挛治疗应用于临床已有70余年,目前改良电抽搐治疗仍然用于治疗多种精神疾病。经颅磁刺激是无创并且无须引起抽搐的治疗措施,美国等西方国家已批准用于治疗抑郁症。迷走神经刺激和深部脑刺激都具有微创、可逆、可调试的优点,能够在获得最大的治疗效果同时将不良反应降至最低,而且关机即可终止治疗恢复治疗前状态。美国食品和药品监督管理局也批准了迷走神经刺激和深部脑刺激用于治疗难治性抑郁症。

一、改良电痉挛治疗

电痉挛治疗(electroconvulsive therapy,ECT)又称电休克治疗(electrical shock therapy),是以一定量的电流通过大脑,引起意识丧失和痉挛发作,从而达到治疗目的的一种方法。目前,有条件的地方已推广采用改良电抽搐治疗(modified electric convulsive therapy,MECT)。该方法是通电前给予麻醉剂和肌肉松弛剂,使得通电后不发生抽搐,避免骨折、关节脱位等并发症的发生,更为安全,也易被患者和家属接受。

(一) 适应证和禁忌证

1. **适应证**　包括:①严重抑郁,有强烈自伤、自杀企图及行为者,以及明显自责自罪者;②极度兴奋躁动冲动伤人者;③拒食、违拗和紧张性木僵者;④精神药物治疗无效或对药物治疗不能耐受者。

2. **禁忌证**　包括:①脑器质性疾病:颅内占位性病变、脑血管疾病、中枢神经系统炎症和外伤。其中脑肿瘤或脑动脉瘤尤应注意,因为当抽搐发作时,颅内压会突然增加,易引起脑出血、脑组织损伤或脑疝;②心血管疾病:冠心病、心肌梗死、高血压、心律失常、主动脉瘤及心功能不全者;③骨关节疾病,尤其新近发生者;④出血或不稳定的动脉瘤畸形;⑤有视网膜脱落潜在危险的疾病,如青光眼;⑥急性的全身感染、发热;⑦严重的呼吸系统疾病,严重的肝、肾疾病;⑧利血平治疗者;⑨老年人、儿童及孕妇。改良电痉挛治疗的禁忌证较传统电抽搐治疗少,如老年或孕妇患者可以应用。

(二) 治疗方法

1. **治疗前准备**　①详细的体格检查,包括神经系统检查。必要时,进行实验室检查和辅助检查,如血常规、血生化、心电图、脑电图、胸部和脊柱摄片。②获取知情同意。③治疗前 8 小时停服抗癫痫药和抗焦虑药或治疗期间避免应用这些药物,禁食、禁水 4 小时以上。治疗期间应用的抗精神病药或抗抑郁药或锂盐,应采用较低剂量。④准备好各种急救药品和器械。⑤治疗前测体温、脉搏、血压。如体温在 37.5℃ 以上,脉搏 120 次/分以上或低于 50 次/分,血压超过 150/100mmHg 或低于 90/50mmHg,应禁用。⑥通常于治疗前 15 ~ 30 分钟皮下注射阿托品 0.5 ~ 1.0mg,防止迷走神经过度兴奋,减少分泌物。如第一次治疗呼吸恢复不好,可以在以后每次治疗前 15 ~ 30 分钟皮下注射洛贝林 3.0 ~ 6.0mg。⑦排空大小便,取出活动义齿,解开衣带、领扣,取下发卡等。

2. **电痉挛治疗操作方法**　患者仰卧治疗台上,四肢保持自然伸直姿势,在两肩胛间相当于胸椎中段处垫一沙枕,使脊柱前突。为防咬伤,应用缠有纱布的压舌板放置在患者一侧上下臼齿间或用专用牙垫放置两侧上下臼齿间。用手紧托下颌,防止下颌脱位。另由助手保护患者的肩肘、髋膝关节及四肢。

电极的安置和电量的调节:将涂有导电冻胶或生理盐水的电极紧密置于患者头的顶部和非优势侧颞部或双侧颞部。非优势侧者不良反应较小,双侧者抽搐效果较好。电量原则上以引起痉挛发作的最小量为准。根据不同电抽搐机类型选择电量,一般用 80 ~ 120mA,通电时间 2 ~ 3 秒。如未出现抽搐发作或发作不完全,多为电极接触不好或通电时间不够,应尽快在正确操作下重复治疗一次,否则,应在增加电量 10mA 或酌情增加通电时间情况下进行治疗。

抽搐发作及抽搐后处理:抽搐发作与否与患者年龄、性别、是否服药以及既往是否接受过电抽搐治疗有关。一般年轻男性、未服镇静催眠和抗癫痫药者,较易发作。抽搐发作类似癫痫大发作,可分为四期:潜伏期、强直期、痉挛期和恢复期。抽搐停止、呼吸恢复后,应将患者安置在安静的室内,患者侧卧更好。如呼吸恢复不好,应及时行人工呼吸。至少休息 30 分钟,要专人护理,观察生命体征和意识恢复情况,躁动者则要防止跌伤。待患者意识清醒后,酌情起床活动进食。

3. **改良电痉挛治疗操作方法**　在麻醉师参与下施行,治疗前肌注阿托品 0.5mg。按患者年龄、体重给予 1% 硫喷妥钠 1.0 ~ 2.5mg/kg 诱导患者入睡,待患者出现哈欠、角膜反射迟钝时,给予 0.2% 氯化琥珀酰胆碱(司可林)0.5 ~ 1.5mg/kg 静脉注射,观察肌肉松弛程度。当腱反射消失或减弱,面部、全身出现肌纤维震颤,呼吸变浅,全身肌肉放松(一般约为给药后 2 分钟)时,即可通电 2 ~ 3 秒。观察口角、眼周、手指、足趾的轻微抽动,持续 30 ~ 40 秒,为一次有效的治疗。

4. 治疗次数　一般每日 1 次过渡到隔日 1 次或者一开始就隔日 1 次,一个疗程 6～12 次。一般躁狂状态 6 次左右即可;幻觉妄想状态多需要 8～12 次;抑郁状态介于两者之间。

（三）并发症及其处理

常见的并发症有头痛、恶心、呕吐、焦虑、可逆性的记忆减退、全身肌肉酸痛等,这些症状无须处理。由于肌肉的突然剧烈收缩,关节脱位和骨折也是较常见的并发症。脱位以下颌关节脱位为多,发生后应立即复位。骨折以第 4～8 胸椎压缩性骨折多见,应立即处理。年龄大、治疗期间应用具有抗胆碱能作用药物的患者,较易出现意识障碍(程度较轻,昼轻夜重,持续的定向障碍,可有视幻觉)和认知功能受损(思维及反应迟钝、记忆和理解力下降)。此时,应停用电抽搐治疗。死亡极为罕见,多与潜在躯体疾病有关。

改良电痉挛治疗并发症的发生率较传统电痉挛治疗低,而且程度较轻。但可出现麻醉意外、延迟性窒息、严重心律不齐,应立即给予心肺复苏。

二、经颅磁刺激治疗

经颅磁刺激(transcranial magnetic stimulation,TMS)是一种非侵入性的脑刺激,由磁场产生诱发电流,引起脑皮质靶点神经元去极化。美国、加拿大等国家已批准经颅磁刺激用于治疗抑郁症,也有在精神分裂症和焦虑障碍中开展的研究。重复经颅磁刺激的频率从 1～20Hz 不等,低频刺激(≤1Hz)降低神经元的兴奋性,高频刺激(10～20Hz)提高神经元的兴奋性。与 ECT 不同,重复经颅磁刺激不需麻醉,一般不诱发癫痫,不引起定向障碍和认知损害。重复经颅磁刺激治疗过程中,患者保持清醒,除头痛和头皮痛外,没有其他的不良反应,因此门诊患者可以在治疗结束后立即投入工作。过高的刺激强度会带来痉挛发作的风险。刺激强度用占运动阈值的百分比来衡量,在 10 次磁刺激中能够至少引起 5 次手部肌肉抽搐的最小的刺激强度即为运动阈值,通常采用 80%～120% 的运动阈值作为磁刺激的治疗参数。合理选择参数及加强临床观察对确保安全是非常重要的。每次治疗通常持续 30 分钟,每周治疗 5 天,每个疗程 2～4 周。

三、深部脑刺激治疗

深部脑刺激(deep brain stimulation,DBS)治疗是利用立体定向的技术准确定位,在大脑特定区域植入电极,连续不断地传送刺激脉冲到深部脑组织的特定区域以达到治疗的目的。对严重、慢性难治性抑郁患者进行深部脑刺激治疗,可持续且显著改善患者症状。DBS 手术中,靶点的定位和触点的选择是决定临床治疗效果的重要因素。目前主要以胼胝体下扣带回作为抑郁症治疗靶点。但由于该区域解剖位置边界不清晰且具有个体差异性,利用该方法确定靶点并不准确,临床治疗效果可重复性差,仍需改进。DBS 治疗精神疾病的范围也在扩大,也有应用于强迫症、精神分裂症、神经性厌食症和药物成瘾等领域的研究。

四、其他

国际上亦有应用迷走神经刺激、磁痉挛治疗和经颅直流电刺激的临床应用研究。迷走神经刺激(vagus nerve stimulation,VNS)是一种用于治疗难治性抑郁症的手段,具有一定的潜在价值,需要在胸腔植入一个类似起搏器的脉冲发生器,并连接到一个位于颈部迷走神经处的刺激电极,操作过程中的侵入性和由此带来的不良反应都需进一步研究。磁痉挛治疗(magnetic seizure therapy,MST)具有与ECT 相当的疗效,不良反应显著小于 ECT,具有临床应用价值,但目前仍处于实验阶段,线圈类型、刺激剂量、最佳刺激位置、作用机制和患者的选择仍需研究。经颅直流电刺激(transcranial direct current stimulation,tDCS)是一种非侵入性脑刺激技术,在国外已经研究多年。主要用于焦虑抑郁和精神分裂症谱系的研究,在某些方面取得一定进展,但是仍然存在很多不确定性。

（王传跃）

思 考 题

1. 用于精神障碍治疗的精神药物有哪四类？列出各自的主要靶症状和1~2种代表药物。
2. 抗精神病药和抗抑郁药的作用机制有何异同？
3. 选择性5-羟色胺再摄取抑制剂（SSRIs）临床应用的特点是什么？
4. 锂盐的适应证和禁忌证。锂盐治疗中为什么需要监测浓度？
5. 苯二氮䓬类药物的合理应用需注意哪些问题？

第二十三章　心　理　治　疗

　　心理治疗是与药物、手术、物理方法同等重要的基本医疗技术,是从事任何一种临床医疗服务工作的人都需要掌握,并在日常工作中加以运用的基本技能。心理治疗实践性很强,我们的知识储备、理论思维水平和技术操作水平只有在身体力行治疗患者的工作中才能得到提高。

第一节　心理治疗概论

一、概念与定义

　　心理治疗(psychotherapy)是一种以助人、治病为目的,由专业人员实施的人际互动(interaction)过程。医生、心理治疗师利用精神医学及心理学的原理,通过谈话、非言语沟通及特意安排的情境,积极影响患者,改变心理体验和行为,达到减轻痛苦、健全人格、适应社会、治疗疾病、促进康复的目的。心理治疗师(psychotherapist)是指接受过医学或心理学系统学习,通过培训、考试取得国家特定资质,从事心理治疗的专业人员。目前在我国,医疗机构的医生、临床心理学工作者可以成为心理治疗师。

　　医务人员在与患者进行交流、互动时,举手投足间表现出良好的基本素质、专业精神与态度,展现出对人的尊重,对于患者心理痛苦的敏锐觉察力,对于心理问题及时预防和干预,会自然、自发地对患者产生积极的影响。这是在医疗行为中随时都可能出现的广义的"心理学的治疗(psychological treatments)"效应。

　　心理治疗与心理咨询(psychological counseling)的助人目的、机制、理论源流甚至技术大同小异,都是专业性的心理健康服务技术。心理治疗用于可以诊断精神障碍的临床患者,针对其明显的病理心理现象进行矫治性的帮助;而心理咨询主要为来自普通人群的咨询顾客(client)服务,针对在生活、学习、工作等方面产生的困惑、冲突、压力、痛苦等问题,帮助人们适应应激性的环境,解决较轻的心理困扰,是预防性、发展性、教育性的心理帮助。根据《中华人民共和国精神卫生法》,心理治疗是在医疗机构中实施的专门心理治疗,而心理咨询则是在医疗机构以外的各种机构、组织、社区中对普通人开展的心理健康促进活动。

二、心理治疗的学科特性

　　心理治疗是与社会人文学科联系紧密的医疗技术,其实施要符合科学(尤其是医学、心理学及行为科学)原则,遵守社会文化规范(尤其是伦理、法律)。国家颁布了与法律配套的行政法规《心理治疗规范》,其内容成为本章的重要参考。

　　心理治疗是最古老的疗病法,其诞生早于药物和手术。利用心理机制治疗疾病的方法,起源于巫术(witchcraft)。古今中外大多数民族都有此类与心理影响和人际操纵(psychological influence and interpersonal manipulation)相关的疗病术(healing),自觉或不自觉地利用人际之间、心理过程之间及心身之间的互动规律,达到祛病、养生的目的。虽然现代科技高度发达,有些传统的、民间的疗法却至今仍然有影响和市场,各种无法用生物医学理论进行解释的"奇迹疗法"此起彼伏。有些疗病术有神秘主义、超自然的色彩或谋利、非法传教结社的功利目的,容易导致严重的副作用和社会问题。这个现象提示,大众的心理卫生需求受到文化、社会、心理因素的影响,并不是用单纯的生物医学方法就可以满足的。所以,要积极发展、应用现代心理治疗,同时识别迷信的或伪科学的疗病健身术,抵制有害的现代巫术、骗术和魔术。

Box 23-1　200 年前欧洲人的"奇迹疗法"——麦斯默磁疗术

　　1841 年,英国外科医生 J. Braid 通过亲自观摩"神医"的公开表演和自己做实验,发现受试出现的僵住、失语、情绪起伏等现象,其实可以通过集中注意力来诱发,并没有神秘的磁力存在。由于这项发现,他成为现代催眠术(hypnotism)的奠基人。他还揭穿了"神医"可以隔信封读字的骗术。随后,法国神经科医生 J-M. Charcot 将催眠术用于癔症的治疗,并发展了早期的神经症理论。与他同时代的法国医生 H. Bernheim 通过实验证明,"动物磁性"这种概念只是起到暗示(suggestion)的作用,充当了诱导催眠现象的心理媒介的角色;通磁术的奇迹般疗效实际上是集体性催眠(hypnosis)现象。换句话说,"磁性"是否真的存在并不重要,而是人们对此抱有的信念,对于施术者的崇拜和依附,对于"奇迹"的期待,以及周围人们的互相影响,造成了心身方面的积极感受,即"信则灵,不信则不灵"。这说明,施术者在内容层面"说什么",没有其与接受者之间的互动关系来得重要。这一发现,成为近现代心理治疗与巫术之间的分水岭。

　　当前应该依法推广具备如下基本要素的科学心理治疗:①由具有社会认可身份、受过专业训练的人员,如医师、临床心理学工作者实施;②在专门的医疗机构、场所实施;③以助人、促进健康为目的,不损害患者身心健康和社会的利益;④遵守技术规范和伦理原则,并符合法律的要求;⑤掌握适应证和禁忌证,不滥用、误用;⑥对治疗过程及其后果能够记录、控制、查验,能及时发现和处理副作用,能进行合理解释,不使用超自然理论。

三、心理治疗的效用及其机制

(一)心理治疗的适应证

　　心理方法疗病的历史久远,成功经验很多。在循证医学的时代,科学设计的研究检验了心理治疗的合理性和方法的有效性。1994 年,M. J. Lambert 和 A. E. Bergin 就对 2000 多篇论文进行了荟萃分析,得出如下结论:神经症、儿童少年期的情绪和品行障碍是心理治疗的重要适应证。不同类型的神经症患者都可以得到心理治疗的有益帮助。治疗能够缓解症状,加快自然的治愈过程,提供新的应对策略和对付未来问题的方法。成人的其他心理问题、精神障碍和心身障碍,包括一些与躯体疾病、创伤相关的适应问题、情绪障碍等,也常常根据情况,需要心理治疗作为唯一的、主要的或辅助的治疗。

　　需要说明的是,由于诊断概念的变化,原来用来与重性精神障碍相区别的"神经症",在目前主要的诊断系统里已经不再是疾病的一个大的类别名称,而是分化为很多种具体的精神障碍。所以,心理治疗的用途很广,不会因某些术语的改变而失去价值。

　　进入 21 世纪以来,对于认知行为疗法的循证研究最为充分。同时,一些过去循证依据较少的疗法,如系统式治疗的疗效,也得到了确认。在适应证方面,心理治疗已经被提前用于对有精神障碍患病风险的人群进行"普遍性干预、选择性干预",而不再只是对有明确诊断而实施的"指征性干预"了。

(二)心理治疗产生疗效的机制

　　心理治疗的疗效,有的可以用各个流派的理论和相应技术来解释。但近来的一些研究发现,不同模式的心理治疗除了它们声称的特别机制之外,其实在很大程度上有着共同的疗效因素。Grawe 通过综述研究文献,总结出各种心理治疗共有的作用机制是:①激活资源;②将问题现实化;③积极帮助解决问题;④澄清冲突、混乱的认知。而心理治疗的特殊治愈机制,则是运用特定的治疗原理、策略及技巧而产生的。Wampold 基于大量文献在 2015 年出版的著作里提出,患者对治疗的希望、对良好结局的积极期待与信念,与治疗师的良好关系及矫正性的经验等,是大多数心理治疗技术产生疗效的因素。

　　有研究显示,心理治疗疗效中的 60% 是基本疗效机制所致,特殊机制及患者本人的因素分别占

20%。无论是基本的还是特殊的机制,均是通过治疗师与被治疗者之间发生的有效而积极的交流(communication)才实现的。在患者进入与医生的工作关系以后,医师与患者不可能不交流。医生的任何言行,包括不沟通、不交流、无所作为的"阴性行为",都是有意义的,都对患者产生影响,差别只在于是有利于还是有害于患者。一位医生如果主动追求积极的、建设性的互动,那么其言行举止实际上在不经意间就已经开始发挥基本的治愈机制。

(三) 神经科学进展与心理治疗机制研究

心理治疗的价值及其机制得到越来越多神经科学研究成果的支持。诺贝尔生理学或医学奖获得者 E. Kandel 指出:基因是大脑中神经元相互连接方式的重要的决定因素,但基因本身并不能解释所有精神疾病的不同表现方式,而学习和经验能够改变基因的表达。通过学习而产生的基因表达的改变影响了神经元连接的类型。心理治疗通过学习而使基因表达产生变化,影响突触联结的强度,可以导致大脑结构的改变,促进长期的行为变化。

Box 23-2　什么是安慰剂效应(placebo effect)? 什么是惊吓剂效应(nocebo effect)?

不同的医生处理同一个患者时,患者的依从性(compliance)有很大差别;遵嘱服用不同医生开的同一种药物时会出现不同的疗效反应。这是因为药物及其他诊疗操作的疗效不仅仅是生物学意义上的效应,还包括发生于医患互动过程中的心理性效应。心理性效应一种是安慰剂效应(placebo effect),一般而言这是积极的心理效应,有利于增强医学手段的效果;另一种是惊吓剂效应(nocebo effect),通常对患者不利,损害依从性,延迟康复,甚至引发医患纠纷与冲突。从新药研发的随机对照试验结果看,安慰剂效应的比例一般可以占整个疗效的 10% ~ 30%。在意大利三个城市做的一项调查发现,600 名患者服用口服药以后,惊吓剂效应发生的比例为 27%,最常见的主诉是皮肤瘙痒、周身不适、头痛。

临床研究显示,子宫全切术、前列腺摘除术的疗效包含了心理效应。得到乐观信息、对预后有积极期待的患者康复快、并发症少,出院早。研究还揭示,安慰剂并不仅仅是双盲对照研究中的无用药、假药,其效应也不仅仅是心理作用,而且有生理生化过程的参与,可降低冠心病患者的病死率;对于抑郁症患者,夏天的安慰剂效果比在冬天好三倍。有的患者对安慰剂产生依赖,一旦停用就发生不良反应,包括撤药后的疼痛。

相反地,医务人员的权威地位和言行有可能对患者产生医源性的心理损害。例如,患者的血压可能因为医生查房时情绪紧张而波动,产生所谓"白大褂效应"。安慰剂效应、惊吓剂效应的发生涉及四种心理机制:①对治疗的期望;②焦虑的减轻;③经典条件反射;④社会支持。三种因素决定了心理效应的性质及其强弱:①医生、患者的个性;②医患互动的质量;③治疗模式或情景条件对于患者及家属的意义。从心身关系的神经科学机制看,医患之间的沟通通过认知、情绪机制的中介,影响疼痛调节系统中的阿片受体、多巴胺受体活性,可以提高或降低对疼痛的预期、感受阈值和耐受性。例如,患者在受到医务人员不良言语刺激后会提高对疼痛的预期性焦虑,继而导致中枢神经肽(已发现的有缩胆囊肽-8)释放增加,强化疼痛感。

上述发现令人深思,为何一些缺乏科学根据的疗法对很多人有用? 如何力戒"出言不逊、出口伤人",做到"笑口常开,口吐莲花",适度地利用安慰剂效应,避免惊吓剂效应?

四、心理治疗的种类

心理治疗种类繁多,有多种分类方法。

(一) 按治疗对象分类

1. 个别治疗(individual therapy)

2. 夫妻治疗(couple therapy)或婚姻治疗(marital therapy)

3. 家庭治疗（family therapy）

4. 团体治疗（group therapy）

（二）按理论流派分类

心理治疗技术是对应着关于疾病病因的理论假设而产生的。但精神障碍的心理病因学还没有形成普遍认同的理论，心理治疗于是就有几百种大小流派。不过，它们多可以纳入精神分析、行为主义、人本主义、系统论这四大主干体系。

心理治疗还有其他的分类方法。例如，根据语言使用情况可分为言语性技术和非言语性技术，后者包括音乐疗法、绘画及雕塑治疗、心理剧、家庭塑像；又比如，可根据干预的强度、深度、紧急程度，分出一般支持性治疗、深层治疗、危机干预，等。

原国家卫生与计划生育委员会以上述各种传统分类方法为基础，根据临床用途、实施范围、对治疗师的技术要求等主要指标，选取 13 种心理治疗技术作为首批适宜技术进行推广，并实施规范化管理。这些心理治疗技术可分为三组：①基本心理治疗技术；②专门心理治疗技术；③其他特殊心理治疗技术。

第二节　心理治疗的主要理论流派及技术

首先，要重点掌握心理治疗主要流派的理论和技术，以及临床各科医生应知应会的通用心理治疗技术，最后简要了解其他几种专门的心理治疗技术。

一、精神分析及心理动力性治疗

（一）理论要点

经典精神分析（psychoanalysis）是在 19 世纪 90 年代由弗洛伊德（S. Freud）创立的，其特征是对于人的潜意识和人格发展，提出了心理动力学（psychodynamics）学说。弗洛伊德精神分析理论中最基础的理论之一是关于潜意识和人格结构的学说。他认为人格结构由本我、自我、超我三个相互密切作用的系统构成：

1. 本我（id）　是人格最原始的潜意识结构。其中蕴藏着本能冲动，为一切精神活动提供非理性的心理能量，按"快乐原则"行事，只求本能需要及时满足。

2. 自我（ego）　指意识的结构部分，是来自本我经外部影响而形成的认知系统，代表理性，调整本我与外界和超我之间的关系。自我与本我的关系如同骑手与马匹的关系。自我的主要功能是：①根据"现实原则"行事，监督、调节、压抑本我，使之适当满足；②自我使个人精神活动保持与外界的联系。可分为：现实感、现实检验、对现实的适应三个部分；③客体关系：个人在生长发育过程中，形成与发展同他人关系的能力。

3. 超我（super-ego）　指道德的部分、人格最高层，处于意识层面，代表良心。按"至善原则"指导自我，限制本我，以图达到自我典范或理想自我的实现。

上述三者保持平衡，人格发展就比较正常。反之，如果各种力量的冲突不能很好解决，则导致神经症或其他障碍。精神分析有许多专门技术，如：释梦、自由联想、对质、澄清、阐释、修通、重建、阻抗分析、移情与反移情的处理。

近 40 多年以来，经典的精神分析不再流行，而以精神分析理论为基础的各种短程治疗（brief-therapy）则较为普遍。现代心理动力性心理治疗（psychodynamic psychotherapy）的理论同样认为，患者因为各种症状和问题而痛苦，但这些痛苦其实是潜意识冲突和童年期创伤的结果。这些体验的组合甚至会导致人格障碍的形成，并且渗透、反映在日后的所有体验领域之中，包括思维、躯体感知、自我及环境知觉、社会能力。但过去的经历实际上不可能真正得到修复，心理治疗首要改变心理障碍中与当前紧迫问题相关的那些部分，同时通过处理不良心理体验，使患者正确认识自己生活设计中的缺陷,重树希望,重建有效的人际关系。短程治疗在不同程度上使用经典精神分析的基本概念和技术,但方法较为灵活;治疗过程中更关注现在与现实,注重开发患者的潜能和复原力,促进人格完善与发展。

（二）操作方法及程序

专门的精神分析、心理动力性治疗要求治疗师接受漫长、严格的培训,较少有医生在临床上使用,而有些技术已经转化为较为简易的通用技术,将在后面相应内容中介绍。故本小节只对大致的操作技术和流程进行简介。

1. 治疗设置　精神分析的设置为长程、高频次的精神分析,每周 3~5 次,每次 45~50 分钟。心理动力学治疗的设置为低频,通常为每周 1~2 次,每次 45~50 分钟,治疗疗程相对灵活。

2. 建立治疗联盟　治疗联盟为患者与治疗师之间形成的现实的治疗合作关系。

3. 初始访谈与诊断评估　通过心理动力学访谈,对患者的人格结构、心理防御机制、心理发展水平、潜意识的心理冲突、人际关系等进行评估和动力学诊断,确定治疗目标。

4. 治疗过程与常用技术　将移情与反移情、阻抗作为探索潜意识的线索和治疗工具,通过自由联想、梦的分析、肯定、抱持、反映、面质、澄清、解释、修通、重构等技术达到治疗目标。

5. 结束治疗　回顾治疗过程,评估疗效,强化治疗效果,帮助患者与治疗人员完成心理分离,促进患者适应社会。

（三）注意事项

1. 处于急性期的精神病患者、有明显的自杀倾向的抑郁患者、严重的人格障碍患者,不宜做精神分析或心理动力学治疗。

2. 精神分析及心理动力学治疗是一类以追求领悟和促进心理发展水平为主要目标的疗法,对患者智力、人格、求助动机和领悟能力等要求较高。对于心理发展水平较低、人格结构有严重缺陷的患者,要避免使用经典精神分析技术。要注意克服过度理智化的过程在患者方面引起的失代偿,促进认知与情感、行为实践的整合。

3. 治疗关系与技巧同样重要。防止治疗师过分操纵、以自我为中心;注意文化背景的影响。

二、行为治疗及认知行为治疗

（一）理论要点

20 世纪 60 年代发展起来的行为治疗（behavioral therapy）以条件反射学说（theories of conditioning）为理论基础,主要包括巴甫洛夫（I. P. Pavlov）的经典条件反射学说、斯金纳（B. F. Skinner）的操作性条件作用学说,以及班杜拉（A. Bandura）的社会学习学说。该流派认为焦虑、恐惧、抑郁等病态并非潜意识冲突的结果,而是一系列“习得”的错误行为方式——环境中反复出现的刺激,包括人自己的行为所造成的结果,通过奖赏或惩罚的体验,分别“强化”或“弱化”某一种行为,其中包括可能使人不能适应环境的行为。因此,治疗的任务是,用“养成性技术（acquisition-techniques）”设计新的学习情景,使合意的行为得到强化、塑形;用“消除性技术（removal techniques）”使不合意的行为得到弱化、消退。

早期的行为主义理论观点主要来自于对实验动物的观察,所以只强调外界刺激（stimulus）与可观察、可测量的外显行为反应（response）之间的关系,简化为“刺激-反应”模式。20 世纪 70 年代后期,人们注意到,内在心理过程,如认知（cognition）评价在由外来刺激引起行为反应的过程中起到重要中介作用,简化为刺激-认知-反应模式。适应不良的或者病态的行为之所以形成并维持下来,与一些非理性观念或推理方式有关:如“非此即彼、以偏概全、情绪化、灾难思维、人格牵连”等思维歪曲有关。因此,新近的行为治疗已不再是机械、非人性化的操作,不仅仅对外显行为感兴趣,而且注意认知因素与行为之间的互动关系,增加了对内在心理过程的干预,故称认知行为治疗（cognitive behavioral therapy,CBT）。迄今为止,CBT 是在科学文献中有最多循证依据的心理治疗技术。

进入 21 世纪以来,认知-行为治疗又迎来了"第三次浪潮",强调源于东方文化的"正念(mindfulness)",注重情绪、接纳与承诺、关系、价值观、生活目标、元认知等因素,整合广泛的心理-社会背景及生物学过程,而不是局限于认知活动的形式和内容;另一个很重要的方向性的变化是,认知-行为治疗从以前聚焦于问题、障碍,扩展到了关心全人的健康心理发展。

为便于理解、掌握,以下分别介绍经典的行为治疗和认知治疗。

(二)行为治疗的操作方法和程序

1. **概念**　行为治疗运用行为科学的理论和技术,通过行为分析、情景设计、行为干预等技术,达到改变适应不良行为、减轻和消除症状、促进患者社会功能康复的目标。基本原则是:建立良好的治疗关系;目标明确、进度适当;赏罚适当;激活并维持动机。

2. **常用技术**

(1)行为的观测与记录,定义目标行为:准确辨认并客观和明确地描述构成行为过度或行为不足的具体内容。

(2)行为功能分析:对来自环境和行为者本身的,影响或控制问题行为的因素作系统分析。以分析为基础,确定靶行为。

(3)放松训练:①渐进性放松训练(progressive relaxation training):采取舒适体位,循序渐进,从头到脚逐一对各部位的肌肉进行收缩和放松的交替训练,同时深吸气和深呼气、体验紧张与放松的感觉,如此反复进行多遍。练习时间从几分钟到 30 分钟。②自主训练:有 6 种标准程式,即沉重感、温暖感、缓慢的呼吸、心脏慢而有规律的跳动、腹部温暖感、额部清凉舒适感。

(4)系统脱敏疗法(systematic desensitization):系统脱敏治疗可以分为实景脱敏和想象脱敏。步骤为:①教患者学会评定主观不适单位(SUD);②松弛训练:按前述方法进行放松训练;③设计不适层次表:让患者对每一种引起紧张焦虑的刺激因素引起的主观不适进行评分(SUD),然后按其分数高低将各种刺激因素排列成表;④系统脱敏:由最低层次开始脱敏,即对刺激不再产生紧张反应后,渐次移向对上一层次刺激的放松性适应。在脱敏之间或脱敏之后,将新建立的反应迁移到现实生活中,不断练习,巩固疗效。

(5)冲击疗法,又称为满灌疗法(flooding therapy):与系统脱敏疗法一样,均属于"治疗性暴露"技术。但满灌疗法刚好将上述脱敏程序颠倒过来,让患者直接面对引起强烈焦虑、恐惧的情况(实景或想象情境),让其体验最大限度的紧张焦虑,随着强烈的心理-生理反应自然减退、耗竭,或主动调节、控制,进行放松训练而达到适应。治疗师并不给予安慰支持。如此对症状行为进行"反条件化",使焦虑、恐怖反应及强迫症状逐渐减轻、消失。

(6)厌恶疗法:通过轻微的惩罚来消除适应不良行为。对酒依赖的患者的治疗可使用阿扑吗啡(去水吗啡)催吐剂。但禁止使用可以导致明显心理和躯体损伤的过强刺激。

(7)自信训练:运用人际关系的情景,帮助患者正确地和适当地与他人交往,提高自信,敢于表达自己的情感和需要。

(8)矛盾意向法:让患者故意从事他们感到害怕的行为,达到使害怕反应不发生的目的,与满灌疗法相似。类似的"以毒攻毒"做法也被家庭治疗采用,称为悖论干预(paradoxical intervention)。

(9)模仿与角色扮演(role play):包括榜样示范与模仿练习。帮助患者确定和分析所需的正确反应,提供榜样行为和随时给予指导、反馈、强化。

(10)塑造(modeling):用于培养患者目前尚未做出的目标行为。

(11)自我管理:患者在行为改变的各个环节扮演积极、主动的角色,自己对改变负责任。

(12)行为技能训练:结合使用示范、指导、演习和反馈,帮助个体熟悉有用的行为技能。

3. **注意事项**

(1)从条件化作用的角度对精神病理现象做出过分简单化的理解和处理,可能导致存在复杂内心冲突的患者产生"症状替代"的效应,在消除某些症状的同时出现新的症状。

（2）部分患者不能耐受冲击疗法引起强烈的心理不适。尤其对于有心血管疾病的患者和心理适应能力脆弱者,要避免使用。厌恶疗法的负性痛苦刺激可能有严重副作用,应慎用,且必须征得患者、家属的知情同意。

（三）认知治疗的操作方法和程序

1. 概念、基本原理　认知治疗源自理性-情绪治疗和认知治疗。焦点是冲击患者的非理性信念,让其意识到当前问题与所持非理性观念有关;发展有适应性的思维,教会更有逻辑性和自助性的信念,鼓励患者身体力行,引导产生建设性的行为变化,并且验证这些新信念的有效性。

认知治疗使用许多来自其他流派的技术,特别是与行为治疗联系紧密,以致二者现在常被并称为认知-行为治疗。

2. 操作方法及程序　认知治疗是促进认知重建（cognitive restructuring）的技术,源自 A. Ellis 的理性-情绪治疗（rational emotive therapy）和 A. Beck 的认知治疗（cognitive therapy）,焦点是发现和解决清醒意识状态下所存在的现实问题,发展有适应性的思维,引导产生建设性的行为变化,同时针对问题进行定量操作化、制订治疗目标、检验假设、学习解决问题的技术,以及布置家庭作业练习。

（1）识别与临床问题相关的认知歪曲,识别各种心理障碍具有特征性的认知偏见或模式:Ellis 认为,理性信念主要包含偏好和愿望。在受到阻碍时,人们会产生悲哀和挫折感。但很多患者在此之外还有一些非理性的信念,使患者产生不良的情感和行为。比如,他们喜欢用命令式的情态动词,如"应该""必须"之类,使自己勉为其难地追求达不到的目标,不能容忍某些不幸情况的存在。

Beck 总结患者的思维歪曲,更多的是从形式方面提出认知治疗的以下几个靶子,即所谓自动思维（automatic thought）:①"全或无"思维,对人对事的评价只用非黑即白、非此即彼两个范畴;②以偏概全,过度泛化,跳跃性地下结论,将孤立事件的意义作过分扩展,将以特殊事物为基础而产生的信念用于不同的情境;③对积极事物视而不见;④对事物作灾难性推想,或者相反,过度缩小化;⑤人格牵连,指问题发生后,即使没有牵扯,也将事件往人（包括自己）的主观原因上联系,自寻烦恼;⑥情绪化推理,以为自己的消极情绪肯定就是对真实事物的反映,宁可相信直觉,不愿接受事实。

（2）建立求助动机,计划治疗步骤。

（3）指导患者应用新的认知和行为,发展新的认知和行为来代替适应不良性认知行为。

（4）改变有关自我的认知:作为新认知和训练的结果,患者重新评价自我效能。

（5）基本技术:常用的有以下几种:①识别自动性思维;②识别认知性错误;③真实性检验（或现实性检验）;④去注意;⑤监察苦恼或焦虑水平;⑥认知自控法。

3. 注意事项　有明显自杀倾向、自杀企图和严重思维障碍、妄想障碍、严重人格障碍的患者,不宜接受认知治疗。认知和行为达到统一最为关键。应避免说教或清谈。在真实性检验的实施阶段,患者易出现畏难情绪和阻抗,要注意在治疗初期建立良好的治疗关系。

三、人本主义治疗

（一）理论要点

人本主义治疗（humanistic therapy）是于 20 世纪 60 年代出现的一类体现人本心理学思想的心理疗法的总称,主要包括咨客中心治疗（client-centered therapy）、存在主义疗法、完形疗法等,其中咨客中心治疗的影响最大。这类疗法重视人的自我实现理想、需要层次,重视人的情感体验与潜能,提倡治疗师应该具有高度的同理心（empathy）,以平等、温暖、关切、真诚和开放的态度对待咨客或患者。代表性先驱人物是罗杰斯（C. Rogers）。

相对于精神分析对潜意识的关注和行为主义对学习过程的强调,人本主义对于意识领域的冲突感兴趣,首先倡导"以人为本""以咨客为中心（client-centered）"的思想。人本主义者认为,心理障碍只是成长过程受阻碍的结果,是实现自我的能力相对于可能性而言显示出不足;不能高估过去的潜意识经验和环境中的条件化学习因素对人的影响,也不能高估智力、理性对于其他心理过程和行为的控制;每个人都有其独特性,心理治疗师不是万能的权威,而只是一面"镜子"而已,让咨客"看见"自己的行为和不能用言语表达出来的情感体验。因此,心理治疗的目标是扩展、增加体验,增强自由意志,提高自我确定、选择和满足的能力,促进非理性的体验能力,如敏感性、情感表达、自发性、创造性及真诚性等方面的成长。为达到这些目标,治疗干预显得自然而然,治疗师有高度的情感投入。由于以上特点,人本主义理论和技术已经成为一般心理治疗的基础,而且也被其他流派广泛采纳。需要注意的是,人本主义治疗故意弱化对心理病理的关注,不喜欢使用"治疗师""患者、病人",而提倡用"助人者""当事人、咨客"。

（二）操作方法及程序

1. **确定治疗目标**　去伪存真,加深自我理解,在整合现实的方向上,达到自我重组、人格重整,发展更自在和更成熟的行为方式,促进患者心身功能充分发挥。

2. **建立治疗关系**　营造去伪存真的氛围,形成有以下要素、助人成长的治疗关系。

（1）真诚一致(congruence):在治疗关系的范围内,治疗者是个表里一致、真诚、统合的人。

（2）共情(empathy):也称同理心。指治疗师体认当事人内部世界,"设身处地、感同身受"地使自己变成当事人,去知觉、思维和体验,进行"共情的理解(empathic understanding)"的态度和能力。

（3）无条件积极关注(unconditional positive regard):治疗者无条件地从整体上接纳、尊重当事人,不以评价的态度对待对方。每个人都有积极关注的需要,但成长过程中获得积极关注是有条件的,所以会形成价值条件。心理治疗要去除这些价值条件,治疗师就需要给当事人提供一种无条件的积极关注,在没有任何要求就能获得积极关注的氛围中,当事人更能朝着做真实自己的方向前进,自我越来越灵活,接纳、同化更多的经验,自我与经验也越来越和谐。

3. **实施治疗过程**　以如何对待个人感受为指标,分阶段进行循序渐进的互动、访谈,使患者从僵化且疏远地看待自己及内心活动,直至其内心不受歪曲、束缚,达到自由的状态,实现以人为中心、去伪存真的治疗目标,发生以下三个方面的变化:一是感受体验,从限制变得自由,从麻木变得敏感,从排拒变得接纳;二是个人建构(或自我),从僵硬变得灵活,从盲目变得清醒,从受其"奴役"变得和平共处;三是对感受体验与个人建构(或自我)之间矛盾的认识,从"无知"变得清晰。

（三）注意事项

1. 患者表现出依赖治疗师或其他人的倾向时,应帮助当事人为自己接受治疗负起责任,进而担负起解决问题的责任。

2. 在患者陈述自己的问题,并表达相关负面情绪的过程中,应鼓励患者自由地表达出与问题有关的情感,接纳、承认和澄清其消极情感。

3. 当患者对可能的决定和行动进行澄清时,帮助澄清可能会做出的不同选择,并认识到个体正在经历的恐惧感和对于继续前进的胆怯,但不督促个体做出某种行动或者提出建议。

4. 患者逐渐感到不再需要帮助时,应该鼓励结束治疗。

四、家庭治疗与系统式治疗

（一）理论要点

家庭治疗(family therapy)是以家庭为单位进行心理干预的一类方法。人们很早就认识到,精神障碍不仅仅是个人的问题,而是与家庭有关的。近60多年来,随着系统论、控制论、信息论的发展,并且受到后现代哲学的影响,精神医学在哲学认识论和方法论方面发生"范式转变",把个体与家庭环境、社会系统联系起来进行临床研究。家庭治疗较早接受了系统思想的影响,但系统思想也被应用于个别治疗和团体治疗,所以现在用"系统式治疗(systemic therapy)"来指代这类强调个人与社会系统关系的心理干预。

1. **从部分与整体的关系角度看待病理现象**　如前所述,弗洛伊德创建了个体层面的心理动力学,研究精神内部各种因素、成分之间的关系。作为家庭治疗理论基础的家庭动力学(family

dynamics)与此不同。它是在系统思想指导下,专门研究家庭对家庭成员心理行为的影响、家庭成员之间的交互影响,并在此基础上发展了改进家庭关系、提高家庭整体生活质量,继而对患病个体产生疗愈作用的各种临床技术。在我国,现在应用得较多的是系统式家庭治疗、结构式家庭治疗。

2. **从纵向的历史和横向的社会文化背景理解家庭生活周期的不同阶段**　家庭生活周期从家庭中的子女成年开始划分,共有六个阶段。家庭生活周期中一个阶段向另一个阶段过渡、转化时,家庭成员较易出现成长、适应方面的问题,甚至出现临床症状。在治疗技术中,治疗师用家谱图直观地体现代际之间的传承及家庭成员之间的交互影响。

3. 从促进心理健康和预防精神障碍的目的出发,基于有关正常家庭结构、过程和功能的理论,帮助有问题的家庭克服困难,矫治不良的家庭功能,促进家庭成员执行好以下几项核心任务:①为家庭成员提供必要的生活条件;②保障子女的养育和社会化;③满足夫妻之间合法的性需要,完成生育,实现家族及种系传承;④情感上提供家庭成员间的安慰、支持。在核心家庭中,这些家庭功能的正常发挥需要夫妻之间、亲子之间以及小家庭与外界之间互动良好。大量研究证实,家庭处于逆境、遭遇危机,会对家庭成员造成心理、身体的不良影响。应该针对这样的家庭提供基本的家庭干预。

4. 从处理临床精神病理现象的需要出发,对人际系统进行干预,终止不良的沟通、互动模式,即"恶性循环",通过环境的改变、系统整体的改变,形成系统层面的新格局、新规则,以此来改变相关人员的心理问题,塑造新的行为模式,促进所有人的成长、进步。例如,家庭治疗发展的初期,人们对精神分裂症这样的重性精神障碍的家庭动力学特征进行研究,先后提出过"双重束缚""高情感表达"等理论假说,对发展康复技术、预防复发技术做出贡献;基于沟通理论的治疗技术,广泛应用于对焦虑、恐惧、抑郁、强迫、躯体忧虑障碍、分离性障碍及进食障碍等临床问题,疗效也得到循证研究的支持;对儿童少年期的心理问题更是成为基本的疗法。

（二）操作方法及程序

1. **一般治疗程序**　家庭治疗的一个特点是,作为患者来诊的一个家庭成员,其实不一定是患者,或者不是最严重的患者。家庭治疗师一般称这样的家庭成员为"索引病人"或"被认定的病人(identified patient, IP)"。在其家庭里或许还有问题更严重的家庭成员,或者存在着某种不健康的特殊情境,使其成为"受害人""表达者"。所以,家庭治疗往往并不是针对一个个体,而是对整个家庭里的所有人开展的。

（1）重点评估家庭结构及功能特征:①家庭中人际互动的模式;②家庭的社会文化背景;③家庭在其生活周期中的位置;④家庭的代际结构;⑤家庭对"问题"起到的作用;⑥家庭解决当前问题的方法和技术;⑦绘制家谱图:用图示表现有关家庭信息。

（2）规划治疗目标与任务,旨在引起家庭系统的变化,创造新的交互作用方式,促进个人与家庭的成长。

（3）治疗的实施:每次家庭治疗访谈历时 1~1.5 小时。两次座谈中间间隔时间开始较短,一般为 4~6 天,以后可逐步延长至 1 个月或数月。总访谈次数一般为 6~12 次。

2. **系统家庭治疗的言语性干预技术**　家庭治疗提倡非指导性的"扰动",而淡化"干预",所以发展了独特的提问技术。实际应用中,这些提问其实发挥了很强的干预作用。

（1）循环提问(circular questioning):系统家庭治疗中最重要的提问技术。治疗师向一位家庭成员询问有关其他家庭成员行为及相互间关系的问题,然后又向另一位成员如此提问,余类推。该种类型提问可以贯穿治疗性会谈的相当大一部分时间。这样一种"拐弯抹角"的提问方法是对贝特生(G. Bateson)著名的信息定义——"信息就是造成差异的差异"——的操作化,好似带领一家人当面议论人,可以产生大量信息,会对他们产生很大的影响,有人称之为"循环催眠"。(例如:问 11 岁的有焦虑伴腹痛患儿:"你肚子疼的时候,你爸爸家那边的亲戚会说你是装的吗?"回答:"我四叔、四婶说过";再问患儿父亲:"您的弟弟、弟媳为什么说她装呢？您的太太同意他们的说法吗？"这样的提问可以快速得到家庭关系方面的信息,阻抗小,同时有暗示性、启发性。)

（2）差异性提问：涉及压缩症状，扩展无症状的时间、场合或人事的情景性问题，使当事人受到启示——症状性行为的出现是有条件性的。尤其注意提问"例外情况"，也即在某人生病后，其他人因集中注意力于消极方面而不会积极留意的其他方面。（例如：问一位经常被父亲训斥的高中生："你爸爸说你'从小就一直不听话，老是惹麻烦'。那么你干过点什么好事，受到过你爸爸表扬吗？"）

（3）前馈提问：未来取向的提问，把对病态、行为的积极赋义投射到将来，刺激家庭构想对于未来的人、事、行为、关系等的计划，故意诱导这些计划成为"自我应验的预言"。或者反过来，让有关人员设想在存在诱发因素的情况下如何使不合意的行为再现，以诱导针对这些因素的回避性、预防性行为。（例如：问一位29岁、有硕士学位、单身的狂犬病疑病症女患者："如果我们的治疗有效，你一年内是会搬出家去住，还是继续在家里当个生病的宝宝？"）

（4）假设提问：基于对家庭背景的了解，治疗师从多个角度提出的关于家庭的疑问。这些假设须在治疗会谈中不断验证、修正，或者被否定。治疗师通过假设给受治者及家庭照镜子，即提出看问题的多重角度，让受治者自己认识自己，并有助于家庭行为模式改变，促进成员进步，或者让当事人将病态行为与家庭里的人际关系联系起来。

（5）积极赋义（positive connotation）和改释（reframing）：改变当事人对于导致痛苦的人、事、物的看法。例如对当前的症状及系统从积极的方面重新进行描述，放弃对别人的轻蔑、指责态度，代之以新的观点。引导当事人重新定义问题的过程，可以传达这样的信息：情景是相对的，一种现象的意义也是相对的，依看问题的角度不同而可以改变，而对于心理行为问题可以有多种角度，"横看成岭侧成峰"。

（6）去诊断，消除医学术语的"标签效应"：医学诊断有时对患者及其亲属具有"标签效应"，使家庭系统为了克服不合意的行为，或是为了避免受歧视、被"污名化"，而进入"再加一把劲"的恶性循环，导致过度诊疗，造成医源性损害，使症状慢性化。在遵循常规诊断学原则进行诊断的基础上，家庭治疗师有时故意淡化诊断的重要性，利用"不想戴帽"、不愿长期服药的矛盾心理，促使有关成员尝试积极的解决办法。尤其是对于未成年人的心理行为问题，更要用重视资源、重视未来发展的非病理化态度进行心理治疗。

3. 非言语性干预技术

（1）家庭作业（homework assignment）：治疗师为了将干预效应延续至访谈后，留给家庭较长的间歇期（可长达数周左右），使其有较充裕的时间发生变化。有些作业源自行为治疗，但在人际系统背景中有不同意义，发挥了新的作用。布置这些扰动作用强大的作业需要有良好的治疗关系作为基础，否则很容易引起阻抗、治疗关系中断。常用的有：

1）反常或悖论干预（paradoxical intervention）：也称"症状处方（symptom prescription）"。要求患者故意保持或"加重"症状行为。这是"以毒攻毒"的治疗技术，用对方不愿意接受的、逻辑上矛盾的话语来诱导一种有益的对立反应，常常可以迅速控制适应不良行为。

2）单、双日作业：要患者在不同日子，如星期一、三、五和星期二、四、六，做出截然相反的行为；其他家庭成员观察患者两种日子里的行为各有什么好处。此类作业的作用是引起对原有的退化、适应不良行为产生领悟，帮助面对冲突处境的人辨别自己的心理需要，澄清内心的和关系上的矛盾（ambivalence）。

3）记红账：治疗师令家庭成员对患者和其他成员的既往优点、新近发生的进步和良好表现进行秘密记录，规定要写够一定数量，下次会谈时交由治疗师当众宣读。引导家庭成员将注意力聚焦于患者或家人的好的方面，减少焦虑、沮丧、挑剔、防范等负性情绪和态度。

4）角色互换练习：让家庭成员定时，或因事而定，交换在家中互相之间承担的角色，最好具体化到与当前问题有关的情境、事务中。

5）做未来规划：让患者计划从现在起的一段时期（如一年、三年或到下一个生日前等）内，做至少5～10桩新鲜、好玩、有意义，可以标志自己健康、正常的事情，而且尽量开始实施。

上述作业酌情选用,一般会成为下次治疗时的讨论内容。为了提醒、加强效果,有时治疗师以善意、戏谑的方式,直接对适应不良行为或关系进行干预,布置一些行为治疗的"厌恶治疗"技术,如弹橡皮筋、打水枪之类,用于对不合意行为的惩罚,常常能快速终止某些适应不良行为模式。

（2）艺术性技术:家庭雕塑、时间线、心理剧、绘画分析、格盘、沙盘等艺术治疗形式,绕过以数码语言为基础的抽象逻辑思维,常常起到比言语治疗更加有效的作用。

（三）注意事项

1. 治疗师须同时处理多重人际关系。保持中立位置或多边结盟很重要。部分干预技术有强大的扰动作用,应在治疗关系良好的基础上使用,否则易于激起阻抗,甚至导致治疗关系中断。

2. 家庭治疗适应证广泛,无绝对禁忌证。在重性精神病发作期、偏执型人格障碍、性虐待等疾病患者中,不首选家庭治疗。

五、支持性心理治疗与关系技巧

（一）概念与基本原则

支持性心理治疗(supportive psychotherapy)与关系技巧(relational skills)指心理治疗人员在医疗情境中,在伦理、法律法规和技术性规范的指导下,与患者积极互动而形成支持性、帮助性的工作关系。治疗关系不等同于日常发生的社会行为,应该向患者提供心理支持,使人增强能力,能够促进与对方设身处地相互理解。

为了改善我国的医患关系,应该将治疗关系(therapeutic relation)作为学术性的话题来对待,纠正两个偏向:一方面,不能将其仅仅当成文明礼貌、道德伦理层面的态度问题。治疗关系技术是基本的心理治疗技术,是临床各科医师的必备技能。"态度好"不仅仅是出于助人的良好愿望或社交礼貌,其实体现的是医生、心理治疗师临床技术水平的高低。另一方面,要用现代医患关系的原则——平等、公正、理性、尊重、坦诚、不伤害、避免利益冲突等——来抵制庸俗"关系学"的不良影响。世俗的人际交往规则对治疗关系不利,因为许多不符合伦理原则的工作关系,以及患者带来求助的心理问题,常常就是"关系学"所强化的势利、投机取巧和其他不良的交流行为造成的。

（二）良好治疗关系的临床价值

建立良好医患关系,既合乎道德伦理要求及社会对医务人员的期待,又有事半功倍之效,可避免医患关系问题或医源性损害的发生,使临床工作产生适当的安慰剂效应,对医患双方皆有利。在日常临床工作活动中,可以观察到良好治疗关系的重要性。

1. **医学咨询**   医生接诊患者的过程,是接受询问、给予解答的过程;面对无法沟通的严重疾病患者,要对相关人员进行解答。不论病情轻重,患方对病情的关切应该得到回应、安抚;即便是对于较轻的不适或异常,也应该耐心给予倾听、分析、解释和建议。

2. **医生谈话及知情同意**   医生需要与患者及其家属进行有关病情及诊疗措施的沟通,有针对性地小结迄今为止的相关发现、存在的问题,告知疾病诊断、性质及程度、预后,介绍、讨论下一步诊疗措施,探询对方的偏好,并澄清不解、疑惑、犹豫、阻抗等认知屏障,减轻其恐惧、焦虑等负性情绪,争取对重要事项的"共同决策",做出知情同意并签字。

3. **患者健康教育与培训**   在许多慢性疾病的长期治疗和康复计划中,患者行为、心理上的改变或适应与躯体治疗同等重要,所以,有意识地融合了医学、心理学和教育学原理的患者健康教育非常关键。例如,高血压病、糖尿病、肿瘤、支气管哮喘、骨质疏松症、慢性心衰等都有比较成熟的健康教育培训课程包。

从内容上看,上述几种日常医务活动涉及的问题并不一定是心理问题,而是临床各科的躯体疾患。但传达有关知识、建议、医嘱时,医生话语的语用学效果,即患者方对信息真正理解、采纳的程度,却受到心理学因素的影响。有经验的医生,通常都精于营造治疗关系,能使用适应于患者认知水平、情感状态、价值观、意志品质和期待的语言,简明扼要地传达专业信息,并让患者有恰当的心理准备、依从性,适度利用安慰剂效应,增强应对疾病的能力。

（三）操作方法及程序

1. 进入治疗师的角色　心理治疗人员要以平等、理性、坦诚的态度,设身处地理解患者,建立治疗联盟,避免形成利用性、操纵性的治疗关系。

按情感距离的大小,治疗师大致有三种位置:支持、保护的"慈母";客观的"教练";疏远的"专家"。与此相应,患者也抱有不同态度。常见的有三种情况:真心的"求助者"、不太投入的"观光客"以及挑剔的"消费者",对治疗师的位置有不同的期望。与求治者保持多大的距离,既有较定型的个人风格,有时也要依具体情境而定,要求治疗师有"当演员"的能力,让自己进入本不喜欢但对当前有用的角色。

不同的看法,反映治疗师个人的伦理取向和社会文化背景。例如,重视个人价值的治疗师平等对待咨客或患者,不喜欢居高临下的权威态势。而有些患者来看病,却期待与专家、权威发展依赖的关系。所以,须注意调整与患者之间的价值观差异、期待差异,努力建立顺当而有效的互动关系,使他们感到舒服、自在,觉得得到接纳、理解,敢于与治疗师一起探索隐秘的情感和思想世界。但迎合不等于完全迁就。在激活自己行为与对方的需要和期望相符合的那些方面的同时,要保持独立性,要为后来使对方逐步适应治疗过程留出余地。

治疗师在与患者接触的过程中,还会受到许多别的压力、诱惑,导致其采取其他的角色并进入相应的关系,如朋友关系、商业关系、性爱关系,甚至受利诱或胁迫做违法行为。这类关系对治疗不利,且有伦理、法律上的风险,应该避免。

2. 开场(opening)　技术,建立让患者感到安全、信任、温暖、被接纳的治疗关系,开始医患会谈。

（1）见面、互致问候:根据习俗,握手、鞠躬、请入座、做自我介绍,并调整对话的言语模式——考虑讲何种语言或方言,讲通俗的日常语言还是讲较文雅的语言。有些医生不太愿意主动示好,言语和表情、姿势等非言语交流很快会被患方感知为不利的信息和糟糕的第一印象——被动、淡漠、困顿、厌倦、心不在焉、邋遢、傲慢、生硬,或缺乏自信导致的紧张、回避、提防、敌对等,妨害良好关系的建立。

（2）挑起话题:大致介绍谈话场所的环境、摆设和设备,观察有无犹豫、警觉、挑剔或好奇的神态表情,用"请问今天你们是因为什么问题要来这里?"或"我今天能为您做点什么?"之类的话,将发言权交给对方。

（3）空间安排与设施:为有助于减少患者对医院环境的神秘感或恐惧,治疗会谈应该在安静、整洁、优雅的正规治疗室进行;与儿童或与异性患者单独谈话时,应设法消除不安全感,最好安排家属或异性医护同事在场或在可呼唤的近距离内。双方坐同样舒服的椅子,距离适中,双方正面的视线有一定夹角;不要让无关的人旁听;在有摄像、音响设备或单向玻璃观察窗的情况下,解释使用的目的,承诺无泄露隐私、商业性盈利等伤害。如果对方不同意使用这些设施,应立即关闭,并且承诺这并不影响接下来的合作。

3. 实施治疗　采用以下技术,了解患者的病史、症状、人格特点、人际系统、对治疗的期望、转诊背景等基础信息,进行心理评估,制订治疗计划,开始治疗。

（1）接纳与反映(acceptance and reflection):治疗师神情专注,不带价值评判地鼓励对方说话,并不断通过显示对患者情感状态的理解来深化关系。在患者陈述时,治疗师像一面"会说话的镜子",不时用略为不同于对方的词汇"接话茬",或做简单的附和、评述、提问,将其话语之下那些没有表达出来的情感、态度或思想点明或者映照出来;或者将对方以第三人称表达的情感、态度或思想逐渐引回其自身,使其用第一人称陈述。及时有效地识别、回馈、反映、共享患者的情感体验,加强对方对这些隐蔽着的体验的感知,提高对其心理体验进行理性化、言语化处理的能力,属于治疗师设身处地、将心比心地对患者进行共情的理解(empathic understanding)的过程,也即发挥同理心或共情(empathy)的过程。

（2）构架(structuring):构架技术指对治疗过程的性质、条件、可能的努力方向、局限性和可能达到的目标作适当的定义和解释,使得患者能够对自己在治疗中的位置、权利和义务有较清晰的定向,避免产生依赖的意向和神秘感、困惑感、不安全感。另外,还应简要说明整个疗程、每次访谈的大致时间及相应的费用;对于富于攻击性的咨客系统,要告诉对方,治疗室里可以无话不谈,但不准发生吵架式的交锋,治疗师不想做居委会式的调解工作,最好多探究问题,少指责别人。这是医生日常进行重要谈话、征求知情同意签字时的常用技术。

(3)倾听(listening):倾听不仅仅是采集信息的过程,也是主动接纳、关切的过程;不仅要听说出来的,还要解析"弦外之音",有时还必须听"无声之音"。不说话的倾听,以及保持沉默和短暂的静息状态,有时比说话还重要。这里涉及如何评价静默、中断现象的原因和意义,把握自己介入时机的问题。治疗师可以决定是要给对方台阶下,尊重其思路,还是迫使其开口、鼓励进一步表达,抑或转变谈话方向等。

(4)引导(leading):指治疗师指引或影响患者思路的程度。举例说,提问比只发出"嗯!"的声音有影响力,特殊疑问句与一般疑问句又有不同;"今天我们能帮您解决些什么麻烦?""如果今天的治疗成功的话,你们家会发生什么变化?"以及"你妈妈的意思好像是说,每次你一坐到钢琴旁边就想说头晕、肚子痛。是这样吗?"这三句话引导力不同。

引导的程度随着访谈的进行越来越强,逐渐凸显治疗师的干预意图。应注意自然、灵活地转换话题却又不失主见,避免让对方觉得生硬、傲慢、太具操纵性,否则易引起阻抗。

(5)安慰和承诺(reassurance and commitment):使用让患者感到宽慰、安心和承诺的关系技术,首要的作用是对其行为及有适应性的信念系统进行奖赏,并培植对于将来奖赏的期望,使其对探讨问题、解决问题保持兴趣。另一个作用是降低焦虑和不安全感。不过,一般情况下不要急于"打保票"、让患者马上获得"吃定心丸"般的安抚效应,因为那样可能会助长依赖,而且不切实际的担保与欺骗无异,有伦理学方面的问题。但在危机情况下,快速、有效的安抚很重要。

Box 23-3　如何劝慰、安抚处于危机状态的患者?

对于伴有激越症状、自杀意念的抑郁症患者,对于有惊恐发作的焦虑障碍患者,要让其较早获得信心,为治疗赢得宝贵的耐性;让其了解治疗的前景,对治疗药物可能产生的不良反应做出解释,告诉这些不良反应能够克服,不会留下持久的后遗症。有的患者对病理心理体验感到羞耻、有罪孽感或惊恐万状,以为自己的问题是什么举世无双的大灾难。这时,告诉患者"这不过是精神科常见多发病,有成功案例",能帮助患者树立合作信心。

如对惊恐发作患者可以说:"我对治疗焦虑症是有信心的。一般来说,这种病的疗效是好的。但对于你的病何时好转,好转到什么程度,我现在不打保票,因为治疗还需要你的合作和努力。不过,我现在能够保证两点:那种脑子失控、要发疯的感觉肯定不会转变成真正的精神病;那种心狂跳、气接不上来、头晕的症状肯定不会导致你马上倒地死掉。"

住院患者,如抑郁症患者刚入院时,对医生的话将信将疑,可请因类似病情而早些时候入院、已有好转的患者来现身说法,效果常比治疗师自己说服还好。

这类努力的第三个用途是在患者已经对问题有领悟而尚不敢行动时,鼓励其开始尝试新的行为模式。

(6)暗示(suggestion):治疗师做以上工作的时候,已经对患者产生着一般性的暗示效应。治疗师的职业声望、权威、柔而关切的声音,安全的环境,加上正在形成的信任和信心,正在被强化、确认的期望,双方对于话题的共同关注等因素,逐渐使对方的情绪和身体放松,对治疗师发出的信息接受性逐渐增高,批判性逐渐削弱,注意越来越集中,意识相对狭窄,与主题相关的想像增加,思流受到诱导。这是一种放松的警觉状态,对导入特异性干预有利。

在此基础上,如果持续地加强暗示,也就是进行后面要提到的催眠治疗(hypnotherapy),可以诱导产生"非常意识状态(non-ordinary state of consciousness)"或"意识改变状态(altered state of conscious-ness)"。在不做专门的催眠治疗时,使用暗示的有意性和力度较弱。

4. 结束治疗 心理治疗有始有终,适当时候要结束一次访谈、一个疗程,解除治疗关系。主要做法包括:简要回顾治疗过程,评估疗效,强化治疗效果,帮助患者与治疗人员完成心理分离,鼓励患者适应社会。

一般而言,40~50 分钟是许多治疗流派用来计算治疗费的时间单位,但家庭治疗稍长,常达到 90分钟的长度。为了强化访谈的效果,延长干预发生作用的时间,保持依从性,治疗师应该对会谈进行总结和评论,反映、交流访谈中的印象和感受。特别要感谢对方的合作,指出其表现出的优点和长处。最后,预约下次访谈时间,并且布置间歇期要做的"家庭作业"。

总疗程的长短变异较大。何时宣布治疗关系结束,要视情况而定,时机选择和方式可以灵活多样。

治疗关系贵在自然、坦诚、融洽,建立治疗关系的过程应富于创意,生动活泼,有时需要幽默、诙谐,而不要成为机械、刻板、做作的操作。以上几个方面的内容对于提高关系意识、促进治疗师自我反映和增强人格魅力有用。如果从临床上的每一个细节做起,即使是年轻医生也可以很快获得患方的信赖和尊重。

（四）注意事项

1. 使用支持、保证技术时,要尊重患者自主性,注意自我保护,承诺须适当,不做出过分肯定、不留余地的担保与许诺。

2. 在鼓励患者尝试积极行为时,避免根据治疗人员自己的价值观代替患者做出人生重大决定。对于具有攻击行为、妄想观念等症状的患者,要慎用鼓励的技术。

3. 关系技术适应于各类心理治疗的服务对象,无绝对禁忌证。

六、暗示-催眠技术

（一）概述

暗示(suggestion)是不加批判地接受他人情感和思想影响的现象。暗示疗法(suggestive therapy)是有意运用暗示现象获得疗效的治疗方法。催眠术(hypnotism)是持续地对患者进行暗示,以诱导催眠状态(hypnosis),或称恍惚状态(trance state),以达到催眠治疗目的的技术。

催眠是心理治疗的基础技术,可以单独使用,以达到镇静、降低焦虑水平、镇痛的目的,也可以与其他技术联合使用。按照使用暗示治疗的用途,可以分为直接暗示和系统的催眠治疗,应用于广泛的精神障碍及部分躯体问题。催眠改变意识状态,使具有高度受暗示性的潜意识活跃起来,不仅可以诱导产生治疗当时的各种新鲜体验,包括深度的放松,还可以唤起一些被压抑的创伤性经历和被遗忘的记忆内容,成功的催眠后暗示甚至能够影响治疗后清醒状态下的行为。电生理学及医学影像学研究显示,催眠状态下脑活动与清醒状态不同。一般而言,绝大多数人都可以被催眠,但这种能力有较大的个体差异。

（二）操作方法及程序

1. **前期准备** 评估暗示性及合作意向:通过预备性会谈、暗示性实验或量表,检验受试的个体性反应方式,评测接受暗示的程度,以及有无过度紧张、怀疑、犹豫、不情愿等负性情绪或态度,避免出现副作用。

2. **直接暗示** 在排除器质性障碍,或确认器质性病变基础与当前症状、体征不甚符合时,可以利用良好的医患关系及医师的权威角色,营造合适氛围,直接使用言语,或借助适当媒介,如药品、器械或某种经暗示即能诱发的躯体感觉,实施直接针对症状的暗示,而不一定刻意诱导意识改变状态。

（操作方法详见第十二章）

3. 催眠诱导

（1）建立关系：运用关系技术，建立信任的关系。

（2）注意集中：请患者盯视某点，同时用讲故事或强化躯体感觉的方法诱导内向性注意集中，促进入静。

（3）使用合适的语音模式，如节律性同步、重复、标记、困惑、分离和批准等。

4. 判断催眠程度   通过观察感觉、认知、运动、生理四个方面的变化，判断催眠的程度。

5. 治疗阶段   入静达到合适深度后，进一步做催眠性治疗。主要包括：催眠后暗示；促进催眠后遗忘；返回清醒状态，重新定向。

静坐冥想（meditation）是一些宗教修炼中常用的方法，如坐禅、超觉静坐、祈祷，等。中医养生气功也采纳此法。基本机制是在经过一段时间他人指导后进行自我催眠，诱导出生理-心理性的放松反应，包括进入催眠性的非常意识状态——俗称"出神"或"入静"状态。各种方法的共同点是：需要安静的环境，头脑中有一定的意念、想象作为注意对象，态度被动、自然，采取舒服的体位。常用的方法是：闭目，调整呼吸节奏，并相应地默念简单词汇或无意义单音，或作轻松、愉快想象，体会、暗示身体出现放松感。

（三）注意事项

1. 直接暗示的适应证与禁忌证   可用于对症处理各科临床上常见的焦虑、急性心因性反应；分离性神经症状障碍（即转换性障碍）患者的急性躯体功能性障碍，如运动性障碍、感觉障碍，以及自主神经功能性障碍。

2. 系统的催眠治疗可用于许多精神障碍及躯体疾病

（1）躯体疾病相关症状对症处理：几种"经典心身性障碍"，以及其他的免疫相关问题、急性疼痛、性功能障碍、恶心、呕吐，继发性焦虑、恐惧、抑郁等情绪反应，外科术前准备。

（2）恐怖症、强迫症、抑郁症反应、创伤后应激综合征、睡眠障碍，以及某些种类的人格障碍，还有一些行为问题、适应问题，如咬指甲、遗尿症、吸烟、进食障碍学习困难及体育竞技压力。

3. 催眠治疗的禁忌证

（1）早期精神病、边缘型人格障碍、中重度抑郁；急性期精神病；偏执型人格障碍。对抑郁障碍患者有可能加重病情，包括自杀倾向。

（2）分离性障碍患者及表演型人格障碍者慎用。

4. 治疗师必须接受过规范、系统的催眠技术培训，并在督导师指导下治疗过患者。

5. 注意处理不良反应。少数患者可能出现失代偿、头痛、激越等不良反应。

6. 不是对于器质性疾病的对因治疗方法。对儿童要慎用。在患者暗示性极低、医患关系不良情况下，不宜使用。

7. 在滥用的情况下，在医疗机构之外实施的群体性催眠，有可能使具有依赖、社会不成熟、暗示性过高或偏执等人格特征的参与者发生明显的退化、幼稚化，损害社会功能，加重原有问题。不推荐采用集体形式的催眠治疗；不应在医疗机构外以疗病健身术名义，使用群体性暗示技术有意或无意地诱导意识改变状态。在非专业的情况下进行修炼时，自我暗示和他人暗示在一部分人有可能诱发产生病理性的心理现象，俗称"走火入魔"现象，包括：不能及时、完全从入静状态恢复到正常清醒状态，意识缩窄、朦胧；诱发的认知歪曲（如幻觉）在清醒后残留；情绪扰动如悲伤、欣快、恐惧或激情状态不能平复；继发产生妄想，持续处于偏执状态，等等。这些现象可能严重影响患者的现实检验能力（reality testing）。这种现象在人格有缺陷、对修炼后果期待过高、团伙压力较大等因素共同存在的情况下较容易出现。

七、解释性心理治疗

（一）概述

解释是促进重建自我认识（restructuring self-perception）的技术之一，主要用来帮助患者澄清自己的思想和情感，以新观点看待病理性问题与各种内外因素的关系，获得领悟，使其能走上自己解决问题的新路。指对心理、行为及人际情境中的关系或意义提出假设，促使患者用新的词汇、语言及参照系，来看待、描述心理和行为现象，以帮助患者澄清自己的思想和情感，以新观点看待和理解病理性问题与各种内外因素的关系，获得领悟，学习自己解决问题。该疗法适用于以下情况：

1. 增加患者对自身人格发展、当前临床病理问题及其处理策略的认识，改变功能不良的信念、态度和思维方式。

2. 健康教育，指导康复。

3. 临床各科医生用于日常医患交流，保障患者知情同意及知情选择权，增加依从性。

（二）操作方法及程序

根据施用于患者时引发的感受、干预的力度和发挥作用的时间不同，解释分为以下五个层次：

1. **反映**　治疗师只做出简单回应，给患者的解释信息不超过公开表达的内容。

2. **澄清**　稍微点明患者的表达中所暗含、暗示但自己未必意识到的内容。

3. **对质**　治疗师利用患者呈现的情感和思想，提醒患者注意暗含的、但没有意识到或不愿承认的情感和思想。

4. **主动阐释**　按照有关的理论，治疗师直接导入全新的概念、意义联系或联想。

对志愿者进行催眠治疗前的放松性谈话的一个例子能说明以上四种方法的差别：一位男子希望参加催眠治疗的现场示教，但刚要开始时却显得很紧张。治疗师在力图让其平静下来的过程中先后用了以下话语：①反映："你看上去好像比较紧张。"②澄清："你第一次来心理治疗室，不太习惯，心里不太踏实。"③对质："从表情和一些多余的小动作当中，我发现你心情很矛盾，甚至有些害怕。"④阐释："我推测，你像其他一些人一样，害怕被催眠后失态，或是被我操纵了去做什么不好的事情。其实这些都不会发生，因为我了解到，你的个性特征是比较稳定的，暗示性比较适中，况且专业的治疗师诱导的催眠只是一种缩窄的清醒状态，你能够随时回到完全清醒状态。"

5. **隐喻性阐释**　通过利用譬喻、象征的方法进行交流，以促进患者及其相关系统产生自己对问题的理解。

通过以类比语言为基础的象征性思维进行的交流活动，是非常古老而有效的助人方法。中国的孔、孟、老、庄的著述，成语典故，以及其他思想家、文学艺术家的无数作品，均是可运用的宝贵资源。治疗师既可运用故事疗法、阅读疗法、看录像治疗这类方法来传达自己的阐释，也可由此来促成患者方面产生自己的阐释。形象化地打比方，将思想感觉化，讲神话故事、讲别人的故事、讲临时杜撰的故事，根据患者的处境用成语进行概括，以及绘画、音乐、雕塑、心理剧等艺术治疗形式，都是绕过以数码语言为基础的抽象逻辑思维，从而启发观念、情感和行为改变的智慧的办法。

东方人在进行隐喻性交流方面有丰富的资源。我们面对的患者人群，也与欧美文化背景中的患者不同，擅长使用"器官语言"，并因此而被西方人认为具有较强的"躯体化"倾向。另外，中国人有很强的"面子"观念，他们不习惯过分理性的剖析，不喜欢直截了当的对质，尤其不愿直接涉及"性压抑""过分紧密的亲子感情纽带"这样一些可能有道理但让人难堪的说法。而形象化的语言，易于理解，促进同情心与同理心，不容易触发患者对暴露问题、缺陷而产生的阻抗。所以，符合我国文化传统的阐释体系仍然很有市场。

（三）注意事项

1. 重视对方的反应,注意其接受力,避免说教式的单向灌输;避免过多指责、批评患者。

2. 对有意识障碍、明显精神病性症状和中重度精神发育迟滞、痴呆的患者不适用。对心理分化程度低,自我强度弱,缺乏主见,暗示性、依赖性高的患者,引导、干预力度较高的解释宜配合其他旨在促进自我责任能力的疗法使用。

Box 23-4   "资源取向"（resource-orientation）与非指导性访谈技巧

两位家长总觉得孩子做什么都做不好,带着被诊断有"学校行为问题"的儿子来进行家庭治疗。治疗师在1个多小时里,用许多时间对父母提出如下问题:"你们的孩子没有症状时表现什么好的行为?他在什么人面前症状最少?什么时间里呈现刚好与生病相反的行为?其他人在什么时候因为什么缘故表扬过他?如果他10天以后完全变成一个好孩子,他会做哪几桩让父母高兴的事?"在结束访谈时,治疗师布置家庭作业:父母每天至少秘密记录病孩的5条优点。

在访谈过程中,以及随后在生活情境里做作业的过程中,家庭成员的注意焦点逐渐从病态、缺陷转移开,而慢慢集中到孩子的优势、长处、发展潜能上来。发生这样的注意转移,相当于家庭从治疗师手里接过了系统式的"透镜",学着用系统的观点去看待自己的问题,摒弃缺陷取向,学着用积极的态度处理问题。

系统式治疗将"看法"和"做法"之间的辩证关系利用到了很高的程度。系统治疗师看到的,主要是人际系统中的互动性交流行为如何影响个体的行为,个体如何通过呈现症状而对家庭系统的变化做出反应。相应地,他们利用了心理治疗能够"无中生有"的特性,主要用提问的方法影响一个家庭中的价值观和思维方式,进而修正交流行为。

第三节 其他专门心理治疗技术简介

本节简要介绍《心理治疗规范》中推荐的几种专门心理治疗。

一、危机干预

危机干预（crisis intervention）的详细内容参见第二十章精神科急诊及危机干预。

二、团体心理治疗

（一）概念

团体心理治疗（group therapy）是指在小组情境中提供心理帮助的一种形式,也称小组治疗、集体治疗。通过人际系统内的交互作用,促使个体在互动中通过观察、学习、体验,认识自我、探讨自我、接纳自我,调整和改善与他人的关系,学习新的态度与行为方式,以发展良好的生活适应的过程。

（二）适应证

团体心理治疗对于人际关系适应不佳的人有独特用途。现代团体治疗主要有三种:心理治疗、人际关系训练和成长小组。社交行为障碍明显者,以及治疗师担心个别治疗会加剧患者依恋的情况,比较适合团体治疗。后两种团体的参加者可以是患者或普通人,目的是改善关系,发挥潜能,自我实现。

（三）禁忌证

有精神病性症状;有攻击行为;社交退缩但本人缺乏改善动机;自我中心倾向过分明显、操纵欲强烈。如果无法提前挑选,则应在治疗中加以注意、矫正。

（四）操作程序及方法

1. **形式**　由组长主持,组成治疗小组,共同商讨、训练、引导,解决组员共有的发展课题或相似的心理障碍。规模 3~15 人,活动几次或 10 余次。每周 1~2 次,每次时间 1.5~2 小时。

2. **治疗目标**

（1）一般目标:减轻症状、培养与他人相处及合作的能力、加深自我了解、提高自信心、加强团体的归属感凝聚力等。

（2）特定目标:每个治疗集体要达到的具体目标。每次会面目标:相识、增加信任、自我认识、价值探索、提供信息、问题解决等。

3. **治疗过程**　团体心理治疗经历起始、过渡、成熟、终结的发展过程。团体的互动过程会出现一些独特的治疗因素,产生积极的影响机制。

4. **具体操作程序**　①确定团体的性质、规模、时间、频率、场所;②招募团体心理治疗的组员;③协助组员投入团体,促进团体互动;④团体讨论的技术(略)。

三、森田疗法

（一）概述

森田疗法(Morita therapy)由日本人自 20 世纪 20 年代以来发展起来,是融合了东西方文化中的医学和哲学思想与技术的一种心理治疗方法。

（二）适应证

森田疗法对于强迫症、焦虑症、恐怖症、神经衰弱、疑病症等,尤其是对于具有"森田神经质"者,有肯定的疗效。此类患者表现为内省、敏感、认真、仔细、追求完美、胆小、谨慎、做事按部就班等特点。还可应用于心身疾病、抑郁症、精神分裂症、酒精依赖的治疗和危机干预。

（三）禁忌证

对焦虑的耐受性差,常借用药物或酒精来解决问题;处于急性期的严重抑郁状态;频繁的自杀企图和严重的自杀倾向;对冲动的控制力差,曾有过暴力和犯罪以及性变态等行为;由于症状,日常生活都依赖家属。

四、道家认知治疗

（一）概述

道家认知治疗(Taoist cognitive therapy)是我国独有的本土化心理治疗方法。以杨德森为首的团队根据心理治疗的要求和我国的人文特点,对道家思想,特别是其养生处世之道,进行扬弃,将其作为理论基础,并吸收现代认知疗法的成功经验,创立了中国道家认知疗法。该疗法在道家哲学思想的引导下,通过改变个体的认知观念和调整应对方式达到调节负性情绪、矫正不良行为和达到防病治病的目的。

（二）适应证

（1）用于焦虑障碍的治疗,尤其是广泛性焦虑症。

（2）用于抑郁障碍的治疗,尤其是老年抑郁。

（3）用于对某些心身疾病群体,如冠心病患者的健康教育、康复训练。

（4）对某些特殊群体的心理健康促进。

（三）禁忌证

暂未发现特别的禁忌证。但由于治疗的关键在于导入道家哲学思想,所以总体说来,年纪越轻、文化程度越低的患者,接受则越困难。

（四）操作程序与方法

分为五个基本步骤，即评估现实的精神刺激因素（actual stress factor，A）；调查价值系统（belief system，B）；分析心理冲突和应付方式（conflict and coping styles，C）；道家哲学思想的导入与实践（doctrine direction，D）；评估与强化疗效（effect evaluation，E）。按每一步骤关键词的第一个字母，此治疗的操作程序可简称为 ABCDE 技术。其中，道家哲学思想的导入与实践的重要内容，是让患者熟记 32 字保健诀，并理解吸收：利而不害，为而不争；少私寡欲，知足知止；知和处下，以柔胜刚；清静无为，顺其自然。

标准的 ABCDE 技术分五次完成，每次 60 ~ 90 分钟，每周可安排 1 ~ 2 次，A、B、C 三步可以在前 2 次治疗中完成；D 是关键步骤（即导入 32 字保健诀），至少需要安排 2 ~ 3 次。

（五）注意事项

道家认知治疗是基于我国悠久的传统文化，结合现代认知治疗理念发展而来的新型治疗方法，要求治疗师对传统哲学有深刻理解，并且对当代社会竞争性生活方式、工作方式的利弊有丰富的体会和反思。要在鼓励患者好奇、进取、勤奋、合群、执着、探索精神的前提下，发展均衡、全面、达观、灵活的心态和心理能力，避免鼓励消极避世的人生态度，防止过度使用应对挫折及冲突时的"合理化"心理防御机制。

五、表达性艺术治疗

（一）概述

表达性艺术治疗（expressive art therapy）简称为表达性治疗或艺术治疗，是将艺术创造形式作为表达内心情感的媒介，促进患者与治疗师及其他人交流，改善症状、促进心理发展的一类治疗方法。其基本机制是通过想象和其他形式，激发、利用内在的自然能力进行创造性表达，以处理内心冲突、发展人际技能、减少应激、增加自我觉察和自信、获得领悟，促进心理健康、矫治异常心理。表达性艺术治疗适用于大多数人群，包括一般人群、适应困难者和多数精神障碍患者。表达性艺术治疗包括很多形式，常见的如绘画治疗、戏剧治疗、音乐治疗、舞蹈治疗、沙盘治疗、诗歌治疗、园艺治疗等。

表达性艺术治疗可采用个别治疗方式或团体治疗方式进行。由于表达性艺术治疗的异质性，没有明确统一的禁忌证。精神障碍急性发病期、兴奋躁动、严重自伤和自杀倾向的患者，一般不宜接受表达性艺术治疗。

（二）操作程序及方法

1. 表达性艺术治疗的主要形式　①舞蹈治疗；②音乐治疗；③戏剧治疗；④绘画治疗；⑤沙盘游戏治疗；⑥其他方法：如陶艺、书法、厨艺、插花艺术等。

2. 表达性艺术治疗的过程　多数表达性艺术治疗分为四个阶段，是从理性控制到感受，再到理性反思的过程：①准备期：热身、建立安全感；②孵化期：放松，减少自主性意识控制；③启迪期：意义开始逐渐呈现，包括积极方面和消极方面；④评价期：讨论过程意义，准备结束。

（三）注意事项

①表达性艺术治疗师需要接受专门训练；②对于严重患者，表达性艺术治疗有时仅作为其他治疗的补充，治疗师需要和其他专业人员一起合作；③注意艺术性、科学性原则的结合，注意伦理界限。实施表达性艺术治疗应强调身心灵一体，防止出现强烈的情感反应失控、非常意识状态（或意识改变状态）；避免在治疗师与患者之间发展不恰当的崇拜、依恋关系；不可引入超自然和神秘主义的理念和方法；避免不恰当的身体接触。

（赵旭东）

思 考 题

1. 试述心理治疗的种类。
2. 简述弗洛伊德的人格结构学说。
3. 行为治疗的基本原理涉及哪几方面？
4. 认知治疗着重矫治的非理性思维、思维歪曲有哪些？
5. 哪些流派的心理治疗师不喜欢给患者"贴诊断标签"？
6. 什么是安慰剂效应？什么是惊吓剂效应？
7. 非精神科医生也要做心理治疗吗？为什么？

第二十四章　精神障碍的预防和康复

疾病的预防、治疗和康复是不可分割的三个组成部分。对于绝大多数精神障碍来讲,由于目前治疗方法和技术的局限性,治疗效果还不够理想。不少精神障碍呈慢性、发作性病程,并有可能导致不同程度的功能残疾,因此,预防和康复便成为精神障碍干预过程中的重要环节,从疾病全程管理的角度来讲,有时甚至比治疗更重要。

第一节　精神障碍的预防

一、概述

全球大约有四亿五千万人罹患精神和行为障碍。1/4 的人在其一生中会罹患一种或一种以上的此类障碍。神经精神问题占到全世界所有疾病和损伤所导致的伤残调整生命年(disability adjusted life years,DALYs)总数的13%,估计到2020年将增加到15%。在全球前10个导致残疾和早死的疾病中,精神障碍就占了5个。精神障碍不仅给我们带来了巨大的心理、社会和经济负担,而且也增加了罹患躯体疾病的危险性。由于当前有效治疗模式的局限性,要减少精神和行为障碍所致的残疾,减轻精神障碍所导致的负担,预防是最好的方法之一。

人们对精神障碍发生过程中的危险因素和保护因素已经有了一些实质性的认识。研究表明,生物、心理及社会性的危险和保护因素以及它们之间的相互作用,对从胚胎期开始的整个生命周期都有影响,而其中的许多因素又是可以改变的,因此这些因素就可能成为疾病预防和健康促进潜在的作用目标。精神障碍的高共病性,以及精神障碍与躯体疾病和社会问题的高相关性,迫切需要一个整合的公共卫生政策指向于相关问题、共有的致病因素、疾病早期的发展方向及不同的高危人群等。

二、精神障碍预防的三个层次

1964 年,Caplan 首先提出了"三级预防(three levels of prevention)"模式,对精神病学实践产生了巨大影响。

1. **一级预防(primary prevention)**　即病因预防,是通过消除或减少病因或致病因素来防止或减少精神障碍的发生,属于最积极、最主动的预防措施。

2. **二级预防(secondary prevention)**　重点是早期发现、早期诊断、早期治疗,并争取疾病缓解后有良好的预后,防止复发。由于许多精神障碍具有慢性或亚急性起病,症状隐匿,临床表现缺乏明确特征性等特点,往往失去及时干预的机会。因此,二级预防是精神障碍防治工作中极为重要的环节。

3. **三级预防(tertiary prevention)**　要点是防止疾病复发,做好精神障碍患者的康复训练,最大限度地促进患者生理、心理、社会和职业功能的恢复,减少功能残疾,阻断疾病衰退的进程,提高患者的生活质量,力争回归社会。因此,三级预防实际上主要是指精神障碍的康复。

预防干预的三个层次:尽管一级预防"最积极、最主动",但缺乏清晰的概念。Mrazek 和 Haggerty 提出了比较精细的概念框架,具有一定的可操作性、启发性。新概念框架下的预防仅用于精神障碍发生前的干预(intervention),原来的二级与三级预防被分别替换为治疗与康复,从而使精神障碍的预防、治疗与康复统一起来,成为一个连续体。预防可分为三个不同层次:

（一）一般性预防干预

一般性预防干预（universal preventive interventions）的对象是一般公众或普通人群，主要内容包括：

1. **全面开展心理健康促进与教育**　对公众加强心理健康知识的普及，要充分利用广播、电视、书刊、影视、动漫等传播形式，广泛运用门户网站、微信、微博、手机客户端等平台，创作、播出心理健康宣传教育精品和公益广告，传播心理健康知识和心理健康意识。倡导健康生活方式，提升全民心理健康素养。强化心理健康自我管理意识，倡导"每个人是自己心理健康第一责任人"的理念，引导公众在日常生活中有意识地营造积极心态，预防不良心态，学会调适情绪困扰与心理压力，促进人们的自我心理保健。

2. **积极推动心理咨询服务**　充分发挥心理健康专业人员的引导和支持作用，帮助人们促进个性发展和人格完善，发展自身潜能，解决生活、学习、职业发展、婚姻、亲子、人际交往等方面的心理困扰，预防心理问题演变为心理疾病。倡导大众科学认识心理行为问题和心理疾病对健康的影响，逐步减少公众对心理疾病的病耻感，引导心理异常人群及时寻求专业心理咨询服务。

3. **加强心理健康服务体系建设和规范化管理**　按照《"健康中国2030"规划纲要》要求，要在全社会健全心理健康服务体系，搭建心理关爱服务平台，拓展心理健康服务领域，开展社会心理疏导，建立专业化心理健康服务队伍。

4. **加强重点人群心理健康服务**　机关、企事业单位要对职业人群制订实施员工心理援助计划，为员工提供健康宣传、心理评估、教育培训、咨询辅导等服务，传授情绪管理、压力管理等自我心理调适方法和抑郁、焦虑等常见心理行为问题的识别方法，为员工主动寻求心理健康服务创造条件。教育机构要针对学生身心特点开展心理健康教育，注重培养学生自尊、自信、自强、自立的心理品质。重视提升大学生的心理调适能力，保持良好的适应能力，重视自杀预防。为空巢、丧偶、失能、失智、留守老年人、妇女、儿童、残疾人和计划生育特殊家庭提供心理辅导、情绪疏解、悲伤抚慰、家庭关系调适等心理健康服务，加强对孕产期、更年期等特定时期妇女的心理关怀，对遭受性侵犯、家庭暴力等妇女及时提供心理援助。加强对流动、留守妇女和儿童的心理健康服务。

5. **重视特殊人群心理健康服务**　要关注流浪乞讨人员、服刑人员、刑满释放人员、强制隔离戒毒人员、社区矫正人员、社会吸毒人员等特殊人群的心理健康，加强心理疏导和危机干预，提高其承受挫折、适应环境能力。

6. **加强遗传咨询，防止近亲结婚，做好优生优育和围生期保健等**　限制遗传危险度高的患者生育。防止或减少病毒、细菌感染机会，减少器质性精神障碍的发生。改善部分地区的饮食结构和碘盐供应，减少缺碘所致的精神发育迟滞。

7. **定期进行流行病学调查**　研究精神障碍在人群中的发生率、发病规律、分布情况及影响因素，结合国内外有关精神障碍预防的循证医学证据和当地的实际情况，为政府制定预防精神障碍发生的总体规划提供依据。

我国提出的心理健康服务的基本目标是，到2020年，全民心理健康意识明显提高，到2030年，全民心理健康素养普遍提升。

（二）选择性预防干预

选择性预防干预（selective preventive interventions）的对象是具有易患精神障碍危险因素的高危人群，如对灾难幸存者进行心理危机干预，以避免或减少应激相关精神障碍等疾病的发生。要建立和完善心理健康教育、心理热线服务、心理评估、心理咨询、心理治疗、精神科治疗等衔接递进、密切合作的心理危机干预和心理援助服务模式，重视和发挥社会组织和社会工作者的作用。将心理危机干预和心理援助纳入各类突发事件应急预案和技术方案，在突发事件发生时，立即开展有序、高效的个体危机干预和群体危机管理，重视自杀预防。在事件善后和恢复重建过程中，依托各地心理援助专业机构、社会工作服务机构、志愿服务组织和心理援助热线，对高危人群持续开展心理援助服务。

（三）指征性预防干预

指征性预防干预（indicated preventive interventions）的对象是具有精神障碍的先兆或前驱症状，或具有明显的精神障碍素质因素，但尚不符合诊断标准的个体。主要内容包括：

1. 向公众广泛宣传精神障碍有关知识，提高人们早期识别精神障碍的能力。同时，要改变人们对精神障碍患者所持的偏见，减少或消除患者及其家属讳疾忌医的心理，做到及时就医，早期干预，把疾病控制在萌芽状态。

2. 对确认或可疑的精神障碍者，指导患者及其家属及时就诊，明确诊断，及时接受合理、充分、系统的药物和心理治疗，争取使疾病达到完全缓解，减少和防止疾病的复燃和复发。

3. 在综合医院内设立精神科，为公众提供便利的、更易于接受的精神障碍就诊环境和条件。对各类临床科室医务人员开展精神卫生知识和技能培训，注重提高抑郁、焦虑、老年痴呆、孤独症等心理行为问题和常见精神障碍的筛查识别、处置能力。做好联络-会诊和专科咨询工作，帮助非精神科医师早期发现、早期治疗精神障碍患者。

> **Box 24-1　精神病超高危（UHR）**
>
> 人们很早就认识到明显的精神障碍发病之前绝大多数病例存在一个前驱期，从几天到几年不等，平均为5年。在此期间就已存在感知、思维、言语、行为和功能等多方面的异常。这些症状如果具有一定的严重程度，那么它们就有可能对精神病发作起到一定的预警作用。这一前驱期的异常被称为"精神病超高危（ultra-high risk，UHR）"，又称"精神病风险综合征（psychosis risk syndrome，PRS）"，或"临床高危（clinical high risk，CHR）"。研究表明，精神分裂症、双相障碍、抑郁症等严重精神障碍的前驱期即有明显的认知损害及功能下降，这一阶段UHR转化为精神分裂症、双相障碍及抑郁症等疾病的风险高，在1~2年内转化为严重精神障碍的转化率可达9%~76%。早期UHR以比较微弱的自我体验损害为特征，主要包括自我感知、压力耐受、思维以及非语言交流的障碍，而这些障碍一般很难被别人觉察。还会出现逐渐明显的精神分裂症阴性症状，包括社会隔离、情感表达能力下降、刻板或简单思维、古怪行为、个人卫生变差等。这些非特异性症状可以提前预报未来有可能发展为严重精神障碍。晚期UHR以更广泛的逐渐加重的阳性症状为特征。因此，建立对严重精神障碍的早期识别、早期预知系统对于严重精神障碍的发生起着至关重要的作用。而对早期识别到的个体进行早期干预，将有助于减少精神症状的发生，促进康复和复原。
>
> 国外对UHR临床识别标准的研究已进行了近20年，其内容主要包括遗传高危（易感性）与前驱期综合征表现与严重程度的综合。研究者已开发了针对UHR的结构式或半结构式诊断访谈工具，并试图利用流行病学、社会人口学、心理学、分子生物学及神经影像学等多模态技术，从社会、认知、基因、影像等多个层次，寻求对严重精神障碍早期识别的风险因素，以便进行针对性的早期干预。

第二节　精神障碍的康复

一、概述

康复（rehabilitation）在现代医学的概念中，是指躯体功能、心理功能、社会功能和职业能力的恢复。精神康复（psychiatric rehabilitation）也是康复医学的一个学科分支。与躯体疾病康复相一致，精神康复应该综合地、协调地应用医学的、社会的、教育的、职业的和其他方面的措施，对精神障碍患者进行训练和再训练，以减轻疾病因素所造成的后果，尽量改善其社会功能，使精神障碍患者的能力得到提高，恢复或最大限度地发挥其功能水平，进而获得平等的权利参加社会生活，充分完成与其年龄、性别、社会与文化因素相适应的正常角色,履行应尽的社会职责。目前国内的精神康复服务的主要对象是严重精神障碍患者,并主要是慢性患者。因此,其内容同样包括医学康复、教育康复、社会康复和职业康复。

传统的康复理念是在患者出现功能损害和部分残疾后才开始康复,即康复的对象仅限于"残疾人",康复的目标是减轻残疾程度;现代的康复理念是康复与治疗同步开始,康复的目标是减少功能损害,进而阻断残疾的发生;未来理想的康复理念是康复提前于治疗之前,对前驱症状进行干预,以减少疾病的发生,进而阻断功能损害。疾病痊愈是治疗和康复的共同目标,这样才能实现患者自我功能的最大化,最终达到回归社会的目的。

精神障碍康复的三项基本原则是:功能训练、全面康复、回归社会。功能训练是指利用各种康复的方法和手段,对精神障碍患者进行各种功能活动,包括心理活动、躯体活动、语言交流、日常生活、职业活动和社会活动等方面能力的训练;全面康复是康复的准则和方针,使患者在生理上、心理上、社会活动上和职业上实现全面的、整体的康复;而回归社会则为康复的目标和方向。

精神康复的主要任务有:

1. 生活技能训练和社会心理功能康复　训练生活、学习、工作方面的行为技能,包括独立生活的能力、基本工作能力、人际交往技能、解决问题技能、应付应激技能等,使患者能够重新融入社会。让患者正确认识疾患,进一步正确认识自己,克服性格弱点,正确应对现实生活中的各种心理社会问题和矛盾。

2. 药物自我管理能力训练　包括使患者了解药物对预防与治疗的重要意义,自觉接受药物治疗;学习有关精神药物的知识,对药物的作用、不良反应等有所了解,学会识别常见的药物不良反应,并能自行简单处理。按时按量服药,防止疾病复发,减少残疾,使患者最大限度地恢复心理和社会功能。

3. 学习求助医生的技能　在需要的时候,能够自觉寻求医生的帮助,能向医生正确地提出问题和要求,能有效地描述自己所存在的问题和症状。能够在病情出现复发迹象的时候,及时向医生反映,得到合理的处理。

二、精神障碍的医院康复

我国大多数精神障碍患者目前基本上还在精神病医院或精神病疗养院内进行治疗和康复。同时,由于目前治疗手段和科学发展水平的限制,还难以对所有的精神障碍进行彻底的治疗。而家庭和所在单位也多不愿意让一个还残留着某些精神症状的患者住在家里,或者由单位照管,绝大多数地区的社区精神康复机构又十分匮乏。许多精神病患者在经过急性期治疗后仍不得不长期滞留在精神病医院内,长期脱离家庭与社会,导致社会功能衰退,出现继发残疾。因此,精神病患者的医院康复尤其在我国目前条件下仍是整个精神康复的重要环节之一。

（一）医院康复的工作内容

1. 训练患者的心理社会功能方面的行为技能,包括生活、学习、工作能力与社交能力等方面。

2. 实行开放式或半开放式的患者管理模式,尽可能为患者提供宽松的生活和人际交往环境,训练和保持患者的社会功能。

3. 设立工娱治疗场所,合理安排患者的工娱治疗项目,促进和保持患者的工作能力和健康心理状态。

4. 努力提高医院工作人员的服务质量,建立良好的医患关系,努力培养患者的自主与独立能力。

5. 设立康复科和健身场所,努力减少长期住院患者因为缺少活动或者长期服药等因素导致的躯体机能下降和抵抗疾病能力的下降。

（二）医院康复的训练措施

1. 生活行为的康复训练　其目的是训练住院患者逐步适应生活环境的行为技能,使患者保持日常生活活动以及娱乐和社交活动所需的行为技能与能力。包括：

（1）生活自理能力的训练：这类训练主要是针对长期住院，并且病情处于慢性衰退性的精神障碍患者。重点是培训个人卫生与自理生活能力，如洗漱、穿衣、饮食、排便等活动。一般通过2～3周的训练，可使大多数患者学会自己料理自己的生活。但需要持之以恒，不断强化。

（2）社会交往能力的训练：精神障碍患者的社交能力因为长期住院与社会隔绝而产生严重的下降。对这些患者的训练主要包括训练患者如何正确表达自己的感受，学习在不同场合的社交礼节。不断鼓励患者通过语言、书信等方式表达自己的愿望，并与家庭成员保持情感上的联系。如有些医院在病房内安置电话机等，让患者能够经常与家庭成员保持联系，这对保持患者的亲情交流、促进与外界的接触及了解外部信息等均有作用。

（3）文体娱乐活动训练：这类训练的重点是培养患者参与群体活动，扩大社会交往，达到提高生活情趣、促进身心健康的目的。训练内容与安排应根据患者的病情、兴趣爱好、受教育程度、躯体健康状态等而定，包括一般性娱乐与观赏活动，如听音乐、看电视、看演出等；带有学习和竞技的参与性活动，如歌咏、舞蹈、体操、球类、书画等。

2. 学习行为的技能训练　即为"教育疗法"，训练的目的在于帮助长期住院的患者学会妥善处理和应付各种实际问题。

对慢性患者的学习行为训练可以采取两种方法：一是在住院期间较普遍地进行各类教育性活动，如时事教育、常识教育、科普知识教育、历史知识教育等。通过系统的教育，提高患者的常识水平、培养学习新知识的兴趣和习惯。一般每次学习时间不超过1小时，可采取医务人员讲课和患者小组讨论等多种方式进行。另外一种方法是定期开展针对性比较强的学习班，有所选择地集中不同病情状态的患者进行训练。如对衰退的患者，可传授一些基本文化知识、简单书画练习等。

经过这种训练后，患者在回归社会前应进一步学习有关技能，如家庭布置、清洗衣物、采购物品、家务料理、烹饪技术、社交技能、交通工具使用等。只有熟悉这些基本生存、生活必须掌握的技能，才能在患者重返社会后，更好地行使家庭职能，改善家庭关系，并提高社会适应能力。

3. 就业行为的技能训练　就业行为的技能训练又称为"工疗"，也就是对精神障碍患者进行劳动就业方面的培训，对精神障碍患者的全面康复具有重要的意义。

（三）日间医院

日间医院是指患者白天住院接受治疗、护理、康复训练（包括职业疗法和生活、社交等方面的康复），晚上回到家中安顿休息，参与家庭生活，并根据回归社会中所遇到的问题，积极开展心理社会治疗，及时进行针对性辅导。这是为病情稳定、处于康复后期的患者设置的在正式出院之前的一种过渡性康复形式，在目前我国社区精神康复仍非常薄弱的情况下尤为必要，是医院-社区一体化精神康复模式中实现医院与家庭、社区无缝衔接的重要一环。医院为患者提供一个与一般家庭居所相似的环境，室内配备家庭必备的生活物品，患者可在工作人员的指导下做饭、洗衣、布置房间、读书看报，训练各种生活技能；也可以到医院特定的场所从事简单劳作或参加娱乐活动，训练工作和社交技能，为回归社会做充分的准备工作。

三、精神障碍的社区康复

社区（community）是指若干社会群体（家庭、氏族）或社会组织（机关、团体）聚集在一定地理区域，形成一个在生活上相互关联、相互依赖的大集体。社区康复（community-based rehabilitation）是以社区为基础的康复，WHO所强调的定义是：社区康复是指启用和开发社区的资源，将患者及其家庭和社区视为一个整体，对疾病的康复和预防所采取的一切措施。

社区精神康复是社区卫生工作的重点之一，要对本社区精神障碍患者提供终生服务。因此，社区精神卫生服务工作要做到"个性化、整体化、长期化"。也就是说，社区精神障碍患者的康复工作应该结合每个患者的特点，制订合适的康复计划和措施；而对整个社区的精神障碍患者，应有整体的管理规划,组织和协调相关部门的力量,进行宏观调控;无论是针对个人的服务措施,还是整个社区的康复规划,都应该是长期的、可持续发展的,而不应该是短期行为。但工作可以是阶段性的。

Box 24-2　"去机构化"运动与"旋转门"现象

　　20 世纪 50 年代初,美国等欧美国家精神病患者的管理,仍是以大型精神病院的封闭式管理为主,随着维护精神病患者合法权益、保障精神病患者人身自由呼声的增加,社会上出现"反精神病学运动",要求改变落后的精神病管理模式,加之 50 年代中期抗精神病药的出现,使患者离开精神病院成为可能。在此背景下,大批大型精神病机构被关闭,大量精神病患者回到社区或在综合医院的精神科病房接受治疗。"去机构化"的核心理念是尽可能让精神病患者得到最少限制的、连续的、方便可及的精神卫生服务,而这在患者生活的社区才最有可能实现。在"去机构化"的发源地美国,20 世纪 50 年代,其精神病院最多时曾达到 352 所,住院床位数达到 50 万张以上,从 60 年代开始关闭医院、减少床位后,到 20 世纪末,全国精神病院床位仅剩下不到 10 万张,而社区精神卫生中心增加到了 650 所以上。"去机构化"使精神卫生服务发生了革命性变化,精神病患者的待遇也得到了极大改善。因此,"去机构化"被认为是 20 世纪精神卫生领域的最大变化之一。

　　当然,"去机构化"之初也曾饱受诟病,由于大量关闭精神卫生机构,导致许多严重精神病患者无法获得适当的住院治疗,住院设施仅仅用于收治有暴力行为或者触犯刑法的患者。同时从精神卫生机构被"释放"出来的精神病患者一般都不能应对院外的生活,而接纳他们的社区通常也没做好提供有效精神卫生服务的准备,以致不少患者流落街头,甚至因肇祸被关进监狱。更多的患者因出院后缺乏连续的治疗和照料而病情复发,不得不重新住院。住院-出院-再住院,如此反复,形成了所谓的"旋转门"现象。

　　鉴于目前我国精神科床位相对不足而且分布极不均衡的现状,我们应该借鉴西方国家的经验和教训,进一步完善精神卫生区域规划,优化精神卫生服务资源配置,充分利用现有精神卫生专科机构,适当压缩住院时间,拓展综合医院的精神卫生服务,大力发展社区康复,强化还处于发展初级阶段的社区精神卫生服务,让更多的患者早日从医院回归社区、回归家庭。针对我国目前社区康复机构匮乏、服务供给不足、发展不平衡、社区康复服务覆盖率低、患者接受康复率低以及专业机构与社区之间有效衔接不畅等问题,民政部等四部委提出,到 2025 年,80%以上的县(市、区)广泛开展精神障碍社区康复服务,其中 60%以上的居家患者接受社区康复服务,建立机构、社区、患者家庭之间的转介机制,基本建立家庭为基础、机构为支撑、"社会化、综合化、开放式"的精神障碍社区康复服务体系。

（一）精神障碍社区康复的目的

1. **预防精神障碍的发生**　早期发现患者,给予及时、合理、充分治疗和全面康复措施,争取最好的治疗效果,努力使大多数患者达到治愈和缓解。在精神障碍的缓解期,加强巩固治疗措施,防止复发,防止精神残疾的发生。

2. **尽可能减轻精神障碍残疾程度**　对难以治愈的患者,要尽可能防止其精神和社会功能衰退;对已经出现精神残疾者,应设法逐步提高其生活自理能力,减轻残疾程度,从而减轻家庭和社会的负担。

3. **提高精神障碍患者的社会适应能力**　在康复过程中,提高精神障碍患者的社会适应能力始终是工作重点之一,也是康复工作的终极目标。只有提高患者社会适应能力,才能减少对社会的不良影响,提高患者的生活质量。

4. **恢复工作能力**　通过各种康复措施和训练手段,使患者恢复和维持生活和工作技能,充分发挥患者保留的各项能力。

（二）个案管理

"以患者为中心"的服务不只是医疗服务，而是由精神科医师、社会工作者为核心，以护士、心理治疗师、心理咨询师、公共卫生医师、康复师、社区康复协调员、其他社区康复服务人员为重要专业力量的多学科综合团队服务，以个案管理（case management）为主要技术的持续服务，以及根据个体患者实际需要而制订的整合服务。个案管理是精神科社区服务中的一项关键技术。社区中的每一个精神疾病患者都由一个个案管理者（case manager）负责。个案管理者是患者接触的关键人物，相当于患者的经纪人，帮助患者获得各种精神卫生服务并协助解决其他问题。个案管理者通常由社会工作者、精神科护士、心理治疗师或职业治疗师担任，与患者、患者家庭成员及其他服务机构是一种合作关系。其主要职责和作用包括以下几个方面：

1. 提供全面、广泛的精神科评估和心理社会康复服务，促进患者心身的全面完好。

2. 负责协调各个部门的服务。

3. 协助形成、回顾总结和督促执行个体化的服务计划（individual service plan，ISP）。一般每一个患者均有ISP，由社区服务团队中的治疗小组与患者一起协商制订，包括各种治疗和康复措施，如行为干预、动机策略（motivational strategies）、解决问题的技能训练等。ISP制订后要同时复印一份给患者和照料者。ISP的主要内容包括以下多个方面：患者的情绪和心理状态，处理应激的能力，对疾病的反应，自身的安全和对其他人的安全状况，人际交往与家庭社会支持，经济状况，工作、休闲与教育现状，家庭成员对疾病的反应，躯体状况，住房情况，以及患者所能履行的权利和义务等。至少每6个月对该服务计划回顾总结一次，并根据患者的具体情况对ISP进行合理调整。

4. 提供有预见性和响应性的干预（proactive and responsive interventions），通过咨询与建议来使患者获得康复。患者的康复是个案管理关注的焦点。

5. 保证对患者持续、适当的随访。

6. 促使患者与社会再整合（re-engagement with community）。

世界各国在社区精神康复发展中还探索出了不同特点的康复模式，比如主动式社区治疗、同伴支持、"患者-家属专家"等。

（三）职业治疗

职业治疗在精神康复中是一个相对独立的专业技术，也可以作为社区康复个案管理中的一个重要成分。

1. **职业治疗的概念**　按照世界职业治疗联合会的声明，职业治疗（occupational therapy，OT）是以患者为中心，通过帮助就业来促进健康和幸福感，从而促进当事人健康的治疗；职业治疗主要通过职业治疗师与患者和社区共同合作，提高患者从事他们所需要、希望获得或者将来想从事的职业的能力；或者通过改变职业或环境更好地改善患者的职业参与能力。

2. **职业治疗的原则和步骤**　职业治疗的主要目标是促使个人能够在一生中进行有意义和有目的的活动。职业治疗师的主要职责是，通过各种职业治疗手段来维持、恢复或者促进患有躯体疾病、精神疾病或发育障碍患者的日常生活能力和工作技能。职业治疗师对日常生活和职业能力受到限制的患者进行评估和治疗，帮助患者恢复失去的职业技能、进一步发展患者的社交技巧和职业能力，维护和促进患者独立的日常生活工作，并最终促进他们的康健。

职业治疗的过程包括：①对患者进行个体化地评估，在此过程中，患者、患者家庭成员或照料者与职业治疗师共同参与并制订个人的职业治疗目标；②确定具体的、个体化的干预措施，目的是提高个体日常生活能力和工作能力，从而达到所制订的治疗目标；③对个体的治疗预后和结局进行评估，目的是监督干预措施是否达到所制订的目标以及治疗的进展情况。在整个职业治疗的操作过程中，所选用的干预措施应该重点关注患者对工作和生活环境的适应、职业治疗措施的修改、患者职业技能的学习，以及对患者、患者家庭成员及照料者的教育，最终增强患者参加日常活动和职业参与的能力。

3. **职业治疗的方法**　职业治疗有多种多样的治疗方法，但是笼统来讲每种职业治疗的过程都应包括评估、干预和结局。

评估内容包括:①患者的职业概况:主要了解和掌握患者的职业历史和经验、日常生活模式、兴趣、价值观和职业需求。在此过程中,需要识别患者所存在的问题以及患者对职业和日常生活活动的关注度,选择并确定患者优先关注的问题。②对患者的职业表现能力进行分析:确定患者的职业优势、目前存在的问题及潜在的问题。通过观察患者的实际能力,分析这些能力所具备的支持因素和阻碍因素,同时也要考虑患者的职业表现技巧、职业表现方式、既往职业背景资料和职业需求,制订有针对性、具有优势的干预目标。

干预过程包括:①制订干预计划:职业治疗师与患者、患者家属或照料者共同合作,以所选择的职业治疗理论体系为基础,制订出治疗措施和计划。②实施干预:实施治疗计划,采取治疗行动,促进患者职业和生活能力改善。在干预的过程中,需要密切监控患者的反应并详细记录。③对干预进行回顾:在干预阶段性完成之后,需要对患者所实施的计划和过程以及达到目标预后的过程进行回顾和总结。

结局包括:这一过程主要是确定干预措施是否达到预期的有针对性的结果,也就是对服务计划的结局进行评估,所获得的评估信息将用来指导和修订患者进一步的干预措施。

职业治疗师提供心理健康服务的结局评估信息将用来计划患者将来的职业治疗活动,对服务计划进行评估(也就是项目评估)。职业治疗师帮助患者掌握自我照料和照顾他人的技能,包括以下技能:按治疗计划时刻表持续参与治疗、应对技巧、药物管理、就业、教育、获取社区资源并参与社区生活、社交技能、休闲活动、金钱管理及育儿等方面。

在整个职业治疗的过程中,患者家庭成员的参与是很重要的,他们可以对职业治疗的每个步骤是否可行提出自己的意见,也常常能够鼓励患者讲出一些有价值的信息,并会补充、纠正或核实相关信息的准确性;也能增加患者服药依从性,增加职业康复的参与性和被雇佣的概率,并改善家庭关系和功能。

（四）精神障碍社区康复的工作体系

精神障碍的康复和防治工作,不仅涉及医学、心理学、流行病学和社会学等科学领域,同时必须有政府和社会有关部门的密切配合。目前,我国精神障碍社区防治与康复工作的工作体系和职能有:

1. 精神卫生工作联席会议　根据国家精神卫生工作"七五"规划,各级政府自 20 世纪 80 年代末以来,实施了由卫生、残联、民政、公安、教育等部门参加的各级精神卫生工作联席会议制度,定期召开会议,负责规划、协调和推动社区防治管理和康复工作的开展。

2. 社区卫生中心　一般是依靠社区医院(医疗站)对所辖范围人群提供精神卫生服务,其中对严重精神障碍患者的治疗管理也是我国国家基本公共卫生服务项目内容的组成部分。具体由基层人员,尤其是初级医疗保健人员在经过短期的专业知识培训后,成为专职或兼职的精神科医务工作者,开展精神障碍的康复工作。他们的工作不仅能为精神障碍患者提供持续的综合性康复服务,也对精神障碍的早期发现、早期诊断、早期治疗及就近治疗提供了较好的保证。

其工作内容一般包括:①设立专科门诊;②开设家庭病床,并定期进行家庭探视;③负责本社区中康复期精神障碍患者的普通诊疗、病情变化记录及商讨制订相应的干预对策;④对本社区的重点看护对象定期随访,记录相关情况;⑤具体指导家庭及志愿者;⑥进行精神障碍防治康复知识的宣教工作;⑦收集与汇总本社区的精神障碍流行病学资料及防治康复资料;⑧与相应的指导性医疗机构及有关人员制订因人而异的康复方案;⑨向国家严重精神障碍患者管理治疗信息系统上传患者动态信息。

3. 工疗站和福利工场　这是由民政部门和卫生部门或社会非政府组织共同协作建立的、专门安置无职业或暂时不能回归社会的患者的机构。在工疗站和福利工场,患者边治疗、边从事力所能及的生产劳动、生产自救,减轻家庭和社会负担,同时解决社区管理中的难题。经过多年的实践,这是行之有效的精神康复措施。

4. 精神病专科医院　除了实施精神障碍的医院康复外,精神病专科医院在社区康复中也扮演重要角色。专科医院可以提供门诊、急诊、咨询和会诊服务,并且承担对下级精神卫生服务机构的指导和人员培训工作。

5. 综合医院精神卫生相关科室   主要作用在于提供门诊、急诊、住院、会诊-联络、心理咨询与治疗、患者家属教育以及对下级医院的人员培训等。

6. 其他机构   其他精神康复机构是指职能和工作范围介于上述专业机构之间,是上述专业机构的补充。主要有下列单位和服务方式:

(1)群众性看护小组:这是一种群众性、社会性的支持系统,属于自助性组织。主要由社区委员会干部、基层医务人员、邻居和家属等组成,其职能包括:①定期访视、观察和记录病情;②督促患者按时、按量服药;③关心患者的思想、生活,帮助他们解决实际困难;④帮助患者提高自我解决问题的能力;⑤指导家属对患者进行护理和照顾;⑥及时发现病情变化的苗头,及时与医务人员联系;⑦对周围群众进行宣传教育,使患者能得到社会的理解和帮助;⑧监护发病期间的患者,防止和减少患者可能产生的自我伤害和对社会的危害。

(2)长期看护所:即国内的"精神病康复站"。对象为慢性、社会功能明显衰退,或可能对社会造成危害,但病情无法得到控制的患者。

(3)中途宿舍:是设在社区中的康复居所,对象是社会功能康复较好的患者,他们完全自我管理、自我约束,来去自由,但有一套完善的登记和管理制度,要求人人遵守。是回归社会、走向就业前的一种过渡形式。

(4)家庭联谊会(家属资源中心)与家庭教育:家庭联谊会是社区患者家属自发组织的团体。其活动的形式是邀请专业人员定期为患者及家属讲授精神障碍的相关知识。使不同的家属有机会交流护理和康复训练方面的心得,或获得家庭之间的互助。

家庭教育是一种有效的精神障碍防治康复手段,通过有效的家庭教育可以达到以下目标:①传授相关的疾病知识,使家庭能更好地帮助患者;②降低家属成员中因缺乏疾病知识而导致的高情感表达水平;③介绍有关精神障碍药物治疗的知识,提高患者对药物治疗的依从性;④减轻家庭成员的内疚自罪感,减少他们的心理负担;⑤提供对患者病态行为和非适应性行为的应对技巧,提高患者家属照料患者的能力。

家庭教育的方法,主要采取集体讲课及讨论的形式,提供有系统、有计划的教育和训练,可参照下述要点:①从实际出发,有选择地提供知识;②重点内容反复讲;③提倡听课者的主动参与,鼓励提问、讨论和发表意见;④要求讲解内容深入浅出,通俗易懂;⑤采用视听结合的形式增进效果。

社区精神康复已成为精神卫生服务的发展方向,首先,它能满足患者和家属的需求,提供方便和多方位的治疗康复措施,为患者尽快和最大限度地恢复已经丧失或削弱了的心理社会功能提供了可能。同时,也有利于提高患者生活质量,减轻家属由于疾病所带来的巨大心理和经济压力。其次,社区康复有利于降低严重精神障碍的复发率,缩短住院时间,减轻家庭、社会负担,促进患者回归社会。最后,精神障碍社区康复是低投入、高受益的服务手段,能使有限的卫生资源服务更多的患者。

Box 24-3   精神残疾的分级

精神残疾,是指各类精神精神障碍持续一年以上未痊愈,存在认知、情感和行为障碍,影响日常生活和社会参与。18 岁及以上的精神障碍患者根据世界卫生组织残疾评定量表 Ⅱ(WHO-DAS Ⅱ)分数和下述的适应行为表现,18 岁以下者依据下述的适应行为表现,把精神残疾划分为四级。

精神残疾一级:WHO-DAS Ⅱ 值≥116 分。适应行为严重障碍;生活完全不能自理,忽视自己的生理、心理的基本要求。不与人交往,无法从事工作,不能学习新事物。需要环境提供全面、广泛的支持,生活长期、全部需他人监护。

　　精神残疾二级:WHO-DASⅡ值在 106~115 分之间。适应行为重度障碍;生活大部分不能自理,基本不与人交往,只与照料者简单交往,能理解照料者的简单指令,有一定的学习能力。监护下能从事简单劳动。能表达自己的基本需求,偶尔被动参与社交活动;需要环境提供广泛的支持,大部分生活仍需他人照料。

　　精神残疾三级:WHO-DASⅡ值在 96~105 分之间。适应行为中度障碍;生活不能完全自理,可与人进行简单交流,能表达自己的情感。能独立从事简单劳动,能学习新事物,但学习能力明显比一般人差。被动参与社交活动,偶尔能主动参与社交活动;需要环境提供部分的支持,即所需要的支持服务是经常性的、短时间的需求,部分生活需他人照料。

　　精神残疾四级:WHO-DASⅡ值在 52~95 分之间。适应行为轻度障碍;生活基本自理,但自理能力明显比一般人差,有时忽略个人卫生。能与人交往,能表达自己的情感,体会他人情感的能力较差,能从事一般的工作,学习新事物的能力比一般人稍差;偶尔需要环境提供支持,一般情况下生活不需要他人照料。

（贾福军）

思 考 题

1. 精神障碍的预防干预有哪三个层次?
2. 传统、现代及理想的精神康复的理念有什么不同?
3. 个案管理者的职责和作用是什么?
4. 职业治疗的原则是什么?

第二十五章　精神病学相关伦理与法律问题

精神病学与法律和司法实践之间具有特殊的联系。这种联系甚至可以追溯到作为医学学科的精神病学出现之前。了解精神卫生和精神病学实践中的伦理与法律问题,不仅是司法精神病学专业的任务,也是临床和公共精神卫生领域面临的日益重要的课题。

第一节　概　　述

"精神病学与法律(psychiatry and law)"或者"精神卫生与法律(mental health and law)"是对传统的"司法精神病学(forensic psychiatry)"概念的拓展。随着法律制度的不断完善、司法和医学实践的不断深化,尤其是司法精神病学学术研究的不断发展,越来越多涉及精神病学的法律问题以及涉及伦理与法律的临床实践问题,对精神卫生专业人员的固有知识提出了严峻挑战。越轨行为、犯罪、权益保护和侵权、医疗纠纷等等概念越来越受到精神病学专业人员重视。这些概念与法律、政策、社会和文化等因素之间的联系也日益显得突出。

一、精神病学与伦理

伦理(ethics)一词源自希腊文"ethos(道义、德行)",具体含义指"行为举止规范",也就是个人或团体所拥有的价值观或行为准则。医学伦理的四大基石是:不伤害、行善、自主和公平。由此还衍生出诚实、守信、保密等成分。

大多数精神障碍迄今病因和发病机制不明,缺乏有针对性的防治措施和手段,一旦患病,治愈率低、病残率高,容易造成社会和家庭的沉重负担。此外,精神疾病会影响人的思维和行为方式,可使一部分患者具有难以预料的自伤自杀或伤人毁物的危险倾向,因而对社会治安和社会稳定具有潜在的危害性。由于这些特殊性,精神障碍患者长期以来在世界各地均遭受着各种偏见影响,在日常生活的各个方面受到歧视,处于社会的边缘状态。精神卫生服务也由于偏见与歧视,而长期落后于其他医疗服务。因此精神病学领域涉及大量的伦理学困境,包括疾病分类诊断的医学属性与社会属性问题、患者自主权与健康权冲突的问题、保护患者与保护公众利益之间的平衡问题、精神科治疗的选择问题,等等。现代精神卫生服务正是在面对和处理这些伦理挑战的过程中不断改善与进步的。

二、刑事与民事司法体系中的精神医学问题

刑事法律是关于犯罪、刑事责任和刑罚的法律规范的总称,而民事法律则是以一定财产关系和人身关系作为调整对象的法律规范的总称。医学(尤其是精神病学)同刑事司法体系一起,又是构成社会控制(social control)的重要成分。社会控制是指社会成员试图通过各种机制和资源,确保大家的行为符合规范,从而保障社会的和谐与稳定。

按照正式的法律要求,刑事司法体系在国家社会控制分工协作中占据着主要作用,而精神卫生体系则扮演着"分流"的次要角色,即从有违法行为的个体中甄别出那些因病情严重而不能加以责罚者,并将其从刑事司法系统转入精神医学系统进行医学处置。但在非正式的实践领域,其分流对象往

往超出了法定的"丧失心理能力"或者"无刑事责任能力"者范围,而涵盖了各种严重程度的违法精神障碍患者。上述两个体系之间的功能区分从来不是各自为政、相互封闭的,随着时间的推移,某些对象的身份会在这两个系统之间依次转换。尽管这两个系统大致保持着相对平衡,但在历史上某些阶段这种平衡还是会有所改变。

精神医学在刑事司法体系中主要服务于刑事侦查、审判、(判决后的)处置等环节。涉及对委托鉴定对象(被鉴定人)的精神状态检查、精神状态与违法行为之间关系的评定以及提供医学处理意见等。

而在民事司法领域,精神医学服务的对象则更加广泛。无论何种民事行为,凡涉及相关当事人民事行为能力的判断,都需要有精神医学的介入。因为近代民法奉行的是"意思自治原则",真实的意思表示是法律行为有效的前提条件,即实施法律行为的人须具有足够的辨认其行为后果的能力,其行为才有效。而行为人对其行为后果的判断,决定于其智力发展水平以及心理健全状态。评估精神疾病患者的民事行为能力就成了精神疾病司法鉴定中一项重要的内容。

三、司法精神病学及相关内容

司法精神病学(forensic psychiatry)也被译为"法庭精神病学",是精神医学的分支学科,主要研究与法律相关的精神医学和精神卫生问题,包括对各种法律问题的精神病学咨询(如精神疾病司法鉴定、法医学咨询等)和对罪犯、犯罪受害人等特殊人群的临床服务等。

虽然大多数精神疾病患者具有对影响其生活的重要事物作出合理选择与决定的能力,但在一些严重精神疾病患者中,或者在疾病的某一阶段中,精神疾病症状可能使患者行使法律权利和承担法定义务的行为或资格能力(法律能力)受损,如精神病性障碍往往由于幻觉、妄想等症状直接支配而出现暴力、凶杀等危害行为,而患者并不能理智地理解和判断该行为的性质及后果。为保障患者和公众的利益,需要针对这些问题进行相应的法律规范。我国的《刑法》《民法通则》等法律对精神疾病患者有关的法律能力均作了明确规定。在司法精神病学领域传统上受到密切关注的主要法律能力包括刑事责任能力、民事行为能力、受审能力、服刑能力、性自我防卫能力、作证能力等。随着《侵权责任法》《精神卫生法》的出台,患者在接受医疗服务中的决策能力(或知情同意能力)评定,也成为该领域重要的工作内容。

第二节　精神卫生服务相关伦理原则

掌握精神病学相关伦理原则,有助于精神科医务人员避免伦理冲突(即想做的事与合乎伦理要求的事之间不一致),以及通过思考伦理困境(伦理观念或价值之间的冲突),以处理不同群体和个人之间的伦理关系、平衡各种利益。

一、基本伦理原则

每个专业组织或团体都有其道德守则。这类守则反映其在恰当的职业操守基本标准方面形成的共识。医学伦理的原则,尤其是精神病学相关的伦理要求,提出了精神科实践的理想标准和从业者的职业规范。这些要求包括:使用成熟而且符合科学要求的技术,在专业内自我约束不当行为,尊重患者、患者家庭、同事和社会的权利与需要等。

精神科医师在工作中,同样应遵守医学伦理的各项基本原则,当面临处于冲突之中的伦理处境时,必须就如何平衡这些问题作出抉择。

(一) 不伤害

不伤害(nonmaleficence)是精神科专业伦理的第一准则。精神科医师必须对其医疗决策和临床操作格外小心,应当确保自己对所从事的工作有足够的专业训练,并且要积极主动寻求同行的帮助或意见建议,要努力避免医疗行为或者不作为给患者造成的风险。

（二）行善

对精神科医师在诊疗活动中应当采取善行(beneficence)的要求,源于医患之间的信任关系,出于受信任的角色义务,医师必须尊重患者的利益。同时,善行原则也要求精神卫生的专业人员履行其社会义务,维护公众(不受患者病态行为伤害)的权益。该原则的突出表现是所谓"父权作风(pater-nalism)",即精神科医师按照"对患者或研究对象来说最佳"的判断标准行事,即便患者本人并不愿意。精神科相关的规范或指南均容许专科医师在特定情形下将行善原则置于患者自主权之上,当患者面临实质性的伤害或有受伤害的风险时,就应当采取父权主义式的行动,确保以必要且最小程度地剥夺患者自主权为代价,最大限度地减少伤害、降低风险。

（三）自主

自主(autonomy)权要求人们在获得充分的信息并有充分的时间理解其利益、所有合理选择的风险和成本后,再采取自由决定的行动。这意味着需要尊重个人的决策权利,即便他人(如家人或医生)可以为患者作出最好的治疗决定。如果患者由于疾病原因确实无法为自己做决定,精神科医生应当考虑替代决策的机制, 如由监护人或者其他法定代理人代行决策等。

（四）公平

公平(justice)的概念主要涉及正义或者奖惩,也关乎社会利益的公平分配。相关议题包括资源是否应平等地分配给最需要的人;是将卫生资源投到能对每个服务对象的健康产生最大影响的事物上, 还是投到最终会对全社会产生最大影响的事物上。精神卫生资源通常都是短缺的,如何合理地配置资源是精神卫生服务的要义之一。精神科医师也有义务公平地对待所有患者、患者家属以及社会大众。

二、具体伦理要求

（一）尊重患者自主权

精神障碍患者最基本的权益就是自主(autonomy)或人身自由权。但是作为社会中的弱势群体,无论是在医疗机构中还是机构外,患者的这一权益很容易受到损害。因为在公众的观念中精神障碍患者通常是对他人有暴力危险性的个体,由于偏见与歧视的存在,许多患者难以得到公正的待遇和人权保障,戏弄、侮辱甚至禁闭、关锁精神障碍患者的现象并非罕见。

联合国《保护精神障碍患者和改善精神保健的原则》明确规定了精神障碍患者的住院、治疗自决权。因此,自主和知情同意应是绝大多数患者治疗和康复的基础。在具体实践中,所有患者首先应被假定为有行为能力,并且在实施非自愿程序之前,应尽一切努力以使患者能够接受自愿入院或治疗。我国《宪法》第三十七条规定:"中华人民共和国公民的人身自由不受侵犯。任何公民,非经人民检察院批准或者决定或者人民法院决定,并由公安机关执行,不受逮捕。禁止非法拘禁和以其他方法非法剥夺或者限制公民的人身自由,禁止非法搜查公民的身体。"《精神卫生法》更明确规定:"精神障碍患者的人格尊严、人身和财产安全不受侵犯。""除法律另有规定外,不得违背本人意志进行确定其是否患有精神障碍的医学检查。"

当然,保护精神障碍患者的人身自由,强调其自主权,并不意味着对他们的放任自流。有些时候在个人自主的权利与社会保护公众免受危险的责任之间确会存在明显冲突。当精神障碍患者由于自身辨认控制能力受损而会给自身或他人造成伤害,或者因为精神障碍而表现出严重行为紊乱的时候,为了治疗需要或为了保护患者自身和他人安全的需要,也有必要按善行原则暂时对其采取合理的人身自由限制措施。

（二）知情同意

知情同意(informed consent)指在医疗过程中,同意或拒绝的决定应当建立在充分知情的基础之上,由具有决定能力的患者自愿做出。

精神障碍患者行使知情同意权利,必须具有给出有效同意的能力(competence),即对某特定的评估或治疗具有理解其目的、性质、可能的作用及风险的能力,也包括在实施治疗过程中配合精神卫生专业人员的能力。严重精神障碍常会影响到这种能力,但患有精神疾病并不意味着患者自动地就丧失了作出决定的能力。

知情同意能力的评估是临床精神医学和司法精神医学工作的重要内容之一。按照有关法律和伦理规定,在任何治疗开始前都应获得知情同意,但也存在例外:在延误治疗可能严重危及患者健康、如实告知信息可能导致患者躯体或精神健康恶化、患者放弃知情权、患者本人无能力作出知情同意决定等特殊或者紧急情况下,则无须获得患者本人的知情同意。但在后两种情况下,通常也需要患者的监护人或近亲属代为行使知情同意。

现代伦理观点认为,同意的基础是知情,即充分的告知。告知通常以医学标准来衡量:绝大多数医生在某种特定的情况下应告知什么,或者在某个特定问题上通常医生应告知什么。而在有些司法实践中,也可能会采用以患者为中心的标准,其核心是:为了作出合理的决定,一个处于患者地位的理性的人需要知道什么样的"具体"内容。

对同意的基本要求是"自愿同意"。即医生不得以任何引诱、强迫、欺骗、欺诈的手段来影响患者的决定过程。在评估患者的同意是否为真正自愿时,通常会参考当时的各种相关情况,包括医生的态度、环境条件及患者的精神状态。说服和强迫之间的分界线既狭窄又模糊。一般来说,如果某一负面的可能性(包括对不良预后的夸张估计)同患者拒绝某种治疗而接受另一推荐的治疗存在联系,那就是强迫,由此导致的任何同意在技术上都可能是无效的。

（三）隐私保护与特许证明

精神障碍患者也有对其自身以及疾病和治疗的信息保密的权利,未经其同意,这些信息不得透露给第三方。所有为精神障碍患者治疗的专业人员都有责任防止患者的信息泄露,不论这些信息是否与病情有关。精神卫生机构的管理人员应该确保使用一定的方式来保护患者的隐私。比如建立有效的系统(例如电子数据库)来保证只有取得授权才可以使用患者的临床记录或其他数据记录等。对于住院的患者,医疗机构也有责任保护其正常的通信、会客自由。

因学术交流等需要在书籍、杂志等出版物或者影视宣传资料中公开患者的病情资料时,应当隐去能够识别该精神障碍患者身份的标志性资料,如家庭住址、工作单位、具体工作或者职务、与其有密切接触的亲属或者同事、朋友的姓名和住址等。如果患者的身份无法被充分掩饰,则必须得到该患者或者其法定代理人的同意。

如果是在为第三方作评估,如司法鉴定、就业或入学前的心理评估、残疾评定或者劳动能力评定等,则医生与患者之间不存在治疗关系,也就不涉及保密的义务。如果被鉴定人或者被评估者接受了鉴定或评估,通常就意味着对第三方使用其相关信息的默认。

当患者受疾病的控制,产生一些非理智的想法与行为,而且这种想法和行为可能给其自身或他人造成严重的损害后果(比如试图自杀或杀害身边的人)时。则掌握这类信息的医师将不得不在保护精神障碍患者的隐私权与他人和社会的安全利益之间权衡,这是一个复杂的伦理问题。精神卫生专业人员通常被赋予了在紧急情况下将患者的信息(比如试图伤害他人的信息)向相关方披露的权利。

（四）其他

1. 治疗权利　公民无法获取医疗保健也是对人权的侵犯,因此保障患者获得恰当的医疗服务也是保障精神障碍患者权益的一项重要内容。

联合国《保护精神疾病患者和改善精神保健的原则》指出:"人人皆有权得到可获得的最佳精神卫生保健,这种保健应作为健康和社会保健制度的一个组成部分。"该原则还确定了精神障碍患者获得适合个人需要的精神卫生保健和保护个人免受伤害的权利。

妨碍精神障碍患者获得医疗服务的原因有很多。包括资金投入不足及由此带来的精神卫生服务能力匮乏问题、慢性精神疾病患者以及所在家庭无力承担医疗费用、患者对住院和治疗的知情同意权被忽视等。要改变上述状况,需要通过立法来确保医疗卫生部门能够在需要的时间和地点提供恰当的医疗和保健,提高精神卫生服务的可及性、可接受性和质量;同时要建立完善的医疗保险和社会保障制度,确保精神障碍患者有能力支付所需的治疗费用。对非自愿医疗的条件和程序、知情同意等作出明确的法律规范,也是保障患者治疗权益的重要措施。

2. 医患关系及其边界   医生和患者之间为提供和获得治疗的目的而建立起来的关系通常被称为"医患关系"。这种关系存在一定的边界,有的边界比较模糊,有的比较清晰。因此并非所有越界行为都属违规。是否违规的最重要判断依据,是医生是否为了自身利益而牺牲患者的利益。精神科医师在医患关系中需要始终保持不越界,或者确保越界行为保持在最低限度,以不发生损害患者利益的行为为底线。

涉及医患关系边界的主要情形有:①与患者之间的商业等业务联系:与以前患者的商业联系是不当的,而与目前在就诊的患者之间发生任何商业关系,更是不道德的。②社交:精神科医生与患者之间的社交交往,需要考虑到特定的地点和环境。首要原则是应尊重医患关系的界线。医生和患者之间如果发展友谊关系,可能会导致诊疗的客观性受损、治疗的中立性受损。因此,至少在治疗期间应避免这种友谊。③财务关系:收受患者的红包显然会破坏医患关系,在我国属于违规违纪问题。对于在非公立机构执业的医生来说,诊疗费的收取有时也涉及伦理问题,如为特定患者减免费用、让患者以某种方式补偿医生少收的费用、与患者串通起来骗取医保费用等。

第三节   精神障碍患者的法律保护

精神障碍患者属于社会的弱势群体,在世界各国长期受到歧视甚至迫害,至今仍大都处于社会的边缘状态,在生活、工作、学习、人际交往甚至医疗等方面,面临着比其他内外科疾病患者更多的困难。为改变这种状态,国际社会、各国政府和广大精神卫生工作者进行了长期不懈的努力。其中一个最重要而有效的措施,便是开展精神卫生立法(mental health legislation)。立法既能保护患者本人的基本权益、防范对患者的歧视和侵害,同时也可更有效地保护其家庭成员以及社会大众。

一、精神卫生立法

精神卫生立法看似某一狭窄专业的行业立法,实则体现着国家政治、经济、文化、医疗卫生和人权保障等诸多方面的现状。1890 年英国颁布的《疯人法》(*The Lunacy Act*)首次通过立法提出要保护精神障碍患者的权利和财产,不得非法拘禁精神障碍患者。1915 年其议会通过了一项法令,准许精神障碍患者自愿住入精神病院。1930 年英国颁布了《精神病治疗法》,规定凡能够而且自愿签名住院者,可自愿住入精神病院,为期一年。1938 年法国颁布了世界上第一部正式命名的《精神卫生法》,以后许多欧美国家及其殖民地也相继制定或修改了各自的精神卫生立法,英国的《疯人法》也于 1959 年更名为《精神卫生法》。

Box 25-1   精神卫生服务的曲折历史

18 世纪末,法国的精神科医生 Philippe Pinel(1745—1826)等人在巴黎的"总医院"里倡导对患者实行人道主义对待,其主张相继得到了欧美各国精神病学界广泛的响应。人道主义解放运动在一定程度改善了患者的待遇,但没有改变对他们的封闭管理模式。精神卫生服务管理模式的现代化改革始于 20 世纪初,当时美国的心理学家和精神医学家 William James(1842—1910)、Adolf Meyer(1866—1959)等发起了争取精神疾病患者合法权益、改善精神卫生机构条件的运动。此后,现代精神卫生的思想逐步深入人心,精神疾病患者的治疗与管理开始发生实质性的变化。"去机构化"成为主流,其基本理念是:患者应当最大范围地享有与其他人一样的人权,对患者权利的任何限制必须依法进行,并应当减少到最少限度。

　　但是,随着精神卫生立法和"去机构化"运动发展,相反的弊端又表现出来:大量患者出院后无法真正融入社区,从而得不到稳定的治疗。2004 年美国一项调查显示,只有不到 40% 的严重精神病患者获得了稳定的治疗,而无家可归者中 1/4 以上是重性精神病患者,他们大多数从未能够得到任何治疗。由此也导致了违法犯罪精神病患者大量增加,且由于难以进入医院,大多只能被判入狱。司法精神病学服务领域也随即拓展到了监狱等羁押场所。监狱(或矫正)精神病学(prison psychiatry,correctional psychiatry)的兴起正是西方国家"去住院化"运动的产物。一项对欧洲 12 个国家涉及 23 000 名在押罪犯的研究发现,监狱男性罪犯中 3.7% 患有精神病性障碍,10% 有严重抑郁症,65% 有人格障碍;女性罪犯中 4.0% 患有精神病性障碍,12% 患有严重抑郁症,42% 患有人格障碍。

　　在这样的背景下,一些欧美国家又出现了"精神卫生法庭(mental health courts)",其核心是"治疗式司法"实践,即把法庭审判作为一种帮助被告人的过程。目的是尽量让患有精神疾病的罪犯接受强制性的医学治疗,避免将其投入监狱。因此其出现既是对精神卫生法收严非自愿医疗标准和程序造成的副作用的纠偏,也是对过于复杂冗长的控辩式刑事司法审理程序的改良。

　　这种在精神病学历史上的反复折腾,不仅阻碍了精神病学作为医学科学的发展、损害了广大患者的医疗权益、增加了家庭负担和社会成本,更导致了社会和公众对患者的偏见与歧视的加深。因此,人们已意识到,要平衡好公共安全与患者权益,不仅需要从伦理和立法角度加以关注,也需要在更广阔的视野下,从政策、保障、社会环境、大众教育、医疗服务等诸多领域开展大量艰巨的研究和探索。

　　20 世纪 60 年代以后,随着人权运动的兴起和不断发展,精神卫生立法逐渐成为世界性的潮流。世界卫生组织(WHO)在 2001 年对 160 个成员国进行调查发现,当时已有 3/4 的国家和地区有了精神卫生法,其中近一半是在过去 10 年里制定和颁布的。在亚洲,日本早在 20 世纪 50 年代就有了《精神卫生法》,1992 年在 WHO 指导下修订成了《精神保健法》,1995 年修订实施《精神保健与福利法》;我国香港地区也于 20 世纪 50 年代制定了精神卫生法规,现行的《精神健康条例》也已经过了多次修订;我国台湾地区于 1990 年颁布《精神卫生法》,2007 年进行了修订;韩国也在 WHO 指导下于 1992 年颁布了《精神卫生法》。

Box 25-2　精神卫生法:10 项基本原则(WHO,1996)

(1) 应保证精神障碍者能享受到精神卫生服务。

(2) 应使用与国际通行的原则相一致的精神卫生服务。

(3) 应保证所提供的精神卫生服务具有恰当的质量。

(4) 应在最少限制的环境中为患者提供精神卫生服务。

(5) 对患者采取的任何干预措施必须征得其本人或代理人同意。

(6) 在患者自行决策时有权得到他人帮助。

(7) 对采取的任何措施应有复查或复核的程序。

(8) 代替患者作出决策的法官或法定代理人应该是合格的、能真正维护患者权益的。

(9) 对作出的决策应有自动的定期审查程序。

(10) 法律条文不应与各国现行的法律法规发生冲突。

　　为敦促和指导各国的立法,自 20 世纪 70 年代以来,联合国和许多国际性的精神卫生专业团体发表了一系列原则和宣言,如《精神发育迟滞者权利宣言》(联合国,1971)、《残疾人权利宣言》(联合国,1975)、《夏威夷宣言》(世界精神病学协会,1983)、《精神病患者人权宣言》(世界心理卫生联合会,

1989)等。1991 年第 46 届联大 75 次全体会议通过了《保护精神疾病患者和改善精神保健》的第 119 号决议,并以决议附件的形式对精神卫生立法提出了 25 项原则,WHO 据此于 1996 年归纳为 10 项基本原则。这些都对推动各国当代的立法发挥了重要作用。

中国政府对精神障碍患者合法权益保障也十分关注。《中华人民共和国宪法》第三十三条规定:"中华人民共和国公民在法律面前一律平等。"精神疾病患者作为罹患疾病的公民仍然享有国家法律赋予的各种权利,如人身自由和人格尊严不受侵犯,治疗权,劳动就业和受教育权,隐私权,获得物质帮助的权利等。我国新颁布的《民法总则》也通过对无民事行为能力或限制民事行为能力的精神疾病患者设置监护人,保护其人身、财产及其他合法权益。除此之外,在《残疾人保障法》《母婴保健法》《婚姻法》等法律法规中,也有涉及精神疾病患者权益保护的相关条文规定,它们确实对改善我国精神疾病患者的处境起到了积极作用。

不过,上述法律法规大多仅涉及一部分特殊患者(如精神残疾者或民事刑事案件中患病的当事人),或者对患者某些权益的保护。世界各国的经验表明,对于精神卫生这一既具有高度专业性又具有广泛社会性的领域,专门立法能够更好地实现保护精神障碍患者权益的目标。我国于 2012 年 10 月由全国人大常委会正式通过的《精神卫生法》,以发展精神卫生事业、规范精神卫生服务、维护精神障碍患者的合法权益为宗旨,通过明晰政府和社会职责、体现预防为主、严格诊断和治疗程序、强化康复和保障措施等,全方位规范了精神卫生相关的各项工作以及服务的各个环节。使中国精神障碍患者合法权益的保护进入了崭新的历史时期。

二、主要操作规定

(一) 劳动就业和受教育等权利

保护精神疾病患者劳动就业权利以及适龄儿童青少年受教育的权利,有利于患者的康复以及回归社会。我国一直提倡精神疾病患者在痊愈后即享有与普通人同等的就学、就业权利,不应受到社会的歧视。如《宪法》第四十五条规定:"国家和社会帮助安排盲、聋、哑和其他有残疾的公民的劳动、生活和教育。"第四十六条规定:"中华人民共和国公民有教育的权利和义务。"《残疾人保障法》第三十条规定:"机关、团体、企业事业组织、城乡集体经济组织,应当按一定比例安排残疾人就业,并为其选择适当的工种和岗位。"《劳动合同法》第四十二条规定:"患病或者非因工负伤,在规定的医疗期内的,用人单位不得解除劳动合同。"《精神卫生法》第五十八条规定:"用人单位应当根据精神障碍患者的实际情况,安排患者从事力所能及的工作,保障患者享有同等待遇。"第七十条规定:"县级以上地方人民政府及其有关部门应当采取有效措施,保证患有精神障碍的适龄儿童、少年接受义务教育,扶持有劳动能力的精神障碍患者从事力所能及的劳动,并为已经康复的人员提供就业服务。"这些条款都是精神障碍患者就学、劳动就业权利的法律保障,确保患者不会在发病期间被解雇或退学,并保证痊愈或好转后,患者同样有权获得平等的入学、考试、就业机会,不因曾患精神疾病而受歧视和被剥夺相关资格。

(二) 民事权利和监护

民事行为能力(civil capacity)指公民能够通过自己的行为,取得民事权利和承担民事义务,从而设立、变更或终止法律关系的资格。也就是公民以自己的意志行为独立进行民事活动和对其过失行为承担相应民事责任的能力。

大多数精神障碍患者具有对影响其生活的重要事件做出正确选择和决定的能力,即具有民事行为能力,但少数严重患者的这种能力可能受损。各国在民法或精神卫生法中对此都有相应的规定,目的是平衡或保护患者的基本权益,亦即"用最有利于患者的方式来处理其个人的事务"。对患者的"监护(guardianship)"或"代理(proxy)"等制度便是这种立法思想的体现。这类制度在非自愿入院等服务实践中运用得最为普遍。

按照我国《民法总则》规定:完全民事行为能力人是指年满 18 周岁以上的成年人、或者 16 周岁以上以自己的劳动收入为主要生活来源者;限制民事行为能力人则指 8 周岁以上的未成年人或者不能完全辨认自己行为的成年人;无民事行为能力人为不满 8 周岁的未成年人以及不能辨认其行为的成年人。

在法庭做出判决之前,任何年满 18 周岁的成年人都被推定为完全民事行为能力人,即具有作出意思表示的能力,进而根据鉴定检查和调查分析证明其能力有削弱或丧失。对于精神障碍患者民事行为能力的鉴定或评估,根据医学要件(是否为精神障碍患者)和法学要件(对民事行为辨认能力状况)两个要素相结合的原则进行。即首先是要确定被鉴定人是否存在精神障碍,在此基础上分析精神状态对某种民事行为辨认或意思表示能力的影响。辨认能力是指民事活动当事人能否理解其民事行为的法律意义和行为后果,以及能否做出与真实意思相一致的表示。

依照《民法总则》的规定:限制民事行为能力的成年人可以独立实施纯获利益的民事法律行为或者与其智力、精神健康状况相适应的民事法律行为,其他民事活动由其监护人或其他法定代理人代理,或者征得其法定代理人同意、追认。无民事行为能力人则应由法定代理人代理民事活动。成年人的法定监护人包括:①配偶;②父母、子女;③其他近亲属;④其他愿意担任监护人的个人或者组织,但是须经被监护人住所地的居民委员会、村民委员会或者民政部门同意。此外,被监护人的父母担任监护人的,也可以通过遗嘱指定监护人。对监护人的确定有争议的,由住所地居民委员会、村民委员会或者民政部门指定监护人。对指定不服的,可申请人民法院指定。有关当事人也可以直接向人民法院申请指定监护人。《精神卫生法》第八十三条则进一步明确:"精神障碍患者的监护人,是指依照民法通则的有关规定可以担任监护人的人。"意即在患者诊疗相关的代理决策中,监护人还可能依据"严重精神障碍"等判断而自然产生。

原则上,任何代理人在代表无行为能力患者做决定时都应受"代替判断"标准的约束,即代理人做出的应当是"缺乏行为能力的患者在有行为能力的情况下可能做出的决定"。

(三) 精神障碍的诊疗

我国精神卫生法规定了精神障碍诊疗的基本原则:由具备资质的机构、人员提供;以精神健康状况为依据;诊疗活动中应保护患者安全、自主权、隐私权等权益;特殊诊疗活动按严格的条件和程序实施。

在具体临床相关操作中,法律规定了患者或者疑似患者的送诊主体,即对于疑似患者,由其近亲属送诊;流浪乞讨人员中的疑似精神障碍患者,则由当地民政等部门负责送诊。当疑似患者已经发生伤害他人行为或有伤害他人危险时,则无论是其近亲属还是所在单位、当地公安机关,均可送诊。对于需要非自愿住院的严重精神障碍患者,由其监护人送诊,必要时公安机关可以协助送诊。

而对于医疗机构来说,接诊患者或者疑似患者后,需要依法对其进行检查评估,作出临床诊断。《精神卫生法》第二十九条还规定:精神障碍的诊断应当由精神科执业医师作出。

精神科诊断的目标,一是确诊有无精神障碍以及属于何种精神障碍,二是评估精神障碍的严重程度,三是评估是否需要住院治疗。此外,对于将要发生伤害他人行为或有此类危险的疑似患者,医疗机构要安排进行留院观察,并立即指派精神科医师进行诊断,并及时出具诊断结论。

精神障碍的住院治疗在我国实行自愿原则。只有符合特定标准或条件的患者,才能实施非自愿住院治疗。

(四) 非自愿医疗

现代精神卫生服务源于救济院、疯人院等收容性机构。非自愿入院与治疗也因此贯穿于现代精神医学的整个发展历史进程中,成为了临床精神医学非常独特而且重要的一个组成部分。

非自愿住院通常需要有比较严格的标准和程序。国际通行的人权文件对非自愿医疗提出了一些基本原则。而历史上世界各国的立法中,也都将对非自愿医疗的规范作为重点调整内容。总体上,多数国家对于非自愿入院标准的设立均采用以下一些表述:

(1) 存在由国际公认标准定义的、达到一定严重程度的精神障碍。

（2）存在自伤或伤人的极大可能性。

（3）如果未经治疗，患者的状况会恶化。

（4）患者无法自理。

（5）入院具有治疗性目的（如果可采用限制性更小的其他备选方案如社区治疗，则不必入院）。

我国《精神卫生法》则将严重精神障碍患者"已经发生伤害自身行为或者有伤害自身危险"，以及"已经发生危害他人安全的行为或者有危害他人安全的危险"作为实施非自愿住院治疗的前提条件。

在程序上，患者有伤害自身行为或危险时，由监护人作出非自愿入院和出院的决定；有危害他人安全的行为或危险时，则由负责诊治的医疗机构及其专科医生决定患者的入、出院。收治这类患者的医疗机构则需要具备提供充足的安全措施和恰当的医疗服务的资格，以保障患者的合法权益不受侵害。我国法律也对非自愿医疗措施制定了救济途径，包括再次诊断、医学鉴定等，有异议时还可向卫生行政部门投诉，直至通过司法途径诉讼等。

第四节　精神疾病与违法行为

世界各地大量研究均表明，某些精神障碍与违法犯罪之间存在密切联系。例如，20%的精神分裂症患者入院前有过暴力行为，20%～40%精神分裂症患者在急性住院期有暴力行为。欧美国家刑事司法系统的患者中，33%有针对他人的攻击行为。精神分裂症患者凶杀作案的风险约为一般人群的4倍，而重性精神病伴有人格障碍或酒精、药物依赖问题时，凶杀作案风险会增加10余倍。定罪罪犯中反社会型人格障碍终生患病率为50.1%，酒精滥用或依赖为46.5%。危害行为也常见于曾经非自愿住院的患者，因为他们对治疗依从性差的风险更高。既往暴力史往往是预测精神障碍患者暴力行为最好的指标，10%～20%反复暴力者可能导致50%～70%的暴力事件。

精神病性障碍往往由于幻觉、妄想等症状直接支配而出现暴力、凶杀等危害行为，如精神分裂症可以在命令性幻听、被害妄想、物理影响妄想等支配下产生毫无先兆的残暴攻击行为。一部分抑郁症患者可能由于合并焦虑、冲动或激惹性增高等而发生凶杀伤害行为（亦称凶杀式自杀（homicide-suicide））。其中以患产后抑郁或产后精神病的女性杀害其幼年子女最为常见（杀幼式自杀（filicide-suicide），属于扩大自杀的一种表现形式），系患者在强烈自杀意念以及歪曲的认知支配下，认为自己自杀离开人世后，其幼年子女可能留在世上会受尽苦难，不如把他（们）一同带走。

一、刑事司法相关规定及法律能力评定

（一）司法精神病学鉴定

司法精神病学鉴定（forensic psychiatric evaluation）又称"精神疾病的司法鉴定"，是司法精神病学的主要任务之一。它是指精神医学专家应用精神医学知识、技术和经验对被鉴定人的精神状态做出科学评价，并对其在法律上行使某种权利或者承担某种责任或义务的能力做出判断。与临床精神病学直接服务于患者不同，司法精神病学鉴定属于"第三方服务"，即面对的对象（被鉴定人）并不一定是其服务的对象，它只服务于法律；鉴定人与被鉴定人之间并非传统的医患关系，所作出的鉴定诊断和结论也不一定对被鉴定人有利。因此与临床评估关注患者的症状学不同，司法鉴定主要关心个体的法律（或与法律相关的心理）能力。

（二）刑事责任能力

刑事责任能力（criminal responsibility）简称"责任能力"，是指行为人在实施侵害他人权利的危害行为时，对所实施行为承担刑事责任的资格。刑事责任能力是某人接受刑罚的前提，而刑罚则是承担刑事责任的结果。我国规定18周岁以上、智力和精神状态正常的成年人均应具有刑事责任能力。由于精神疾病症状导致患者刑事责任能力削弱或者丧失则是基于这样的认识：精神症状使患者对其行为缺乏自由意志，即患者在症状支配下，往往对其行为的对错、危害后果等缺乏实质性的判断认识能

力,其犯罪要件不完整。因此,各国都从立法上对患者的违法行为予以免除刑事责任,代之以强制性的精神医学治疗。

Box 25-3　精神病人犯法不负责任吗?

根据《中华人民共和国刑法》第十八条有关责任能力的规定,"精神病人在不能辨认或者不能控制自己行为的时候造成危害结果,经法定程序鉴定确认的,不负刑事责任,但是应当责令他的家属或者监护人严加看管和医疗;在必要的时候,由政府强制医疗。""间歇性的精神病人在精神正常的时候犯罪,应当负刑事责任。""尚未完全丧失辨认或者控制自己行为能力的精神病人犯罪的,应当负刑事责任,但是可以从轻或者减轻处罚。吸毒、醉酒的人犯罪,应当负刑事责任。"

按照我国《刑法》的相关规定,在确定精神疾病诊断以后,辨认能力和控制能力就是评定刑事责任能力的两大关键。辨认能力是指行为人具备对自己的行为在刑法上的意义、性质、作用、后果的认识能力。具体而言就是行为人是否意识到其行为的动机、目的、为达目的所准备或采取的手段、该行为的法律意义、是否预见到行为的后果、是否理解其行为的犯罪性质等。辨认能力并非指对一般事物和现象的是非曲直的抽象判断力,而是指对其特定行为的实质认识判断力。精神疾病患者辨认能力受损常常表现为病态的行为动机、曲解其行为的违法性质、不理解行为的法律后果等。

控制能力是指行为人具备按照自己的意志选择实施或不实施为刑法所禁止的行为的能力。控制能力是以辨认能力为前提的,不具备辨认能力的行为人就不具备法律意义上的控制能力,只有在辨认能力存在的情况下,才需要确认是否具备控制能力。在具体判断中需要充分考虑行为人社会功能受损的程度、既往人格因素或行为方式、作案的诱因和先兆、作案后的自我保护、作案环境的选择等。某些精神疾病症状或人格素质可以导致患者对自身愤怒情绪、冲动意识和冲动行为的管理控制能力削弱,在情绪爆发或失控的状态下因琐事甚至毫无客观诱因地出现严重攻击伤害行为,造成不成比例的严重后果。各种精神活性物质的滥用可以加重患者控制能力的削弱,从而增加危害行为的潜在可能性。

(三) 受审能力

受审能力(competency to stand trial)是指刑事案件中的犯罪嫌疑人或被告人理解自己在刑事诉讼活动中的地位和权利,理解诉讼过程的含义以及合理行使自己诉讼权利的能力。与责任能力反映被鉴定人作案当时的精神状态不同,受审能力涉及批捕以后直至判决以前这段时期的精神状态,因而是实时观察和评估到的,在法庭辩护中可信度更高。在许多欧美国家,它实际上已经逐步替代刑事责任能力,成为精神疾病相关的刑事司法鉴定中最主要的内容。

刑事责任能力和受审能力可能是一致的,如具有完全责任能力的被鉴定人一般也具有受审能力,而脑器质性精神障碍患者、急性期精神分裂症患者等可能既不具有责任能力,也不具有受审能力。但在某些情况下两者之间也可存在不一致,比如某些患者受所患精神疾病的影响实施作案,但在审理时精神疾病已缓解,其受审能力可能是存在的;也有的被鉴定人在作案时精神活动正常,但案发后或审理过程中发作精神疾病,如出现严重拘禁性精神障碍,此时可能具有责任能力,但无受审能力。研究发现,受审能力主要由以下成分构成:

1. 是否理解对其起诉的目的和性质。
2. 是否理解自己的情况与这次诉讼的关系。
3. 是否具有与律师合作、商量,协助辩护人为其辩护的能力。
4. 是否理解与其他诉讼参与人的关系,能对其他诉讼参与人的提问作出应有的回答。

此外,能否承受审讯和在拘禁场所长期等待判决等所带来的压力;在审讯中能否克制自己,避免出现不理智的失控行为;以及能否进行自我保护,利用法律有效地保护自己等,也都是评定受审能力时应当考虑的问题。

（四）服刑能力

服刑能力（competence of serving a sentence）指罪犯或服刑人员接受处罚和矫正改造的生理或心理能力。具有服刑能力即表示其能够承受刑罚的处罚，理解刑罚的性质、目的和意义。因精神障碍而致使罪犯或服刑人员不能理解刑罚的性质和意义，则惩罚对其就不产生积极效果，也就无法达到矫正行为、预防犯罪的目的，反而可能因拘禁环境不能提供充分的医疗干预，导致病情恶化，产生消极效果。

只有在认真分析考察被鉴定人精神状态对其理解和辨认能力的影响程度的基础上，才能科学评定其是否具备承受刑罚的能力。被鉴定人即使患有某种精神疾病，但如果该疾病对其接受服刑改造没有影响，还是属于具有服刑能力。对作案行为具有责任能力者，一般应具有服刑能力。当两者出现不一致的情况时则需要进行服刑能力的评定。如被鉴定人作案时精神状态正常，而在服刑期间出现某种精神障碍，或者有部分刑事责任能力的精神疾病患者在服刑期间病情加重，导致其无法继续服刑。

评定为无服刑能力的精神疾病患者，应将其送往司法部门指定的精神卫生医疗机构接受强制性医疗措施，待精神症状消失，精神活动恢复正常，经评估能够承受刑罚后，再移送原服刑机关继续余下的刑期。

（五）性自卫能力

性自我防卫能力（competence of self-defense against sexual assault）简称"性自卫能力"，是指女性精神疾病患者在其性不可侵犯权遭到侵害时，对自身所受侵害或严重后果的实质性理解能力。按照我国法律相关规定，"明知妇女是精神病患者或者痴呆者（程度严重的）而与其发生性行为的，不管犯罪分子采取什么手段，都应以强奸罪论处"。因此女性精神疾病患者与他人发生性行为后，需要通过司法精神鉴定来明确其对性行为的辨认能力，并将被鉴定人的性自卫能力作为对被告定罪量刑的法律依据。

与其他法定能力的鉴定不同，性自卫能力的被鉴定人是犯罪受害人。对被鉴定人的性自卫能力进行鉴定时，也需要同时满足医学条件和法学条件。医学条件必须明确被鉴定人是否存在精神疾病或者智能障碍，以及案发时的精神状态；法学条件则需要了解被鉴定人在性行为当时对两性行为的意义、性质和后果的辨认能力和控制能力。

（六）作证能力

作证能力（competency to witness）又称"证人能力"，是指相关案件的非当事人根据感知到的真实情况，向司法部门提供与案件有关的证言的能力。我国《刑事诉讼法》第四十八条规定，"凡是知道案件情况的人都有作证的义务"。同时还规定，"凡生理上、精神上、有缺陷或者年幼不能辨别是非、不能正确表达的人不能做证人"。

作证能力的鉴定对象是犯罪行为的现场证人。该能力完整与否主要基于"精神缺陷"的存在与否。在鉴定工作中首先要明确"精神缺陷"的性质和程度，做出精神疾病临床诊断，同时结合法学条件，判断被鉴定人能否辨别是非、能否正确表达意思，了解其异常的精神活动是否影响陈述事实的真实性。并非所有精神疾病患者或智能障碍者都属于无作证能力，需要根据具体病情及所要证明的事实而定。同时还要结合作证事实与被鉴定人的利害关系、所反映事实的合理性、与调查结果的符合情况、是否受到外界因素的影响等来综合考虑。针对精神发育迟滞患者的作证能力评定除了考虑智商因素外，同时要结合患者智能结构各因素对所涉及需要作证的具体情节的关系进行仔细评估。

二、违法精神障碍患者的处置

精神障碍违法者的处置，在手段上不仅仅涉及强制性住院治疗，也涉及其他可能的限制人身自由措施；在时机上不仅仅涉及法庭审理以后，也涉及侦查阶段甚至患者行为当时。广义的"处置"概念甚至还包含对患者将来可能发生危害行为的预测和防范。

　　精神障碍者出现违法行为并经法定程序鉴定后,通常有三种可能的处理方式:①不追究法律责任,责令其家属或监护人严加看管和医疗;②追究刑事责任,判处刑罚;③追究部分刑事责任,减轻刑罚,或者判处缓刑、监外执行、保外就医等。这些处理的目的既是为了维护社会安全和大众利益不受患者暴力行为侵害,同时也兼顾到精神障碍患者的合法权益,给予其恰当的医疗和保护,减少其因疾病因素而再次产生危害行为。大体上,对违法精神障碍者一般处理的法律程序可如图25-1所示。

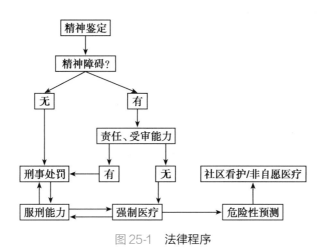

图 25-1　**法律程序**

　　"强制住院"主要针对肇事肇祸甚至有犯罪行为的精神疾病患者。我国《刑事诉讼法修正案》第四章对这类患者的强制医疗程序做了详细规定,如明确指出强制医疗的决定由人民法院作出、医疗机构应当定期对被强制医疗的人进行诊断评估等。而未触犯刑法或者治安处罚法的精神障碍患者的"非自愿医疗",则通过《精神卫生法》相关条款进行程序规范。

(谢　斌)

思　考　题

1. 司法精神病学领域评估的法律能力主要有哪些?
2. 精神卫生服务中主要应强调的伦理原则有哪些?
3. 知情同意的基本要求有哪三点?
4. 构成刑事责任能力的要件是什么?

神经发育障碍（BlockL1-6A0）

6A00　智力发育障碍

　　6A00.0　智力发育障碍,轻度

　　6A00.1　智力发育障碍,中度

　　6A00.2　智力发育障碍,重度

　　6A00.3　智力发育障碍,极重度

　　6A00.4　智力发育障碍,暂时的

　　6A00.Z　智力发育障碍,未特指的

6A01　发育性言语或语言障碍

　　6A01.0　发育性语音障碍

　　6A01.1　发育性言语流畅障碍

　　6A01.2　发育性语言障碍

　　6A01.Y　其他特指的发育性言语或语言障碍

　　6A01.Z　发育性言语或语言障碍,未特指的

6A02　孤独症谱系障碍

　　6A02.0　孤独症谱系障碍不伴智力发育障碍,伴轻度或不伴功能性语言受损

　　6A02.1　孤独症谱系障碍伴智力发育障碍,伴轻度或不伴功能性语言损害

　　6A02.2　孤独症谱系障碍不伴智力发育障碍,伴功能性语言损害

　　6A02.3　孤独症谱系障碍伴智力发育障碍,伴功能性语言损害

　　6A02.4　孤独症谱系障碍不伴智力发育障碍,伴功能性语言缺失

　　6A02.5　孤独症谱系障碍伴智力发育障碍,伴功能性语言缺失

　　6A02.Y　其他特指的孤独症谱系障碍

　　6A02.Z　孤独症谱系障碍,未特指的

6A03　发育性学习障碍

　　6A03.0　发育性学习障碍伴阅读受损

　　6A03.1　发育性学习障碍伴书面表达受损

　　6A03.2　发育性学习障碍伴数学受损

　　6A03.3　发育性学习障碍伴其他特指的学习受损

　　6A03.Z　发育性学习障碍,未特指的

6A04　发育性运动共济障碍

6A05　注意缺陷多动障碍

6A06　刻板性运动障碍

　　6A06.0　刻板性运动障碍不伴自伤

　　6A06.1　刻板性运动障碍伴自伤

　　6A06.Z　刻板性运动障碍,未特指的

6A0Y　其他特指的神经发育障碍

6A0Z　神经发育障碍,未特指的

精神分裂症或其他原发性精神病性障碍（BlockL1-6A2）

6A20　精神分裂症

　　6A20.0　精神分裂症,首次发作

　　　6A20.00　精神分裂症,首次发作,目前为症状性

　　　6A20.01　精神分裂症,首次发作,部分缓解

　　　6A20.02　精神分裂症,首次发作,完全缓解

6A20.0Z 精神分裂症,首次发作,未特指的

6A20.1 精神分裂症,多次发作

  6A20.10 精神分裂症,多次发作,目前为症状性

  6A20.11 精神分裂症,多次发作,部分缓解

  6A20.12 精神分裂症,多次发作,完全缓解

  6A20.1Z 精神分裂症,多次发作,未特指的

6A20.2 精神分裂症,连续病程

  6A20.20 精神分裂症,连续病程,目前为症状性

  6A20.21 精神分裂症,连续病程,部分缓解

  6A20.22 精神分裂症,连续病程,完全缓解

  6A20.2Z 精神分裂症,连续病程,未特指的

6A20.Y 其他特指的精神分裂症

6A20.Z 精神分裂症,未特指的

6A21 分裂情感性障碍

6A21.0 分裂情感性障碍,首次发作

6A21.1 分裂情感性障碍,多次发作

6A21.2 分裂情感性障碍,连续病程

6A21.Y 其他特指的分裂情感性障碍

6A21.Z 分裂情感性障碍,未特指的

6A22 分裂型障碍

6A23 急性短暂性精神病性障碍

6A23.0 急性短暂性精神病性障碍,首次发作

  6A23.00 急性短暂性精神病性障碍,首次发作,目前为症状性

  6A23.01 急性短暂性精神病性障碍,首次发作,部分缓解

  6A23.02 急性短暂性精神病性障碍,首次发作,完全缓解

  6A23.0Z 急性短暂性精神病性障碍,首次发作,未特指的

6A23.1 急性短暂性精神病性障碍,多次发作

  6A23.10 急性短暂性精神病性障碍,多次发作,目前为症状性

  6A23.11 急性短暂性精神病性障碍,多次发作,部分缓解

  6A23.12 急性短暂性精神病性障碍,多次发作,完全缓解

  6A23.1Z 急性短暂性精神病性障碍,多次发作,未特指的

6A23.Y 其他特指的急性短暂性精神病性障碍

6A23.Z 急性短暂性精神病性障碍,未特指的

6A24 妄想性障碍

6A2.0 妄想性障碍,目前为症状性

6A2.1 妄想性障碍,目前为部分缓解

6A2.2 妄想性障碍,目前为完全缓解

6A2.Z 妄想性障碍,未特指的

6A25 原发性精神病性障碍的症状表现

6A25.0 原发性精神病性障碍的阳性症状

6A25.1 原发性精神病性障碍的阴性症状

6A25.2 原发性精神病性障碍的抑郁症状

6A25.3 原发性精神病性障碍的躁狂症状

6A25.4 原发性精神病性障碍的精神运动性症状

6A25.5 原发性精神病性障碍认知症状

6A2Y 其他特指的精神分裂症或其他原发性精神病性障碍

6A2Z 精神分裂症或其他原发性精神病性障碍,未特指的

紧张症(BlockL1-6A4)

6A40 与其他精神障碍有关的紧张症

6A41 精神活性物质(包括治疗药物)所致紧张症

6A4Z 紧张症,未特指的

心境障碍(BlockL1-6A6)

双相或相关障碍(BlockL2-6A6)

6A60 双相Ⅰ型障碍

6A60.0 双相Ⅰ型障碍,目前为不伴精神病症状的躁狂发作

6A60.1　双相Ⅰ型障碍,目前为伴精神病症状的躁狂发作

6A60.2　双相Ⅰ型障碍,目前为轻躁狂发作

6A60.3　双相Ⅰ型障碍,目前为轻度抑郁发作

6A60.4　双相Ⅰ型障碍,目前为不伴精神病性症状的中度抑郁发作

6A60.5　双相Ⅰ型障碍,目前为伴精神病性症状的中度抑郁发作

6A60.6　双相Ⅰ型障碍,目前为不伴精神病性症状的重度抑郁发作

6A60.7　双相Ⅰ型障碍,目前为伴精神病性症状的重度抑郁发作

6A60.8　双相Ⅰ型障碍,目前为未特指严重程度的抑郁发作

6A60.9　双相Ⅰ型障碍,目前为不伴精神病性症状的混合性发作

6A60.A　双相Ⅰ型障碍,目前为伴精神病性症状的混合性发作

6A60.B　双相Ⅰ型障碍,目前为部分缓解,最近为躁狂或轻躁狂发作

6A60.C　双相Ⅰ型障碍,目前为部分缓解,最近为抑郁发作

6A60.D　双相Ⅰ型障碍,目前为部分缓解,最近为混合性发作

6A60.E　双相Ⅰ型障碍,目前为部分缓解,最近为未特指发作

6A60.F　双相Ⅰ型障碍,目前为完全缓解

6A60.Y　其他特指的双相Ⅰ型障碍

6A60.Z　双相Ⅰ型障碍,未特指的

6A61　双相Ⅱ型障碍

6A61.0　双相Ⅱ型障碍,目前为轻躁狂发作

6A61.1　双相Ⅱ型障碍,目前为轻度抑郁发作

6A61.2　双相Ⅱ型障碍,目前为不伴精神病性症状的中度抑郁发作

6A61.3　双相Ⅱ型障碍,目前为伴精神病性症状的中度抑郁发作

6A61.4　双相Ⅱ型障碍,目前为不伴有精神病性症状的重度抑郁发作

6A61.5　双相Ⅱ型障碍,目前为伴精神病性症状的重度抑郁发作

6A61.6　双相Ⅱ型障碍,目前为未特指严重程度的抑郁发作

6A61.7　双相Ⅱ型障碍,目前为部分缓解,最近为轻躁狂发作

6A61.8　双相Ⅱ型障碍,目前为部分缓解,最近为抑郁发作

6A61.9　双相Ⅱ型障碍,目前为部分缓解,最近为未特指发作

6A61.A　双相Ⅱ型障碍,目前为完全缓解

6A61.Y　其他特指的双相Ⅱ型障碍

6A61.Z　双相Ⅱ型障碍,未特指的

6A62　环性心境障碍

6A6Y　其他特指的双相或相关障碍

6A6Z　双相或相关障碍,未特指的

抑郁障碍(BlockL2-6A7)

6A70　单次发作的抑郁障碍

6A70.0　单次发作的抑郁障碍,轻度

6A70.1　单次发作的抑郁障碍,中度,不伴精神病性症状

6A70.2　单次发作的抑郁障碍,中度,伴精神病性症状

6A70.3　单次发作的抑郁障碍,重度,不伴精神病性症状

6A70.4　单次发作的抑郁障碍,重度,伴精神病性症状

6A70.5　单次发作的抑郁障碍,未特指严重程度

6A70.6　单次发作的抑郁障碍,目前为部分缓解

6A70.7　单次发作的抑郁障碍,目前为完全缓解

6A70Y　其他特指的单次发作的抑郁障碍

6A70Z　单次发作的抑郁障碍,未特指的

6A71　复发性抑郁障碍

6A71.0　复发性抑郁障碍,目前为轻度发作

6A71.1　复发性抑郁障碍,目前为中度发作,不伴精神病性症状

6A71.2　复发性抑郁障碍,目前为中度发作,伴精神病性症状

6A71.3　复发性抑郁障碍,目前为重度发作,不伴精神病性症状

6A71.4　复发性抑郁障碍,目前为伴有神病性症状的重度发作

6A71.5　复发性抑郁障碍,目前发作,严重程度未特定

6A71.6　复发性抑郁障碍,目前为部分缓解

6A71.7　复发性抑郁障碍,目前为完全缓解

6A71.Y 其他特指的复发性抑郁障碍

6A71.Z 复发性抑郁障碍,未特指的

6A72 恶劣心境障碍

6A73 混合性抑郁和焦虑障碍

6A7Y 其他特指的抑郁障碍

6A7Z 抑郁障碍,未特指的

6A80 心境障碍中,心境障碍发作的症状和病程表现

 6A80.0 心境障碍发作中突出的焦虑症状

 6A80.1 心境障碍中的惊恐发作

 6A80.2 目前抑郁发作持续

 6A80.3 目前抑郁发作伴忧郁特征

 6A80.4 心境障碍发作的季节特征

 6A80.5 快速循环

6A8Y 其他特指的心境障碍

6A8Z 心境障碍,未特指的

焦虑或恐惧相关障碍(BlockL1-6B0)

6B00 广泛性焦虑障碍

6B01 惊恐障碍

6B02 场所恐怖

6B03 特定的恐怖

6B04 社交焦虑障碍

6B05 分离性焦虑障碍

6B06 选择性缄默症

6B0Y 其他特指的焦虑或恐惧相关性障碍

6B0Z 焦虑或恐惧相关性障碍,未特指的

强迫性或相关障碍(BlockL1-6B2)

6B20 强迫性障碍

 6B20.0 强迫障碍伴一般或良好自知力

 6B20.1 强迫障碍伴较差自知力或缺乏自知力

 6B20.Z 强迫性障碍,未特指的

6B21 躯体变形障碍

 6B21.0 躯体变形障碍伴一般或良好自知力

 6B21.1 躯体变形障碍伴较差自知力或缺乏自知力

 6B21.Z 躯体变形障碍,未特指的

6B22 嗅觉牵连障碍

 6B22.0 嗅觉牵连障碍伴一般或良好自知力

 6B22.1 嗅觉牵连障碍伴较差自知力或缺乏自知力

 6B22.Z 嗅觉牵连障碍,未特指的

6B23 疑病症

 6B23.0 疑病症伴一般或良好自知力

 6B23.1 疑病症伴较差自知力或缺乏自知力

 6B23.Z 疑病症,未特指的

6B24 囤积障碍

 6B24.0 囤积障碍伴一般或良好自知力

 6B24.1 囤积障碍伴较差自知力或缺乏自知力

 6B24.Z 囤积障碍,未特指的

6B25 聚焦于躯体的重复行为障碍

 6B25.0 拔毛癖

 6B25.1 抓痕障碍

 6B25.Y 其他特指的聚焦于躯体的重复行为障碍

 6B25.Z 聚焦于躯体的重复行为障碍,未特指的

6B2Y 其他特指的强迫性或相关障碍

6B2Z 强迫性或相关障碍,未特指的

应激相关障碍(BlockL1-6B4)

6B40 创伤后应激障碍

6B41　复杂性创伤后应激障碍

6B42　延长哀伤障碍

6B43　适应障碍

6B44　反应性依恋障碍

6B45　脱抑制性社会参与障碍

6B4Y　其他特指的应激相关障碍

6B4Z　应激相关障碍,未特指的

分离障碍(BlockL1-6B6)

6B60　　分离性神经症状障碍

　6B60.0　分离性神经症状障碍,伴视觉障碍

　6B60.1　分离性神经症状障碍,伴听觉障碍

　6B60.2　分离性神经症状障碍,伴眩晕

　6B60.3　分离性神经症状障碍,伴其他感觉障碍

　6B60.4　分离性神经症状障碍,不伴抽搐或痉挛

　6B60.5　分离性神经症状障碍,伴言语障碍

　6B60.6　分离性神经症状障碍,伴无力或麻痹

　6B60.7　分离性神经症状障碍,伴步态障碍

　6B60.8　分离性神经症状障碍,伴运动障碍

　6B60.9　分离性神经症状障碍,伴认知症状

　6B60.Y　分离性神经症状障碍,伴其他特指的症状

　6B60.Z　分离性神经症状障碍,伴未特指的症状

6B61　分离遗忘症

6B62　出神障碍

6B63　出神附体障碍

6B64　分离性身份障碍

6B65　部分分离性身份障碍

6B66　人格解体-现实解体障碍

6B6Y　其他特指的分离障碍

6B6Z　分离障碍,未特指的

喂食或进食障碍(BlockL1-6B8)

6B80　神经性厌食

6B81　神经性贪食

6B82　暴食障碍

6B83　回避-限制性摄食障碍

6B84　异食癖

6B85　反刍-反流障碍

6B8Y　其他特指的喂食或进食障碍

6B8Z　喂食或进食障碍,未特指的

排泄障碍(BlockL1-6C0)

6C00　遗尿症

6C01　遗粪症

6C0Z　排泄障碍,未特指的

躯体忧虑或躯体体验障碍(BlockL1-6C2)

6C20　躯体忧虑障碍

　6C20.0　轻度躯体忧虑障碍

　6C20.1　中度躯体忧虑障碍

　6C20.2　重度躯体忧虑障碍

　6C20.Z　躯体忧虑障碍,未特指的

6C21　躯体完整忧虑

6C2Y　其他特指的躯体忧虑或躯体体验障碍

6C2Z　躯体忧虑或躯体体验障碍,未特指的

物质使用或成瘾行为所致障碍（BlockL1-6C4）

物质使用所致障碍(BlockL2-6C4)

6C40　酒精使用所致障碍

　6C40.0　酒精单次有害使用

6C40.1　酒精有害使用方式

6C40.2　酒精依赖

6C40.3　酒精中毒

6C40.4　酒精戒断

6C40.5　酒精所致谵妄

6C40.6　酒精所致精神病性障碍

6C40.7　其他酒精所致障碍

　6C40.70　酒精所致心境障碍

　6C40.71　酒精所致焦虑障碍

　6C40.Y　其他特指的酒精使用所致障碍

　6C40.Z　酒精使用所致障碍,未特指的

6C41　大麻使用所致障碍

6C41.0　大麻单次有害使用

6C41.1　大麻有害使用方式

6C41.2　大麻依赖

6C41.3　大麻中毒

6C41.4　大麻戒断

6C41.5　大麻所致谵妄

6C41.6　大麻所致精神病性障碍

6C41.7　其他大麻所致障碍

　6C41.70　大麻所致心境障碍

　6C41.71　大麻所致焦虑障碍

6C41.Y　其他特指的大麻使用所致障碍

6C41.Z　大麻使用所致障碍,未特指的

6C42　合成大麻素使用所致障碍

6C42.0　合成大麻素单次有害使用

6C42.1　合成大麻素有害使用方式

6C42.2　合成大麻素依赖

6C42.3　合成大麻素中毒

6C42.4　合成大麻素戒断

6C42.5　合成大麻素所致谵妄

6C42.6　合成大麻素所致精神病性障碍

6C42.7　其他合成大麻素所致障碍

　6C42.70　合成大麻素所致心境障碍

　6C42.71　合成大麻素所致焦虑障碍

6C43　阿片类物质使用所致障碍

6C43.0　阿片类物质单次有害使用

6C43.1　阿片类物质有害使用方式

6C43.2　阿片类物质依赖

6C43.3　阿片类物质中毒

6C43.4　阿片类物质戒断

6C43.5　阿片类物质所致谵妄

6C43.6　阿片类物质所致精神病性障碍

6C43.7　其他阿片类物质所致障碍

　6C43.70　阿片类物质所致心境障碍

　6C43.71　阿片类物质所致焦虑障碍

6C43.Y　其他特指的阿片类物质使用所致障碍

6C43.Z　阿片类物质使用所致障碍,未特指的

6C44　镇静,催眠或抗焦虑药物使用所致障碍

6C44.0　镇静,催眠或抗焦虑药物单次有害使用

6C44.1　镇静,催眠或抗焦虑药物有害使用方式

6C44.2　镇静,催眠或抗焦虑药物依赖

6C44.3　镇静,催眠或抗焦虑药物中毒

6C44.4　镇静,催眠或抗焦虑药物戒断

6C44.5　镇静,催眠或抗焦虑药物所致谵妄

　　6C44.6　镇静、催眠或抗焦虑药物所致精神病性障碍

　　6C44.7　其他镇静、催眠或抗焦虑药物所致障碍

　　　6C44.70　镇静、催眠或抗焦虑药物所致心境障碍

　　　6C44.71　镇静、催眠或抗焦虑药物所致焦虑障碍

　　6C44.Y　其他特指的镇静、催眠或抗焦虑药物使用所致障碍

　　6C44.Z　镇静、催眠或抗焦虑药物使用所致障碍，未特指的

6C45　可卡因使用所致障碍

　　6C45.0　可卡因单次有害使用

　　6C45.1　可卡因有害使用方式

　　6C45.2　可卡因依赖

　　6C45.3　可卡因中毒

　　6C45.4　可卡因戒断

　　6C45.5　可卡因所致谵妄

　　6C45.6　可卡因所致精神病性障碍

　　6C45.7　其他可卡因所致障碍

　　　6C45.70　可卡因所致心境障碍

　　　6C45.71　可卡因所致焦虑障碍

　　　6C45.72　可卡因所致强迫或相关障碍

　　　6C45.73　可卡因所致冲动控制障碍

　　6C45.Y　其他特指的可卡因使用所致障碍

　　6C45.Z　可卡因使用所致障碍，未特指的

6C46　兴奋剂（包括苯丙胺、甲基苯丙胺或甲卡西酮）使用所致障碍

　　6C46.0　兴奋剂（包括苯丙胺、甲基苯丙胺或甲卡西酮）单次有害使用

　　6C46.1　兴奋剂（包括苯丙胺、甲基苯丙胺或甲卡西酮）有害使用方式

　　6C46.2　兴奋剂（包括苯丙胺、甲基苯丙胺或甲卡西酮）依赖

　　6C46.3　兴奋剂（包括苯丙胺、甲基苯丙胺或甲卡西酮）中毒

　　6C46.4　兴奋剂（包括苯丙胺、甲基苯丙胺或甲卡西酮）戒断

　　6C46.5　兴奋剂（包括苯丙胺、甲基苯丙胺或甲卡西酮）所致谵妄

　　6C46.6　兴奋剂所致的精神病性障碍（包括苯丙胺、甲基苯丙胺或甲卡西酮）

　　6C46.7　其他兴奋剂（包括苯丙胺、甲基苯丙胺或甲卡西酮）所致障碍

　　　6C46.70　兴奋剂（包括苯丙胺、甲基苯丙胺或甲卡西酮）所致心境障碍

　　　6C46.71　兴奋剂（包括苯丙胺、甲基苯丙胺或甲卡西酮）所致焦虑障碍

　　　6C46.72　兴奋剂（包括苯丙胺、甲基苯丙胺或甲卡西酮）所致强迫或相关障碍

　　　6C46.73　兴奋剂（包括苯丙胺、甲基苯丙胺或甲卡西酮）所致冲动控制障碍

　　6C46.Y　其他特指的兴奋剂（包括苯丙胺、甲基苯丙胺或甲卡西酮）使用所致障碍

　　6C46.Z　兴奋剂（包括苯丙胺、甲基苯丙胺或甲卡西酮）使用所致障碍，未特指的

6C47　合成卡西酮使用所致障碍

　　6C47.0　合成卡西酮单次有害使用

　　6C47.1　合成卡西酮有害使用方式

　　6C47.2　合成卡西酮依赖

　　6C47.3　合成卡西酮中毒

　　6C47.4　合成卡西酮戒断

　　6C47.5　合成卡西酮所致谵妄

　　6C47.6　合成卡西酮所致精神病性障碍

　　6C47.7　其他合成卡西酮所致障碍

　　　6C47.70　合成卡西酮所致心境障碍

　　　6C47.71　合成卡西酮所致焦虑障碍

　　　6C47.72　合成卡西酮所致强迫或相关障碍

　　　6C47.73　合成卡西酮所致冲动控制障碍

　　6C47.Y　其他特指的合成卡西酮使用所致障碍

　　6C47.Z　合成卡西酮使用所致障碍，未特指的

6C48　咖啡因使用所致障碍

　　6C48.0　咖啡因单次有害使用

　　6C48.1　咖啡因有害使用方式

　　6C48.2　咖啡因中毒

6C48.3 咖啡因戒断

6C48.4 咖啡因所致障碍

  6C48.40 咖啡因所致焦虑障碍

6C48.Y 其他特指的咖啡因使用所致障碍

6C48.Z 咖啡因使用所致障碍,未特指的

6C49 致幻剂使用所致障碍

6C49.0 致幻剂单次有害使用

6C49.1 致幻剂有害使用方式

6C49.2 致幻剂依赖

6C49.3 致幻剂中毒

6C49.4 致幻剂所致谵妄

6C49.5 致幻剂所致精神病性障碍

6C49.6 其他致幻剂所致障碍

  6C49.60 致幻剂所致心境障碍

  6C49.61 致幻剂所致焦虑障碍

6C49.Y 其他特指的致幻剂使用所致障碍

6C49.Z 致幻剂使用所致障碍,未特指的

6C4A 尼古丁使用所致障碍

6C4A.0 尼古丁单次有害使用

6C4A.1 尼古丁有害使用方式

6C4A.2 尼古丁依赖

6C4A.3 尼古丁中毒

6C4A.4 尼古丁戒断

6C4A.Y 其他指定的尼古丁使用所致障碍

6C4A.Z 尼古丁使用所致障碍,未特指的

6C4B 挥发性吸入剂使用所致障碍

6C4B.0 挥发性吸入剂单次有害使用

6C4B.1 挥发性吸入剂有害使用方式

6C4B.2 挥发性吸入剂依赖

6C4B.3 挥发性吸入剂中毒

6C4B.4 挥发性吸入剂戒断

6C4B.5 挥发性吸入剂所致谵妄

6C4B.6 挥发性吸入剂所致的精神病性障碍

6C4B.7 其他挥发性吸入剂所致障碍

  6C4B.70 挥发性吸入剂所致心境障碍

  6C4B.71 挥发性吸入剂所致焦虑障碍

6C4B.Y 其他特指的挥发性吸入剂使用所致障碍

6C4B.Z 挥发性吸入剂使用所致障碍,未特指的

6C4C MDMA 或相关药物使用所致障碍(包括二亚甲基双氧苯丙胺(MDA))

6C4C.0 MDMA 或相关药物(包括 MDA)单次有害使用

6C4C.1 MDMA 或相关药物(包括 MDA)有害使用方式

6C4C.2 MDMA 或相关药物(包括 MDA)依赖

6C4C.3 MDMA 或相关药物(包括 MDA)中毒

6C4C.4 MDMA 或相关药物(包括 MDA)戒断

6C4C.5 MDMA 或相关药物(包括 MDA)所致谵妄

6C4C.6 MDMA 或相关药物(包括 MDA)所致精神病性障碍

6C4C.7 其他 MDMA 或相关药物(包括 MDA)所致障碍

  6C4C.70 MDMA 或相关药物(包括 MDA)所致心境障碍

  6C4C.71 MDMA 或相关药物(包括 MDA)所致焦虑障碍

6C4C.Y 其他特指的 MDMA 或相关药物(包括 MDA)使用所致障碍

6C4C.Z MDMA 或相关药物使用所致障碍(包括 MDA),未特指的

6C4D 分离性药物(包括氯胺酮和苯环己哌啶[PCP])使用所致障碍

6C4D.0 分离性药物(包括氯胺酮或 PCP)单次有害使用

6C4D.1 分离性药物(包括氯胺酮或 PCP)有害使用方式

6C4D.2 分离性药物(包括氯胺酮或 PCP)依赖

6C4D. 3　分离性药物（包括氯胺酮或 PCP）中毒

6C4D. 4　分离性药物（包括氯胺酮或 PCP）所致谵妄

6C4D. 5　分离性药物（包括氯胺酮或 PCP）所致精神病性障碍

6C4D. 6　其他分离性药物（包括氯胺酮或 PCP）所致障碍

　6C4D. 60　分离性药物（包括氯胺酮或 PCP）所致心境障碍

　6C4D. 61　分离性药物（包括氯胺酮或 PCP）所致焦虑障碍

6C4D. Y　其他特指的分离性药物（包括氯胺酮和 PCP）使用所致其障碍

6C4D. Z　分离性药物（包括氯胺酮和 PCP）使用所致障碍，未特指的

6C4E　其他特定的精神活性物质（包括治疗药物）使用所致障碍

6C4E. 0　其他特定的精神活性物质单次有害使用

6C4E. 1　其他特定的精神活性物质有害使用方式

6C4E. 2　其他特定的精神活性物质依赖

6C4E. 3　其他特定的精神活性物质中毒

6C4E. 4　其他特定的精神活性物质戒断

6C4E. 5　其他特定的精神活性物质（包括治疗药物）所致谵妄

6C4E. 6　其他特定的精神活性物质所致精神病性障碍

6C4E. 7　其他特定的精神活性物质所致障碍

　6C4E. 70　其他特定的精神活性物质所致心境障碍

　6C4E. 71　其他特定的精神活性物质所致焦虑障碍

　6C4E. 72　其他特定的精神活性物质所致强迫或相关障碍

　6C4E. 73　其他特定的精神活性物质所致冲动控制障碍

6C4E. Y　其他特定的精神活性物质（包括治疗药物）使用所致其他特定障碍

6C4E. Z　其他特定的精神活性物质（包括治疗药物）使用所致障碍，未特定的

6C4F　多种特定的精神活性物质（包括治疗药物）使用所致障碍

6C4F. 0　多种特定的精神活性物质单次有害使用

6C4F. 1　多种特定的精神活性物质有害使用方式

6C4F. 2　多种特定的精神活性物质依赖

6C4F. 3　多种特定的精神活性物质中毒

6C4F. 4　多种特定的精神活性物质戒断

6C4F. 5　多种特定的精神活性物质（包括治疗药物）所致谵妄

6C4F. 6　多种特定的精神活性物质所致的精神病性障碍

6C4F. 7　多种特定的精神活性物质所致其他障碍

　6C4F. 70　多种特定的精神活性物质所致心境障碍

　6C4F. 71　多种特定的精神活性物质所致焦虑障碍

　6C4F. 72　多种特定的精神活性物质所致强迫或相关障碍

　6C4F. 73　多种特定的精神活性物质所致冲动控制障碍

6C4E. Y　多种特指的精神活性物质（包括治疗药物）使用所致其他特指障碍

6C4E. Z　多种特定精神活性物质（包括治疗药物）使用所致障碍，未特指的

6C4G　未知或未特定精神活性物质使用所致障碍

6C4G. 0　未知或未特定精神活性物质单次有害使用

6C4G. 1　未知或未特定精神活性物质有害使用方式

6C4G. 2　未知或未特定精神活性物质依赖

6C4G. 3　未知或未特定精神活性物质中毒

6C4G. 4　未知或未特定精神活性物质戒断

6C4G. 5　未知或未特定精神活性物质所致谵妄

6C4G. 6　未知或未特定精神活性物质所致精神病性障碍

6C4G. 7　其他未知或未特定精神活性物质所致障碍

　6C4G. 70　未知或未特定精神活性物质所致心境障碍

　6C4G. 71　未知或未特定精神活性物质所致焦虑障碍

　6C4G. 72　未知或未特定精神活性物质所致强迫或相关障碍

　6C4G. 73　未知或未特定精神活性物质所致冲动控制障碍

6C4G. Y　未知或未特定精神活性物质使用所致其他特指的障碍

6C4G. Z　未知或未特定精神活性物质使用所致障碍，未特指的

6C4H　非精神活性物质使用所致障碍

6C4H. 0　非精神活性物质单次有害使用

6C4H.1　非精神活性物质有害使用方式

6C4H.Y　其他特定的非精神活性物质使用所致障碍

6C4H.Z　非精神活性物质使用所致障碍,未特指的

6C4Y　其他特指的物质使用所致障碍

6C4Z　物质使用所致障碍,未特指的

成瘾行为所致障碍((BlockL2-6C5)

6C50　赌博障碍

　6C50.0　赌博障碍,线下为主

　6C50.1　赌博障碍,线上为主

　6C50.Z　赌博障碍,未特指的

6C51　游戏障碍

　6C51.0　游戏障碍,线上为主

　6C51.1　游戏障碍,线下为主

　6C51.Z　游戏障碍,未特指的

6C5Y　其他特指的成瘾行为所致障碍

6C5Z　成瘾行为所致障碍,未特指的

冲动控制障碍(BlockL1-6C7)

6C70　纵火狂

6C71　偷窃狂

6C72　强迫性性行为障碍

6C73　间歇性暴怒障碍

6C7Y　其他特指的冲动控制障碍

6C7Z　冲动控制障碍,未特指的

破坏性行为或反社会障碍(BlockL1-6C9)

6C90　对立违抗障碍

6C91　品行-反社会障碍

6C9Y　其他特指的破坏性行为或反社会障碍

6C9Z　破坏性行为或反社会障碍,未特指的

人格障碍及相关人格特质(BlockL1-6D1)

6D10　人格障碍

　6D10.0　轻度人格障碍

　6D10.1　中度人格障碍

　6D10.2　重度人格障碍

　6D10.Z　人格障碍,未特指严重程度

6D11　突出的人格特征或模式

　6D11.0　负性情感特征的人格障碍或人格困难

　6D11.1　冷漠特征的人格障碍或人格困难

　6D11.2　反社会特征的人格障碍或人格困难

　6D11.3　脱抑制特征的人格障碍或人格困难

　6D11.4　强迫特征的人格障碍或人格困难

　6D11.5　边缘型模式

性欲倒错障碍(BlockL1-6D3)

6D30　露阴障碍

6D31　窥阴障碍

6D32　恋童障碍

6D33　强制性性施虐障碍

6D34　摩擦癖

6D35　涉及非自愿对象的其他性欲倒错障碍

6D36　涉及自身或自愿对象的性欲倒错障碍

6D3Z　性欲倒错障碍,未特指的

做作性障碍(BlockL1-6D5)

6D50　针对自身的做作性障碍

6D51　针对他人的做作性障碍

6D5Z　做作性障碍,未特指的

神经认知障碍(BlockL1-6D7)

6D70 谵妄

  6D70.0 在他处分类疾病所致谵妄

  6D70.1 精神活性物质（包括治疗药物）所致谵妄

  6D70.2 多种病因所致谵妄

  6D70.3 未知或未特定的病因所致谵妄

6D71 轻度神经认知障碍

6D72 遗忘障碍

  6D72.0 在他处分类的疾病所致遗忘障碍

  6D72.1 精神活性物质（包括治疗药物）所致的遗忘障碍

  6D72.Y 其他特指的遗忘障碍

  6D72.Z 遗忘障碍，未特指的

痴呆（BlockL2-6D8）

6D80 阿尔茨海默病所致痴呆

6D81 血管性痴呆

6D82 路易体病所致痴呆

6D83 额颞痴呆

6D84 精神活性物质（包括治疗药物）所致痴呆

6D85 分类于他处的疾病所致痴呆

6D86 痴呆中的行为或精神紊乱

6D8Z 痴呆，原因未知或未特定

6E0Y 其他特指的神经认知障碍

6E0Z 神经认知障碍，未特指的

与妊娠、分娩和产褥期有关的精神或行为障碍（BlockL1-6E2）

6E20 与妊娠、分娩和产褥期有关的精神或行为障碍，不伴精神病性症状

6E21 与妊娠、分娩和产褥期有关的精神或行为障碍，伴精神病性症状

6E2Z 与妊娠、分娩和产褥期有关的精神或行为障碍，未特指的

6E40 心理或行为因素影响分类于他处的疾患或疾病

  6E40.0 影响分类于他处的障碍或疾病的精神障碍

  6E40.1 影响分类于他处的障碍或疾病的心理症状

  6E40.2 影响分类于他处的障碍或疾病的人格特征或应对方式

  6E40.3 影响分类于他处的障碍或疾病的适应不良健康行为

  6E40.4 影响分类于他处的障碍或疾病的应激相关生理反应

  6E40.Y 其他特指的心理或行为因素影响分类于他处的疾患或疾病

  6E40.Z 心理或行为因素影响分类于他处的疾患或疾病，未特指的

与在他处分类的障碍或疾病相关的继发性精神或行为综合征（BlockL1-6E6）

6E60 继发性神经发育综合征

6E61 继发性精神病性综合征

6E62 继发性心境综合征

6E63 继发性焦虑综合征

6E64 继发性强迫性或相关综合征

6E65 继发性分离综合征

6E66 继发性冲动控制综合征

6E67 继发性神经认知综合征

6E68 继发性人格改变

6E69 继发性紧张综合征

6E6Y 其他特指的继发性精神或行为综合征

6E6Z 继发性精神或行为综合征，未特指的

6E8Y 其他特指的精神、行为或神经发育障碍

6E8Z 精神、行为或神经发育障碍，未特指的

参考文献

1. American Psychiatric Association. Diagnostic and Statistical Manual of Mental Disorders: DSM-5 [M]. 5th ed. Washington, D. C. : American Psychiatric Association, 2013.

2. American Psychiatry Association (APA). Practice guidelines for the treatment of patients with major depressive disorder. Washington: APA Publication, 3rd edition. 2010.

3. Andrews G, Hunt C, Jarry M. 精神障碍的处理. 肖泽萍, 徐一锋, 译. 3 版. 上海: 上海科学技术出版社, 2002.

4. Appelbaum P, Gutheil T. Clinical handbook of psychiatry and the law. Philadelphia: Lippincott Williams & Wilkins, 2006.

5. Bauer MP, Fennig A, Severus E, et al. World Federation of Societies of Biological Psychiatry (WFSBP) guidelines for biological treatment of unipolar depressive disorders, part1: update 2013 on the acute and continuation treatment of unipolar depressive disorders. World J Biol Psychiatry, 2013, 14 (5): 334-385.

6. Bergen AW, van denBree MB, Yeager M, et al. Candidate genes for anorexia nervosa in the 1p33-36 linkage region: serotonin 1D and delta opioid receptor loci exhibit significant association to anorexia nervosa. Molecular psychiatry, 2003, 8 (4): 397-406.

7. Berkman ND, Brownley KA, Peat CM, et al. Management and Outcomes of Binge-Eating Disorder. Rockville (MD): Agency for Healthcare Research and Quality (US), 2015.

8. Boelen PA, Smid GE. Disturbed grief: prolonged grief disorder and persistent complex bereavement disorder. BMJ, 2017, 357: j2016.

9. Boss LP. Epidemic Hysteria: A Review of the Published Literature. Epidemiologic Reviews, 1997, 19 (2): 233-243.

10. Brewin C, Cloitre M, Hyland P, et al. A review of current evidence regarding the ICD-11 proposals for diagnosing PTSD and complex PTSD. Clin Psychol Rev, 2017, 58: 1-15.

11. Budtz-Lilly A, Schröder A, Rask MT, et al. Bodily distress syndrome: A new diagnosis for functional disorders in primary care? BMC Family Practice, 2015, 16: 1801-1810.

12. Cipriani A, Furukawa TA, Salanti G, et al. Comparative efficacy and acceptability of 12 new-generation antidepressants: a multiple-treatments meta-analysis. Lancet, 2009, 373 (9665): 746-758.

13. Cipriani A, Zhou X, Del Giovane C, et al. Comparative efficacy and tolerability of antidepressants for major depressive disorder in children and adolescents: a network meta-analysis. Lancet, 2016, 388 (10047): 881-890.

14. Cloninger CR. A practical way to diagnosis personality disorder: a proposal. J Personal Disord, 2000, 14 (2): 99-108.

15. Donald W. Black, Nancy C. Andreasen. Introductory Textbook of Psychiatry. 6th edition. American Psychiatric Publishing, Inc., 2014.

16. Fink P, Schröder A. One single diagnosis, bodily distress syndrome, succeeded to capture 10 diagnostic categories of functional somatic syndromes and somatoform disorders. Journal of Psychosomatic Research, 2010, 68: 415 -426.

17. Galletly C, Castle D, Dark F, et al. Royal Australian and New Zealand College of Psychiatrists clinical practice guidelines for the management of schizophrenia and related disorders. Aust N Z J Psychiatry, 2016, 50 (5): 410-472.

18. Galsworthy-Francis L, Allan S. Cognitive Behavioural Therapy for anorexia nervosa: a systematic review. Clinical psychology review, 2014, 34 (1): 54-72.

19. Garder DM, Baldessarini RJ, Waraich P. Modern antipsychotic drugs: a critical overview. CMAJ 2005; 172 (13): 1703-1711.

20. Gelder M, Andreasen N, Lopez-ibor J. 牛津精神病学教科书. 刘协和, 李涛, 译. 5 版. 成都: 四川大学出版社, 2010.

21. Gentile JP, Snyder M, Marie Gillig P. Stress and trauma: Psychotherapy and Pharmacotherapy for Depersonalization/Derealization Disorder. Innovations in Clinical Neuroscience, 2014, 11 (7-8): 37-41.

22. Goodwin FK, Jamison KR. Suicide in manic-depressive illness. New York: Oxford University Press, 1999.

23. Gunn J, Taylor PJ. Forensic psychiatry: clinical, legal and ethical issues. Oxford: Butterworth-Heinemann Ltd., 2013.

24. Gureje O, Reed G. Bodily distress disorder in ICD-11: problems and prospects. World Psychiatry, 2016, 15: 291-292.

25. Hales RE，Yudofsky SC，Gabbard GO. 精神病学教科书. 张明园 肖泽萍，译. 北京：人民卫生出版社，2010：1136-1149.

26. Hayes SC，Hofmann SG. The third wave of cognitive behavioral therapy and the rise of process-based care. World Psychiatry，2017，16（3）：245-246.

27. Kapur S，A G Phillips AG，Inse TR. Why has it taken so long for biological psychiatry to develop clinical tests and what to do about it? Molecular Psychiatry 2012，17：1174-1179 .

28. Ivbijaro G. Bodily distress syndrome（BDS）：the evolution from medically unexplained symptoms（MUS）. Mental Health in Family Medicine，2013，10：63-64.

29. Kandel ER. The Age of Insight：The Quest to Understand the Unconscious in Art，Mind，and Brain，from Vienna 1900 to the Present. New York：Random House，2012.

30. Kaplan HI. Comprehensive evaluation of sexual desire. Washington DC：American Psychiatry Press，1985.

31. Kaye WH，Nagata T，Weltzin TE，et al. Double-blind placebo-controlled administration of fluoxetine in restricting- and restricting-purging-type anorexia nervosa. Biological psychiatry，2001，49（7）：644-652.

32. Keski-Rahkonen A，Hoek HW，Susser ES，et al. Epidemiology and course of anorexia nervosa in the community. The American journal of psychiatry，2007，164（8）：1259-1265.

33. Kessler RC，Berglund PA，Chiu WT，et al. The prevalence and correlates of binge eating disorder in the World Health Organization World Mental Health Surveys. Biological psychiatry，2013，73（9）：904-914.

34. Lam RW，Parikh SV，Michalak EE，et al. Canadian Network for Mood and Anxiety Treatments（CANMAT）consensus recommendations for functional outcomes in major depressive disorder. Ann Clin Psychiatry，2015，27（2）：142-149.

35. Maciejewski PK，Maercker A，Boelen PA，et al. "Prolonged grief disorder" and "persistent complex bereavement disorder"，but not "complicated grief"，are one and the same diagnostic entity：an analysis of data from the Yale Bereavement Study. World Psychiatry，2016，15（3）：266-275.

36. Cozolino，L. . The Neuroscience of Psychotherapy-Healing the Social Brain. 2nd Edition. New York：W. W Norton & Company，2010：5-6. Marcantonio ER. Delirium in Hospitalized Older Adults. N Engl J Med，2017，377（15）：1456-1466.

37. McElroy SL，Hudson JI，Capece JA，et al. Topiramate for the treatment of binge eating disorder associated with obesity：a placebo-controlled study. Biological psychiatry，2007，61（9）：1039-1048.

38. Moran P，Hayward M . Personality disorders. Psychiatry，2007，6（9）：385-388.

39. Murray，CJ，Vos T，Lozano R，et al. Disability-adjusted life years（DALYs）for 291 diseases and injuries in 21 regions，1990-2010：a systematic analysis for the Global Burden of Disease Study 2010. Lancet，2012，380（9859）：2197-2223.

40. NIMH. The National Institute of Mental Health Strategic Plan. https：//infocenter. nimh. nih. gov/nimh/product/National-Institute-of-Mental-Health-Strategic-Plan-For-Research/NIH% 2015-6368.

41. Patten SB，Williams JV，Lavorato DH，et al. Descriptive epidemiology of major depressive disorder in Canada in 2012. Can J Psychiatry，2015，60（1）：23-30.

42. Peres JF，Moreira-Almeida A，Caixeta L，et al. Neuroimaging during Trance State：A Contribution to the Study of Dissociation. PLoS ONE 7（11）：e49360. doi：10. 1371/journal. pone. 0049360. 2012.

43. Phillips，MR，Zhang J，Shi Q，et al. Prevalence，treatment，and associated disability of mental disorders in four provinces in China during 2001-05：an epidemiological survey. Lancet，2009，373（9680）：2041-2053.

44. Pinquart M，Oslejsek A，Teubert D. Efficacy of systemic therapy on adults with mental disorders：A meta-analysis. Psychotherapy Research，2014. http：//dx. doi. org/10. 1080/10503307. 2014. 935830.

45. Reas DL，Grilo CM. Current and emerging drug treatments for binge eating disorder. Expert opinion on emerging drugs，2014，19（1）：99-142.

46. Sadock BJ，Virginia Sadock VA，Ruiz P. Kaplan & Sadock′s Concise Textbook of Clinical Psychiatry. Philidiaphia：Wolters Kluwer，2017.

47. Sar V，Dorahy M J，Kruger C. Revisiting the etiological aspects of dissociative identity disorder：a biopsychosocial perspective. Psychology research and behavior management，2017，10：137-146.

48. Siever LJ，Weinstein LN. The neurobiology of personality disorders：Implications for psychoanalysis. J Am Psychoanal Assoc，2009，57：361-398.

49. Simon RI. Clinical psychiatry and the law. 2nd edition. Arlington，VA：American Psychiatric Publishing，Inc，1992.

50. Smith K. Mental health：a world of depression. Nature，2014，515（7526）：181.

51. Staniloiu A，Markowitsch H J. Dissociative amnesia. The lancet Psychiatry，2014，1（3）：226，241.

52. Stern TA，Fricchione GL，Cassem NH，et al . 麻省总医院精神病学手册. 许毅，译. 6 版. 北京：人民卫生出版社，2017.

53. Tamburrino MB，McGinnis RA. Anorexia nervosa. A review. Panminerva medica，2002，44（4）：301-311.

54. Taylor D，Paton C，Kapur S. The Maudsley Prescribing Guidelines in Psychiatry. 12th edition. Oxford：WILEY-BLACKWELL，2015.

55. Von Sydow K，Retzlaff R，Beher S，et al. The efficacy of systemic therapy for childhood and adolescent externalizing disorders：A systematic review of 47 RCT. Family Process，2013，52（4）：576-618 . FPI，Inc. doi：10. 1111/famp. 12047.

56. Wampold BE，Imel ZE. The Great Psychotherapy Debate：The Evidence for What Makes Psychotherapy Work. 2nd edition. New York：Routledge，2015：33.

57. Wen-Shing Tseng：Handbook of Cultural Psychiatry. San Diego：Academic Press，2001：190.

58. WHO. International Classification of Diseases 11（ICD-11）Beta Draft. https：//icd. who. int/dev11/l-m/en. 2018.

59. Young G. The DSM-5 and the RDoC：Grand Designs and Grander Problem. Springer International Publishing，2016.

60. Zeanah CH，Chesher T，Boris NW. Practice Parameter for the Assessment and Treatment of Children and Adolescents With Reactive Attachment Disorder and Disinhibited Social Engagement Disorder. J Am Acad Child Adolesc Psychiatry，2016，55（11）：990-1003.

61. Zeanah CH，Gleason MM. Annual research review：Attachment disorders in early childhood--clinical presentation，causes，correlates，and treatment. Journal of Child Psychology and Psychiatry，2015，56（3）：207-222.

62. 杜亚松. 儿童心理障碍诊疗学. 北京：人民卫生出版社，2013.

63. 范晓东，译. ICD-10 精神与行为障碍分类. 北京：人民卫生出版社，1993.

64. 美国睡眠医学会. 睡眠障碍国际分类. 高和，译. 3 版. 北京：人民卫生出版社，2017.

65. 郭兰婷，郑毅. 儿童少年精神病学. 2 版. 北京：人民卫生出版社，2016.

66. 郝伟，于欣. 精神病学. 7 版. 北京：人民卫生出版社，2013.

67. 郝伟，于欣，徐一峰. 精神科疾病临床诊疗规范教程. 北京：北京大学医学出版社，2009.

68. 郝伟，赵敏，李锦. 成瘾医学：理论与实践. 北京：人民卫生出版社，2015.

69. 胡泽卿. 法医精神病学. 3 版. 北京：人民卫生出版社，2009.

70. 贾建平，陈生弟. 神经病学（住培规划教材）. 北京：人民卫生出版社，2016.

71. 贾建平，王荫华，李焰生，等. 中国痴呆与认知障碍诊治指南（二）：痴呆分型及诊断标准. 中华医学杂志，2011，91（10）：651-655.

72. 贾建平. 中国痴呆与认知障碍诊治指南. 2 版. 北京：人民卫生出版社，2016.

73. 贾谊诚. 人格障碍与意向控制障碍//顾牛范，王祖承. 精神医学进修讲座. 3 版. 上海：上海医科大学出版社，1999：263-273.

74. 江开达. 精神药理学. 2 版. 北京：人民卫生出版社，2011.

75. 李凌江，陆林. 精神病学. 3 版. 北京：人民卫生出版社，2015.

76. 李凌江，于欣. 创伤后应激障碍防治指南. 北京：人民卫生出版社，2010.

77. 李凌江，马辛. 中国抑郁障碍防治指南. 2 版. 北京：中华医学电子音像出版社，2015.

78. 刘肇瑞，黄悦琴，马超，等. 2002-2015 年我国自杀率变化趋势. 中国心理卫生杂志，2017，31（10）：756-767.

79. 马辛，赵旭东. 医学心理学. 3 版. 北京：人民卫生出版社，2015.

80. 美国精神医学会. 精神障碍诊断与统计手册. 5 版. 北京：北京大学医学出版社，2015.

81. 彭丹涛，朱瑞，许贤豪.《精神障碍诊断与统计手册》-5 神经认知障碍诊断标准（草案）. 中华老年医学杂志，2011，30（1）：7-12.

82. 沈渔邨. 精神病学. 5 版. 北京：人民卫生出版社，2010.

83. 世界卫生组织. 精神卫生，人权与立法资源手册. 谢斌，译. 日内瓦：世界卫生组织，2005.

84. 世界卫生组织. ICD-10 精神与行为障碍分类. 北京：人民卫生出版社，1993.

85. 苏林雁. 儿童精神医学. 长沙：湖南科学技术出版社，2014.

86. 苏中华. 强迫性神经症. 北京：人民卫生出版社，2009.

87. 唐宏宇,方贻儒. 精神病学. 北京:人民卫生出版社,2015.

88. 吴文源. 心身医学. 上海:同济大学出版社,2013.

89. 徐一峰. 社会精神病学. 上海:上海科技教育出版社,2010.

90. 于欣. 精神科住院医师培训手册. 北京:北京大学医学出版社,2011.

91. 翟书涛,杨德森. 人格形成与人格障碍. 长沙:湖南科学技术出版社,1998.

92. 张斌. 中国失眠障碍诊断和治疗指南. 北京:人民卫生出版社,2016.

93. 美国精神病学会. DSM-5 精神障碍诊断与统计手册. 张道龙,译. 北京:北京大学出版社,2014.

94. 张亚林. 神经症:理论与实践. 北京:人民卫生出版社,2009.

95. 赵旭东. 文化与心身医学∥吴文源. 心身医学. 上海:同济大学出版社,2013:197-215.

96. 赵忠新. 睡眠医学. 北京:人民卫生出版社,2016.

97. 中华人民共和国精神卫生法医务人员培训教材编写组. 中华人民共和国精神卫生法医务人员培训教材. 北京:中国法制出版社,2013.

98. 中华医学会精神医学分会精神分裂症协作组. 激越患者精神科处置专家共识. 中华精神科杂志,2017,50(6):401-410.

中英文名词对照索引